U0225668

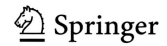

鼻整形外科手术图谱
掌握鼻整形术的外科技术综合图集
Mastering Rhinoplasty
A Comprehensive Atlas of Surgical Techniques

主 编

（美）罗林·K. 丹尼尔（Rollin K. Daniel）

主 审

张 晨 秦宏智

主 译

王 艇

副主译

刘 崴 李耀宇

北方联合出版传媒（集团）股份有限公司
辽宁科学技术出版社
沈阳

图书在版编目（CIP）数据

鼻整形外科手术图谱 /（美）罗林·K. 丹尼尔
（Rollin K. Daniel）主编；王艇主译 . — 沈阳：辽宁科学
技术出版社，2021.8
　　ISBN 978-7-5591-1934-6

　　Ⅰ . ①鼻… Ⅱ . ①罗… ②王… Ⅲ . ①鼻—整形外科
手术—图谱 Ⅳ . ① R765.9-64

　　中国版本图书馆 CIP 数据核字（2020）第 251713 号

出版发行：辽宁科学技术出版社
（地址：沈阳市和平区十一纬路 25 号　邮编：110003）
印　刷　者：辽宁新华印务有限公司
经　销　者：各地新华书店
幅面尺寸：210mm×285mm
印　　张：28.5
插　　页：4
字　　数：600 千字
出版时间：2021 年 8 月第 1 版
印刷时间：2021 年 8 月第 1 次印刷
责任编辑：凌　敏
封面设计：周　洁
版式设计：袁　舒
责任校对：黄跃成

书　　号：ISBN 978-7-5591-1934-6
定　　价：298.00 元

联系电话：024—23284363
邮购热线：024—23284502
E-mail:lingmin19@163.com
http://www.lnkj.com.cn

主编：

（美）罗林·K. 丹尼尔（Rollin K. Daniel）

1441 Avocado Ave., Suite 308

Newport Beach, CA 92660, USA

rkdaniel@aol.com

and

Clinical Professor of Surgery

Department of Plastic Surgery

University of California, Irvine

Irvine, CA, USA

医学插图：

（美）杰伊·施莱辛格（Jaye Schlesinger），MFA

School of Art and Design

University of Michigan

906 Miner St.

Ann Arbor, MI 48103, USA

jayes@umich.edu

摄像师：

（美）查克·考克斯（Chuck Cox），WBV

SD Biomedical Communications

4127 Pallon Court

San Diego, CA, USA

chuckcoxepacbell.net

译者名单

主　审：张　晨（大连大学附属新华医院）

　　　　秦宏智（大连医科大学附属第一医院）

主　译：王　艇

副主译：刘　崴　李耀宇

参译者：

王　艇（大连明医汇美容管理有限公司沙河口医疗美容门诊部）

尹永强（大连明医汇美容管理有限公司沙河口医疗美容门诊部）

刘　崴（大连明医汇美容管理有限公司沙河口医疗美容门诊部）

李耀宇（大连明医汇美容管理有限公司沙河口医疗美容门诊部）

王大太（大连美天医疗美容医院）

赵晓晖（厦门井美整形外科门诊部）

黄烨华（上海美姿医疗美容门诊）

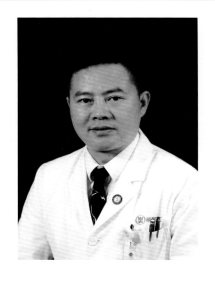

主译简介

　　王艇，大连明医汇美容管理有限公司沙河口医疗美容门诊部整形院长，知名鼻整形专家。长期致力于肋软骨、鼻中隔、耳软骨等自体材料隆鼻，突破了东亚人矮鼻子难以有效垫高和垫高后并不好看的迷局，开创了鼻部外观特别是下半段表现的内部构造全部靠软骨来支撑的新局面。

　　他擅长全自体材料隆鼻，坚持追求自然持久的术后效果，从事整形美容外科事业 20 余年，设计方案如同塑造艺术品，从面部特点、性格特征、身高、职业、整体气质等多方面因素出发，为求美者量身打造最完美极致的手术效果。

职业履历：

　　1992 年考入中国医科大学，就读于 5 年制临床医学专业，1997 年毕业后获得医学学士学位，毕业后回到家乡大连进入当时的大连市妇产医院整形美容科和大连医科大学附属第一医院整形美容门诊从事美容整形外科工作。

　　2001—2004 年，他在大连医科大学基础医学院攻读并获得了关于皮肤恶性肿瘤的基因治疗课题的硕士学位。

　　2006 年，他创办了王艇医疗美容门诊，作为知名的私立美容外科医疗机构负责人，他强化并密切了该机构与大连医科大学附属第一医院整形外科和大连大学新华医院整形外科的学术联系。

2006—2011 年，他在韩国首尔和美国加利福尼亚州，师从在亚洲地区颇具影响力的韩国鼻整形专家郑东学博士 / 院长，位列美国鼻整形前 10 位以内的大师级人物斯坦福大学医学院和 UCSF 医学院的 Dr. Ronald Gruber 教授，以及加利福尼亚州旧金山湾区体形整形手术专家 Dr. Josh Korman 助教 / 博士和团队中心主任。

他深得西方结构化、规范化鼻整形理念熏陶，还深受美国达拉斯鼻整形学派专家（得克萨斯州大学西南医学中心）的影响，并非常认同以美国芝加哥大学医院整形科主任、亚裔鼻整形专家 Dean Toriumi 为代表的相关理念和技术。

他汇集代表全球最安全和有效的美国加利福尼亚州种族多样化的审美和达拉斯鼻整形学派的最新理念，结合以韩国郑东学博士等人为代表的适合东方人的改进型设计，采用包括鼻中隔、耳软骨和肋软骨等自体材料开创了东亚人矮鼻子垫高的新局面，使得中国人的鼻子总也垫不高和垫高后却不好看的问题得以有效解决。

2015 年初，王艇院长联合鼻整形专家刘崴、李耀宇院长等多位美容整形医师成立了国内首家以鼻整形为核心手术项目的大连明医汇医疗美容医院，并任执行董事、技术院长。

2019 年 1 月起，任明医汇美容管理有限公司上海及大连分院院长、副主任医师。

专业擅长：

王艇是国内鼻整形方面肋软骨隆鼻技术的领先者。对于多次鼻整形失败、凹陷短小鼻修复尤其是伴有面中部塌陷病例的临床经验丰富，取得的医疗效果明显（其技术内容突破了早期整形美容界的老前辈们在创伤修复及烧伤整形外科中鼻整形方面对肋软骨的应用）。

王医师糅合了中西方的技术要点和东西方审美观，创造性地塑造出亚洲人或混血者的欧式风格的面部特点，尤其擅长以鼻整形实现面部美容调整。他精细的综合隆鼻技术开启了鼻部精雕的新篇章，突破了东亚人矮鼻子难以有效垫高和垫高后并不好看的迷局。

个人成就：

国内纯熟地掌握全自体材料用于美容隆鼻的医师。

国内大量使用全自体材料用于隆鼻的医师。

全自体材料鼻整形前沿人物。

大连市整形美容分会优秀会员。

参加 2018 年首届中美达拉斯鼻整形研讨会，并作英文报告。

国际、国内学术期刊上发表数篇学术论文。

技术特点：

擅长：全自体材料鼻整形、鼻头雕塑整形、鼻小柱延长术、鼻基底填充术、鼻孔改造术、鼻翼重塑术、隆鼻失败修复术。

特色：多元化审美观，创造性的设计理念，引领国际新潮流，因人择料、因人施术、精益求精，追求最完美、最细致的手术效果。

会议交流：

参加第一届上海国际整形外科会议。

参加第一届全球华裔整形外科医师大会。

参加第三届全国颅颌面整形美容外科学术会议，并作论文交流。

参加第十五届中韩整形美容国际技术交流会。

参加第三届全球华裔整形外科医师大会，其中《关于自体软肋骨鼻整形方面》的学术报告，被大会收录。

王艇语录：

"我不会给你全世界最高、最翘的鼻子，但一定会设计出最适合你的专属美鼻。"

"整形手术，不仅仅是技术的实现，还是心理揣摩和社会适应的过程。"

"专业的鼻部整形应与精雕艺术相结合。"

"知识如水，不停流动才能做到开拓创新。"

百度学术的 ID（Scholar ID）：

CN–BO75MWVJ。

译者序

回想我刚刚从百特美雷建武先生手里拿到这个翻译任务的时候非常开心，然后，因为这项任务的进展一直有点儿滞后，给我很大压力，令人心情焦躁，后来随着对整个世界都产生深刻影响的新冠病毒疫情的发展，反而令我有了很多时间可以静下心来，慢慢地把工作做细。有一个阶段我也觉得很享受这个过程，现在想来就是非常感激：这项翻译任务让我学到很多东西，能把一些以前不太重视的细节，再复习通读一遍，甚至给了我彻底改变一些认知的机会。

我专注于鼻整形外科这个项目20多年了。先说一个小问题，在解剖名词上，动物学、植物学方面基本上将拉丁来源的词Crura（复数Crus）都是翻译成"腿"，许多年以前我们的先行者们将其翻译成"脚"，如内侧脚、外侧脚，我推测是像将Tripod翻译成三脚架（三腿架）这种翻译产生的可以接受的理解类推吧？但我常常觉得这种提法可能会让初学者产生困惑，无法建立起诸如"腿的支撑、腿的节段"等合理的想象。加之除了医学解剖领域之外，更广泛的动物学、植物学方面基本上将拉丁来源的这个词Crura（复数Crus）都是翻译成"腿"或"小腿"，这样的翻译也非常符合实际解剖的样子，也减少了与周围的医学解剖结构如"脚板"之间的逻辑冲突。所以我觉得关于这个问题还是应该向大科学的统一习惯"靠拢"，也可使将来跨学科的人工智能AI翻译便利，于是我将Crura（复数Crus）在本书中统一翻译为"腿"。此外，我个人认为将Strut翻译为支撑或撑杆，也是为了帮助各位加深理解。

本书的主编Danial大师会从临床实践出发，发展出一些貌似我们以前不太熟悉的缩写，他在这本书的开头几章的缩写需要我们不断地据后面章节的上、下文去推测和记忆原意。再比如说，他用的一个词Bossa，我们一定有人听说过Bossa nova音乐，我们推测这个是不是西班牙语里波浪律动的意思呢？英文里似乎通过微软Bing、百度都是查不明白这个词的，既然这位大师是在圣迭戈附近的南加利福尼亚州工作和生活，所以可以推测他就用这个可能是拉丁语系里的Bossa代表小波浪、小尖儿或小圆包。显而易见，他的相当多的本书内容都是偏重于美国的白色人种患者的，比如他对下鼻小叶填充的反复强调，而这在对中国人群常见的较直的Strut设计中可能是最不需要的。再如他对取出鼻中隔软骨及鼻中隔重建手术必要性的强调，这也需要亚洲医师对其是否适合亚裔患者做出独立判断并加以取舍，而且他对帽状移植物的认识与我们大多数医师的看法也是不同的。我不得不在这里指出亚裔女性的鼻头帽状移植物在我们机构设计的支架里过度向下的放置效果可能会不够好看，但这在Danial教授习惯的支架设计体系里可能就是刚刚好的。此外值得注意的是，欧美高加索人的皮肤厚度可以令缝合操作等技术有效地发挥作用，而在东亚人多样性的皮肤面前，情况可能完全不同。所以我们不需要迷信权威，更不能罔顾实际的差异去生搬硬套。这也是一个思想成熟的成功者应该具备的哲学思辨能力。

这个翻译的过程与其说是一种"机械的转换"，不如说是译者们对手术经验的一种再现。据我所知，目前Danial医师已经基本处于退休的状态，所以这本书几乎是他一生的经验和"宝贵财富"的体现和总结。我们要努力地去抓住原著作者所想表达的技术细节和微妙理念，只有在有相当程度的经验基础之上，才能充分揭示其艺术性的描述。因为英语和汉语的语言表达上，对同一个手术策略选择的可能性、取舍态度方面的表达，是有细微出入的，这就需要译者根据自己的临床实践加以准确地拿捏和诠释。

我常常感慨，漫长的学习求索的过程，让我们感受到中国人不得不花太多的时间去学习一门外语，而我们希望让这条艰辛的路变得简单一点儿。复杂的东西简单化，这也是这本书贯穿始终的精神所在，所以我尽可能地贴近目前主流的翻译名词翻译，同时也兼顾从英文到中文以及未来反过来从中文到英文的顺畅的意思表达与沟通的直观性、便利性，以满足现在大多数读者的要求和期望。

本书的最有价值的一点就是，简单而真正重要的内容、思维方法在本书中以不同的形式、通过不同的病例一再强调，再通过适当的实践，应该可以令其真正变成读者自己的东西。Rollin K. Danial富有经验、充满才华，可以通过其精心设计的手术记录图表窥见一斑，这张图表也是我多年前就注意到，并充分学习借鉴，大力在我们的医疗机构中广为推广了的一个极好的工作图表。他曾指出："这个案例说明了为什么二次手术会异常困难——总有那么一瞬间，你真希望自己从未答应过做这个手术。"而我年轻时候，也经常有这种仿佛被置于烤架之上的痛苦，比如本应3~4h的手术因为经验不足而耗时6h。希望这本书在给你充分的知识广度的基础之上，可以帮助你选择好自己最为顺手的手术"三板斧"。

本书主编擅长于化繁为简，而且极其重视基础教育，这是非常值得我们学习的。这恐怕也是中华哲学中大道至简的一种在异域文化中的体现。

总之，这是一本简单却极可能引导你走上大师之路的好书。

王艇

2020年10月13日

致谢

　　我要感谢 Beatrix Tirkanits 医师，美国整形外科协会（FRCS）C 级证书持有者，她是我生活上和工作中的好伙伴，正是她的奉献精神和大力支持才使这本书的出版成为可能。

　　本书还要献给我的儿子 Andrew Nicholas Daniel，PhD 博士，他既是一名学者，也是一名陪伴我前进的开拓者。

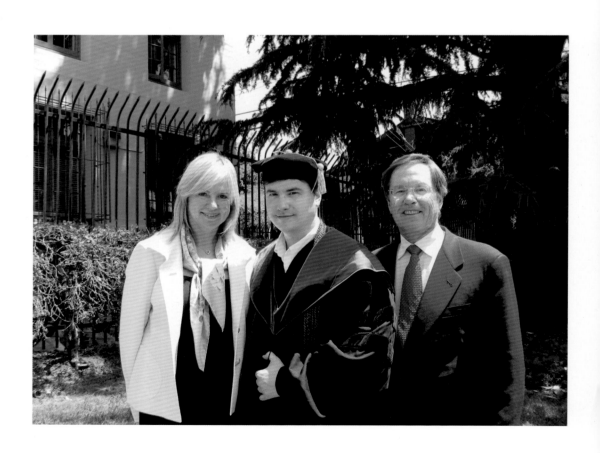

目录

附赠视频的使用方法

附录视频收录了大量鼻整形手术视频。要观看视频的话，需要微信扫描下方二维码。此为一书一码，为免错误扫描导致视频无法观看，此二维码提供两次扫描机会；扫描两次后，此二维码不再提供免费观看视频机会。购买本书的读者，一经扫描，即可始终免费观看本书视频。该视频受版权保护，如因操作不当引起视频不能观看，本出版社均不负任何责任。切记，勿将二维码分享给别人，以免失去自己免费观看视频的机会。操作方法请参考视频使用说明。

视频使用说明

微信扫描二维码即可直接观看视频。视频下有目录，点击目录可以进入相关视频的播放页面直接观看。

视频目录

第 5 章 鼻基底

第 6 章 功能因素

第1章 简化隆鼻

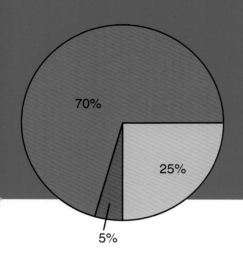

70%

25%

5%

引言

基于25年多的临床、教学和鼻整形外科的写作经验，我觉得我们一定要简化鼻整形操作方法。对于很多每年只施行不超过25例鼻整形手术的外科医师而言，他们每年只能尝试几种术式，却在操作娴熟之前就失去再次操作的机会，这是不太合理的。人们应该先掌握一些最基本的鼻整形手术操作技术，这样才能适应初次鼻整形手术时遇到的各种畸形。在开始阶段，外科医师应该在他们的"鼻整形技能舒适区"进行操作，之后再慢慢地转向更困难的病例。经过3~5年的学习以后，外科手术的因果关系就会显现出来。通过这个途径，外科医师就能获得一定的熟练度，并且在面对一定范围的鼻畸形病例时拥有相当程度的自信心，同时随着对效果满意的患者数量不断增加，医师的鼻整形临床实践机会也会不断扩展。

我不想把本书写成各种鼻整形手术百科大全性质的一本书。这本书会强调一些很基础性的鼻整形操作，它适用于比较宽泛的、不同严重程度的患者，包括初级（1级）到中级（2级），一直到患有比较严重畸形（3级）的不同阶段的患者。本书可分成3个部分：第1~7章介绍了鼻整形外科手术的基础；第8、9章是进阶性的，对稍微难一点儿的初次鼻整形手术进行了深入探讨；第10~12章回顾了二次修复性的鼻整形和美学重建鼻整形这类复杂的技术挑战。因为我认为整形手术技术是应该在手术室内学到的，而不是待在图书馆里就能够学到的，所以读者一定会发现，贯穿本书的那些丰富的视频小片段对于他们掌握手术操作非常有帮助。这些1~5min的小视频经微信扫描视频目录页的二维码就可以观看，它们提供了一个独特的、能够看到并体验某一个特定的技术究竟是如何施行的难得机会。我希望本书可以实现一个重大进展，即用简单途径实现鼻整形外科的教学。

**基本的隆鼻
手术操作**

什么构成了"完美的"隆鼻手术？我认为以下几个因素很重要，其首字母构成的缩略词（PERFECT）恰好意为"完美的"。

Progressive：循序渐进。在基础操作之上做加法，外科医师就能够将手术技术应用于越来越难的病例中（图 1.1），就像不需要学习一个全新的程序，只是在遇到更复杂病例时需增加额外的步骤。例如，一旦外科医师学习并掌握开放式鼻尖缝合技术，则可以通过源自切除下来的软骨而改造成的附加的鼻尖精细化移植物（TRG）来实现更好的鼻尖美学效果。

Expandable：可扩展。虽然刚开始医师可能只做某些特定患者群体的治疗，但不可避免的是，他还是会遇到不同类型的患者，因而需要修改原有的基本技术。在南加利福尼亚州，我能看到许多西班牙裔和亚裔患者，他们的皮肤较厚，鼻子的突出度不足，这驱使我要扩大手术技能范围。但这并不意味着这是一个新的操作，那些增加和修改的操作只是基础操作的扩展。

Reproducible：可复制的结果。每位外科医师都希望获得可重现、可复制的结果。关键的一步是要深入掌握一个手术并了解其手术因果关系。该操作中的许多步骤均应有持续稳定的效果，典型的如基底移植物、鼻尖缝合和撑开移植物等。应该避免计划之外和需要修改的情况发生。

Functional：功能性。我相信，35% 要求做鼻整形术的患者具有显著的、先前存在的、解剖原因上的鼻塞，如果术前没有矫正鼻塞，将导致术后鼻塞。因此，应明确了解鼻中隔、鼻阀和鼻甲的功能，它们的手术矫正一定是鼻整形手术的关键组成部分。

Esthetic：美学。事实上，几乎所有的女性患者都想要一个更迷人，同时看起来很自然的鼻子。患者越年轻，对小巧精致鼻子的渴望就越强烈——十之八九，她们却继承了父亲的鼻子特征。除了体积更小之外，她们还经常需要一个稍微弯曲的鼻梁、一个稍微上转的鼻小柱和一个清晰的鼻尖。外科医师要能够始终如一地实现这些手术目标。

Comfort Zone：舒适区。每个外科医师都有他 / 她自己的"鼻整形技能舒适区"。在完成他们的住院医师培训或主治医师培训后，大多数外科医师都有一系列的手术经验。最初，外科医师应该选择那些有信心取得好结果的患者开始手术治疗。这种手术治疗的优点是能够使外科医师的手术技能稳步由坚实的操作基础进步到可以面对更高难度的手术。

Tip Intentsive：鼻尖的重要性。鼻整形手术的一个现实是，患者确信"鼻尖好，结果才会好"。如果鼻尖没有吸引力，患者不可能满意。因此，在这项手术中鼻尖手术是非常重要的，本书也是通篇强调了鼻尖手术的重要性。

以下操作是我常规使用的、相对标准的手术操作顺序，也具有无限变化的可能。对于每位初次鼻整形医师来说，操作顺序也可以是个性化的，并可根据需要删改。

（1）基本物品：2.5 倍双目手术放大镜，光纤头灯，自用器械。

（2）麻醉：在适当的监护仪下进行全身麻醉。

（3）局部麻醉注射，然后进行术前准备：等待 10~15min。

（4）去除鼻腔填塞物并刮除鼻毛。

（5）选择开放式入路下鼻小叶（Infracartilaginous）和经鼻小柱（Transcolumellar）切口。

（6）剥离皮肤组织罩。

（7）通过贯穿（Transfixion）切口和黏膜外隧道暴露鼻中隔。

（8）根据鼻翼和鼻中隔解剖重新评估手术方案。

（9）创建对称的鼻翼缘条带。

（10）渐进性地削低驼峰——应用锉刀处理骨，应用剪刀处理软骨。

（11）切除尾侧鼻中隔 / 前鼻棘（ANS）（可选）。

（12）采集鼻中隔 / 鼻中隔成形术（Septoplasty）。

（13）截骨。

（14）移植物准备。

（15）撑开移植物（可选）。

（16）应用鼻小柱（Columellar）支撑移植物和缝合。

（17）鼻尖缝合（用切除的鼻翼软骨）。

（18）闭合切口。

（19）鼻翼基底的修饰（可选）。

（20）应用鼻翼缘支撑移植物（ARG）或鼻翼缘结构移植物（ARS）（可选）。

（21）应用 Doyle 夹板、外用石膏夹板和进行鼻腔填塞。

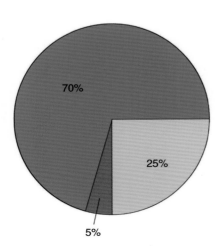

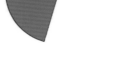

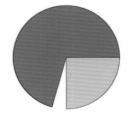

1 级：70%
- 简单
- 年资：第 0~3 年
- 整形外科

1 级 +2 级：95%
- 中等
- 年资：第 3~5 年
- 美容整形外科

3 级：5%
- 困难
- 年资：第 5~7 年
- 鼻整形科

图 1.1　初次鼻整形术的难度级别

难度级别：分类

我们对隆鼻手术难度的评估涉及解剖学、美学、患者目标和必要的手术技术。虽然每位外科医师都有自己的分类方法，但我建议手术医师根据患者要求的变化程度、所需的技术专长和手术的复杂性，将初次鼻整形术分为 3 个难度等级。我用 1~3 级来对初次鼻整形术难度进行分类：1 级（简单的），2 级（中等的），3 级（复杂且难的）。

患者诉求：大部分 1 级隆鼻手术患者具有 3 个基本的主诉：鼻子外形凸起、鼻背宽大和鼻尖表现点不清晰。 难点在于如何达到患者期望的美学效果。2 级病例的特点是诉求与 1 级病例相似，但是表现出的畸形和必须进行的手术操作更具挑战性。需要使用鼻翼缘支撑移植物的盒形鼻尖属于 2 级病例。相比之下，3 级病例是真正的"畸形"，患者自尊心严重受损。他们在寻求形成"正常"的外观。 手术矫正需要采用较激进的复杂方法。细微的改变操作是不行的。

患者畸形程度：也许，给特定鼻子定难度等级的最佳方法是使用基于偏离正常值的经典"标准偏差"系统。以修改鼻基底为一个简单的例子：使用简单的尺子或卡尺，测量眼内眦（IC）宽度、鼻翼外扩（AL）宽度和鼻翼沟（AC）宽度。如果鼻翼外扩宽度在眼内眦宽度之内，则通常不需要修改（1 级）。如果鼻翼外扩宽度很宽并且超过眼内眦宽度 2mm 或更多，则需要合并鼻槛 / 鼻翼基底切除（2 级）。当遇到少数族裔患者中的极宽的鼻子，或缘于鼻翼软骨萎缩而导致的明显收缩的鼻翼时，则需要更复杂的技术（3 级）。

外科技术：根据出现畸形的情况，为 1~3 级病例制定一套单独的"美学"分级标准后，就可以通过添加所需的手术技巧进行扩展了。鼻根降低比增大更难。美国少数族裔人群的鼻子比通常的高加索人的鼻子更具挑战性。就鼻尖而言，开放式结构鼻尖移植物意味着是比鼻尖缝合技术更难的操作。然而，在缝合后形成的穹顶上放置开放式结构鼻尖移植物比切除圆顶鼻尖以降低突出度更容易一些。

操作复杂性：手术计划中包含的每种手术技术都有其结果范围和风险。因此，应尽可能简化手术计划，并在必要时进行操作。1 级病例可能不需要移植，而 3 级病例则总是需要移植。从最窄的、不需要截骨的鼻子到宽的鼻子，外侧截骨术的范围可以多达 8 级。因此，操作的复杂性既包括需要许多个操作步骤，又涉及单个步骤的复杂程度。

1 级手术：形式与功能

　　此患者有典型 1 级鼻畸形缺陷，伴有三联畸形：侧面的驼峰、鼻尖表现点不清晰和宽鼻（图 1.2）。许多女性会说她们的鼻子显得太阳刚、男性化，并希望能更女性化一些，往往这些女性的鼻子长得像父亲的鼻子。进行美容整形的患者最关心外观，可能会忽视现有的鼻塞等功能问题。比如在此病例（图 1.2）中，尽管患者的鼻中隔已经有了明显偏差和内鼻阀塌陷，但患者依然表示她的鼻子没有功能障碍。但我们应该切记：理解运用形式与功能之间的联系是所有隆鼻手术取得成功的核心因素。

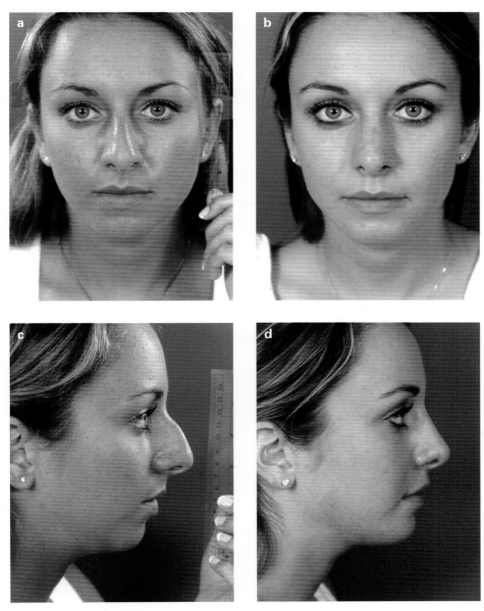

图 1.2 （a~d）1 级鼻畸形患者

2 级手术：鼻尖的挑战

　　与 1 级患者相比，2 级患者的复杂程度增加。正如图 1.3 患者中所见，尽管皮肤罩不理想和鼻翼软骨较软，但必须做到鼻尖改善。其关键的一步是将用切除后的鼻翼软骨制成的折叠型移植物植入鼻尖。在 2 级患者中，需要应用更多技术，包括缝合技术和移植物移植技术，以达到所需的鼻尖形态。就侧脸而言，人们通常必须采取"平衡"的方法来减少过度的突出和弥补缺陷。当外科医师扩大他们的鼻整形技能舒适区时，人们会遇到皮肤厚、鼻基底宽或鼻背缺陷的患者。此时，手术成功或失败将取决于能否用好更大的鼻尖移植物、鼻翼基底切除或颗粒软骨鼻背移植物。许多外科医师会把此级别难度的隆鼻手术设为他们的上限，既然 95% 的患者会出现 1 级缺陷和 2 级缺陷，那么他们会将其他 5% 的患者转诊给更专业的鼻整形专科医师。

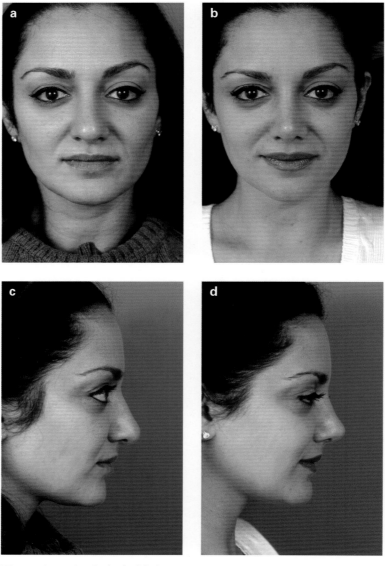

图 1.3 （a~d）2 级鼻畸形患者

3 级手术：巨大挑战

3 级鼻畸形患者需要更大幅度地改善鼻型，这可不是细节调整的病例类型。外科医师必须既实现显著改善鼻子，同时又使鼻子拥有更迷人且不显手术痕迹的自然外观。如图 1.4 所示，这位 15 岁的女孩拼命地想要避免在学校被人取笑，而她的父母也想在她进入高中之前增强她的自信。这个患者所需的手术技术其实也是基本隆鼻手术的一部分，但要运用到极致。这里涉及 11mm 鼻梁降低、9mm 尾侧鼻中隔缩短和 7 个非对称性的截骨术。这些操作达到了鼻部解剖极限并几乎重塑整个鼻子。鼻子和面部内在的显著不对称会影响好结果的实现。通常，双侧进行同样的技术操作时必须有一定的差异才能调整其不对称。幸运的是，通常有限的改善也能令这些患者感到满意。

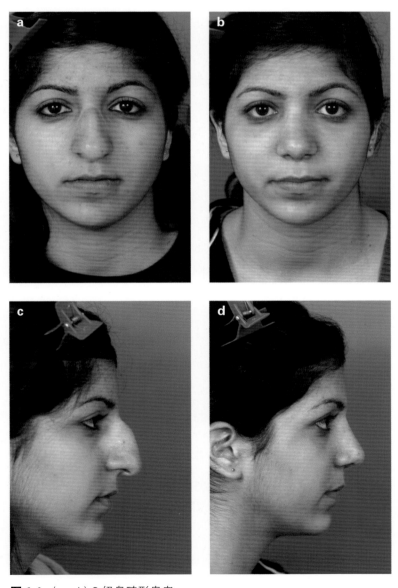

图 1.4 （a~d）3 级鼻畸形患者

如何提高自己对手术逻辑思辨关系的理解能力

没有人天生就是一个好的鼻整形外科医师。除了一两个特例外，没有什么人能在他 / 她做住院医师期间和科室培训期间就能在隆鼻手术方面达到优秀，我也不例外。大多数外科医师只要愿意花时间自学手术技巧、探究原因和结果，最终都可以精通鼻整形手术。这里有 10 种方法可以提高你对手术逻辑思辨关系的理解能力。

（1）术前照片分析：随着数字摄影技术的出现，我们没有理由不获得所有视角中的出色的、标准化的术前照片，包括静态和微笑状态下的照片。应用稳定、一致的高效光源非常重要。同样，得到大到等身尺寸的冲印照片也很容易。以此学会的后续照片分析是训练你的眼睛，使之善于分析临床畸形的最快方法。制订手术计划的 3 个步骤是：明确畸形，与理想美学结果做比对，并制订一个现实的手术目标。

（2）写好手术操作计划：写好从麻醉到包扎的分步骤手术操作计划，将其张贴在手术室内是简化手术的最佳途径。当你写出每一步骤时，你就得决定是否要做这一步，更重要的是确定如何做。通过在手术前提问和尽可能地解决问题，让手术室里的操作思路更加清晰明确。

（3）鼻部的美学、分析和解剖：开放性术式令医师得以仔细地观察和记录每个病例的鼻尖、鼻背的解剖结构。当然，如果可能，尸体解剖可以提供很好的学习机会，但没有什么能够替代在每个实际病例上取得的解剖评估。

（4）术中的器械使用和拍照：我在做大学住院医师期间只做了 1 次手术，就让我意识到用糟糕的器械做不了精细的手术。虽然拥有一套完整的个人定制鼻整形手术器械是理想中的事，但从一开始就至少应该有自己的一套切割器械（剪刀、锉刀、骨刀）。在关闭皮肤切口之前，对已完成的尖端手术进行 4 个视角的拍照是非常重要的。这样就可以在每次手术后随访回顾这些照片。

（5）手术记录图表和 3 个问题：保留最终操作的视觉记录，这非常重要。在我口授作官方病志报告之前，填写手术记录图表特别重要。在病志选项方框里打钩的方式有利于数据检索，附上大量图形也极为重要。在手术记录图表页面底部，我会记下 3 个问题，以便在术后复查时回答。常见的问题有：鼻尖表现点是否充分？我应该做一个结构鼻尖移植物还是附加移植物？患者需要用鼻孔内夹板吗？

（6）经常有规律性地进行术后回访和分析照片：你越经常查看患者的术后效果，你手术思辨能力的提高就越快。在我的办公室里，当我进入这个手术的"考场"时，我会把患者的病志翻开到手术记录图表和手术中鼻尖照片那几页。我需要图示化地、直观地知道自己做了什么。在这场"考试"结束时，我就能够回答手术记录图表页面底部的 3 个问题了，有些怀疑得到证实，有时我感到惊喜，但我总是学到一些东西。

（7）调整和修复手术：是的，你将修改你自己操作的手术案例，每个人都会遇到这种事。你有两种态度可选择——你既可以只把它看作一次失败，也可以把它当作一个很好的学习机会。最近，我刚修复了一个鼻尖鼓包。令我惊讶的是，它并不是一个尖锐的软骨点，而是一个鼻翼缘支撑移植物的头侧端。从这例患者的手术操作中，我学会了要更大限度地对移植物倒角修边，或毫不犹豫地缩短它们，并从软组织的各个面仔细观察软组织是否有任何变形。你能从自己的修复性手术中得到学习机会。

（8）阅读书籍和参加学术会议：阅读关于隆鼻手术的一切内容，显然要从最新的相关文章和书籍开始。但毫无疑问，一定要阅读经典论著。熟悉不太主流的技术在二期手术案例中也是很有价值的，在这些案例中，识别"通用型鼻尖"或"Goldman's 鼻尖"让我们逆转了对初次手术的看法并减少了移植物的使用数量。

（9）拜访其他外科医师或寻找导师：每年我都会努力花几天的时间去观察其他同行的手术操作。这些经历极有价值，我从中学到了很多技巧、替代方法乃至新的手术方法。这些新方法有些我会照做，但有些我根本不做。在练习的最初阶段，找到一位导师或一位可以经常联系的同行，观察他的手术操作并与他讨论你的问题，这是最理想的状态。"经验"是一位可爱的"老师"，需要时间来慢慢向这位"老师"学习并获得收获。

（10）发表演讲，写专业论文：不经历一场演示报告的准备，很多医师还都觉得他们很懂如何做好隆鼻手术。当从 4 个角度审视手术后 1 年的照片时，所有这些美好的、虚幻的想法都会破碎。我不是让你们简单地接受失败，而是应该看到错误发生在哪里并继续努力，直到有足够的好结果呈现。写一篇论文可以逼你对其有更多的理解，因为人们必须澄清自己的想法并对之前的工作进行总结。我总说，写些书让我的外科水平变高了，但同时打高尔夫球的水平变糟了。

最重要的一步——进阶到一个新的水平。凭借丰富的经验和对手术原因及效果的更深入理解，人们已经准备好迈向下一个阶段。现实情况是，大多数外科医师会因为低估几个病例的难度而无意中在自己的鼻整形技能舒适区以外进行手术。此外，有机会做自己患者的修复手术也是学习经验的一种途径。请记住：这是一项艰巨的工作。追求卓越，这对于隆鼻手术的进步至关重要。

指导原则

当人们进入临床实践并开始在现实世界中学习隆鼻手术时，必须做出临床决断并承担后果。希望这些原则能够指导年轻的外科医师经受学习隆鼻手术的挑战。

- 隆鼻是所有美容手术中最难的，原因有三：①鼻腔的解剖结构变化很大。②手术必须既矫正形式也矫正功能。③最终结果必须符合患者的期望。

- 每年能做超过 25 例的隆鼻手术的医师毕竟在少数。因此，必须通过仔细记录手术过程和频繁的随访来体验每种情况，最大限度地获得学习机会——只有靠自己，你才能弄懂手术中的因果关系。

- 只考虑形态而不考虑功能会导致"灾难"，大多数术后鼻阻塞反映了这种"灾难"。因此，要诊断和治疗术前的亚临床症状，必须确定并矫正鼻中隔、鼻阀和鼻甲先前存在的解剖畸形，必须要彻底检查术前鼻腔内部解剖结构并做好具体的手术计划。

- 人们必须事先接受这样的一个事实，没有任何神奇手段能够保证获得完美的效果。手术中的每个操作都有其学习曲线。在一个操作序列中，单个操作貌似简单相加，而它们的相互作用和潜在的并发症发生率却呈几何级数增长。保持操作简单等同于最大化收益及最小化风险。审慎地扩展你在学习鼻整形技能舒适区时所了解的内容，但不要急于采纳每一个时髦的新做法。

- 在你的临床实践早期，选择具有明显畸形的患者，可便于使用你熟悉的手术技术，轻松矫正畸形。凭借经验，开始增加新的操作，然后选择更大难度的病例。在早期你要在鼻整形技能舒适区内进行操作。

- 术前的过程是有时限的，但术后过程可能是遥遥无期的，因此请仔细挑选合适的患者。术后问题通常是对手术中那些值得怀疑的现象的可怕确认。

- 如果在手术操作过程中鼻尖看起来就不太对劲，以后就几乎不可能得到改善。不要试图使小聪明、走捷径，否则你会原地踏步，这样更麻烦。一旦你对患者进行操作，无论他之前经历了多少次的手术或是多么不配合，将来都是你的错。必须仔细选择适合你的患者。

- 一旦出现手术并发症或效果不理想，要直接告知患者并讨论该如何改进。不要假装它不存在或侮辱患者的智商，不能试图哄骗其接受微乎其微的改善或使其在经济上难以承受而放弃解决问题。将患者当作家人一样看待——那样的话，即便是在最坏的情况下，他们也只是会感到失望，但不是转而投诉你。

- 通过之前的 1~3 级主要病例了解自己技术的局限性和进展，逐步开展大部分二期修复性手术。二期修复性鼻整形术在技术上要求更高，并且需要更多的外科专业知识，这只能从手术中获得经验。在初级病例中，我们通常只是去除不利因素，使其内在的、迷人的鼻形得以显现；而在二期修复性治疗中，外科医师必须能够使用多种移植物重建被破坏的框架。

- 鼻整形术是所有整形美容手术中最具有回报的一种手术，无论是对患者还是对外科医师。很少有手术可以如此程度地改变年轻人的外表或自信心。对于外科医师来说，鼻整形术是一种三维雕塑的终极艺术。这确实对得起患者承担的风险和外科医师做出的承诺。

如何使用本书

行文至此，有深度的读者已经会意识到本章实际上是本书的前言。我认为很少有外科医师阅读前言，因此我在本章中预告了本书将要展现的内容。虽然我建议按章节顺序阅读本书，但实际情况是大多数外科医师会专注于那些在特定时刻与他们最相关的内容。因此，每个部分有必要以相对独立的方式编写完成，这导致了整本书中有些要点会有重复。我还认为读者把视频片段集成到学习体验中非常重要，有机会实际进入手术室看看这些技术是如何实现的具有重要的价值。理想的情况下，应该在计算机上录入相应的视频，这样方便阅读文本，查看图片或者手术中的照片，然后进入手术室以了解它在现实世界中是如何完成的。整体经验应尽可能贴近鼻整形专科培训的内容。另一方面，我引用参考文献的数量很少，因为本书是根据手术期间和手术后的记录和图表编写而成的。因此，它是一本外科医师总结的鼻整形术方法的汇集文本，而不是有关鼻整形术这个主题的百科全书。当文字部分完成后，我其实真的好好查阅了一些鼻整形术文献，并在每章中添加了参考文献列表。再强调一次，我发现编写一本隆鼻手术的书的过程可以让我成为一名更好的外科医师，我真希望读者通过阅读本书能够有同样的收获。

本书中案例研究图的图例（图 1.5）如下。

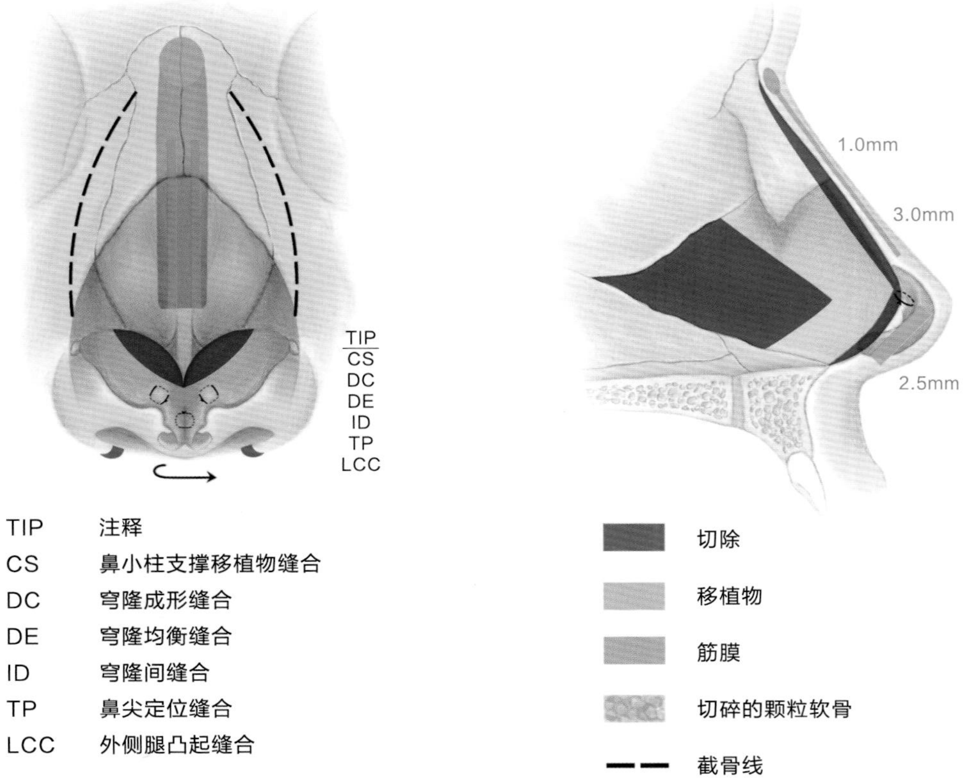
TIP
CS
DC
DE
ID
TP
LCC
1.0mm
3.0mm
2.5mm
TIP　注释
CS　鼻小柱支撑移植物缝合
DC　穹隆成形缝合
DE　穹隆均衡缝合
ID　穹隆间缝合
TP　鼻尖定位缝合
LCC　外侧腿凸起缝合
切除
移植物
筋膜
切碎的颗粒软骨
截骨线

图 1.5　案例研究图的图例

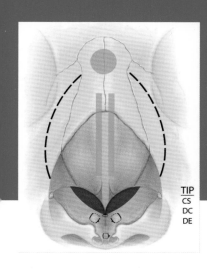

第 2 章　初级鼻整形术

引言

为什么鼻整形的操作如此困难？答案是患者的鼻部解剖和美学需求变化万千。对于外科医师来说，挑战在于如何掌握尽量多的手术技术。因此，这个问题的解决与否就在于是否可以设计一套初级鼻整形手术技术！一位在私人诊所工作 3 年的前住院医师提出了以下问题："您能否给我一个初级的鼻整形手术技术，让我可以取得良好的效果并且几乎不需要修复？"我的回答快而直白，"这是不可能的，因为不管是解剖学知识还是必须掌握的技术都太多了。"尽管我对此表现出消极的态度，但发展出一套初级的鼻整形手术策略的愿望仍然是我的兴趣。渐渐地，我心中标准鼻整形手术的基础开始逐渐形成。以下这些操作适用于普通的、训练有素的整形外科医师，并且可以扩展以适应更大范围的鼻畸形病例。但是，它要求外科医师接受两个原则。第一，外科医师必须能完成适合其适应证的病例治疗；第二，外科医师必须渐进地学习鼻整形手术方法。首先从容易的 1 级病例开始，然后是更具挑战性的 2 级畸形病例，最后是最困难的 3 级畸形病例。在分级方面，可能有 70% 的主要病例是 1 级，25% 是 2 级，只有 5% 是 3 级。本章将逐步介绍一项基本操作，文章的其余部分将详细介绍对 3 种畸形程度的逐步适应过程。对某个特定病例选择适合的步骤非常重要。

记住 95% 的规则——95% 的鼻整形术文章和讲座只针对最深奥的 5% 鼻子，然而95% 的外科医师并不想做最难的 5% 鼻子的治疗。这本初级鼻整形术旨在让外科医师能够在美容手术的独立施行中为 95% 的主要患者进行手术。

咨询

在初次咨询时，我会自问两个关于患者的关键问题。第一，隆鼻是否会使患者的鼻子得到显著改善？第二，我是否希望这个患者成为我的实践病例？如果其中任一答案是否定的，那么我便不会做这个手术。隆鼻术不是一项轻率操作的手术，手术必须由患者和外科医师仔细考虑好后施行。患者的目标应该是对手术风险与回报率进行现实评估，并评估你是否适合做他们的外科医师。不幸的是，外科医师往往专注于技术挑战和每一个鼻整形术的经济效益，但选择错误患者的风险对于外科医师来说都是真实存在的，那会导致挫折与痛苦，甚至导致身体伤害的惨剧发生。

鼻畸形：在 1 级病例中，患者通常能非常准确地指出他们的鼻子出了什么问题，但是非常不确定他们想要的是什么？最简单的患者是那些要求消除明显畸形（诸如轮廓线上的鼓包、圆鼻尖）的人，而最困难的患者是那些不能准确说出他们的愿望或需要特定"样子"的人。基本上，必须让患者明确他们想要的东西是什么。出于这个原因，我让患者按照重要性排序告诉我最想要的 3 个要求。接下来，我仔细检查患者的鼻子，并列出必须做的以使鼻子更有吸引力并与脸部保持平衡的那几个目标。也许 90% 的初次咨询者在面诊时都有值得矫正的鼻畸形，另外 10% 则是基本上没有什么畸形、本来已经很迷人的女性，或者是追捧"模特"般精致鼻子的男性求美者，还有现实中只想施行有限的改变却试图寻求得到"重大改变"的患者。

患者因素：评估患者的动机很重要。采用开放式问题询问通常会揭示患者的动机。"针对你的鼻子，你不喜欢什么？""为什么要在此时进行鼻整形手术？""鼻整形对你的生活会有什么影响？""听出"患者心理上的需求是非常重要的，而不仅仅据患者说了什么。我会拒绝哪些初次鼻整形手术患者呢？答案包括过度自恋的男性，永远不会满足的完美主义女性，以及认为手术会改变他或她的生活的忧愁患者。一旦选择手术，你必须关注患者所有的要求，而不是只管其中合理的部分。我现在明白了这条道路的艰难：术前的道路方向是有限的，但术后的道路方向是无限的。

分析：大多数外科医师是否会成为一名大师或具有批判性审美眼光的战略家？鼻整形很像下国际象棋，在操作关键部分之前有一个思考过程。如果没有认识到鼻根低，那么过度降低鼻背就会导致鼻整形痕迹的出现。相反，将筋膜移植物填充到鼻根后可以不必过度降低鼻背高度，这样会让鼻子呈现更自然、优雅、没有整形痕迹的外观。差异不在于手术技巧，而是基于术前分析的手术设计。在我面诊时，我会给患者提供一面镜子，并要求他们向我展示令他们困扰的问题，最好按重要性排序。如果这些困扰都可以得到矫正，我就将这些困扰都写在手术计划表上，它们将成为订制手术计划的基石。经过全面的、里里外外的检查后，我再对患者做一个自上而下的区域性检查。

鼻根和鼻背：通过鼻根区域（从印堂到外眦水平）和鼻根点（鼻额角最凹点）的

侧面观进行鼻根分析。决定鼻根是否要保持不变抑或是增高或降低是很关键的。幸运的是，在大多数情况下不需要改变鼻根（82%）。接下来是评估鼻背的高度和宽度，同时需要评估骨性基底的宽度。鼻背高度的关键决定因素是从鼻根点到鼻尖的鼻面角。鼻背所需的轮廓线对于女性来说要略微弯曲，对于男性来说最好是直的。正面观中，鼻背美学线的宽度大致与人中宽度或鼻尖表现点之间的宽度相似，女性为 6~8mm，男性为 8~10mm。若鼻骨最宽骨性基底宽度标记为"X 点"，该点应小于双眼内眦的宽度。

鼻尖：鼻尖分析非常复杂，我将在第 4 章和第 8 章中进行深入讨论。以下是概述。"鼻小叶"覆盖鼻翼软骨的整个区域，而"固有鼻尖"仅包含鼻尖表现点之间的横向区域和鼻小柱转折点与鼻尖上点之间的垂直区域。我关注如下特征：①体积、表现点和宽度这些内在因素。②上、下旋和突出度这些外在因素 / 内在因素。③鼻尖形态和皮肤包膜这些总体因素。我给每一项分配了一个"值"：理想位置，在正向和负向两个方面的轻微、中度或重度畸形。然后，我会做一个关键的决定：鼻尖是否具有内在的吸引力，还是我需要改变它。正如我在有关鼻尖手术的那一章中所论述的那样，我认为大多数外科医师应该学习一种开放式鼻尖缝合技术，该技术可以扩展以适合各种鼻尖畸形。在咨询时，我要绘制包括各种缝合线的缝合图和各种鼻尖精细化移植物（TRG）的预期鼻尖手术操作步骤图。

鼻底部由鼻翼、鼻孔和鼻小柱组成：在这个区域必须评估许多因素，包括鼻中隔尾侧端、前鼻棘和上颌骨。最常见的患者是想缩窄鼻翼宽度或鼻孔大小的患者。一般来说，鼻翼基底应该比双眼瞳孔间距窄，并且鼻槛在正面观上不应该过度可见。我已经发展了 3 种简化步骤的方法，即鼻槛切除术、鼻翼楔形切除术以及其组合方法，来处理这些问题。尽管切除量要保守，但不应限制术式的应用。手术前应该向患者指出先前存在的鼻孔不对称，因为事实上这种不对称只能得到轻微的改善。

手术方案　　　　制订手术方案涉及选择特定的术式，将其组合起来，为特殊患者提供最佳个性化的手术方案（图2.1）。第一步是确定患者的目标，外科医师应在完成内部和外部诊断（手术计划1）后给出合理的手术方案。拍摄并打印出各个视角的鼻部照片，从各个角度对理想和现实中的标志点制订详细计划（手术计划2）。当患者回到术前面诊时，从外科医师的角度检查鼻子，问题是：什么是我不喜欢的鼻子（否定的）？这个鼻子的美学可能性是什么样子（上位目标）？患者的组织和我的经验会让手术达到什么程度（现实检查）（手术计划3）？第二步，查看患者带来的他或她想要的鼻子的照片。在术前面诊结束时，最终的手术计划已经逐渐形成（手术计划4）。我制作出逐步的手术计划，并将其与患者的照片分析一起张贴在手术室中。在实际手术过程中，可能发生"如幻灯片般递进"的变化，少数情况下会取消一个步骤。最终手术由复选框表格数据库加上图纸和口述（最终手术）记录。术后每次复查时都会查看带有图纸的数据表，重点查看的是术式和效果。

手术步骤　　　　规范操作的优点是所有操作顺序在很大程度上都是预先确定的（表2.1）。我喜欢按从鼻背到鼻尖的顺序操作。我首先建立理想的轮廓线，然后让鼻尖去适应它。我在做鼻中隔手术之前做鼻背降低，因为它后做的话，可能会进一步削弱关键的鼻中隔支撑。在所有切口闭合之后，再完成鼻翼基底修改，而鼻翼缘支撑移植物（ARG）则在最后处理。在早期阶段，外科医师应在手术前为每位患者写出手术顺序，然后在手术室中将其张贴在患者照片下方。

标志　　　　在手术当天，患者取平坐位，我标记如下内容：理想的鼻背轮廓线、X点、横向截骨术范围、理想的鼻尖点、经鼻小柱切口和所有鼻翼基底切口。

原则

- 必须矫正那些困扰患者的畸形，否则他们不会快乐。
- 术前计划越详细，手术越顺利。
- 手术方案越简单，风险越小。始终设计一个具有最大收益和最低风险的手术方案。
- 写下你一步一步的手术步骤，并把它放在手术室，明确你需要做什么。

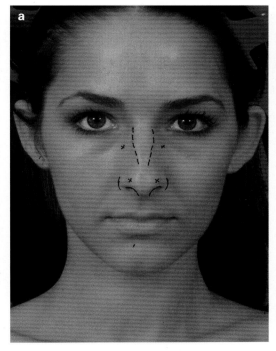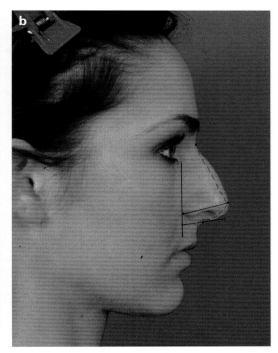

图 2.1 （a）患者分析。 视频 ● （b）手术方案 视频 ●

表 2.1　基本鼻整形手术的手术操作顺序

1. 基本物品：2.5 倍双目手术放大镜，光纤头灯，自用器械
2. 麻醉：在适当的监护仪下进行全身麻醉
3. 局部麻醉注射，然后进行术前准备：等待 10~15min
4. 去除鼻腔填塞物并刮除鼻毛
5. 选择开放式入路下鼻小叶和经鼻小柱切口
6. 剥离皮肤组织罩
7. 通过贯穿切口和黏膜外隧道暴露鼻中隔
8. 根据鼻翼和鼻中隔解剖重新评估手术方案
9. 创建对称的鼻翼缘条带
10. 渐进性地降低驼峰：应用锉刀处理骨，应用剪刀处理软骨
11. 切除尾侧鼻中隔 / 前鼻棘（可选）
12. 采集鼻中隔 / 鼻中隔成形术
13. 截骨
14. 移植物准备
15. 撑开移植物（可选）
16. 应用鼻小柱支撑移植物和缝合
17. 鼻尖缝合（用切除的鼻翼软骨）
18. 闭合切口
19. 鼻翼基底的修饰（可选）
20. 鼻翼缘支撑移植物或鼻翼缘结构移植物（可选）
21. 应用 Doyle 夹板、外用石膏夹板和进行鼻腔填塞

　　这是我常规进行基本鼻整形手术的相对标准的手术操作顺序，但事实上有无限变化的可能。每个初次鼻整形手术的手术步骤都是个性化定制的，需要按照指征将某些步骤剔除。尽管初级鼻整形手术的所有步骤不一定在每位患者身上都实施，但我确信在你的前 25 例鼻整形手术中的操作可能涵盖上述的每一步。

麻醉

　　我的绝大多数鼻整形手术都是在全身麻醉下进行的，患者和我都喜欢这种麻醉方式。某些预防措施也可有效完善全身麻醉的安全记录。麻醉：①使用 Raye 导管，并在唇线处用胶带标记导管的位置。②连接警报的传感器可以在 5s 内提醒断开导管。③常规使用氧气和二氧化碳监测器。额外的预防措施包括滴眼药膏，以防止角膜损伤，以及用 2 块湿纱布做咽部防护，以防血液误吸。对非头孢过敏患者，手术中静脉给予 1g 头孢唑啉。

　　一旦气管插管完成，外科医师用聚维酮碘消毒鼻部内外的术区。然后，用含血管收缩剂的局部麻醉液（1% 利多卡因与肾上腺素 1∶100 000）实施麻醉（图 2.2）。注射标记分两部分完成：一是画线标记麻醉区域，以减少局部血液供应；二是标记手术的特殊区域。该方法还可产生有效的感觉阻滞。具体而言，注射的 5 个区域包括：①鼻尖和鼻小柱。②外侧壁。③鼻背 / 黏膜外的隧道。④切口线。⑤鼻中隔（如果用的话）。首先，将针从前庭皮肤刺向眶下孔并回退注射。注射 3 个部位：眶下孔（眶下血管）、侧面鼻面沟（面动静脉侧支）和鼻翼基底（角动静脉）。于鼻小柱基底处注射并延伸向外下方的鼻槛（鼻小柱血管）。然后将针沿鼻中隔顶部插入其余黏膜区域（筛前血管）。退出时，针头沿着鼻背穿过以方便以后的剥离，针头在鼻背区域止于两侧并注射（滑车下血管）。接下来，通过切口入路注射少量局部麻醉药。鼻中隔从后到前被阻断。对于开放式手术，我从鼻翼软骨向鼻小叶皮肤罩注射，并从鼻尖向侧方扩大范围，向下延伸到鼻小柱。用剪刀修剪鼻毛很容易。鼻腔用 45.72cm × 1.27cm 宽的纱布条填塞，并用 4mL 的混合溶液浸润：4% 可卡因，1% 利多卡因混合肾上腺素 1∶100 000 或混合萘甲唑啉（Afrin）。我更喜欢用 4% 的可卡因，但三者中的任何一个都是有效的。

原则

- 使用适当的监视仪和喉罩进行全身麻醉。
- 注射前用聚维酮碘彻底消毒进行鼻内准备。
- 根据血管解剖学做 5 个区域的局部麻醉注射。采用开放式入路，不要犹豫，要对整个鼻小叶施行水分离术（1.5~2mL），因为液体会很快消失。
- 用浸透了表面血管收缩剂的 1.27cm 宽的纱布填塞鼻孔。
- 注射后等待 15min。确切地进行术前准备和铺单。

a

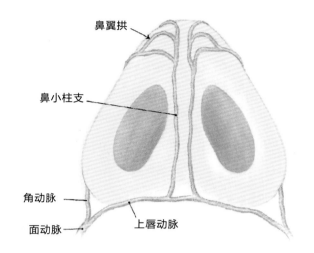

鼻翼拱

鼻小柱支

角动脉

面动脉　　上唇动脉

注射点

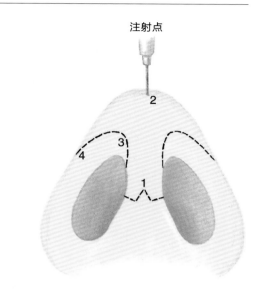

b

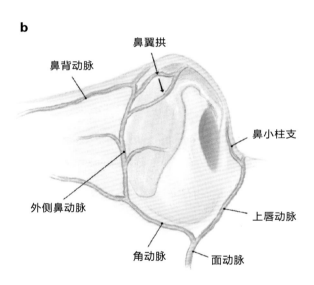

鼻背动脉

鼻翼拱

鼻小柱支

外侧鼻动脉

角动脉　　面动脉

上唇动脉

注射点

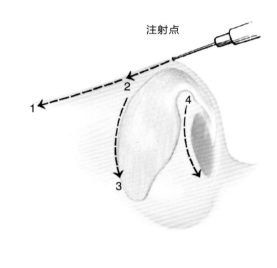

c

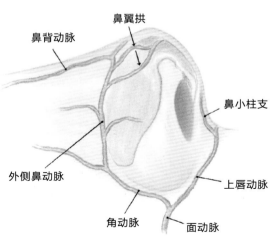

鼻背动脉

鼻翼拱

鼻小柱支

外侧鼻动脉

上唇动脉

角动脉　　面动脉

注射点

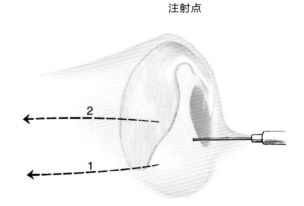

图 2.2（a~c）局部麻醉　视频 ⦿

开放式入路

在切开之前，我重新标记经鼻小柱切口线，并用局部麻醉药重复注射鼻小柱。多年来，我尝试了几乎所有的标准鼻小柱切口，但我仍然喜欢 Goodman 原创的带"翅膀"的倒 V 形切口。在鼻小柱上标记一个 3mm 的等边倒 V 形，其顶点位于鼻小柱的最窄点（图 2.3a~d）。横向翼状切口线跨过鼻小柱向后方延伸。标准的软骨下缘切口由 3 个部分组成：外侧腿、穹隆和鼻小柱。必须强调的是，这个切口沿着外侧腿的尾端边缘而不是鼻孔边缘走行。使用 10mm 的双钩，外科医师用无名指提供反压力拉开鼻翼缘。然后用 15# 刀片抵在穹隆处，侧向完成外侧腿尾侧端边缘的切开。重新调整双钩并反压施加在穹隆上，使得切口走行在鼻腔前庭处，再从穹隆向下仔细"剥"到鼻小柱，到达经鼻小柱切口水平。用非优势手夹持小柱，用 11# 刀片做倒 V 形切口，然后用 15# 刀片通过横向翼切口小心"剥"开覆盖软骨的皮肤。

显露鼻小柱到鼻尖：切口完成后，"小柱到鼻尖"剥离技术方面使用 3 点牵引方法（图 2.3e、f）。助手使用一个小双钩向上拉紧鼻翼缘，同时用一个双钩向下拉紧穹隆。然后主刀医师用小双钩将小柱皮肤提起并使用折剪向上剥离。通常需要在双方之间来回切换，并且在接近穹隆时要格外小心。用 Ragnell 小直角拉钩向上拉紧皮肤罩，并进入鼻中隔角的区域以显露光亮的软骨拱顶。必要时止血。

双向显露："小柱到鼻尖"的显露方法是一种经典方法，"双向"显露技术是简单易学的，并对多瘢痕的二次修复性鼻尖处（图 2.3g、h）非常有用。本质上，取一个标准软骨下缘切口，然后使用一副钝头肌腱松解剪来解剖外侧腿，将剪刀转向鼻尖垂直方向并撑开剥离，可以快速不出血地继续剥离到穹隆。将软组织从经鼻小柱切口向上剥离，双向显露使穹隆得以很好地保留。

原则

- 鼻小柱切口的位置比其形状更重要。它的顶点要位于鼻小柱的最窄处。
- 软骨下切口沿着鼻翼软骨的尾侧端走行——而真正的鼻孔边缘切口则可能造成一场"灾难"。
- 不要犹豫，将 1.0~2.0mL 的局部麻醉药注入鼻尖小叶——它有助于剥离操作并会迅速消散。

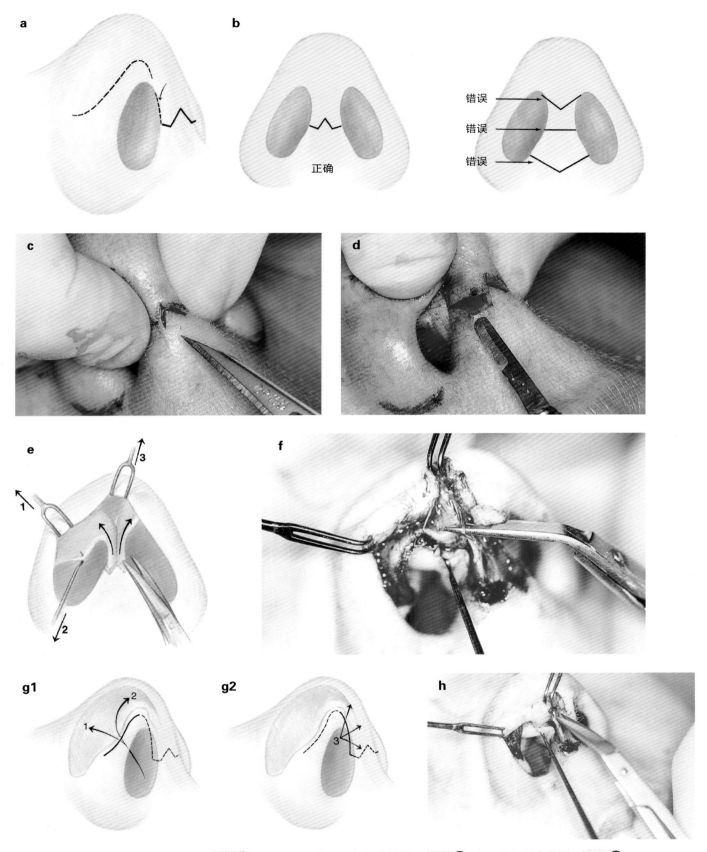

图 2.3（a~d）开放式入路：切口。**视频** ⦿（e、f）鼻小柱到鼻尖的暴露。**视频** ⦿（g、h）双向暴露　**视频** ⦿

鼻中隔显露和黏膜外隧道

大多数外科医师认为显露就是将皮肤罩从底层结构上剥离起来。事实上，在进行鼻背降低之前，还必须将皮肤由骨软骨拱顶向上剥起，而黏膜向下剥离到骨软骨拱顶（黏膜外隧道）之下。

鼻中隔显露

有两种基本的鼻中隔显露方法：经典的贯穿入路和双向的自上而下入路。

经典的贯穿入路：通过鼻孔边缘和鼻小柱使用两个宽的双钩向左侧拉紧而露出鼻中隔尾侧（图 2.4a、b）。在右侧尾侧边缘向后 2~3mm 处行垂直全长贯通切口。使用有角度的折剪，剥离黏膜并进入软骨下间隙。衬里用 15# 刀片做交叉划痕，然后使用口腔银汞合金调刀刮开软骨膜。一旦软骨膜能够剥离起来，就继续在软骨表面剥离，并使用 Cottle 剥离子一直剥离到筛骨和犁骨。另外，由于在软骨与前上颌骨交接处有关节韧带且有软骨膜与骨膜的融合，剥离时有明显的阻断。大多数情况下，通过"前路入路"显露的程度就足够了。然而，在复杂情况下，有必要创建一个"下隧道"，以便充分到达前上颌骨以矫正较低位的骨性鼻中隔偏斜（参加第 6 章相关内容）。

双向的自上向下入路：在将鼻翼软骨向下牵拉时，鼻中隔前角区域显露，并且可以容易地剥起鼻中隔黏膜。通过将上外侧软骨（ULC）从软骨鼻背分开或将鼻翼软骨在中线分开（图 2.4c、d），可以获得额外的显露。在二次修复病例中，该区域可能有严重的瘢痕，因此从贯通切口向上进行清晰剥离可以实现双向显露。哪种解剖方法更受欢迎？实际上，外科医师可以使用其中一种方法，或联合使用两种方法。

我从一个贯穿切口开始，然后通过黏膜外隧道将上外侧软骨（ULC）分开。在鼻背降低后，我总是进行一个双向的联合显露，这有利于任何一种类型鼻中隔手术的操作，同时可以保持鼻尖软骨的形态。

黏膜外隧道

使用黏膜外隧道的目的是将衬里黏膜从鼻背分开，这样修整鼻背驼峰时不会破坏它或使其下黏膜瘢痕化（图 2.4e）。一旦鼻中隔显露，则在鼻背的穹隆下注射额外的局部麻醉剂。Cottle 剥离子的圆头通过鼻背下方，然后向下转折到鼻中隔上。如果要去除大的驼峰，则将黏膜从上外侧软骨的下表面剥离下来。在下外侧软骨头侧切除术后的手术后期，可以在直视下进行第二次确认性黏膜外隧道切除。

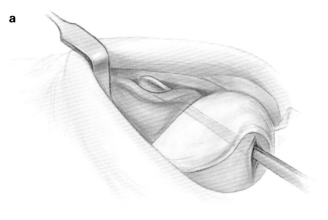

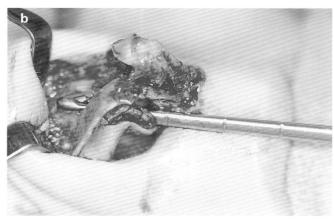

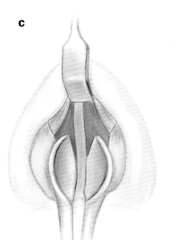

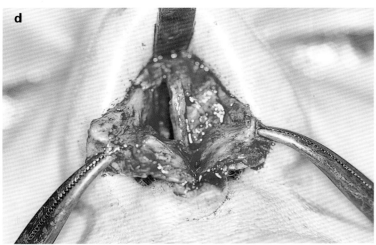

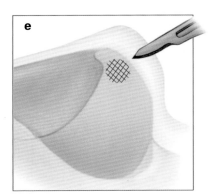

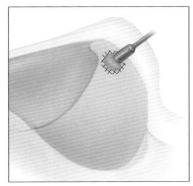

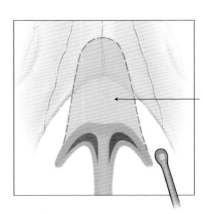

剥离范围

图 2.4　（a、b）鼻中隔显露：经典的贯穿入路和双向的自上而下入路。　视频 ⊙　（c、d）鼻中隔显露：鼻尖劈开。　视频 ⊙　（e）黏膜外隧道　视频 ⊙

鼻尖分析和对称性鼻翼缘条带移植物

鼻尖分析：随着剥离显露完成，要来一次"手术中的赛事暂停"，根据新显露的鼻腔解剖结构，尤其是鼻翼软骨状况（图 2.5a~c）来审查手术计划。应该着手调整，令原计划的鼻尖手术与实际的结构相协调，特别是穹隆和外侧腿。有时，会遇到意想不到的解剖变异，包括明显的穹隆不对称（解决方案：用切除下来的鼻翼软骨制成掩饰移植物）或外侧腿的明显凹陷（解决方案：折叠而不是切除外侧腿）。此外，鼻尖软骨也许较薄弱（此时需要保留超过 6mm）或太厚（可能需要更多的缝线）。另外，应重新检查鼻背和鼻中隔尾侧端 / 前鼻棘（ANS）。此时，外科医师应该了解鼻中隔偏斜程度和可用于取出的软骨采集量。

对称性鼻翼缘条带移植物：切除鼻翼软骨的头部时要谨慎。我实际上在所有情况下都切除一部分外侧腿的头侧，以减少鼻尖的体积并增加用于缝合成形的软骨的柔顺性（图 2.5d~f）。此外，切除会导致外侧腿突出度发生显著变化。使用卡尺和记号笔在鼻翼软骨上标记切口线。留下 6mm 的外侧腿头侧条有助于缝合线的缝入并保持对边缘的足够支撑，同时避免使任何鼻翼退缩。然而，在标记切口线时，有 3 点很重要：①最初的 6mm 宽度是在外侧腿的最宽处标记的。②在内侧，标记线是经过修边的锥形，以保持穹隆切迹的自然宽度。③横向上，该标记线的外侧腿尾侧边，要保持 6mm 的宽度。画线之后，在鼻翼软骨下面的黏膜表面注射局部麻醉药，以便于剥离。然后用镊子固定软骨，并使用 15# 刀片沿着标记线划开外侧腿。实际的软骨切除通常是从穹隆切迹区域的侧方施行的。切除线在头侧要沿着上外侧软骨的卷轴区，要尽可能去除完整的软骨，因为它常常被改用作附加移植物。在手术操作顺序中选择此时进行切除的优点之一是它可以改善鼻背降低的术野。通过从显露的鼻中隔尾侧端向上剥离从而实现双向显露，可以更容易地在鼻中隔角上剥离黏膜。然后，将 Cottle 剥离子纵向插入鼻背下方，确保黏膜外隧道有充足的操作空间。

原则

- 鼻尖的体积减小是通过切除外侧腿来实现的。
- 切除外侧腿产生可以缝合的对称性的鼻翼边缘条带。
- 保持 6mm 宽的边缘条以支撑和加以缝合。
- 很少需要缩小穹隆切迹区域。
- 沿着外侧腿尾侧端在两端行修边倒角式的切除。

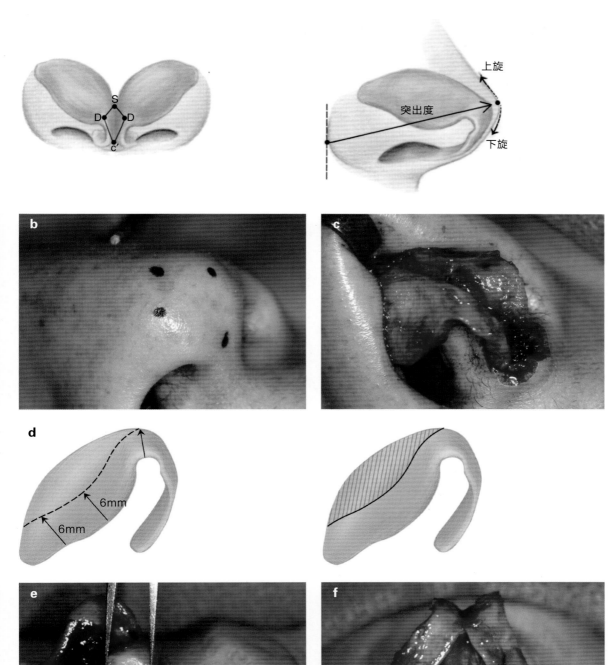

图 2.5 （a~c）鼻尖分析。 视频 ⊙ （d~f）对称性的鼻翼缘条带移植物 视频 ⊙

鼻背修饰

在术前，必须根据鼻背高度（降低、抬高或保留）、宽度（变窄、增宽或不对称矫正和长度（变短或加长）的具体情况做出决定。

最常见的选择是鼻背降低，这种降低是通过骨性驼峰的锉除和软骨性驼峰的剪除来逐步完成的（图2.6、图2.7）。首先使用骨锉锉低鼻骨，以降低中线，然后逐个角度地降低鼻骨。术后一旦骨性鼻背与皮肤上绘制的理想轮廓线相匹配，就做软骨性驼峰降低。我更喜欢"劈裂驼峰技术"，其中软骨性驼峰被分成3部分（鼻中隔和2个上外侧软骨）。将直的钝头尖锯齿状剪刀垂直插入黏膜外隧道。然后垂直于鼻中隔切开软骨，从而劈开驼峰。用剪刀渐进性降低背侧鼻中隔。将皮肤重新铺盖并通过横向绷紧鼻部皮肤来检查鼻背轮廓线。任何额外的鼻中隔降低都是用断头的11#刀片一点点削低实现的。接下来，保守地切除上外侧软骨。切除时必须小心谨慎，因为向上回缩的皮肤可能导致上部侧面看起来比实际上更高。通常，上外侧软骨切除量是背侧软骨消减量的33%~50%（鼻中隔3mm，上外侧软骨1~1.5mm）。此外，两次切除的目的不同——背侧鼻中隔的切除降低了轮廓高度，而上外侧软骨切除降低了背侧宽度。此时在手术中，检查鼻中隔前角附近的软骨性鼻背非常重要。任何剩余的突出部分都可以用剪刀轻易去除。最后，仔细检查鼻背轮廓线，如需微调，则微调。

为什么我更喜欢在软骨穹隆操作之前先降低骨性穹隆，为什么不是直接用截骨刀去凿呢？在大多数驼峰降低的操作中，骨性穹隆非常薄（< 1mm），并且锉过之后会显露出骨质下面延伸8~10mm的软骨性隆起。因此，锉刀的操作是有效和保守的，而骨凿的优势是误差范围小和切除过多的风险较低。首先去除骨头揭示了必须去除的软骨驼峰的真实尺寸。

原则

- 95%的患者希望鼻子较小，这意味着要做鼻背降低。
- 使用骨锉渐进式降低骨性驼峰和用剪刀切割软骨性驼峰是最可控和保守的方法。
- 上外侧软骨切除（背侧宽度收窄）量通常为背侧鼻中隔切除量的33%~50%（背侧高度降低）。

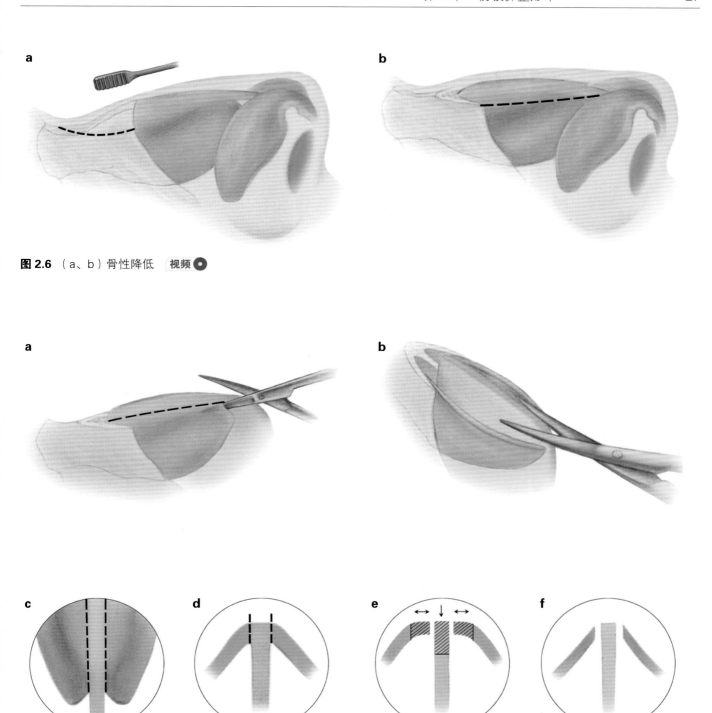

图 2.6 （a、b）骨性降低　视频

图 2.7 （a~f）软骨性降低　视频

鼻中隔尾侧端 和前鼻棘

切除：鼻中隔尾侧端的修复应该保守地进行。静止和微笑状态下的视诊和初诊是术前评估中必不可少的项目。尽管该区域的修复可以通过鼻翼软骨的"鼻尖劈裂"来达到，但通过贯穿切口可以更好地控制及实现更大的灵活性。要考虑 3 种变化：①通过切除上部来上转鼻尖。②通过切除下部来缩短鼻子。③通过修整或切除鼻前棘来改变鼻小柱上唇节段（图 2.8）。微量变化，例如仅用向上旋转鼻尖的软骨切除术（2~3mm），或者用缩短鼻子的全长平行切除术，以维持双重转折。中等变化倾向于切除范围稍宽（3~5mm），但很少切除双侧覆盖的黏膜。如为了获得最大的改变，切除范围可以更宽，可以包括一部分黏膜。绝大多数情况下，应避免切除膜性鼻中隔。鼻前棘可以只是缩小（在保持其轮廓的同时切除其突出部分）或者干脆切除以有意改变鼻小柱上唇部的轮廓。

移植物：植入移植物。增大鼻小柱基底通常以建立鼻小柱支架的形式进行，向下推动鼻小柱的斜线或放置在鼻小柱上唇节段的小的"填充"移植物。只有在严重的二次修复性病例或某些种族群体中，颗粒软骨移植物才会被置于横跨梨状孔的骨膜下的横向位置。

鼻中隔尾侧复位术：通过鼻中隔尾侧复位术可以很容易地矫正偏斜的尾侧端（图 2.9）。将鼻中隔尾侧端从其骨/纤维附着体上剥离，带至中线，然后缝合至前鼻棘上。如果考虑到 3 个因素，这种方法非常有效：①鼻中隔尾侧端必须完全剥离且可以自由移动。②对前鼻棘的固定必须是刚性的。③鼻中隔尾侧端的结构完整性不能由于切口或切除而受损。鼻中隔尾侧端软骨从前鼻棘中剥离出来，并且通过前鼻棘钻孔将 4-0 聚对二氧环己酮（PDS）缝合线从非偏斜侧穿过前鼻棘，然后穿过鼻中隔并环绕 1 圈，之后将该结系在前鼻棘的非偏斜侧上。完成后，鼻中隔尾侧端紧紧固定在前鼻棘中线的非偏斜侧上。

原则

- 鼻中隔尾侧端的保守切除可以使鼻尖上转并使长鼻缩短，且保有支撑鼻尖的功能。
- 避免切除膜性鼻中隔，因为它往往会导致灾难性的鼻尖过度上转和鼻子缩短。
- 由于功能和美学原因，脱位的鼻中隔尾侧端的复位通常是必需的。
- 鼻中隔尾侧复位术很容易掌握。不应该再切割鼻中隔尾侧端，因为该操作会有不良影响。

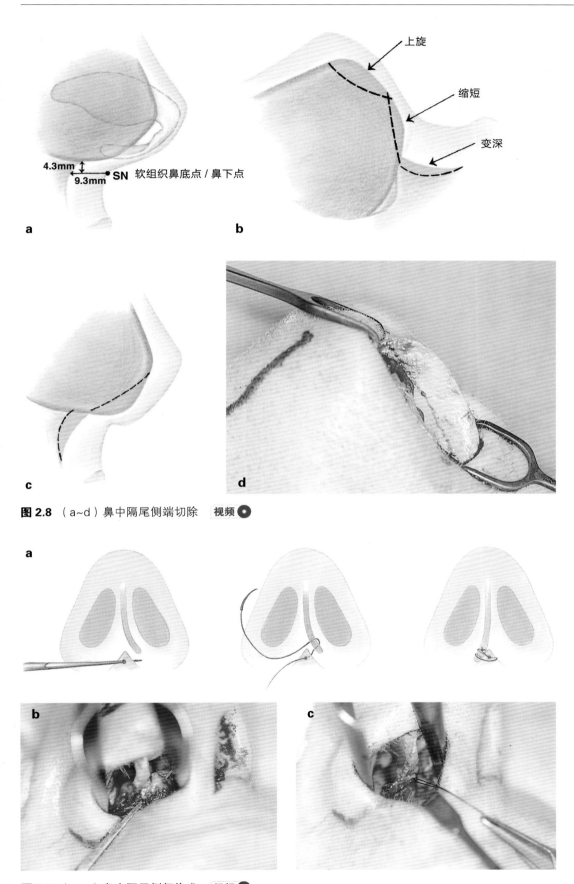

图 2.8 （a~d）鼻中隔尾侧端切除 视频 ◉

图 2.9 （a~c）鼻中隔尾侧复位术 视频 ◉

鼻中隔采集和鼻中隔成形术

一旦确立了所需的鼻部轮廓，就可以安全地进行鼻中隔矫正和采集，而不会损害鼻中隔支持力或存在鼻中隔破裂的风险。在鼻中隔采集过程中，人们倾向于根据需要采集尽可能多的软骨，同时保持 L 形支撑移植物至少有基本的 10mm 长（图 2.10）。常见的变化包括：①用于鼻小柱支撑和（或）撑开移植物的软骨下半部分。②用于多重移植物的可用四边形软骨。③在亚洲鼻整形术中用大量软骨和骨块。实质上，鼻中隔采集相当于鼻中隔体的鼻中隔成形术。

确切地显露鼻中隔：在手术操作中，检查鼻腔内侧并用局部麻醉药再次注射鼻中隔黏膜进行水分离是明智的做法。鼻中隔黏膜层的剥离通常是很容易的，因为其具有双方向的路径——从背侧切开自上而下，从贯通切口直接向后。剥离平面已经通过创建额外的黏膜隧道来确定。在软骨的上部区域使用 Cottle 剥离子的圆尖头从尾侧向头侧剥离黏膜。然后，在筛骨垂直板上上下扫动并向下到达犁骨。下部黏膜是从后部犁骨向前剥离的，这使得融合的软骨膜 / 骨膜纤维连接更容易分离。在有明显偏斜的情况下，最好从较容易的凹面操作开始，并在做更具挑战性的凸面操作之前熟悉组织性状。

鼻中隔采集：一旦对显露感到满意，可以采集四边形软骨，同时矫正任何的鼻中隔部偏斜。在黏膜横向拉开时，做两个平行于所需 L 形支撑移植物的背侧和尾侧的切口。尾侧切口向下延伸至软骨的犁骨交界处，同时与尾侧鼻中隔边缘平行，从而保留 10mm 长的支撑移植物。在保留 10mm 长支撑移植物的同时，背侧切口在直视下易于完成切开。然后使用 Cottle 剥离子的圆尖头将鼻中隔软骨尽可能远地从犁骨槽中分离出来。沿着软骨与筛骨垂直板的交界处垂直分离软骨与骨。鼻中隔软骨的"延伸"通常与鼻中隔体一起取出。我通常不在鼻中隔黏膜上进行缝合来闭合黏膜间隙，而是依靠缝几针的 Doyle 夹板来压迫无效腔。

注意：很少有必要切除鼻中隔的大面积骨、软骨联合部分，那会增加鼻中隔塌陷的风险。

原则

- 始终要确保保留 10mm 长的 L 形鼻中隔支撑移植物。
- 鼻中隔采集意味着切除四边形软骨（无骨性部分），并且对于体部的鼻中隔偏曲也是有效的成形术操作。
- 我们必须要会做鼻中隔尾侧复位手术。

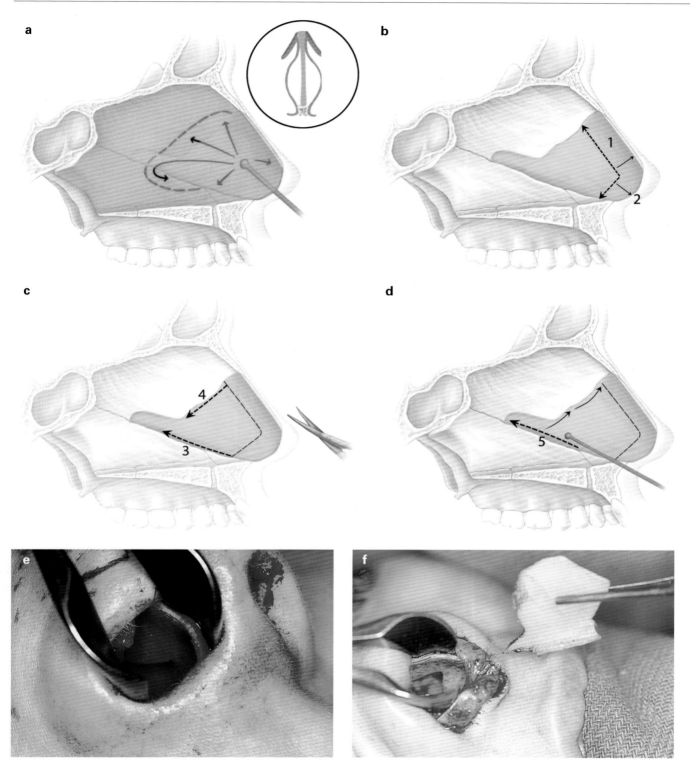

图 2.10 （a~d）鼻中隔采集。 视频 ⊙ （e）贯穿切口。（f）背侧入路

截骨

截骨的类型：侧方截骨的目的是在其最宽处缩窄骨性基底的宽度（鼻骨 X 点间距，X–X），而不仅仅是关闭开放式"屋顶"畸形。两种最常见的方法是从低到高和从低到低的截骨术，它们的方向、骨折程度和运动不同。从低到高的截骨术开始于上颌骨鼻腔的梨状孔，切线穿过梨状孔到达内眦水平处的鼻骨缝合线处（图 2.11a、b）。然后，手指在侧壁上施加的压力使横向部分青枝骨折及鼻骨侧壁发生轻微倾斜。与之对照，从低到低的截骨术分两步完成（图 2.11c、d）。首先，在内眦上方的垂直小切口下 2mm 用骨凿进行横向截骨术（图 2.11e~h）。轻敲骨凿以确保完全垂直截开鼻侧壁。然后，使用直的骨凿进行从低到低的侧向截骨术。截骨始于上颌骨鼻突的梨状孔，直接从侧壁向上穿过达内眦水平。手指的压力使骨性侧壁产生完全移动，鼻子会明确缩小。主要的区别在于：从低到高的截骨术可以在有限运动的横向青枝骨折处保持骨性接触；而从低到低的截骨术则还有横向截骨线，使得外侧鼻侧壁可以整体移动，是一种完全的截骨。

截骨技术：我选择的截骨类型由鼻基底的骨性宽度（X 点）确定，该宽度应该比眼间距更窄。截骨部位再注射 0.5mL 的局部麻醉剂（皮下和黏膜下）。将小窥器垂直插入鼻孔并跨过梨状孔。使用烧灼器在黏膜上做横切。将骨凿与防护罩向外插入以便于触诊。外科医师将弯曲的骨凿固定在主导手中，并用另一只手触摸防护罩。外侧截骨术持续到内眦或先前横向截骨的基础水平。从低到高的截骨术中，取出骨凿，并使手指压力产生横向骨折，产生所需的倾斜。从低到低的截骨术，是将直的骨凿旋转 90°，刀片推向上颌骨，迫使外侧鼻腔向内。

原则

- 从正面观察确定截骨指征：鼻基底骨宽度是关键。
- 通过所需的移动量确定截骨方法：倾斜（从低到高截骨）或侧壁变窄（从低到低截骨）。
- 尽管我更喜欢内路切口截骨术，但其他外科医师更喜欢经皮方法。使用你认为最合适的方法。

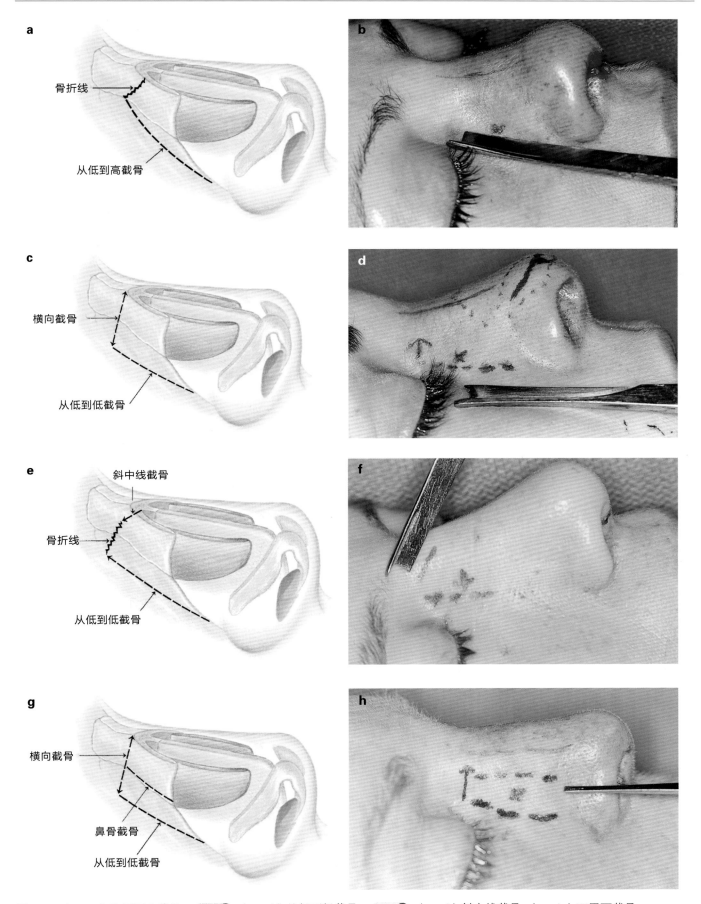

图 2.11　（a、b）从低到高截骨。**视频⊙**（c、d）从低到低截骨。**视频⊙**（e、f）斜中线截骨。（g、h）双平面截骨

移植物准备和撑开移植物

移植物准备： 在截骨术后，外科医师利用手头可用的材料开始准备移植物，这些材料包括切除的组织（鼻背、头侧外侧腿）、鼻中隔、耳甲软骨或筋膜。我会尽可能少地改变移植材料，我更喜欢用整个的软骨移植物而不是挫伤、压碎的移植物，因为后者有不可预知的吸收风险。在手术操作中，应该协调哪些移植物是必需的和可用的移植物材料，并设定优先选择顺序。在大多数情况下，鼻小柱支撑移植物是关键的结构移植物，然后是鼻翼缘支撑移植物，最后是撑开移植物。例外情况是当计划使用大的结构鼻尖移植物（针对厚皮肤鼻）或需要用外侧腿支撑移植物时（如括号形鼻尖时），要点是要在供体材料上画出各种移植物，以确保实现最有效的利用。

撑开移植物： 截骨后，在平滑度和最终形状方面重新评估鼻背。在键石区进行额外的锉磨以及轻微的软骨切除。一旦对鼻背形态满意，就插入撑开移植物。撑开移植物是火柴棒大小的软骨或犁骨碎片，可恢复在鼻背降低过程中丢失的鼻背的正常宽度（图2.12）。撑开移植物可以矫正不对称性，防止发生倒 V 形畸形，并避免产生鼻子夹捏感。在功能上，它们向外撑开上外侧软骨，同时恢复内鼻阀的 10° ~15° 的张开程度并保持好看的中鼻拱。它们很容易切成所需的长度（20~25mm）和高度（2.5~3.5mm），而宽度（0.5~3.5mm）随着中鼻拱的理想美观而可能有变化。大多数外科医师会沿鼻背软骨中隔剥开黏膜，并在完整保留的鼻背下造出一个小囊袋。然后将移植物用两根 25#针经皮穿过皮肤固定。要点的是要让移植物与鼻背中隔齐平，稍靠近内鼻阀，并延伸到完整鼻背的下方。然后将移植物缝合到位。最常见的是，使用 4-0 PDS 缝合线的水平褥式缝合将所有 5 层结构（包括上外侧软骨、撑开移植物和鼻中隔）固定在一起。在头侧，我们可以使用各种缝合技术。

原则

- 仔细评估移植物并确定可用材料的优先级。
- 仔细检查鼻背：要在侧方绷紧皮肤，沾湿手指进行触诊，确保每一处都平滑。
- 降低做撑开移植物的门槛。我从来没有后悔过进行撑开移植物的移植，但常常因为没有做而后悔。
- 撑开移植物最好缝合到位，否则它们会滑出来或骑在鼻背上。

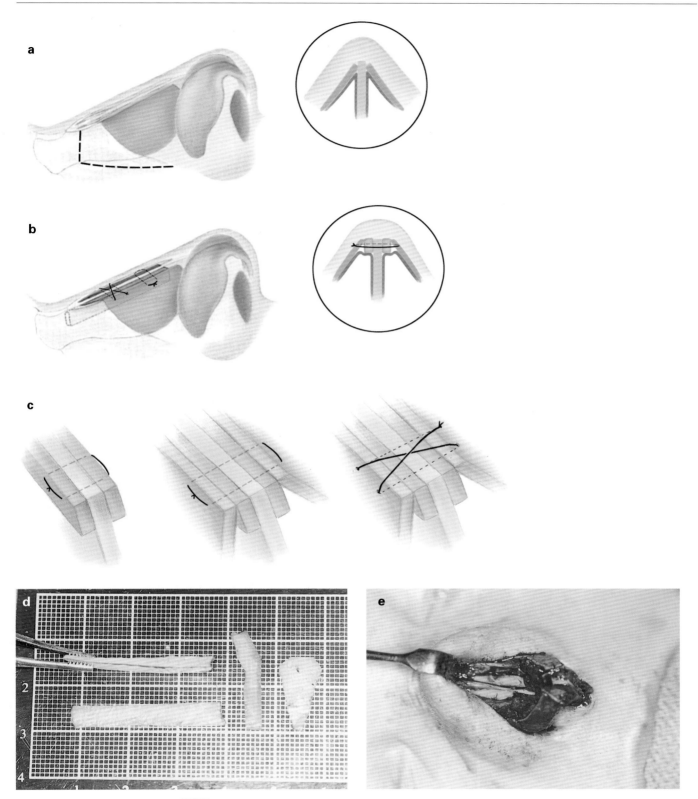

图 2.12（a~e）撑开移植物　视频 ⏺

鼻尖手术

有了 25 年的临床经验之后，对我来说，开放式鼻尖缝合技术可以在美学上产生漂亮的鼻尖。它具有其他技术几乎不可能达到的灵活性、精巧性和可控性（表 2.2）。将切除的鼻翼软骨的附加移植物应用到缝合序列中已经显著地减少了需要开放式结构的鼻尖移植物及其伴随的问题。因此，开放式鼻尖缝合技术应该是隆鼻手术医师首先掌握的基本操作技能。我将在本章中介绍鼻尖缝合顺序的要点。注意：鼻尖缝合技术将在整本书中反复讨论。在第 4 章和第 8 章中将提供更详细的技术入门介绍。读者可以通过观看单个缝合的视频来学习缝合技术。操作至此，我们已经建立了理想的鼻背轮廓线并生成了对称的鼻翼边缘条带。接下来，是创建美学鼻尖的时候了。

1. 鼻小柱支撑移植物缝合

鼻小柱支撑移植物缝合提供了 3 个重要的好处：适宜的鼻尖稳定性、鼻尖突出度和鼻小柱的形状。支撑移植物在避免鼻尖倾斜的同时促进鼻尖的垂直性和突出度。将鼻翼缝合到支撑移植物上构建了一个统一的鼻尖复合体并改善了对称性。

应用支撑移植物的 3 个步骤是塑形、插入和缝合固定支撑杆（图 2.13）。通常将鼻小柱支撑移植物切成 20mm 长、2.5mm 宽、1.5mm 厚。由于其刚性和厚度的要求，理想的移植物材料来自犁骨上的鼻中隔软骨。使用 15 #刀片可将移植物很容易地雕刻成所需的尺寸。我在中点会用笔标记一下。根据需要，移植物实际形状的变化颇大，包括在矫正鼻小柱上唇角时的形态变化。在鼻翼软骨之间容易造出一个容纳移植物的腔隙，支撑杆插进去直到其中点，这样鼻翼就能向上拉高并可以向中线旋转 90°。在穹隆下方的中间腿位置插一个 25 #针头，可将其分别固定在支撑移植物上。针的位置倾向于垂直鼻尖。对于穹隆位置和尾侧端关系来说，对称是很重要的。用 5-0 PDS 缝合线将移植物垂直缝于鼻小柱上，像三明治一样将支撑移植物夹在中间腿之间。尽管一些外科医师广泛地分离鼻翼软骨以用于显露或充分游离鼻中隔，但这种操作使得你得重建外侧腿的关系而不是简单地就能调整。

原则

- 所有缝合材料均是可吸收性的，可以减少感染率，而且着色（紫色）可增加可见度。
- 鼻小柱支撑移植物的最大优点是它确保了鼻小柱是直的，并且使其在一定程度上独立于鼻中隔尾侧端。
- 学会识别穹隆切迹，这是定位穹隆缝合线的关键参考点。
- 鼻尖定位旋转缝合是所有缝合中力量最强大的，并且决不能过紧缝合！松一些远远好过太紧。

- 尽可能使用切除的鼻翼软骨作为附加移植物。
- 这些移植物提供细微的鼻尖细化并会强化缝合所能产生的变化。

2. 穹隆成形缝合

穹隆成形缝合通过创造理想的穹隆解剖结构，使平坦或凹陷的软骨也能产生鼻尖。

这实质上就是，在穹隆切迹处水平褥式缝合横跨穹隆段并将其收紧，以在凹陷外侧腿

表 2.2 开放式鼻尖缝合技术

步骤	外科技术	效果	使用频率
第 1 步	应用对称性的鼻翼缘轮廓移植物 外侧腿头侧切除	降低容量 提供更多的可缝合性	99% 保留 6mm 宽度
第 2 步	鼻小柱支撑移植物与鼻小柱支撑移植物缝合	增加突出度	99%
第 3 步	穹隆成形缝合：右 & 左	增加表现点	95%
第 4 步	穹隆间缝合	减小鼻尖宽度	90%
第 5 步	穹隆均衡缝合	增加对称性	75%
第 6 步	外侧腿凸起缝合	降低外侧腿的凸起	20%
第 7 步	鼻尖定位缝合	增加突出度	75%
第 8 步	附加移植物	增加表现点	40%
第 9 步	鼻翼缘支撑移植物	支撑鼻翼缘	10%~15%

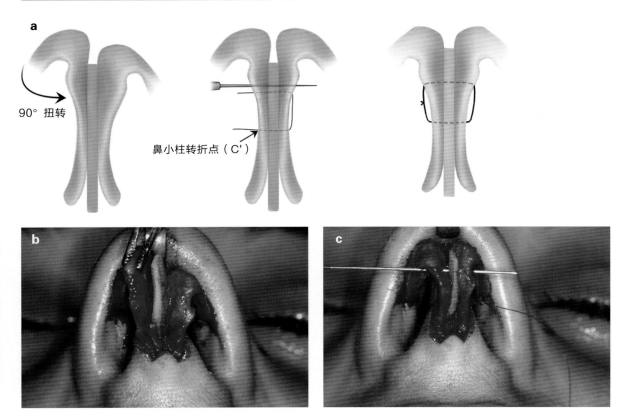

图 2.13 （a~c）鼻小柱支撑移植物缝合 视频 ◉

旁形成凸出穹隆段（图 2.14）。当重新塑造皮肤罩后，此解剖结构会产生吸引人的鼻尖。虽然穹隆成形缝合在概念上很简单，但外科医师必须熟练使用这种缝合。确定穹隆切迹并用 Adson-Brown 软骨镊子轻轻挤压以确定穹隆所需的凸起。先标记好新的穹隆表现点。然后从内侧向外侧进行水平褥式贯穿缝合，并将结打在内侧。逐渐收紧，直到所期望的穹隆凸起得以显现。虽然人们侧重于显现穹隆凸面，但其实逐渐增加穹隆凸面时还在逐渐增大外侧腿的凹感。应避免以下 5 种错误：①缝合太紧，可能导致皮下出现尖锐点。②缝合太松，不能达到期望的表现点。③在过于靠近中线侧的位置缝合，会使鼻尖像是被掐掉一样。④在太靠外侧的位置缝合，会使下鼻小叶过长。⑤不要试图依靠缝合修改整个外侧腿，要专注于构成穹隆的区域。不同于切开和切除技术会削弱边缘条，并经常导致边缘不平滑，穹隆成形缝合早期就是可逆的，并且可以根据软骨的刚性进行多次更改。相比于鼻尖移植物，鼻尖缝合还具有以下优势：鼻尖缝合显现了表现点且无移植物，也不会有软骨萎缩或皮肤变薄等情况发生。

3. 穹隆间缝合

穹隆间缝合可控制穹隆和下小叶鼻尖的宽度。这是一条简单的垂直缝合线，其始于一侧的下外侧软骨，邻近穹隆成形缝合线处，离开外侧腿缝合，然后在同一水平的对侧外侧腿穿出，在对侧邻近穹隆成形缝合线处（图 2.15）。线结逐渐收紧，直到达到理想的宽度。穹隆间缝合的简单之处是在于它在鼻尖缝合中的顺序。由于鼻小柱支撑穹隆成形缝合线和穹隆成形缝合线已经就位，所以实际上已经预先确定了穹隆间缝合的位置。缝合线进入左侧和穹隆成形缝合线正下方，并从缝合的中间腿正上方出针。然后缝合线直接进入中间腿的右侧下外侧软骨，并在穹隆成形缝合线下方穿出。唯一需要做决策的是，从外侧腿尾侧端边缘向后缝入缝合线的距离及线结松紧的程度。一般来说，缝合线位于下外侧软骨外侧腿尾侧端边缘 2~3mm 处。如果放置得太靠近尾侧边缘，则会发生鼻小柱过度变窄。缝合线逐渐收紧，以收窄穹隆间宽度，不要产生单尖形的鼻尖。记住"鼻尖钻石"的概念。另外，鼻小柱是在基底部向左、右叉开，在中点处变窄，并在下小叶部逐渐变宽的。

4. 鼻尖定位缝合

鼻尖定位缝合既实现了鼻尖上转又增加了鼻尖突出度，且产生了大多数患者期望的鼻尖上转折。它是一种简单的、连接鼻小叶下黏膜和前背侧鼻中隔的跨越缝合（图 2.16a~c）。当线结被收紧时，鼻尖向上旋转并且突出到鼻背轮廓线上方，从而形成鼻尖上区的高度差。在初始阶段，应该先打一个结，先回铺皮肤并评估一下效果——要小心，过度旋转也会产生灾难性的后果。

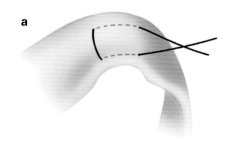
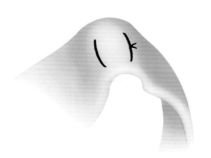
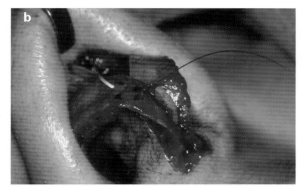
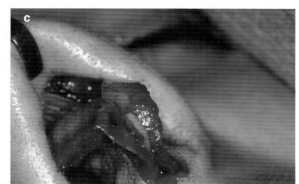

图 2.14（a~c）穹隆成形缝合　视频 ◉

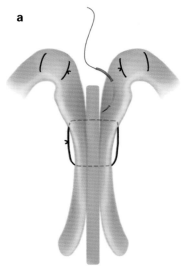
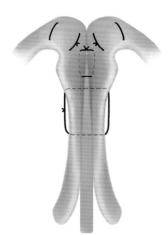
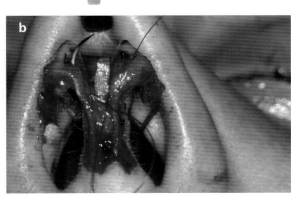
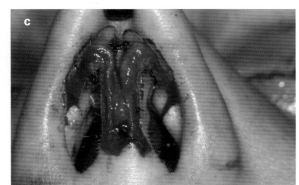

图 2.15（a~c）穹隆间缝合　视频 ◉

鼻尖定位缝合线是这样缝合的。使用 FS2 针上的 4-0 PDS 缝合线。外科医师站在头位，缝合线是横向开始缝合的，穿过下小叶的黏膜并可穿过鼻小柱支撑移植物。下一针穿过距离鼻中隔前角 3~4mm 的鼻中隔背侧，通常要避开支撑移植物。一般来说，我会打一次结，铺上皮肤，并在添加更多移植物之前评估改变。它永远不会被紧紧地系在一起，而是作为一个环使得鼻尖高于鼻中隔前角。我们的目标是稍微上旋一点儿鼻尖，同时为鼻尖提供额外的支撑，以产生所需的鼻尖上转折。我发现这种缝合方法比 Gruber 的鼻小柱 – 鼻中隔缝合更有效，并且降低了鼻小柱变形的风险。同样，我也不是榫槽技术的爱好者，该技术使鼻翼软骨在鼻中隔尾侧的两侧上旋，然后还用缝合线固定。后一种缝合的问题在于，一旦将鼻翼缝合到鼻中隔上，就不能进行旋转和突出度的精细调整了。相反，鼻尖定位缝合技术就是可以在产生理想鼻尖之后再做鼻尖定位缝合且可以逐渐收紧张力以做调整。

5. 附加鼻尖精细化移植物

一旦完成缝合，可以增加小的鼻尖移植物以提供额外的细化。理想情况下，这些移植物由切除的鼻翼软骨制成，可以放置在不同的位置和进行组合（图 2.16d~f）。最初，我使用这些移植物作为"掩饰"移植物以隐藏薄皮肤下的鼻尖不对称或分叉的现象。然而它们的应用已经扩展到诸如做成更大的下小叶曲率（下小叶位置）和显现鼻尖表现（横贯穹隆的位置）等的用途。它们真的是被"添加"到最后缝合的鼻尖中的，能以最小的风险提高鼻尖细化程度。只要有可能，要使用切除的鼻翼软骨来做移植物，因为它非常柔韧，容易成形，并且可以多层叠加。与鼻中隔或耳甲软骨这些刚性软骨移植物相比，鼻翼软骨移植物透过皮肤显形的风险最小。两个最常见的缝合位置是贯穿穹隆（Peck-type 移植物）和下小叶（Sheen-type 移植物）。将横跨穹隆的加盖（Onlay）移植物置于穹隆上以增加鼻尖表现点或叠加双层以略微增加鼻尖突出度。再将移植物的 4 个角缝合到下方的鼻翼软骨上。将下小叶移植物切成修边倒角的"盾牌"样，并缝合到穹隆切迹和鼻小柱中点处的鼻翼软骨上。在缝合之前，移植物的顶部可以抬高到软骨的边缘或稍上方以增加表现点或突出鼻尖尾侧位置。如果上缘在软骨上方抬高超过 1mm，则必须在其后面放置一"帽状"移植物以提供支撑移植物的支撑作用。这些移植物可以是横向或垂直楔形的，这取决于需要鼻尖细化的位置。当然，这些移植物也可以隐藏不对称性。但如果移植物太明显，首选就是去除它们。在一个皮肤薄且不对称的鼻尖上，如果必须要添加移植物，则可以考虑增加筋膜移植物来提供更厚的软组织覆盖。

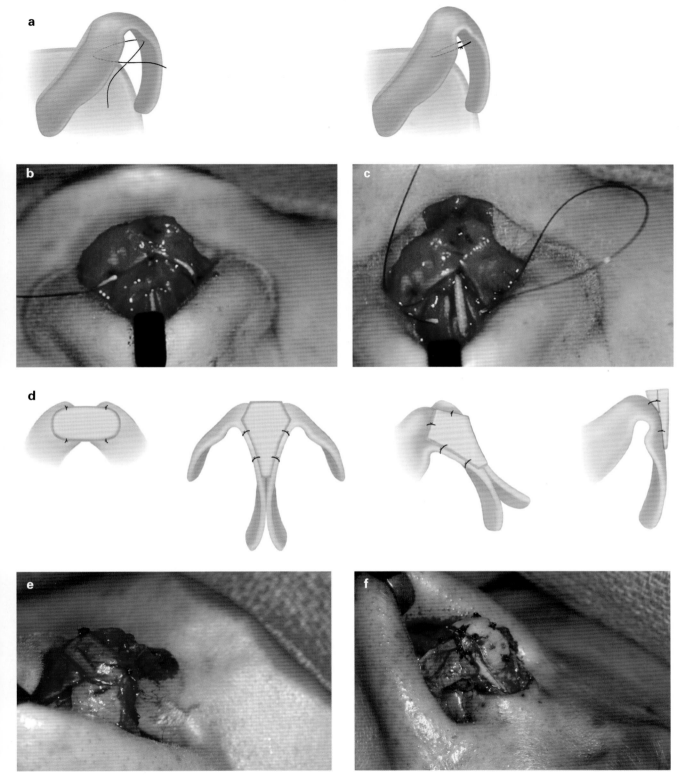

图 2.16（a~c）鼻尖定位缝合。 视频 ⊙ （d~f）附加鼻尖精细化移植物　视频 ⊙

鼻翼基底调整

鼻翼基底调整应该在术前仔细计划，操作上要非常保守；激进的切除可能是灾难性的，几乎无法挽回。关于切除的类型和数量取决于鼻孔形状和鼻翼基底宽度。至关重要的因素是鼻翼外扩同鼻翼宽度与内眦间距宽度的关系。鼻翼宽度（AC-AC）是在鼻翼沟处测量的，而鼻翼外扩宽度（AL-AL）是在鼻翼最宽处测量的，通常是在折痕上方3~4mm处。这两个距离以及内眦间距宽度（EN-EN）可以通过卡尺直接在患者身上轻松测量。关键的决定因素是鼻翼外扩宽度（AL-AL）在术前是否大于内眦间距宽度（EN-EN），或者可能随着鼻背支撑和鼻尖突出度降低而变大。基本上有3种手术方法：①简单的鼻槛切除，可减少露鼻孔。②鼻翼楔形切除，可减少鼻孔外扩。③组合鼻槛/楔形切除，可减少鼻翼外扩及鼻翼宽度。

鼻槛切除：对于鼻槛切除，绘制2.5~3.5mm宽的倒梯形（图2.17a、b），两侧是垂直的，然后是三角形，延伸到前庭和皮肤表面。局部麻醉注射后，切除楔形。鼻槛/前庭部位用4-0肠线进行水平褥式缝合，要外翻缝合并防止凹陷处形成瘢痕。皮肤用6-0尼龙线缝合。

鼻翼楔形切除：对于鼻翼楔形切除，重要的是将切口线放置在鼻翼沟中；切口线太高会产生明显的瘢痕。用卡尺绘制切除线（2.5~4mm长），两侧有量化差异以调整不对称（图2.17c、d）。鼻翼基底进行局部麻醉，使用一新的15#刀片。用皮肤拉钩固定好，进行V形楔形切除而不穿透下面的前庭皮肤。止血后，用6-0尼龙线将边缘关闭，将线结放在移动性大的一侧。

联合式鼻槛切除和鼻翼楔形切除：在更严重畸形的情况下，需要联合进行鼻槛切除和鼻翼楔形切除（图2.17e、f）。这些复杂的高级切除术，在某些种族人群的鼻整形术中最常见，将在稍后讨论。

原则

- 鼻翼基底调整必须做到精确和保守。
- 在进行联合切除之前，应该掌握独立的鼻槛切除和鼻翼楔形切除。
- 由于鼻翼基底的切除突出了鼻翼缘切迹，所以通常需要进行鼻翼缘支撑移植物移植。

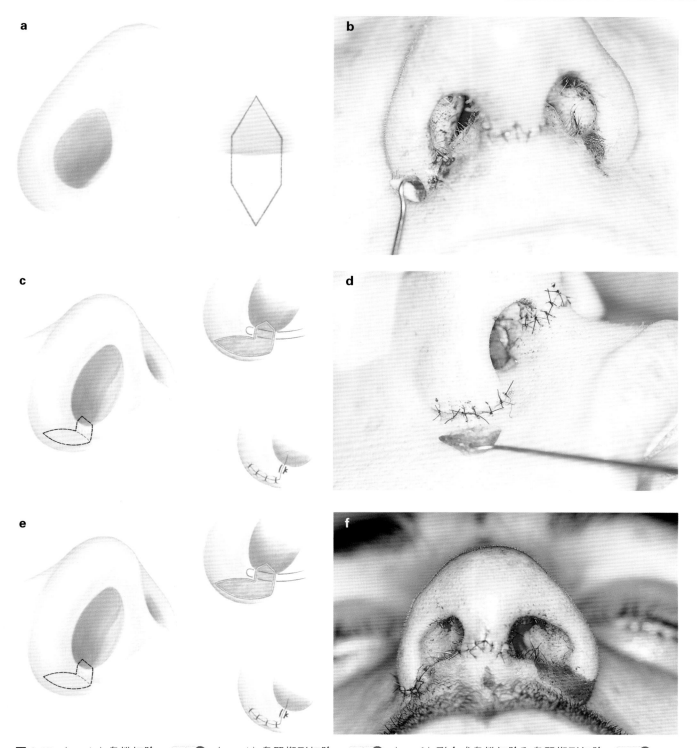

图 2.17 （a、b）鼻槛切除。 视频⊙ （c、d）鼻翼楔形切除。 视频⊙ （e、f）联合式鼻槛切除和鼻翼楔形切除 视频⊙

闭合切口、固定和术后管理

所有切口的缝合。我从经鼻小柱切口开始：首先，进行中线缝合，令 V 形的顶点对齐；然后，进行侧角缝合以确保皮肤重新覆盖；最后，缝合鼻小柱支撑移植物。另用一根 6-0 尼龙线进行间断缝合。然后用 2 根 5-0 普通肠线缝合关闭软骨下切口。我不赞成排列预定的缝合点，而是倾向于使用从侧面到穹隆的 2 条有角度的缝合线。然而，要避免因为将可移动的鼻翼缘缝合到回缩的鼻翼软骨上而形成鼻翼缘的切迹。可以通过插入鼻翼缘支撑移植物来矫正该问题。

用 2~3 根 4-0 普通肠线缝合贯穿切口。经典的鼻腔填塞不是必要的，患者很不喜欢被填塞鼻腔。如果完成了鼻中隔或鼻甲的操作，则将用多孢菌素软膏润滑的 Doyle 夹板插入鼻腔（图 2.18a、b）。将夹板用 4-0 尼龙线水平褥式缝合在一起来挤压软骨膜瓣，尼龙线结始终系在左侧。这些夹板的使用将鼻中隔血肿的发生风险降到最低，并可防止粘连形成。如果因纠正鼻中隔偏斜而做了大范围的操作，就将引流管保留在 Doyle 夹板上，否则就去掉以改善呼吸。然后用 0.5in（约 13mm）宽的胶带粘贴鼻子。免缝胶带 Steri-strip 可以用来压迫皮肤包膜，减轻水肿，并塑造鼻尖（图 2.18c）。胶带按以下顺序粘贴：①在鼻背上从鼻根到鼻尖上区贴 3 条略微重叠的横向胶带。②在鼻梁边缘粘贴 2 条纵向胶带，然后将胶带捏合在一起以缩小尺寸并支撑鼻尖。③用 1 条横向粘贴的胶带来压迫鼻尖上区皮肤。沿着鼻背放置一小片 Telfa 不粘纱布（4cm×1cm），这将方便随后的鼻夹拆除。将热塑夹板置于沸水中以使其变得柔韧，之后将其放在鼻背骨性部位进行塑形，然后通过将冰水倒在其上使之立即"固定"。

外科医师口述记录手术报告并填写手术流程图和图表。术后病程是否平稳顺畅与术前医患沟通时向患者解释预期可能发生变化的时间长短呈正比。确认术后药物的应用［应用维柯丁（Vicodin）止痛，应用头孢菌素 5 天］。提醒患者要清洁所有无结痂的缝合线，每天使用过氧化氢 2~3 次，并使用多孢菌素软膏。在第 6 天，按以下顺序拆除敷料：①外固定左右轻摇以使鼻背 Telfa 纱布易于脱落。②拆除免缝胶带。③剪开左侧缝合线，拆掉鼻孔内夹板。④拆除鼻小柱和鼻翼缝合线。

原则

- 术后疗程的难易性与术前沟通的彻底性直接相关。
- 鼻槛的外翻缝合是至关重要的步骤，用 4-0 普通肠线水平褥式缝合外翻皮缘。
- 在移除夹板固定后，用与术中相同的方法用胶带固定鼻子。患者在晚上贴胶带 3 周。

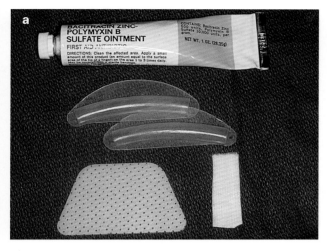

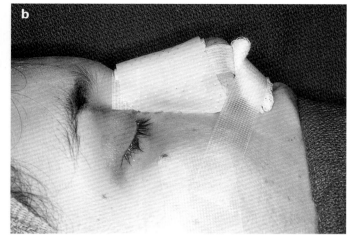

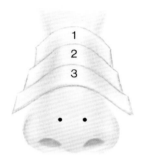

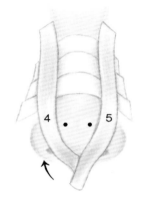

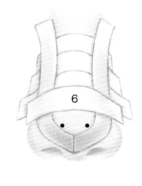

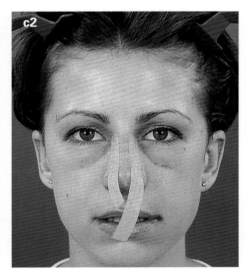

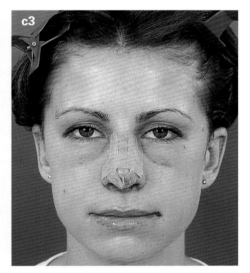

图 2.18 （a~c）术前、术后照片。 视频● （a、b）敷料。（c）术后粘贴胶带

基础鼻整形手术：95%病例的解决方案

这种基本的鼻整形手术使外科医师能够以较大的容错率获得非常好的效果。假设外科医师在其住院医师培训期间掌握了基本的鼻整形手术技能，从自己掌握的基础出发，可逐步学习掌握每个标准操作的各个步骤。外科医师不需要在每次鼻部手术中使用操作中的每一个步骤，但是可以肯定的是，在当天正在进行的实际手术中，可能需要任何一个步骤。你无法避免需要矫正 35% 的美容病例中预先存在的因解剖学原因导致的鼻塞。随着外科医师经验的积累，基础鼻整形手术操作可以扩展到更为宽泛的病例和更多特殊技术中。一个很好的例子就是加入附加移植物以在厚皮肤患者中获得更好的鼻尖表现点，还有使用鼻翼缘支撑移植物来减少鼻翼退缩。有些外科医师会对这些基本操作存在各个方面的疑问，我在此试着解答他们的问题。

问：起初，你认为由于患者和手术技巧的多样性，根本不存在基本鼻整形术，现在有什么不同观点？

答：我的结论是，每年鼻整形术少于 35 例的外科医师应该好好学习一种可扩展的手术，选择适合自己的病例，通过保持对每个手术的细致记录来学习手术的因果关系。在 3 年的时间内，外科医师可以将他们的鼻整形技能舒适区和手术病例分布从 1 级扩展到 2 级，这将覆盖正常临床工作中碰到的 95% 的初鼻问题。

问：为什么对所有病例都采用开放式入路？

答：鼻整形术开放式入路比内路更容易操作。各种可用的实用步骤要多得多，对 95% 的二次病例都采用开放式入路。因此，掌握开放式入路是合理的。如果我们很适应内路方法，并且想在那些鼻尖稍有畸形的情况下使用内路方法，那当然是合适的。然而，对于那些通常只有有限经验的住院医师来说，把精力集中在一种方法上会更有意义的，那就是可扩展的开放式入路方法。

问：你是否希望对于所有患者都选择鼻中隔来获得移植物材料？

答：是的，大多数情况下我都选择鼻中隔来获得移植物材料。重要的是要认识到鼻整形术实际上是一种"美学鼻中隔成形术"，我们必须处理美容病例的所有功能方面的问题。我相信 35% 的纯美容鼻整形患者都有因解剖原因导致的鼻塞，除非在手术中进行修复，否则会导致术后的鼻塞。因此，鼻中隔切除也是一种关于鼻中隔体的后天性矫正手术，在很多情况下可以改善鼻功能。如果要做鼻整形手术，必须熟悉鼻中隔手术的方方面面，包括鼻中隔尾侧复位术。

问：你的工作中撑开移植物有多常见？

答：约有 75% 的病例手术中需要使用撑开移植物，一半用于功能修复，一半用于美学塑形。缩鼻幅度越大，使用撑开移植物以避免倒 V 形畸形的频率越高。当然，任何超过 2mm 的降低都会将鼻侧的 Y 形鼻背转变为 I 形中央鼻中隔，其中上侧外侧软骨可能塌陷并阻塞内鼻阀。我做的一半支撑移植物的宽度不对称，以矫正术前不对称。我从来没有后悔植入支撑移植物，但我曾后悔没植入支撑移植物。我认为"撑开瓣"技术可以用于解决很细微的问题，当然它不是一个全方位的解决方案。

问：为什么做鼻小柱支撑移植物？

答：鼻小柱支撑移植物对鼻尖的改善效果几乎是神奇的。鼻小柱支撑移植物及其缝合可以实现 3 个目标：适宜的鼻尖稳定性、鼻尖突出度和鼻小柱形状。支撑移植物可以促进鼻尖的垂直性和突出度，同时消除微笑时鼻尖的下垂。将鼻翼缝合到支架上，形成一个统一的鼻尖复合体还改善了鼻子的对称性。可以通过鼻尖定位缝合来定位，以形成一个鼻尖上区高度差。同样重要的是，支架为鼻小柱提供了刚性的内在形状，从而减少了鼻中隔尾侧端偏斜的影响。

问：鼻尖缝合操作有多灵活？

答：我倡导的鼻尖缝合技术本质上是一种"缝合直到完美"的过程。通常使用支架（鼻小柱支撑移植物缝合，CS）形成鼻尖的基础，然后形成鼻尖表现点（穹隆成形缝合，DC），缩小鼻尖宽度（穹隆间缝合，ID），减少不对称（穹隆均衡缝合，DE），然后达到理想的鼻尖上转折以及突出度和旋转（鼻尖定位缝合，TP）。当盖上皮肤时，鼻尖看起来很棒，才停下来。只做解剖上需要的步骤。例如，人们可能不需要在两侧都做穹隆成形缝合，或者对称性非常好时，就不用做穹隆均衡缝合。该过程中不需要使用特殊的缝合线或器械。所有这些缝合都是通过 5-0 PDS 缝合线和 4-0 PDS 缝合线完成的。

问：为什么我应该逐级学习基本操作？

答：如果你刚刚进入外科实践工作中，你的临床经验和手术技能是有限的，而鼻子的种类是多样的。每一个好的结果可能会带给你 3 个推荐患者，而每一个不好的结果则可能会让你失去 9 个推荐患者，既然这样，为什么要从最难的案例开始？显然，本书的目标之一是教你识别各种难度，帮助你选择合适的患者。通过手术，大多数住院医师完成了他们的学习培训，做了不少于 20 例美容鼻成形术，并且进行了少量的随访。他们对手术原因和效果的理解只能算微末。在临床实践的头几年，人们应该专注于学习单一的可扩展操作。必须保持细致记录，因为它们有助于外科医师在每次术后回访时评估效果。尽管不需要对每个患者都做基本鼻整形手术的每一步骤，但我确信在你的前 25 例鼻整形手术中将需要用到每一步操作。因此，将基本操作作为外科手术技术的集合来学习是有意义的，外科医师据这些技术选择可以为个体患者设计最佳手术方案。

决策：1级，
规划鼻整形术

第1步：咨询。鼻整形术只有满足患者的要求才算成功。因此，你必须让患者在镜子中指出最让他/她烦恼的3个问题，并将它们记录在手术计划表上。大多数女性想要更小巧的女性化鼻子、更低的侧面轮廓线、更窄的宽度和更精致的鼻尖。接下来，轮到你从外部和内部检查鼻子。根据患者的解剖结构，确定不利因素和实际可取得的效果。拟出手术计划——确定降低多少、截骨类型、鼻尖手术、基底调整和功能因素。评估难度级别及这种情况是否属于你的鼻整形技能舒适区。与患者交谈后，确定你是否想治疗这个病例。假设你希望继续，拍摄好患者的标准鼻照片。在下一次面诊时要求患者带来他们喜欢的鼻子照片。鼻内检查的重要性不可或缺（图2.19a~c）。

第2步：术前访视。在临床实操初期，你应该对所有患者进行照片分析，因为它会训练你"看出"畸形并制订解决方案的能力。关键的顺序是先确定畸形性质，再叠加上理想形态，然后确定手术的可行性。当患者返回时，先不看你的笔记，再次检查一次鼻子——你看看鼻子出了什么问题，并想象鼻整形后能达到什么效果。然后打开你的笔记，给患者一面镜子，并要求他告诉你他最在意什么。根据你的手术计划核对他的要求。然后看一下患者喜欢的鼻子照片。最后检查手术计划，进行必要的修改。按步骤制订出个性化的手术计划。

第3步：手术。花时间制订出详细的分步手术计划的好处是绝大多数操作都可以按照计划进行。你可以专注于手术的执行和效率，而不是手术决策。的确，因为实际的解剖结构（附加移植物、鼻翼缘支撑移植物等），可能需要稍微改变，但是至少你不用盯着鼻子想下一步该做什么。在操作结束之前拍摄4张完成的成品鼻尖照片是明智的（表2.3）。在手术结束时，做一份详细的手术记录图表，记录每一步操作及你认为的手术原因和术后可能存在的任何问题（图2.20）。

第4步：术后随访。1周后复诊，并移除固定。打开病志的手术记录图表页面，可以让你评估手术的原因和效果。在患者拿着镜子的情况下，指导患者如何对鼻部进行按摩。要求他们将胶带再粘贴2~3天，然后在晚上贴胶带3周。给他们一组术前照片。在1周、3周和6周时复诊，并在4个月和12个月时进行额外随访。

基本鼻整形术：手术操作顺序

（1）基本物品：2.5倍双目手术放大镜，光纤头灯，自用器械。

（2）在适当的监护仪下进行全身麻醉。

（3）局部麻醉注射，然后进行术前准备，等待10~15min。

（4）去除鼻内填塞物并刮除鼻毛。

（5）选择开放式入路下鼻小叶和经鼻小柱切口。

（6）剥离皮肤组织罩。

（7）通过贯穿切口和黏膜外隧道暴露鼻中隔。

（8）根据鼻翼和鼻中隔解剖重新评估手术方案。

（9）创建对称的鼻翼缘条带。

（10）渐进性地降低驼峰——应用锉刀处理骨，应用剪刀处理软骨。

（11）切除尾侧鼻中隔 / 前鼻棘。

（12）采集鼻中隔 / 鼻中隔成形术。

（13）截骨。

（14）移植物准备。

（15）撑开移植物。

（16）应用鼻小柱支撑移植物和缝合。

（17）鼻尖缝合（用切除的鼻翼软骨）。

（18）闭合切口。

（19）鼻翼基底的修饰。

（20）应用鼻翼缘支撑移植物（ARG）和鼻翼缘结构移植物（ARS）。

（21）应用 Doyle 夹板、外用石膏夹板和进行鼻腔填塞。

注意：要考虑所有步骤，但仅做那些有指征的步骤。

最常见的变化是什么？

（1）软骨鼻背降低主要是通过切除分离的背侧鼻中隔实现的，而通过切除上外侧软骨可实现鼻背变窄。两者的切除比例通常为 3∶1，而上外侧软骨（ULC）切除量很少。

（2）不到 50% 的病例需要矫正鼻中隔尾侧端，不到 5% 的病例需要矫正前鼻棘。

（3）美容性病例中的大部分鼻中隔问题是鼻中隔体或尾侧端的偏斜。鼻中隔采集方面通常要矫正前者，而重新复位固定尾侧端。

（4）在 10% 的病例中未行截骨术，因为术前骨性穹隆非常狭窄，患者不想降低，以免影响鼻腔气道功能。

（5）在 25% 的病例中没有使用撑开移植物，因为鼻背降低不到 2mm。大部分成对移植物并不对称，并且 50% 该移植物的使用是出于美学原因。

（6）在 75% 的患者中，鼻尖缝合是足够的，而在 20% 的患者中使用切除的鼻翼软骨做的附加移植物。在少于 5% 的高加索人群患者中使用鼻中隔软骨做的鼻尖移植物，但 95% 的亚洲患者都要使用。

（7）最初，鼻翼基底调整应该是患者要求进行的（如想要更小的鼻孔），而不是外科医师建议的。保守操作至关重要。

（8）鼻翼边缘移植物可能是必要的，以避免鼻翼缘支撑力弱。它们很容易放置在与鼻翼缘平行的皮下囊袋中。

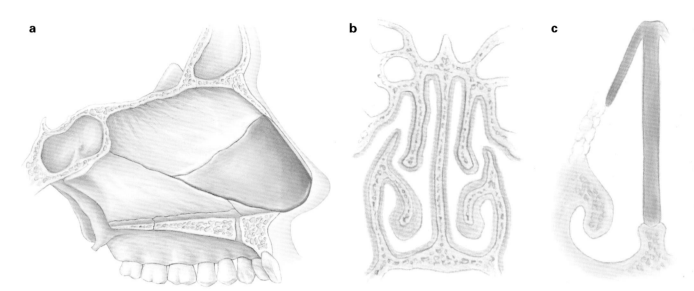

图 2.19 （a~c）鼻内解剖结构

表 2.3   照相分析

前面	侧面	N–Ti=0.67×MFH	理想的鼻尖点（Ti）		
EN–EN=	C–N=	AC–Ti=0.67×N–Ti	理想的鼻根点（Ni）		
X–X=	AC–T=	C–Ni=0.28×N–Ti	理想的鼻背长度（N–Ti）		
AL–AL=	N–C'=		理想的鼻尖突出度（AC–Ti）		
AC–AC=	N–SN=		理想的鼻根高（突出）度（C–Ni）		
IDD=	NFA=				
MFH=LFH= SME =	TA=		实际的	理想的	改变量
	CIA=	鼻根点			
注：	CLA=	鼻尖点			
内眦间距宽度（EN–EN）		鼻下点			
鼻骨 X 点间距（X–X）	注：				
鼻翼外扩宽度（AL–AL）	鼻根点（Nasion, N）	鼻面角			
鼻翼宽度（AC–AC）	鼻尖点（T）	鼻尖角度			
穹隆间距（IDD）	鼻下点（Subnasale, SN）	鼻小柱倾斜度			
中面部高度（MFH）	鼻根的高（突出）度（C–N）				
下面部高度（LFH）	鼻背长度（N–T）				
鼻颏点间距（SME）	鼻尖突度（AC–T）				
	鼻小柱转折点（C'）				
	鼻根点至鼻小柱转折点（N–C'）	鼻根高（突出）度			
	鼻根点至鼻下点（N–SN）	鼻背长度			
	鼻面角（NFA）	鼻尖突出度			
	鼻尖角度（TA）				
	鼻小柱倾斜度（CIA）				
	鼻小柱上唇角（CLA）				

鼻中隔成形术——手术过程

Rollin K. Daniel, MD

姓名　　　　　　　　　病案号　　　　　　　　　日期

切口和入路

切口　☐ 软骨间切口　☐ 软骨内切口（软骨裂开切口）　☐ 软骨下缘切口　☐ 经小柱

☐ 贯穿切口——单侧　☐ 贯穿切口——双向　☐（比贯穿切口更深入一点的切口）Killian 切口

入路　☐ 闭合式　☐ 开放式　☐ 闭合 & 开放

☐ 反向　☐ 经软骨　☐ 脱套

鼻尖

☐ 未做

头侧切除　☐ 逆退式　☐ 经软骨的　☐ 脱套　☐ 开放式

脱套　☐ 头侧切除　☐ 切口　☐ 外侧腿部分切除　☐ 穹隆切除

缝合　☐ 穹隆内　☐ 贯穿穹隆　☐ 塑形

☐ 其他

鼻尖移植物　☐ 内入路植入　☐ 开放式植入　☐ 其他

移植物　☐ I 类型 碾碎的　☐ II 类型 半碎的　☐ III 类型 完整的　☐ IV 类型 后背支撑的

开放结构　☐ 缝合　☐ 移植物　☐ 穹隆切除　☐ 其他

附注

鼻背

☐ 未做

鼻背　☐ 未做　☐ 降低　☐ 抬高　☐ 平顺

☐ 其他

鼻根　☐ 骨锉降低　☐ 截骨降低　☐ 抬高：单一移植物　☐ 抬高：复合移植物

☐ 其他

鼻骨　☐ 骨锉　☐ 截骨　☐ 其他

软骨　☐ 降低　☐ 抬高　☐ 缩短　☐ 扩展

☐ 其他

截骨

☐ 未做

		右侧	左侧
外侧	无		
	从低到高		
	从低到低		
	双平面		
横向	无		
	数字化		
	截骨		
内侧	无		
	内侧		
	内侧斜向		
连续			
活动	青枝状		
	完全		

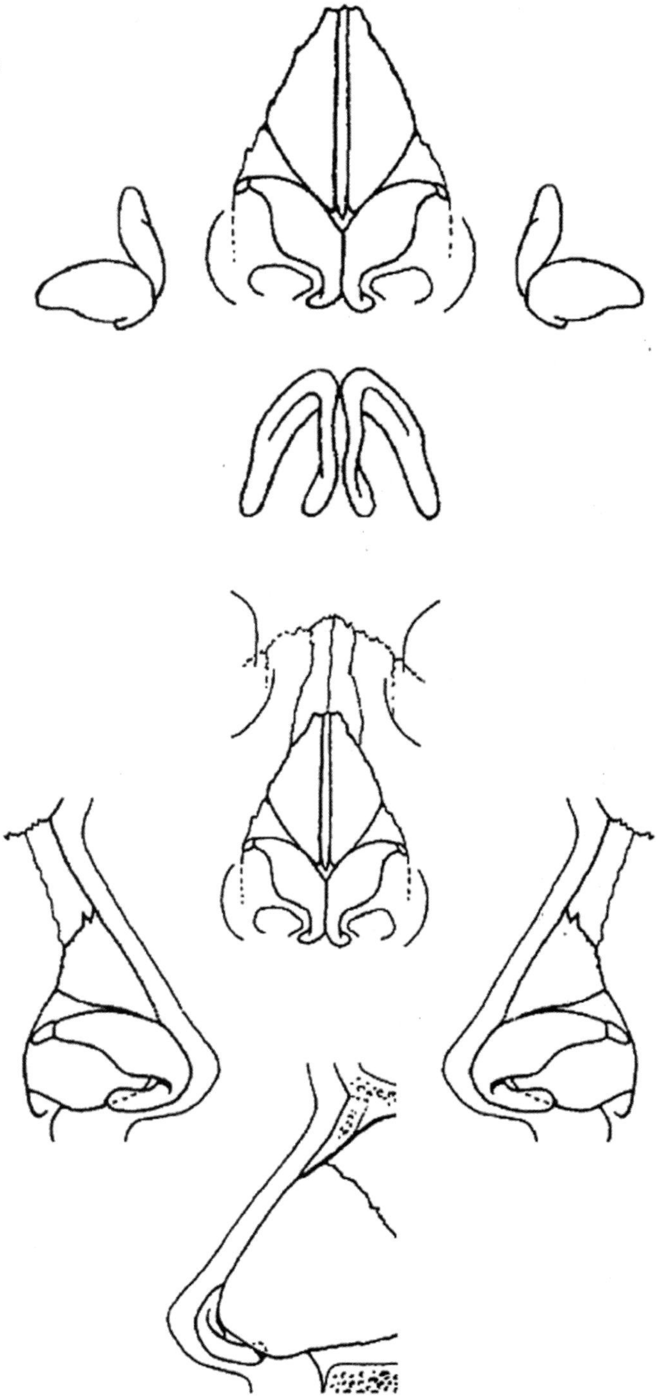

图 2.20　手术记录图表

案例研究：美学鼻中隔成形术（1 级）

分析：一名 16 岁女孩要做鼻整形术（图 2.21）。她表示不喜欢她的侧面形象，她的呼吸通气是正常的。外观检查显示鼻中隔尾侧端向左偏斜。在侧面和斜视图上，她有一个"高张力鼻"，并且产生倒 V 形畸形的可能性高。内部检查时发现，鼻中隔完全阻塞右侧气道，而尾侧端偏斜阻塞了左侧外鼻阀。从美容角度而言，这是一个很容易取得良好效果的病例。可进行渐进性鼻背降低（2mm 骨、4mm 软骨）和 4mm 鼻中隔尾侧切除。另外，下颌植入物可以更好地平衡面容。这种情况说明了为了功能和美学目的矫正鼻中隔偏斜以及做支撑移植物的必要性。这两种技术都是基本鼻整形术的一部分。

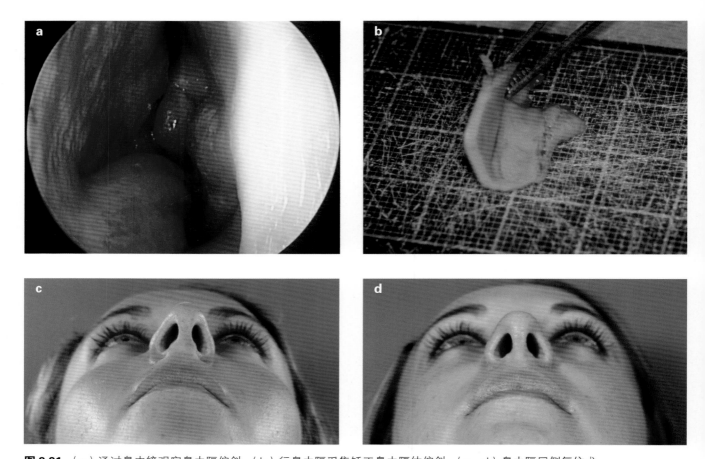

图 2.21　（a）通过鼻内镜观察鼻中隔偏斜。（b）行鼻中隔采集矫正鼻中隔体偏斜。（c、d）鼻中隔尾侧复位术

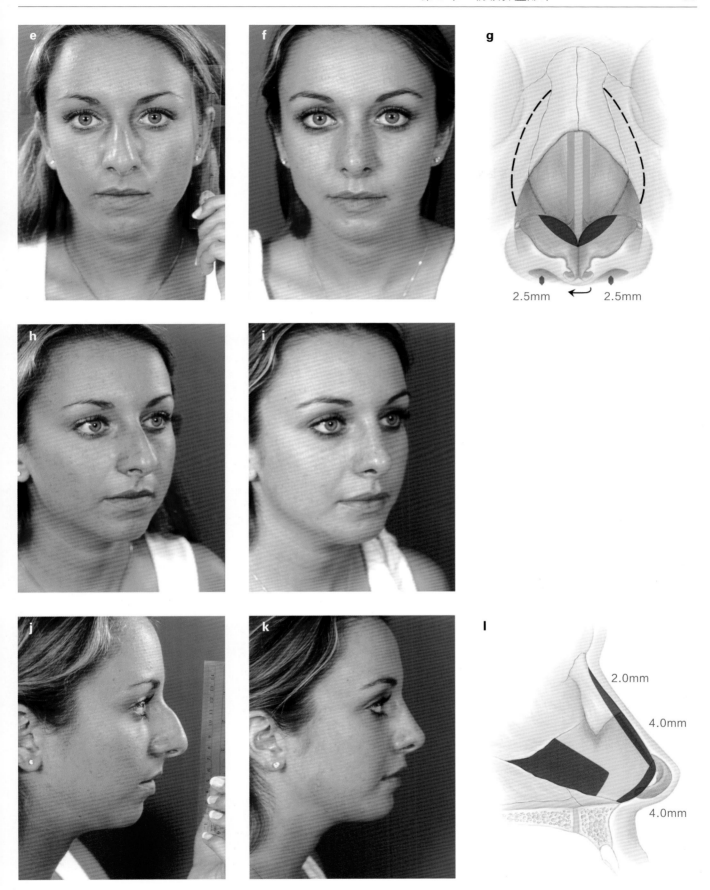

图 2.21（续）（e~l）术前、术后对比

决策：2级，操作更加困难的鼻子

每个外科医师都必须制定自己的标准，以 1~3 级开始为每个鼻子分配难度。也许，最好的方法是使用基于偏离正常的经典"标准差"系统（图 2.22）。可以分析 6 个提示标准中的每一个标准以及皮肤厚度。在评估鼻尖后，鼻背、鼻基底和鼻中隔被确定难度。添加到组合中的是患者因素和创伤或鼻塞的病史。以下是我自己总结的一些标准和关注点。

患者因素： 患者在心理上是否是手术的候选人，并且隆鼻是否会对他们的外表产生真正的影响？该患者如何应对并发症？我出问题的可能性是多少？我能够实现患者想要的效果吗？我对这位患者和手术计划感到心态从容吗？

手术因素：

（1）**鼻尖：** 在大多数 2 级的情况下，其挑战是使鼻尖回到正常范围，而不必从根本上改变其形状。一个例子是需要积极缝合的宽阔鼻尖（2 级）和可能使用的附加移植物与可能需要进行鼻翼转位加上使用外侧腿支撑移植物的突出的、球形鼻尖（3 级）之间的差异。

（2）**鼻背：** 2 级病例通常与 1 级病例的定量不同——降低的数量和向头侧延伸的范围往往更大。撑开移植物现在是必须使用的。垫鼻根的移植物就需要取筋膜，并且偶尔会在其下方加颗粒软骨。所有全长垫高或大的鼻根降低均为 3 级。

（3）**基底：** 根据手术计划最容易确定基准这一部分的难度水平。例如：1 级（鼻孔或鼻翼楔形），2 级（鼻翼穿隆／鼻翼楔形），或 3 级（鼻部大的联合切除）。在 2 级的情况下，我们必须感到能够舒服驾驭所有类型的基底切除术和标准的鼻翼缘支撑移植物（ARG、ARS）。

（4）**鼻中隔：** 更难操作的鼻中隔是由于发育或创伤而导致鼻中隔严重偏离的那些类型。其矫正可能需要使用鼻背夹板和进行劈开，这可能有一点儿挑战性。一旦能熟练地恢复鼻背稳定性并归位尾侧鼻中隔，你就可以完成全鼻中隔整形手术了——这手术第一次做时非常吓人。对于严重的创伤和被认为是第 3 级的修复性鼻中隔，因为我们不能确定手术会变得多复杂，可能就要用到肋骨移植物了。

原则

- 操作计划越简单，成功的机会就越大。
- 从 1 级到 2 级病例的过渡，应该通过挑选只有 1 个或 2 个小部位较难处理的病例来实现 ——并非所有方面都难处理的那种。
- 要在手术结束时确保鼻子有明显改观——继续努力做到最好。
- 不要犹豫，要坚决剔除不完美的缝合线或移植物。

鼻尖宽度（1~3 级）

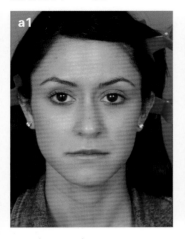 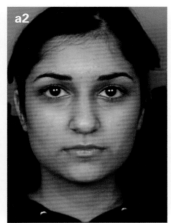 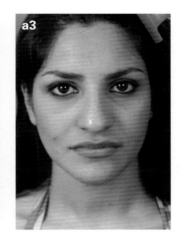

鼻背（1~3 级）

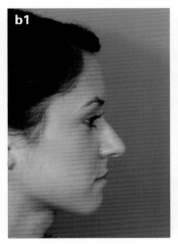 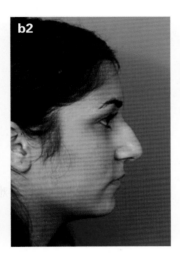 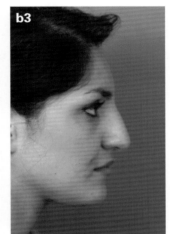

鼻基底（1~3 级）

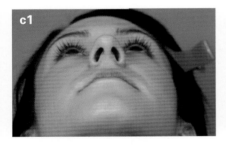 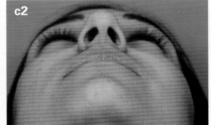 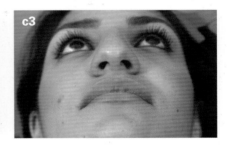

鼻中隔（2+ 级）

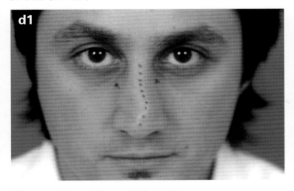 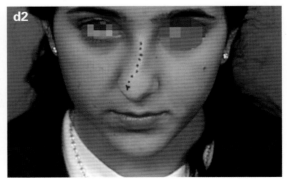

图 2.22 （a~d）（1~3 级）病例

**案例研究：
下垂的鼻尖
（2级）**

一名 17 岁的西班牙裔女孩不满意她的侧面形象，并且当她微笑时鼻子会下垂（图 2.23）。从侧面看，她的鼻背是正常高度，但鼻根低。从前面看的话，鼻梁无论是背侧还是侧面看都很宽。我用的"平衡的方法"就是鼻根点垫高和鼻尖支持一起使用。尾侧鼻中隔缩短了 6mm，这样微笑时消除了下拉鼻尖。鼻尖向上旋的能力是通过鼻小柱支撑移植物和背侧定位缝合来实现的。使用平行的背侧和横向截骨术实现了背侧和侧面宽度的缩小而不降低鼻背。术后 4 年，患者效果良好。

手术技术要点

（1）鼻部暴露：无鼻背降低。

（2）尾侧鼻中隔切除 6mm 及获取鼻中隔移植物。

（3）旁中线截骨和从低到低截骨。

（4）腿的支撑和鼻尖缝合：鼻小柱支撑移植物缝合（CS）×2，穹隆成形缝合（DC），穹隆间缝合（ID），穹隆均衡缝合（DE），鼻小柱 – 鼻中隔缝合（C–S）。

（5）筋膜包裹颗粒软骨移植鼻根（0.5mL）。

（6）鼻槛切除 2.5mm。

（7）移植小的下颌植入物。

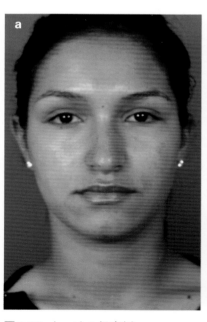
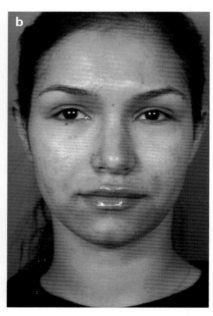
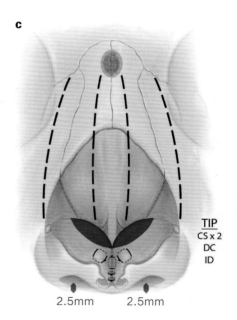

图 2.23 （a~j）2 级病例

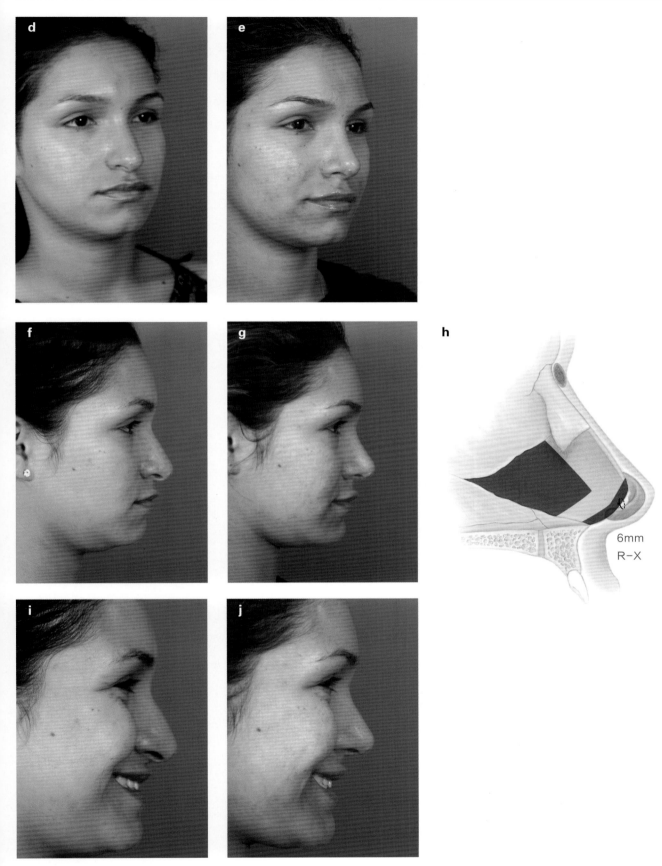

图 2.23（续）

决策：3 级，操作很困难的鼻子

难度级别：简而言之，3 级鼻子是那种解剖畸形限制了良好的结果的鼻子。通常情况下，3 级畸形的鼻子皮肤太厚，鼻翼特别不对称，或者整个鼻子不吸引人。在我的早期实践中，我总能认出这些病例，因为手术前一晚我都没法睡好。其结果是，我在手术室里花了几个小时，汗颜于诸多细节，然后在术后检查室里听了几个月的患者抱怨。如果是一个更聪明点儿的外科医师，他会在咨询时就认识到 3 级畸形，并在他们的手术技能达到之前躲开这些麻烦。你该怎么办？

首先，根据出现的畸形情况，你必须制定自己的一套"审美"标准来评级 1~3 级病例。你必须调和患者的畸形和需求与医者手术能力之间的矛盾，以达到患者的目标。在实践的头几年里，每个难度级别各占"1/3"都没有错。然后，当你从第 1 级到第 2 级的案例中获得经验和进展时，你可以缩小分配给第 3 级病例的百分比。最后，经验会带给你判断力和信心来做更多困难的病例。

操作技术的扩展：3 级病例要求鼻整形手术医师的基本功扎实并能熟练进行技能组合的扩展。例如，几乎所有类型的移植物都可能需要用到，包括鼻小柱支撑移植物到鼻翼移植物。鼻根降低比鼻根增大更难。联合鼻槛／鼻基底切除是一种比鼻基底切除更难的技能。非高加索人鼻子的操作比通常的高加索人鼻子的操作更具挑战性。关于鼻尖，开放式结构鼻尖移植物代表将面临比缝合鼻尖更难的操作。当然了，添加到缝合穹隆顶的开放式鼻尖移植物可能比穹顶被切除以降低突出度的移植物反而更容易操作。在薄的皮肤下可能会遇到严重的鼻翼错位，这需要鼻翼转位并覆盖筋膜毯。

从 2 级过渡到 3 级：对于大多数外科医师而言，从 2 级到 3 例的过渡将是渐进性的，有时是无计划的。例如，当处理一个大鼻子和大尖头的组合时，就需要缩小二者。先减小鼻背，这时鼻尖突然看起来相对较大。原计划的开放鼻尖缝合程序无法降低鼻尖。然而，穹隆的切除和鼻尖移植倒成为必须要做的了。当然，最理想的情况是提前决策好手术计划，但意外总会发生。显然，规划好术前计划，而且能识别出需要更复杂操作技术的那一小部分患者是我们的目标。在我自己的实践中，通过在比较容易进行手术操作的亚洲人和西班牙裔Ⅱ型鼻子中，实现从 2 级到 3 级的转变是可以做到的。术前，我们就知道患者鼻子的皮肤罩会很厚，结构性东西的需要量很大，会有更常见的鼻背垫高，并且需要缩小鼻翼基底部。这些情况需要复杂性的操作，可能为 2.5 级的技术，这使其成为到 3 级的理想过渡类型（图 2.24）。

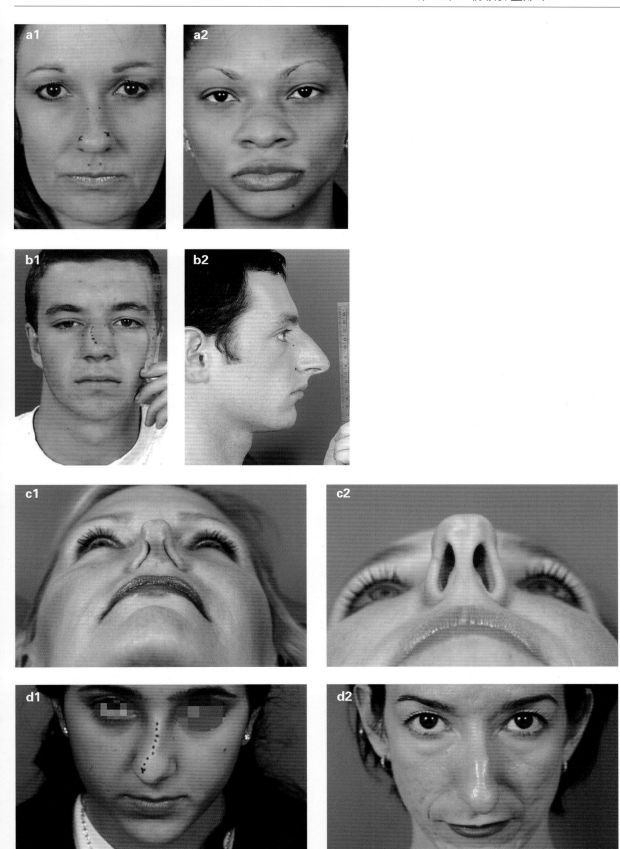

图 2.24（a~d）3 级病例

案例研究：肉鼻头（3级）

　　一位 44 岁的女性因为讨厌她的大圆鼻头而想要进行鼻整形手术（图 2.25）。狭窄的鼻背使得她的鼻尖显得更大。她倒没有鼻翼错位。她的鼻翼软骨与 A1 籽骨连接处有较深的塌陷，在深度吸气时前庭鼻阀会坍塌。经过我们深入地讨论后，她明确了她想要一个"小的模特般的鼻尖"。从美学或功能的角度来看，这种鼻子的操作一点儿也不简单。在前庭和鼻孔、鼻阀塌陷的情况下，必须切除强壮的球形鼻翼软骨。我一共完成了 5 个功能性步骤以提供其结构：①鼻小柱支撑。②应用外侧腿支撑移植物。③为鼻中隔采集做的鼻中隔整形术。④应用一个大的撑开移植物。⑤鼻甲的外向骨折处理。还有，我决定不做横向截骨术。相比之下，直接切除穹隆节段并用切除的软骨的鼻尖移植物覆盖是个简单而直接的选择。

手术技术要点

（1）切口打开后显露出 14mm 宽的圆形鼻翼软骨。

（2）渐进性降低鼻背（骨 1mm、软骨 4mm）。

（3）鼻中隔和筋膜采集。

（4）没有进行截骨术。

（5）使用双侧撑开移植物。

（6）创建 6mm 的边缘条。

（7）插入外侧腿支撑杆。切除 5mm 的穹隆段。

（8）修复穹隆切除。用鼻翼来源的掩饰移植物覆盖。

（9）进行鼻翼与 A1 籽骨连接交界处的切除。插入 I 形的外侧腿支撑移植物（LCSG）。

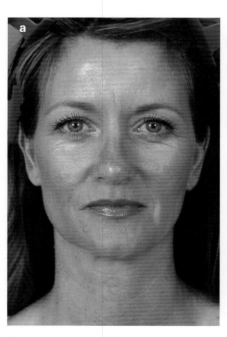
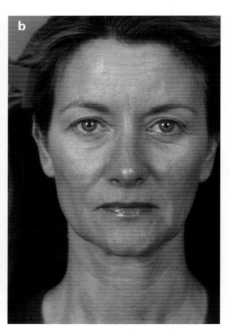
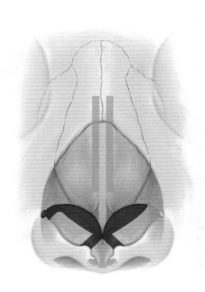

图 2.25　（a~j）3 级病例

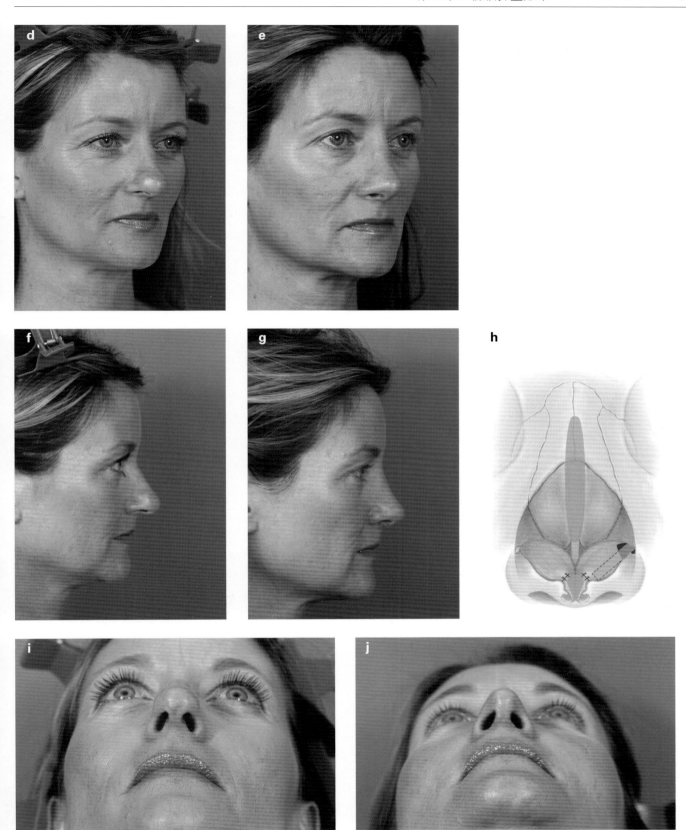

图 2.25（续）

术后管理

术后病程的顺利性与术前准备的彻底性呈正比。我们会给患者的陪护者提供一份"10个最常见手术后问题"的指南。指导患者开始服用止痛药物和口服抗生素（环丙沙星500mg，bid，5天）。我们推荐头部垫高和用冰袋压在眼睛上36h。根据需要更换吸收滴血的棉垫。还强调每天用过氧化氢清洁所有缝合线2~3次并覆盖抗生素软膏。1周后复诊。在清晨要去除夹板时，告诉患者可以洗澡，可使用浸湿的夹板并令鼻子湿润。患者还需被告知要在去门诊复诊前30min服用1片止痛药。去除敷料的顺序如下：①通过轻轻摇动提起丙烯酸夹板（鼻背的Telfa油纱使其在不拉动皮肤的情况下就能脱落）。②去除Steri-Strip免缝胶带。③从左侧剪断缝合线后取出鼻内夹板。④除去所有外部缝合线。⑤用双氧水轻轻清洗鼻子。患者可以用镜子看到鼻子，特别是在头部旁边用侧位图进行对比。然后教患者如何粘贴胶带，并给他们逐步描述"如何贴胶带"和使用什么样的1卷胶带。该技术细节如下：①裁出4片2cm长、1片4cm长和1片6cm长，12.7mm（0.5in）宽的肉色纸胶带。②3个短片胶带稍微重叠地粘在鼻背上。③将中等长的1条胶带沿着鼻背的边缘纵向贴好。④将远端夹紧在一起以缩小鼻尖，并且将较长的1条胶带转到对侧。⑤将最后的1条短的胶带横向粘贴以翘起鼻尖。鼓励患者在晚上用胶带贴3周鼻子以减轻肿胀。对于皮肤厚的患者，可以贴4~6周。如果鼻孔已被大范围地缩小或者我担心它们的形状会有问题，那么在贴胶带之前我会插入"鼻孔撑管夹板"。患者要在夜间，单侧或双侧使用鼻孔撑管夹板1~3周。当完成鼻甲和复杂的鼻中隔手术后，我们鼓励患者用生理盐水喷雾进行鼻腔冲洗。我会在2周后让患者再次复诊，然后定期复诊：3个月、6个月和12个月复诊，然后每年复诊1次。常见的手术后问题包括淤斑、肿胀、呼吸问题、笑的问题、麻木和早期的外观问题等。

淤青和水肿

隆鼻后出现淤青和肿胀是正常现象。由于患者在手术前必须停用阿司匹林2周，因此淤青很少持续1周以上。有些患者确实在颧骨区域会有残留的淤青，可以用化妆物遮盖。不幸的是，少数人会有持续3~6周的巩膜出血。极少数情况下，地中海血统的患者眼睛下方会出现黑眼圈，需要4%的Solaquin Forte氢醌药物治疗。我术前告知患者会有肿胀，并会分两个阶段消退。第一阶段是一种广泛的肿胀，在2~3周均匀减少。第二阶段是一个更为缓慢的瘢痕重塑期，该序列为：骨性鼻背3个月，软骨性鼻背6个月，鼻尖上区9个月，鼻尖12个月。我向患者强调，他们的鼻尖肿胀头2个月会消散1/3，下一个1/3在3~9个月消散，最后1/3在9~12个月消散。

呼吸

大多数患者呼吸良好，特别是在去除鼻内夹板后。我们会提示患者说，夹板压迫了黏膜，之后的反弹性肿胀反而可能会持续1周左右。鼓励患者使用鼻腔喷雾剂来补充正常的鼻腔分泌物和进行机械清洁，两者在手术后经常会暂时性减少。在冬季，我们通常会鼓励患者使用加湿器并在前庭／尾侧鼻中隔处涂抹凡士林，以抵抗强烈干热的空气。

初始外观

在移除夹板之前，要提醒患者术前告诫的项目：①鼻子会肿胀。②鼻子在前视图上看起来会肿胀，但在侧面图上可以看到鼻子的线条。③鼻尖在早期可能会有一点点过度上转，患者可以放心，夹板拿掉的时候，他们的鼻子肯定会比术前更好看，并且会逐渐变得越来越好。此外，患者被告知，卧姿时鼻子会肿胀，如果鼻子在一侧比另一侧隆起更多，不要感到惊讶，这取决于他们睡在哪一侧。我鼓励患者夜间也贴上胶带。

微笑

当完成大量的鼻中隔操作（如尾侧鼻中隔的重新定位）后，患者会抱怨微笑程度会微弱并且上牙列暴露受限，这是很常见的。这是由鼻中隔降肌被释放引起的，并且完全恢复通常发生在术后 4~6 周。术前最好警告患者发生这种情况的可能性。

麻木

许多患者抱怨术后鼻子麻木。它的发生是由于筛前神经的连续性受损所致。虽然大多数外科医师认为这是一个小问题，并且总是会在 6 个月内自行恢复，但我的经验却不同。我的印象是，恢复时间通常要长得多（12~18 个月），而且往往是部分恢复而非完全恢复。再强调一遍，有准备的患者会更容易接受一些感觉减退问题。

并发症

虽然任何手术都要预计有相关的并发症，但患者都不会料到也很难接受并发症。外科医师必须告知患者常见的并发症发生风险，并了解它们的发生率和防治方法。对于一些外科医师来说，他们最大的错误不在于发生了并发症，而在于他们试图忽视它或错误地处理它。时时记得坦率、诚实，而责任心和悉心关怀将会解决即使是最艰难的情况。

并发症的发生率

我们几乎不可能获得术后并发症的发生率的准确数值。但从绝对数上来讲，我的100例美容整形案例中发生并发症的案例平均18个月的随访结果如下：出血1%，感染0%，鼻中隔穿孔1%，皮肤糜烂0%，瘢痕明显0%，鼻塞1%，修复5%。尽管数据是准确的，但结论仅仅是我在特定时间段内行医的总结。举个例子，我曾经经历了患者7年没有术后出血，然后突然在3个月内就有3次术后出血的情况。据我所知，这是我在过去6年中1000多例鼻整形手术后的首次发生的鼻中隔穿孔引起的。因此，我的术后鼻中隔穿孔的真实发生率到底是算1%还是0.1%？外科有个说法是，"如果我们做了足够的手术，最终会碰到各种并发症"。

出血

在我们认识到阿司匹林在术后出血中扮演的重要角色后，出血的发生率就显著下降了。在大多数情况下，术中出血可以通过灼烧和用肾上腺素浸泡的纱布进行合理的填塞来控制。温柔地压迫5~10min可以更好地观察局部并烧灼止血。在我的印象里，我的患者中大多数严重的出血都发生在内侧截骨术或鼻甲切除术后。在涉及大的鼻中隔和鼻甲手术的情况下，我插入Doyle夹板加吸收性明胶海绵纱布以完全填充气道并留置5~7天。当然，通过引入RhinoRocket鼻塞棉条（Nasal Tampon）大大简化了术后出血的处理操作。在我最近的3次患者出血事件中，我发现插入该鼻塞棉条（Nasal Tampon）是非常有效的第一步措施，并且通常不需要进行烧灼或后鼻孔填塞。

感染

隆鼻后急性感染已降至不到1%。由于应用大量的移植物，我会继续使用预防性抗生素到术后5天。我的患者中曾发生过2次急性感染，还都是小的修复病例，而且还是在没有任何鼻中隔操作或应用移植物的情况下发生的。这2例都需要积极的治疗：①切开引流。②纱布填塞。③直接用广谱抗生素覆盖和应用加大剂量的青霉素。④细菌培养后再调整抗生素的使用。⑤每日的门诊随诊，直至问题解决。尽管最初出现了可怕的外观，但两种切口都没有瘢痕残留，不需要进一步手术。伴有周期性肿胀和红斑的慢性感染可能与其深层的黏膜囊肿有关。鼻整形后可能发生中毒休克综合征，所以必须当心下列症状：①发热（体温 38.33~39.44℃）。②低血压。③胃肠道症状（腹泻、呕吐）。④红斑疹。⑤有无其他传染性疾病。在所有的案例研究中，这是一个精神萎靡、低血压和非常衰弱的表现的组合，症状很明显。必须将这些患者置于危及生命的紧急情况进行诊治，转院，请感染科会诊，取出所有鼻腔填塞，并清洁鼻腔气道。

鼻中隔问题

不幸的是，鼻中隔血肿、脓肿和穿孔仍时有发生。我曾经有过 1 例术后需要引流的鼻中隔血肿案例。我做了单侧低位切口，然后插入双侧硅橡胶夹板。当时是做了小的鼻背调整手术，还没做任何鼻中隔手术，之后就发生了鼻中隔脓肿。两侧有明显的波动性黏膜。切口后进行脓性引流，将小号 6.35mm 长彭罗斯（Penrose）皮片样烟卷引流管插入无效腔并缝合固定以促进引流。引流管在 4 天后被移除，并且没有后续的问题发生。隆鼻术后鼻中隔穿孔并不常见。我记得我至少有 3 个案例发生了鼻中隔穿孔，但都是小的无症状的后部穿孔，这些都不需要治疗。怎么会发生这种情况？我认为一种原因是手术技巧差（鼻中隔连同同侧的软骨膜被剥掉了），另一种原因是黏膜性因素（木匠职业病中的慢性易碎的鼻黏膜），最后一种原因是非特异性的病因。在每种情况下，都要告知患者存在穿孔的情况，如果出现症状，则要选择通过手术矫正或用硅胶纽扣夹板治疗。

鼻阻塞

据研究报道，隆鼻术后鼻阻塞的发生病因和发生率是多种多样的。在早期，通常的致病原因是鼻内肿胀和缺乏正常的生理功能。当然，黏液纤毛运输能力也会变差，导致停滞甚至最后的阻塞。医师或患者使用 OTC 盐水喷剂清洁鼻腔内部通常会改善病情。而在后期，我们就要倾向于考虑是因为医学或解剖学方面的原因导致了鼻阻塞。显然，术前调查问卷应该会提示过敏性或血管运动性鼻炎的严重程度，有时病情会因更大的呼吸气流的需求和相关的环境暴露而加剧。抗充血剂和鼻腔喷雾剂可以适当组合应用。

参考文献

[1] Aiach O. Atlas of Rhinoplasty (2nd ed). St. Louis: Quality Medical Publishing, 1996.

[2] Daniel RK. Rhinoplasty: Creating an aesthetic tip. Plast Reconstr Surg 80: 775, 1987.

[3] Daniel RK. (ed) Aesthetic Plastic Surgery: Rhinoplasty. Boston: Little, Brown, 1993.

[4] Daniel RK. Open tip suture techniques. Part I: Primary rhinoplasty. Part II: Secondary rhinoplasty. Plast Reconstr Surg 103: 1491, 1999.

[5] Daniel RK. Rhinoplasty: Nostril/tip disproportion. Plast Reconstr Surg 107: 1454, 2001.

[6] Daniel RK. Rhinoplasty: An Atlas of Surgical Techniques. Berlin: Springer-Verlag, 2002.

[7] Daniel RK. Rhinoplasty: Septal saddle nose deformity and composite reconstruction. Plast Reconstr Surg 119: 1029, 2007.

[8] Daniel RK, Calvert JC. Diced cartilage in rhinoplasty surgery. PlastRreconstr Surg 113: 2156, 2004. Follow-up in: Daniel RK. Diced cartilage grafts in rhinoplasty surgery: Current techniques and applications. Plast Reconstr Surg 122: 1883, 2008.

[9] Daniel RK. Tip refinement grafts: the designer tip. Aesth Surg J 29: 528, 2009.

[10] Goodman WS. External approach to rhinoplasty. Can J Otolaryngol 2: 207 (Entire Issue devoted to Open Rhinoplasty) 1973.

[11] Gorney M. Patient selection in rhinoplasty: Practical guidelines. In: Daniel RK (ed) Aesthetic Plastic Surgery: Rhinoplasty. Boston: Little, Brown, 1993.

[12] Gruber RP, Nahai F, Bogdan MA, et al Changing the convexity and concavity of nasal cartilages and cartilage grafts with horizontal mattress sutures. Part I. Experimental results. Plast Reconstr Surg 115:589, 2005. Part II Clinical Results. Plast Reconstr Surg 115: 595, 2005.

[13] Gruber R, Chang TN, Kahn D, et al Broad nasal bone reduction: an algorithm for osteotomies. Plast Reconstr Surg 119:1044, 2007.

[14] Gubisch W. Twenty-five years experience with extracorporeal septoplasty. Facial Plast Surg 22: 230, 2006 (Note: entire journal issue is devoted to septal surgery).

[15] Gunter JP. Secondary rhinoplasty: The open approach. In: Daniel RK (ed) Aesthetics Plastic Surgery: Rhinoplasty. Boston: Little, Brown, 1993.

[16] Gunter JP, Rohrich RJ, and Friedman RM. Classification and correction of alar-columellar discrepancies in rhinoplasty. Plast Reconstr Surg 97: 643, 1996.

[17] Gunter JP, Rohrich RJ, and Adams WP. (eds) Dallas Rhinoplasty: Nasal Surgery by the Masters. QMP,757, 2007.

[18] Guyuron B. Dynamic interplays during rhinoplasty. Clin Plast Surg 23: 223, 1996. (Entire Issue).

[19] Guyuron B. Precision rhinoplasty. Part I: The role of life-size photographs and soft-tissue cephalometric analysis. Plast Reconstr Surg 81: 489, 1988.

[20] Johnson CM Jr. and Toriumi DM. Open Structure Rhinoplasty. Philadelphia: Saunders, 1990. Additional information in Johnson CM, Wyatt CT. A Case Approach to Open Structure Rhinoplasty. 2nd ed. New York: Elsevier, 2006.

[21] Meyer R Secondary Rhinoplasty. Berlin: Springer, 2002.

[22] Sheen JH. Rhinoplasty: Personal evolution and milestones. Plast Reconstr Surg 105: 1820, 2000.

[23] Sheen JH, and Sheen AP. Aesthetic Rhinoplasty (2nd ed.) St. Louis: Mosby, 1987.

[24] Tardy ME. Rhinoplasty: The Art and the Science. Philadelphia: Saunders, 1997.

[25] Tebbetts JB. Rethinking the logic and techniques of primary tip rhinoplasty. Clin Plast Surg 23: 245, 1996. (Entire Issue).

[26] Toriumi DM and Johnson CM. Open structure rhinoplasty: Featured technical points and long-term follow-up. Facial Plast Clin 1: 1, 1993. (Entire Issue).

[27] Toriumi, DM. New concepts in nasal tip contouring. Arch Facial Plast Surg 8: 156, 2006.

[28] Thomas JR. The relationship of lateral osteotomies in rhinoplasty to the lacrimal drainage system. Otolaryngology 94: 362, 1986.

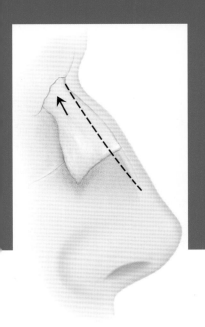

第 3 章　鼻根和鼻背

　　鼻根和鼻背对于解剖关系、美学审美和手术操作而言是一体的。对于绝大多数的患者来说，他们最主要的主诉分别是：鼻背侧面轮廓上有"驼峰"，鼻尖缺乏表现点，鼻背过宽。其中 3 个主诉中的 2 个都涉及鼻根和鼻背。从解剖学和胚胎学上来说，骨性鼻拱和软骨鼻拱是一个统一的整体——骨软鼻拱（其实也就是鼻背）。设计最佳手术方案的关键在于鼻面角（NFA），很多外科医师认为鼻面角是整个面部最重要的美学角度。理想鼻根点的设定决定了鼻面角以及鼻根点是否需要隆起或者降低，鼻根点与鼻尖的连线显示出鼻背需要修改的量。"平衡方法"要求术中掌握"平衡"，例如鼻根的隆起可以减少鼻背的调整量，从而保留更多原有的自然轮廓。通过截骨术使骨性鼻拱变窄既不是自动化的机械操作也不是一个可以单独使用的操作。在软骨鼻拱的区域同样需要重视撑开移植物的应用，以保持鼻部的功能和提升美感。如果不能稳定中鼻拱，可能会导致内鼻阀塌陷而出现明显的倒 V 形畸形。大量寻求鼻修复的患者需要处理的问题是鼻背畸形而不是鼻尖问题，显然对于这类患者，理解并处理好鼻背问题进而选择最佳手术方式尤其重要。

概述

我的大约 90% 的高加索人种鼻整形患者要求得到更小、更自然的鼻子，从而需要进行鼻背的降低。如果使用"平衡方法"，可以减少鼻背降低的实际量。联合应用鼻根移植物和达到更高的鼻尖突出度的方法，可以尽量减少使鼻背高度降低的量。外科医师不应降低鼻背以适应鼻尖，而是要找到理想的鼻背，然后使鼻尖适应鼻背。

第 1 级

鼻根：在回顾 100 例初次鼻整形手术的案例中，我对鼻根的修改措施分类如下：①根本不用改的占 80%。②用筋膜垫高的占 12%。③用筋膜加颗粒软骨垫高的占 4%。④降低的占 4%（图 3.1）。从一开始，鼻整形医师就应该会对鼻根进行基本的筋膜移植——不要使用固体软骨移植物，因为它们总是爱显形。

鼻背：我强烈认为使用锉刀和直剪刀去做渐进性的鼻背降低操作是最可控、最灵活、最安全的方法（图 3.2）。此外，鼻整形医师必须熟练掌握一种外侧截骨术的方法。我更喜欢鼻内入路，因为它允许我同时做从低到高和从低到低的截骨术。撑开移植物的植入是出于美观和功能的原因。因此鼻整形医师必须学习和实践撑开移植物的使用。

第 2 级

鼻根：随着鼻根高度不足程度严重或者高度不足的范围变大延伸到鼻背，就有必要在筋膜移植物下方添加颗粒软骨。对于明显的高度不足，要将颗粒软骨置于鼻骨上并用筋膜包裹（筋膜覆盖颗粒软骨，DC + F）。当高度不足的范围延伸到骨性鼻拱区域，就要用到真正的筋膜包裹颗粒软骨（DC-F）解决半长的鼻背的高度不足。当鼻根部软组织过度丰满时，切除肌肉组织也可以降低鼻根点。

鼻背：就不对称性的管理而言，鼻背区域必须要有撑开移植物并要考虑选择截骨操作。当面对较宽的鼻背时，可能需要采用内侧斜向截骨术或旁正中线截骨术。鼻侧壁凸起的问题可能需要采用双平面截骨术解决。

第 3 级

鼻根：骨性鼻根的缩小绝非易事，并且结果不一定如人们想要的那么有效。轻度至中度缩小可能只是软组织切除或驼峰降低操作向头侧的延伸而已。与此相对照，大幅度的缩小则需要使用有双重保护的骨凿或毛刺磨头打磨的操作对作为单独整体的骨性鼻根加以塑形。

鼻背：由于筋膜包裹颗粒软骨（DC-F）的新进展，其在鼻根区域可以获得不错的垫高效果，并且很少有并发症。以前由于存在显形或位移的问题，硬的鼻中隔移植物或分层的耳甲软骨移植物的效果总是令人不满意。而随着不同人种接受鼻整形手术数量的增加，筋膜包裹颗粒软骨（DC-F）移植物的使用为如何使用自体材料增加鼻背高度提供了一个很好的解决方案。

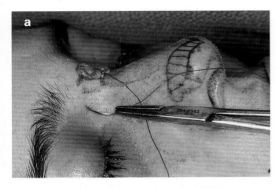
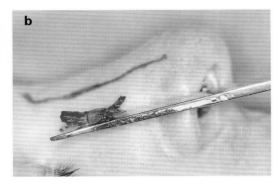

图 3.1　（a）鼻根垫高。（b）鼻根降低缩小

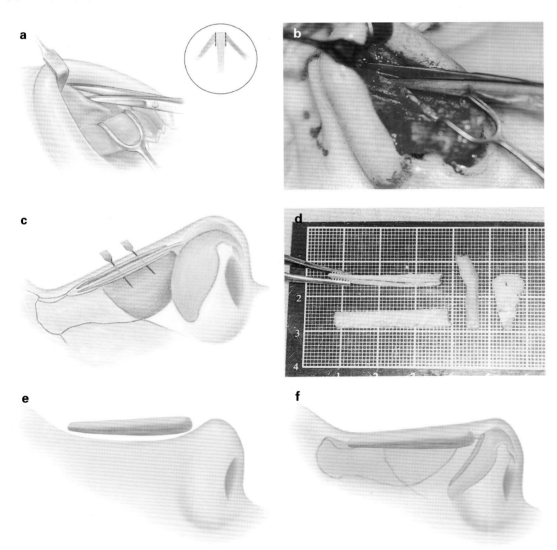

图 3.2　鼻背整形。（a、b）渐进性的缩小。（c、d）撑开移植物。（e、f）鼻背垫高

解剖

鼻背：鼻根部的软组织通常较厚重，由较厚（成人为7.2mm，一般为3.5~9.5mm）的皮肤、皮下脂肪和肌肉组成。相比之下，许多青少年患者的皮肤是一个紧密的束缚物，可以透视出其下方所有的软骨移植物。鼻根区域中的骨骼是多个骨融合成的结实的三角形，想要将其缩小是很有难度的（图3.3c）。鼻骨具有内在的鼻面角的轮廓。在术前，通过触诊来区分鼻根部的充盈来源于软组织还是骨骼是很重要的。

鼻背：骨-软骨穹隆的解剖结构反映了其胚胎学发育。鼻骨与软骨穹隆有广泛的重叠，中线区域重叠可达11mm，而外侧重叠4mm（图3.3a、b）。因此，骨和软骨穹隆不是简单地在接缝处连接，而是具有重叠的整体。该重叠的重要性在缩鼻整形术中有所体现，驼峰从某种程度上说其实不是纯骨性的，而是相当多的软骨构成的结构。从技术上讲，这意味着磨削骨性驼峰首先会导致更大的位于其下方的软骨性驼峰得以暴露释放。因此我们要注意避免过度削低骨性鼻背。在儿童期，鼻的高度主要来源于鼻骨。在青春期，因为上颌骨向前的快速发育以及沿着鼻廓线的吸收/沉积，鼻子经历了根本性的变化。因此，外侧截骨线要走行在上颌骨的额突内或穿过上颌骨的额突，才能缩小鼻子的基底骨性宽度。

也许，整个鼻子中最大的解剖学误解涉及软骨穹隆，它是一个统一的解剖学实体，而不是1个鼻中隔加上2个并列的上外侧软骨。软骨鼻背的削低永久性地破坏了正常的结构并且产生了分裂的3个实体，倒V形畸形便是典型的实例。而撑开移植物则是重建正常的鼻部解剖结构的有益尝试。另一个重点是软骨鼻背的形状随着从骨性鼻背下方的宽T形移行为中间穹顶的Y形（图3.3d），直至更窄的靠近鼻中隔角的I形（图3.3e）。

骨性结构上面覆盖的鼻部的软组织罩从鼻根最厚的部分到鼻缝点最薄部分变化很大，并且不同患者在鼻尖上区差异很大，最不可预测（图3.4）。鼻缝点处的软组织罩是最薄的，因为皮下脂肪很少，横向的鼻肌纤维已经移行为腱膜。而鼻尖上区通常充满了皮下脂肪，掩盖了软骨鼻背的下降形态。这些软组织层构成浅表肌肉腱膜系统（SMAS）。在外科手术中，最广泛的无血管和创伤最小的解剖平面是位于软骨膜上层的腱膜下间隙。当剥离开软组织罩时，应该可以看到下方闪亮的白色软骨。

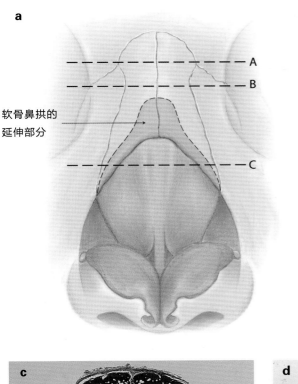

软骨鼻拱的
延伸部分

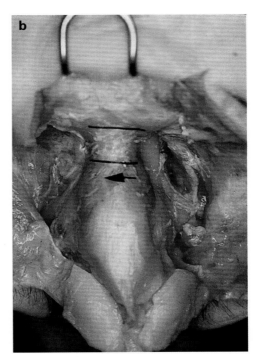

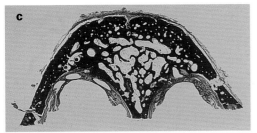

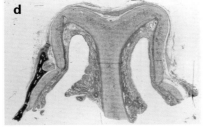

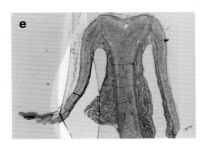

图 3.3 （a~e）骨 – 软骨穹隆

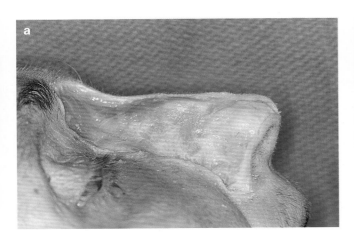

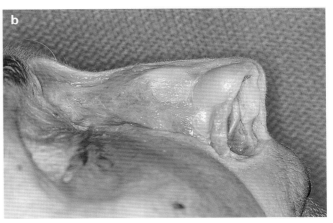

图 3.4 （a、b）软组织覆盖

美学

鼻根：鼻根点（Nasion，N）指的是一个特定的点——鼻额角的最深点。理想鼻根点的水平位置或垂直位置在上眼睑的睫毛与重睑线之间（图 3.5）。我们可以从角膜或眉间印堂（Glabella）的垂直切线测量鼻根高度或者说突出度。鼻根高度或突出度决定了鼻根位置，而鼻根位置反过来又是决定鼻面角和鼻子长度的关键起始点。因此，设置好鼻根点通常是规划鼻整形术的第一步。

鼻背：从前面观，评估鼻背美学线、骨性鼻基底宽度和鼻侧壁倾斜度（图 3.6）。平行的鼻背美学线始于眶上嵴，在鼻根部收窄，并继续向下延续到鼻尖表现点。鼻背美学线的理想宽度通常对应鼻尖表现点与人中的宽度。一般的经验性测量是女性为 6~8mm，男性为 8~10mm。在不当的鼻整形术后，可能看到由于鼻背美学线连续性的视觉中断而产生的倒 V 形畸形。骨性鼻基底宽度（鼻骨 X 点间距，X–X）是上颌骨水平的最宽点。用卡尺很容易测量。比较骨性鼻基底宽度（X–X）与内眦间距宽度（EN–EN）可以确定是否需要进行外侧截骨术和截骨类型。如果骨性鼻基底宽度大于内眦间距宽度，我通常会选择横向截骨和从低到低截骨以实现较完全的鼻骨移动。否则，只需要进行简单的从低到高截骨术加上温和的青枝骨折操作。检查骨穹顶的倾斜度，并且很少能看到过度弯曲或垂直化。然而，超过 25% 的初次病例中出现不对称，这些差异一定要在术前向患者指出。

在侧面的分析中，关键的决定因素是鼻面角。在古典艺术作品中，女性的鼻面角约为 34°，男性的约为 36°，这是公认的标准。垂直穿过理想的鼻根点（Ni）与鼻根到理想的鼻尖点（Ti）的两条线的夹角形成鼻面角（NFA）。如果存在驼峰，鼻根线条则会穿过它。对于女性而言，最终的鼻背线条是有弧度的，而对于男性而言鼻背线条是直的。角度太大的患者抱怨他们的鼻子伸得太远，而角度小的患者则不喜欢他们扁平的鼻子。必须小心谨慎地使用这个角度进行严格的操作规划。在某些情况下，鼻起点 / 鼻根点可能是有问题的，甚至可能是没法矫正的，这反过来会限制鼻面角的角度。相对理想的鼻背高度与鼻面角的角度并不直接相关。一个典型的例子是鼻根点低但鼻尖突出度也不足的患者，其鼻背中段看起来会非常突出。这里变通的方法是通过移植垫高鼻根和抬高鼻尖，同时避免鼻背的降低。保持高自然鼻背的重要性见于最近的手术技术变化，要避免"使鼻背配合鼻尖"，而是要"使鼻尖配合理想的鼻背"。

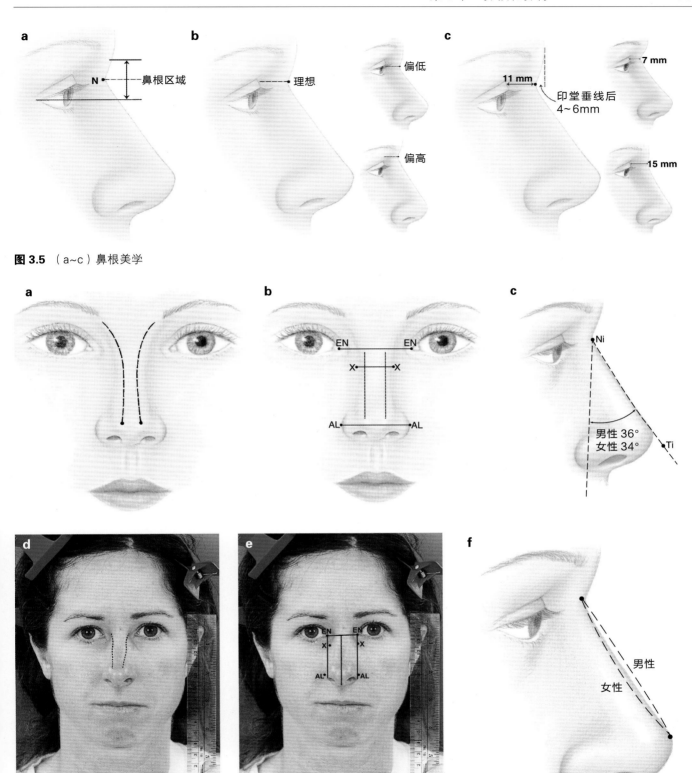

图 **3.5** （a~c）鼻根美学

图 **3.6** （a~f）鼻背美学 视频 ⊙

鼻根垫高

Sheen（1978）使鼻根垫高的"平衡方法"得到普及，得以最大限度地减少驼峰的去除，从而能够保持鼻背高度和更自然协调的鼻子。他的成果验证了一个简单而有效的原则，最大限度地减少了突出点显形和高度过高的棘手问题。我使用筋膜进行鼻根加高的方法，目前为止，术后并发症的发生率不到1%。

筋膜（F）移植物：患者取坐位，在需要植入筋膜移植物的鼻根部做标记。所需的组织量是完整的（5cm×5cm）或部分颞深筋膜（图3.7）。筋膜移植物以标准的方式获取（见第6章相关内容）。将移植物折叠后用4-0平肠线缝合成团，带着针。手术计划上要稍微过度矫正一定量（< 20%）。用拉钩抬起皮肤罩，将连着移植物的针从下方插入鼻根点，然后将移植物拉入到位。使用外科免缝胶布Steri-Strip粘贴于鼻部皮肤外固定。术后1周拆除鼻夹时，将缝线梳理出来或贴根剪断。

筋膜覆盖颗粒软骨（DC+F）：在此类案例（图3.8）中，鼻根凹陷的这种缺陷特别多。手术操作有严格的顺序。首先，要做一个相对较紧的受体囊腔，鼻根部腔隙剥离要适度，也避免过度的侧方剥离。然后，使用经皮固定技术将尺寸有限的筋膜鼻根移植物准确地置于鼻根缺损中。最后，使用Aufricht鼻深部双头拉钩拉开筋膜移植物，将软骨颗粒置于鼻根区下的空间，通常使用皮试注射器注入0.1~0.3mL的软骨颗粒。软骨颗粒将来会融合在骨骼上，而筋膜移植物可掩盖可见的不规则，即使在最紧的皮肤下也能实现。

筋膜包裹软骨颗粒（DC-F）："半长"鼻背移植物是所有鼻背移植物中最具挑战性的移植物。不可避免地，固体移植物与鼻背之间的连接总是能通过鼻子处的薄皮肤显现出来。相比之下，筋膜中的切块颗粒软骨可以解决这个问题（图3.9）。在鼻背削低之后，在后面的手术操作台上制备这种"DC-F结构"。我们只需用0.2~0.5mL的结核菌素皮试注射器将颗粒软骨填充进筋膜，并用4-0的普通肠线将其缝合。用头侧的经皮缝合线将移植物拖入囊袋。尾端可以是开口的，以方便去除任何多余的软骨。重要的是，确保两侧皮肤紧密覆盖并使移植物准确塑形。颗粒软骨移植物几乎从不需要预先过度矫正。

原则

- 鼻根修饰是鼻整形术的一个不可或缺的组成部分。
- 大多数患者可以接受矫正不足，却不能接受明显的过度矫正。使用筋膜进行修饰，你就获得了更细微的调整能力。
- 在鼻根发育不全的典型病例中，还可以将切块的颗粒软骨植入到凹陷处并用筋膜覆盖它。

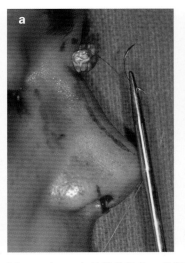
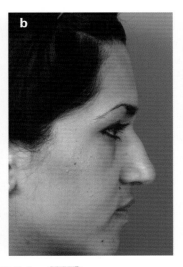
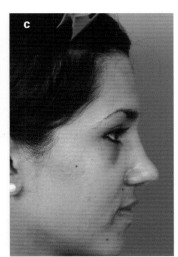

图 3.7 （a~c）筋膜移植物，鼻根移植物　视频 ⊙

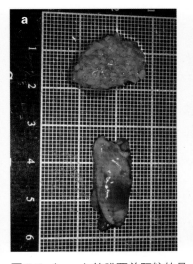
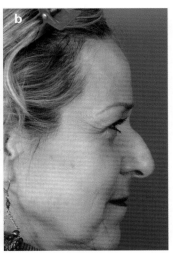
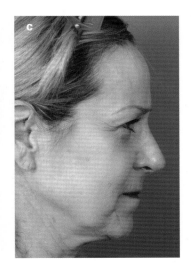

图 3.8 （a~c）筋膜覆盖颗粒软骨（DC+F），鼻根移植物　视频 ⊙

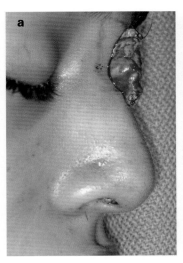
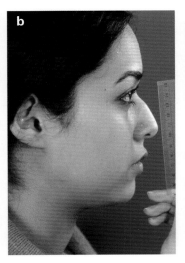
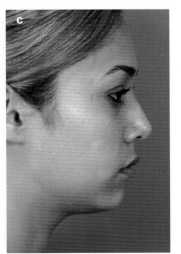

图 3.9 （a~c）筋膜包裹颗粒软骨，鼻根 / 鼻背移植物

鼻根降低

我通过术前触诊将鼻根分为软组织和骨骼（骨性部分）两个部分，发明了新的鼻根降低策略。在选择最佳操作技术时，为每个部分分配相对重要程度非常关键（图3.10）。

软组织降低：术前，必须评估钝化鼻额角所需的软组织饱满度和延续进入鼻背侧线条的内侧眼眶线间的宽度。

在年轻患者中，可以使用以下技术降低软组织丰满度：①剥离鼻根和眉间区域的皮肤。②然后在鼻背骨骼上向上解剖。③切除介于其中的软组织。④放置引流并加压包扎（图3.11）。在老年患者中，则可能需要同时进行内镜下的额中部的拉皮。

骨性部分降低：首先是使用经外眦角的横线在视觉上将鼻根与鼻背区分开。然后确定理想的鼻根点并设定鼻面角的角度，这样就显现了新的鼻背线条。由于这两个区域通常都是过剩的，因此需要进行鼻背降低并首先做这一部分。与通常导致鼻背破坏的典型整块截骨术不同，我们更倾向于两步骤技术（图3.12），首先，使用骨锉做骨性穹顶；其次，剪刀处理软骨穹顶来降低鼻背。一旦对鼻背线条感到满意，就使用约瑟夫剥离器大范围剥离鼻根区域。完全释放软组织有利于随后的截骨。接着插入1个12mm宽的锋利的、有双重保护的骨凿，直到它咬住鼻背/鼻根连接处，这通常标志着已到达有效的锉刀作用范围的上限。保护头还可以向上旋转45°~60°，这取决于要去除的骨量。通过多次锤击，将骨凿嵌入骨内，此时骨性鼻根在骨凿顶部变得可触及。被移除的骨量可能看起来骇人地大。骨凿向上转向眉间印堂区域时，骨凿的保护边触及颅骨时会使声音发生明显变化。然后将骨凿上翘并使之扭转，从而使骨片从鼻额缝上脱离。如果骨头不能脱位，则在内侧眉毛下面的位置插入1个2mm宽的骨凿，在鼻额缝"逐步"行进到留在原位的带双重保护的另一个骨凿。在涉及鼻根和鼻背的复杂病例中，有必要使用撑开移植物或全长的鼻背移植物来填充鼻背空隙。削低鼻根后，出血很明显，我常常用7Fr引流管。从鼻子插入弯曲的套管针，并使其在发际线中穿出。3天后拔管。

原则

- 鼻根区域由硬骨构成，其降低需要大量去除量 —— 通常长10~12mm，厚4~8mm。
- 永远不要尝试进行整块鼻背/鼻根削低，因为你会去除过多的鼻背却切除太少的鼻根。

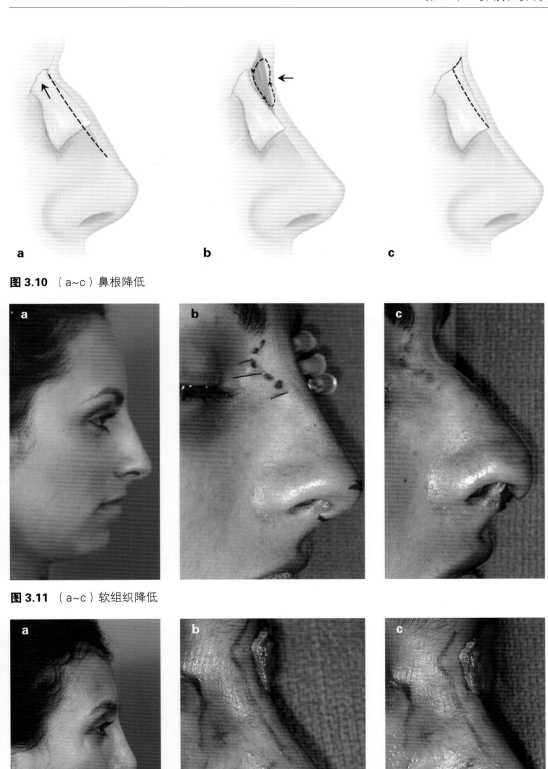

图 3.10（a~c）鼻根降低

图 3.11（a~c）软组织降低

图 3.12（a~c）骨性部分降低

鼻背降低

手术计划的第一步是决定是否应降低、垫高、平衡或维持鼻背高度。不包括少数族裔的患者中，初次鼻整形术鼻背降低的占 89%，稍做修饰的占 7%，或作为平衡方法的一部分垫高的占 4%。尽管有许多器械和操作流程可用于鼻背部降低，但我发现，渐进性地对骨性驼峰进行锉磨后再使用剪刀分离出软骨性驼峰并切除是最有效、风险最小的方法。渐进性地对骨性驼峰进行锉磨至少有 3 次鼻背调整降低时机：初始切除期，然后是分级调整期，最后是截骨后。

骨性拱顶降低： 软组织罩分两个阶段进行剥离。第一阶段，在与软骨穹隆上方的软骨紧密接触的情况下用剪刀进行解剖。第二阶段，用约瑟夫剥离器于骨穹顶上的骨膜下平面进行剥离。在大多数情况下，接下来就要做出黏膜外隧道以避免在切除软骨驼峰时横切下面的黏膜。拉拔式锉刀（Puller Rasp）首先在中线处使用，然后在两侧使用（图 3.13）。随着锉磨的继续，两处发生变化 —— 软骨状的驼峰变得更加明显，且需要分别以一定的角度对每个鼻骨进行磨锉。继续锉下去，直到我们对骨背的高度感到满意。其高度与鼻根有关，也就是说，如果已经实现了理想鼻背线条的上半部分，那就要接着降低软骨性鼻背。

软骨性穹隆降低： 有两种方法可用于降低软骨性穹隆：使用剪刀进行的劈开驼峰技术（图 3.14）及使用断尖的 11# 刀片进行横向整体削低。经典的垂直劈开驼峰技术即是在创建黏膜外隧道后在鼻中隔两侧用直剪刀进行鼻中隔旁的垂直切割。用剪刀的叶片垂直跨越软骨拱顶。留出狭窄的鼻中隔，2 个上外侧软骨通常具有弯曲的背侧边缘。然后，剪刀横向转动，将软骨穹隆的 3 个部分中的每一个部分逐渐降低。切除背侧鼻中隔可降低背侧高度，而上外侧软骨的切除则可缩窄背侧宽度。就高度减少的绝对值而言，上外侧软骨的切除比背侧鼻中隔切除更要保守。必须要注意的是，拉钩对软组织罩的向上牵引使得上外侧软骨会被人为地升高。一旦完成截骨术，可能还需要进行一点儿额外的骨性穹隆锉低和较少量的鼻中隔和上外侧软骨切除。此外，我不建议常规使用的一种方法是使用骨凿切除整块驼峰（En Bloc Hump Removal），因为那有过度切除骨性穹顶而软骨性穹隆降低不足的风险。

原则

- 暴露包括两个步骤——上方的软组织剥离和下方的黏膜外隧道创建。
- 如果软骨性驼峰需要超过 1mm 的降低，就要做出黏膜外隧道了；大于 3mm 的降低的话，则需要植入撑开移植物了。
- 锉刀比截骨凿更好控制。
- 软骨性鼻中隔的切除会降低高度，而上外侧软骨的切除会减少宽度。

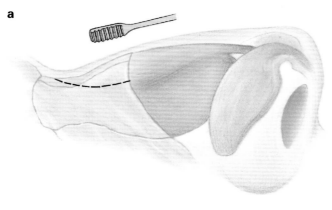

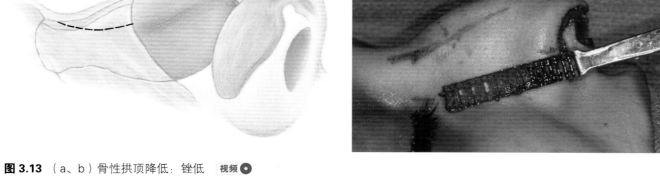

图 3.13 （a、b）骨性拱顶降低：锉低　视频 ▶

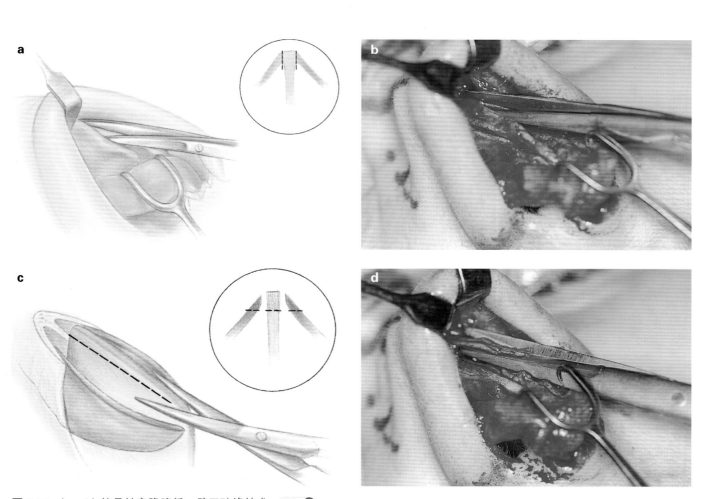

图 3.14 （a~d）软骨性穹隆降低：劈开驼峰技术　视频 ▶

截骨术

除了极少数外，绝大多数截骨术的类型可以在术前确定，并在术中不做任何改变。多年来，侧方截骨术都是根据其位置或水平而不是其目的进行分类的。关键点是需要确定横向鼻壁的移动量以实现基底骨性宽度的缩小。如果需要进行大量移动，那么需要进行完全的截骨术并进行骨性分离。如果仅需要有限地变窄，那么沿横向分量的青枝骨折就足够了。其次，侧方截骨应该行经基底骨的最宽点（X点）之下。根据这些参数，我施行的95%的截骨术可分为两种类型：①从低到高的截骨术，然后进行指压以产生横向青枝骨折（有限的移动量）。②横向切骨术，然后进行从低到低的截骨术，形成连续截骨线（完全松动）。我通常在鼻内进行侧方截骨术，因为我发现口内方法的位置太低且不灵活，而经皮方法会导致过多的骨性鼻梁节段和黏膜穿孔。我不做内侧截骨线，也不做"外向骨折"。不做内侧截骨术可以显著减少骨质不规则和严重出血的发生率。经典的外向骨折会导致鼻骨过度活动和垂直化，因此已被我弃用。

从低到高的截骨术：我用局部麻醉药注射局部后立刻做截骨术。我不创建骨膜下隧道，因为它会损伤血管并增加淤肿的发生率。用小鼻镜撑开梨状孔并进行横向黏膜切割。当进行从低到高的截骨术时，我使用稍微弯曲的骨凿并将其放在梨状孔上（图3.15a、b）。然后，随着助手以有序的节奏敲击，骨凿从上颌前缘的梨状孔上的低处抵进到内眦水平处的鼻骨缝合线处的高处。没有必要将骨凿打到颅底。我用拇指做薄薄的鼻骨的横向骨折，从侧方截骨线延伸裂到开放式顶板的位置。在外侧鼻壁的操作目的是实现两件事：它在沿着横向青枝骨折移动时向中线侧移动，并且在鼻背部分内倾斜以关闭开放式顶板。

从低到低的截骨术：当需要更大的移动量时，我会进行两部分的联合截骨术：首先是横向经皮截骨术，然后是从低到低的截骨术（图3.15c、d）。用15#刀片在内眦上方进行垂直直刺切口，然后使用2mm宽的骨凿从内眦上方向上横向完全劈裂外侧壁。接下来，使用直的骨凿完成从低到低的侧方截骨术。从本质上讲，切骨刀一直沿着上颌骨额突的基底抵进，而不是像从低到高的截骨术一样以上升的方式行进。一旦达到先前的横向截骨术的水平，切骨刀就要向内侧旋转，迫使内侧壁向内侧实现最大程度的移动。进行横向截骨术的原因是要确保上颌骨厚的额突在所需的水平处裂开，得以完全移动。

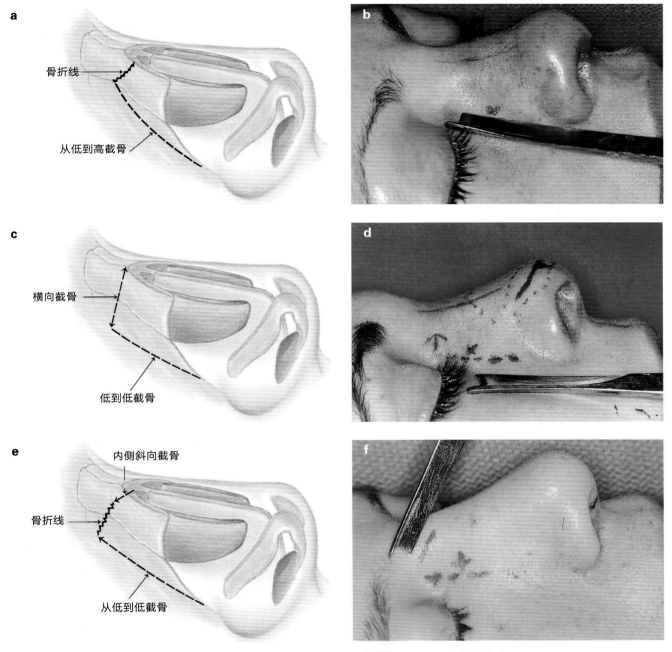

图 3.15 （a、b）从低到高截骨。 视频⊙ （c、d）从低到低截骨。 视频⊙ （e、f）内侧斜向截骨

特殊类型的截骨术

有时，我们需要进行其他截骨术，包括内侧斜向截骨术、双平面截骨术、旁正中截骨术和微创截骨术。内侧斜向截骨术旨在使宽阔的骨性鼻背变窄，并与从低到低的外侧截骨术相结合（图 3.15e、f），将弯曲的骨凿放置在开放式顶板的头端，并向下朝着内眦方向。双平面截骨术包括沿着鼻骨下边界的截骨术，该截骨术与从低到低截骨术平行并结合在一起（图 3.15g~i）。目的是减少侧壁的突出度，此时必须首先进行较高位的内侧截骨术。当不希望改变鼻背高度时，可以使用旁正中截骨术，这在本质上是与背侧中线平行 3~5mm 的直截骨术。微创截骨术是用 2mm 宽的骨凿完成的，用于矫正骨骼固有的不对称 / 不规则性。

撑开移植物

在初次鼻整形案例中，多使用撑开移植物来治疗或预防内鼻阀塌陷（图 3.15j~l）。目前，我在大多数初次病例中都使用了撑开移植物，功能和美观性俱佳。我发现撑开移植物对于保持软骨鼻拱顶的宽度以及减少不对称性方面非常有用。具体技术操作如下：①移植物长 15~20mm、高 3mm，宽度由美学要求决定。②用于放置撑开移植物的黏膜隧道始于上外侧软骨与鼻中隔接合处，并延伸至骨性鼻拱。③将撑开移植物的楔形端插入之前剥离好的黏膜下隧道囊袋中，然后用 2 根 25＃透皮针将移植物固定好。④随后使用 4-0 PDS 缝合线水平褥式固定移植物。移植物应放置于完整的骨性鼻拱下方或在明确的黏膜下隧道内，避免术后移位和显形。通常，我会将上外侧软骨、撑开移植物和鼻中隔（5 层）缝合在一起，在没有上外侧软骨的骨性鼻拱处需要 3 层缝合。如果没有在适当位置缝合移植物，则会导致术后移植物穿出。

原则

- 要个性化设计截骨方案以治疗鼻骨不对称畸形。有 7% 的初次鼻整形病例未做任何截骨术。
- 侧壁的移动和稳定性是决策过程中的关键因素。
- 无须进行内侧截骨术或剧烈的外向骨折。
- 出于功能性和美学考量，应将撑开移植物视为鼻整形术不可或缺的一部分，它可以防治内鼻阀塌陷和倒 V 形畸形的发生。

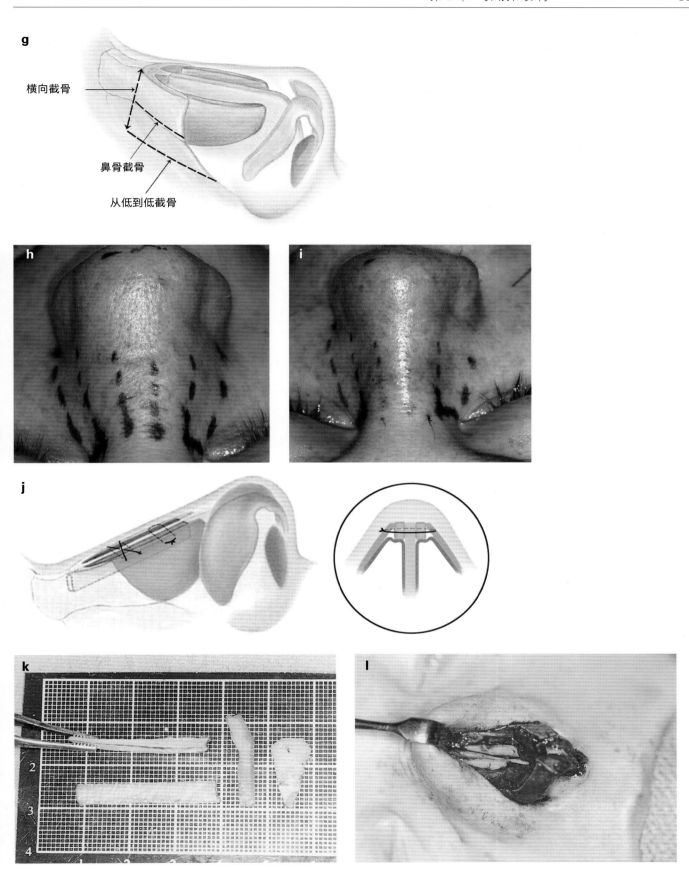

g

横向截骨

鼻骨截骨

从低到低截骨

h

i

j

k

l

图 3.15（续）（g~i）双平面截骨，注意骨性侧壁的收窄。（j~l）撑开移植物　视频 ⏵

鼻背修饰　　　　　有 5%~7% 的初鼻不需要做降低，而矫正的重点在于矫正狭窄的不对称鼻背和宽鼻背。

　　　　狭窄的不对称鼻背： 必须仔细分析狭窄的不对称鼻背，因为在以下 3 个区域中的任何 1 个区域都可能出现问题：①每个鼻拱的背侧或侧壁部分。②鼻中隔。③鼻中隔相邻的上外侧软骨（图 3.16）。手术顺序如下：①鼻背修饰。②鼻中隔矫直。③截骨术。④不对称案例中有时使用单侧撑开移植物。⑤上外侧软骨上方植入解剖型盖板移植物。⑥鼻尖修饰。关键步骤是尽可能矫直鼻中隔和获取软骨移植物。在大多数较轻度不对称的病例中，不同宽度的不对称撑开移植物将改善鼻背的对称性。对于中度病例，通常必须植入解剖型的侧壁移植物，该移植物可覆盖上外侧软骨并将其缝合在发育不全的软骨上。植入这些移植物的难点在于如何控制厚度和显形性。对于较严重畸形病例，通常必须进行不对称矫正和复杂的截骨术才能获得较为对称的侧壁。我们的目标是要在中线位置对合，使差异尽量微小，因为不可能通过手术使一侧与未操作的一侧完全匹配。

　　　　宽鼻背： 在大多数鼻整形手术中，可以通过缩小宽驼峰并内推鼻外侧壁来矫正宽鼻背。对于轻度的宽度过大，我可以通过降低驼峰、横向截骨和从低到低的截骨来实现收窄。对于中等宽鼻问题，我会降低驼峰，然后从敞开的顶板开始进行内侧斜向截骨，倾斜约 45°，然后再进行从低到低的外侧截骨术。进行内侧斜向截骨的原因是，它可以确保背侧变窄。对于重度的宽鼻畸形，特别是那些鼻背高度正常的病例，我设计了以下步骤（图 3.17、图 3.18）：①鼻背通过外入路方式充分显露，并形成鼻中隔黏膜下通道。②标记出中线。③在软骨鼻拱上标记理想的鼻背宽度（5~8mm）。④旁正中切口，沿软骨穹隆切开至键石区。⑤使用直骨凿继续延长旁正中切口。⑥外侧截骨术通常包括横向截骨联合从低到低截骨。⑦骨折后，切除上外侧软骨的多余高度（通常为 3~6mm）。⑧将上外侧软骨缝合在鼻中隔背侧 T 形区域附近或下方。

<u>原则</u>

- 不对称的鼻背需要应用不对称的撑开移植物。
- 不对称的鼻子通常存在鼻中隔偏曲。
- 鼻背高度正常的宽鼻可以很容易地通过多处截骨（包括旁正中截骨）来缩窄。

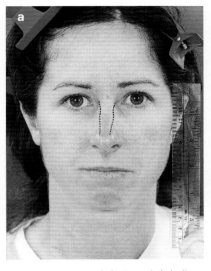
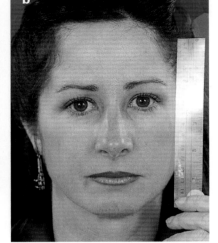
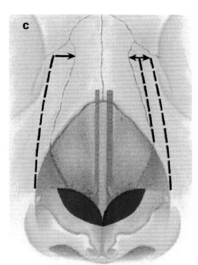

图 3.16 （a~c）狭窄的不对称鼻背

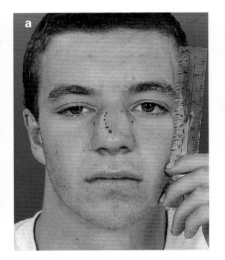
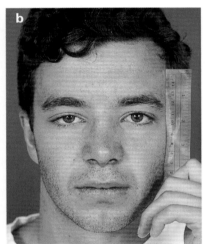
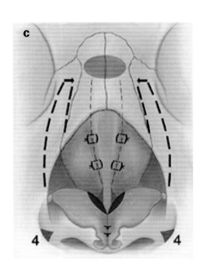

图 3.17 （a~c）宽鼻背

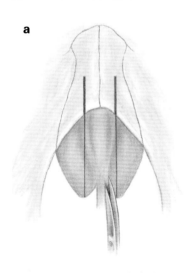
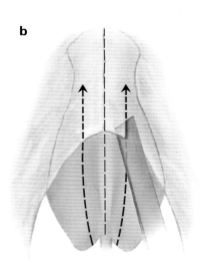
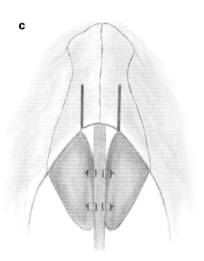

图 3.18 （a~c）收窄宽鼻背

鼻背垫高

我只使用自体组织做鼻背垫高，并且坚决反对异体移植，特别是在继发病例中。任何异体材料或尸体软骨放在鼻背上基本上相当于是在真皮下移植，容易被看见、突出、感染或吸收。使用自体组织对患者最有利。在初次病例中，大多数鼻背移植物是出于美观的原因选择的，而在二次病例中，它们可能出于美观、功能和结构的原因而被选择。

筋膜鼻背移植物：当我们想要确保鼻背光滑或在薄薄的皮肤下形成自然的弯曲时，我通常会将深颞筋膜单层或折叠成两层使用（图 3.19）。该移植物通过经皮缝合线引导进入囊袋直至鼻根，然后在鼻尖上区尾侧缝合至软骨穹隆。然后，鼻背皮肤用外部 Steri-Strips 无菌胶带粘住。

筋膜包裹颗粒软骨鼻背移植物：传统上，一块长度为 35mm、宽度为 5~6mm 的鼻中隔软骨是鼻背移植物的"金标准"。这些移植物在继发性病例中很难获得，并且容易出现明显的边缘。由于颗粒软骨移植的便利性，我在过去的 7 年里没有使用过鼻中隔做鼻背侧移植，它不再是我"武器库"的一部分了。取而代之的是，我使用筋膜移植物中包裹颗粒软骨来做移植物，它们的形状非常可变，就利用供者材料的效率方面来说也非常好（图 3.20）。将软骨切成 0.5mm 的方块，然后放入筋膜，筋膜用 4-0 条普通肠线缝合。该结构也是"根据测量定制化"在手术边台制作而成的，然后使用经皮缝合线引导进入鼻背囊袋。填充多余的软骨在囊袋尾端可以被挤掉，然后将移植物闭口并缝合到软骨鼻背上。

结构性骨软骨肋骨移植物：虽然颅骨移植物在隆鼻术上已经有 10 年的发展，但我很快发现它的缺点非常明显（采集过程复杂、只有骨性组织、患者接受度有限）。当我们需要大的结构支持时，我发现骨软骨肋骨移植物用于鼻背也非常灵活，而且软骨肋骨尖还可以用于鼻小柱（图 3.21）。第 9 肋骨上，1 段直的骨软骨部分被切下来，然后用 1 个动力（刺球形）磨头将其各个边打磨成形。大部分移植物的长度为 40~45mm，宽度为 5~8mm，鼻尖处的修薄区域的厚度为 4mm，顶端区域的修薄区厚度为 7~10mm。移植物在头侧用经皮的克氏针固定，术后 10 天取出。此移植物可以提供良好的结构支撑，几乎没有翘曲的风险。

原则

- 鼻背移植物较 10 年前容易选择得多了。
- 筋膜是薄皮肤下理想的掩饰性材料。
- 筋膜包裹颗粒软骨鼻背移植物在长度和高度方面可以有各种变化，有各种类型的软骨片，可以适应鼻背的缺陷。

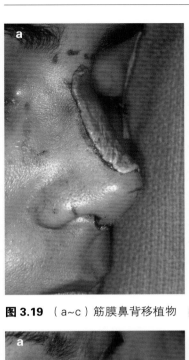
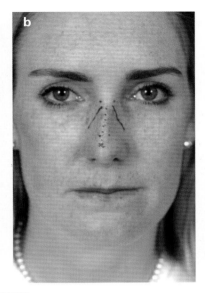
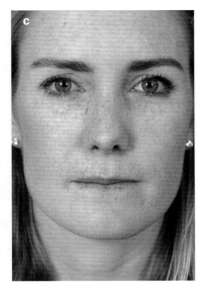

图 3.19　（a~c）筋膜鼻背移植物　视频 ◉

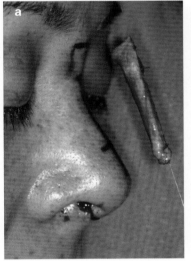
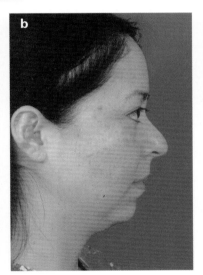
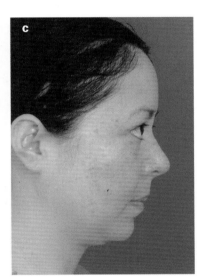

图 3.20　（a~c）筋膜包裹颗粒软骨鼻背移植物　视频 ◉

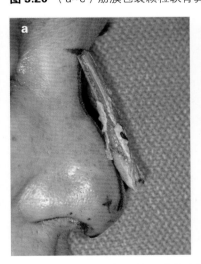
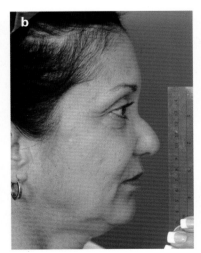
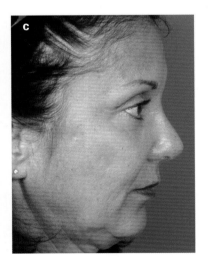

图 3.21　（a~c）结构骨软骨肋骨移植物

决策：1级

手术计划：与往常一样，手术计划始于"患者想要什么？她的软组织状况能允许我实现到什么程度？"接下来是相对简单的照片分析。从侧面看，通常在睫毛处标记出鼻根点水平和高度（图3.22）。如有疑问，请勿尝试进行过大的更改，任何大于4mm的变化在任何一个方向上都是不现实的。接下来，在原先存在的鼻背驼峰上绘制理想鼻背轮廓线。决定是否应该降低、增加、平衡或维持鼻背高度。在前视图上绘制鼻背线并测量X–X距离。决定使用撑开移植物的美学适应证和截骨的类型。

技术

步骤1：鼻根如何变化都是出于必要的原因，降低的操作比较少见（＜5%）。鼻根垫高（15%）通常是平衡方法的一部分。要先降低鼻背，然后再将筋膜放置在鼻根区域（图3.23）。

步骤2：除少数族裔的鼻子外，几乎90%的病例都进行了鼻背降低手术，因为大多数女性患者都希望有较小巧的鼻子。渐进式降低鼻背的方法是最安全、最简单的方法。先用骨锉降低骨性驼峰，然后使用剪刀"劈裂驼峰"技术降低软骨性鼻驼峰。注意：鼻中隔切除总是在鼻背降低后及截骨术之前进行。

步骤3：截骨术可用于缩小鼻骨基底的宽度并关闭开放式顶板，尽管撑开移植物也可以实现后者。截骨术的选项如下：①无（7%）。②从低到高截骨（45%）。③从低到低截骨联合横向截骨（45%）。④双平面截骨（3%）。

步骤4：人们一直认为撑开移植物的功能和美学优势远超其他任何移植物（图3.24）。避免内鼻阀塌陷和倒V形畸形证明了插入撑开移植物的任何烦琐工作都是合理的。

得到教训

（1）考虑"平衡"隆鼻，尤其是平衡复位。

（2）理想的鼻根在睫毛水平 ±2mm 处。

（3）如有疑问，也勿改动鼻根。

（4）打印2张侧面照片。计划进行大的轮廓更改时，让患者绘制所需的轮廓更改并将其与你的分析进行比较。

（5）用骨锉和剪刀渐进性地降低鼻背是最安全、最容易掌握的技术。

（6）从降低鼻骨开始，因为它可以暴露出真正的软骨驼峰畸形。

（7）软骨性驼峰的"劈裂驼峰"技术操作需要非常精确。

（8）降低鼻中隔背侧可降低鼻背高度。上外侧软骨切除可减少宽度。鼻中隔切除物的量通常是上外侧软骨（ULC）切除量的3倍。

（9）截骨术能使骨性鼻基底的宽度（前视图中X–X）变窄。

（10）撑开移植物可谓是功能和美学上的必需品。

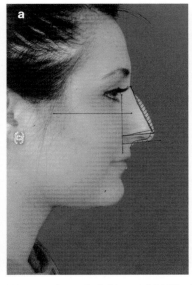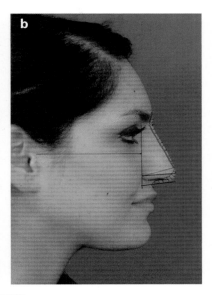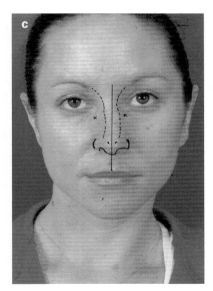

图 3.22　（a~c）分析及手术计划　视频 ▶

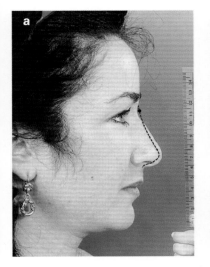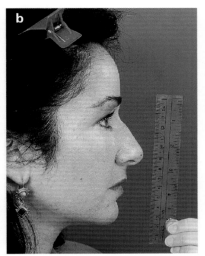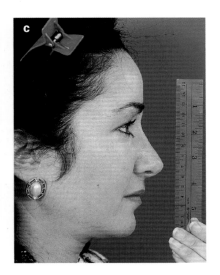

图 3.23　（a~c）带鼻根垫高的"平衡式"降低

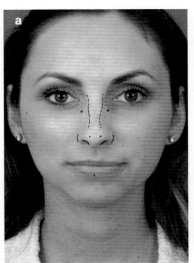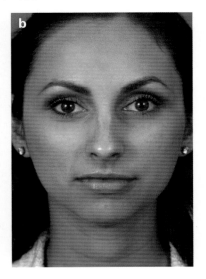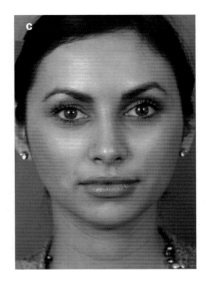

图 3.24　（a~c）撑开移植物

案例研究：轮廓矫正

分析

一个 19 岁的约 160cm 高的女孩想要一个小巧、可爱的鼻子（图 3.25）。她觉得自己的鼻轮廓太像鹰钩了，尤其是当她微笑时。渐进性鼻背降低和鼻中隔尾侧缩短可以让鼻子变小巧。将鼻尖支撑在支撑移植物上可防止其在微笑时的鼻尖下垂。不同类型的外侧截骨术可改善鼻骨的不对称性。功能上，患者呼吸良好，但仍然有尾侧鼻中隔偏斜。通过外科手术，我们的目标是实现鼻子"有功能的降低"，使鼻子明显变小而不损害气道的通气功能。

手术技术要点

（1）鼻子的开放式入路及鼻中隔旁做软骨黏膜下隧道。

（2）渐进性降低鼻背：鼻骨（1.5mm），软骨（4mm）。

（3）鼻中隔尾侧缩短（4mm）加上前鼻棘（ANS）塑形。

（4）大的鼻中隔成形术/鼻中隔切除，包括了 7mm 的骨刺。

（5）鼻中隔尾侧从右向左重新定位。

（6）不对称截骨术：右侧（从低到低截骨），左侧（从低到高截骨）。

（7）鼻小柱支撑移植物和鼻尖缝合：鼻小柱支撑移植物缝合（CS），穹隆成形缝合（DC），穹隆间缝合（ID），穹隆均衡缝合（DE），鼻尖定位缝合（TP）。

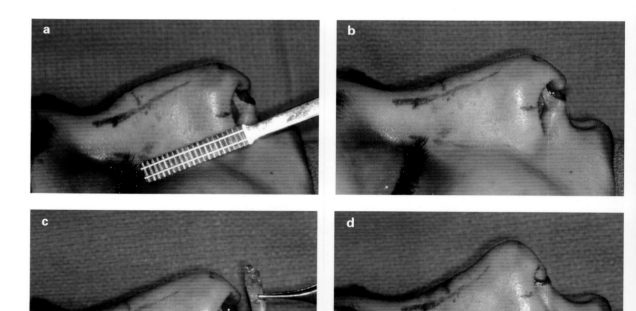

图 3.25 （a、b）渐进性鼻背降低。（c）尾侧鼻中隔缩短。（d）鼻尖突出度调整和定位

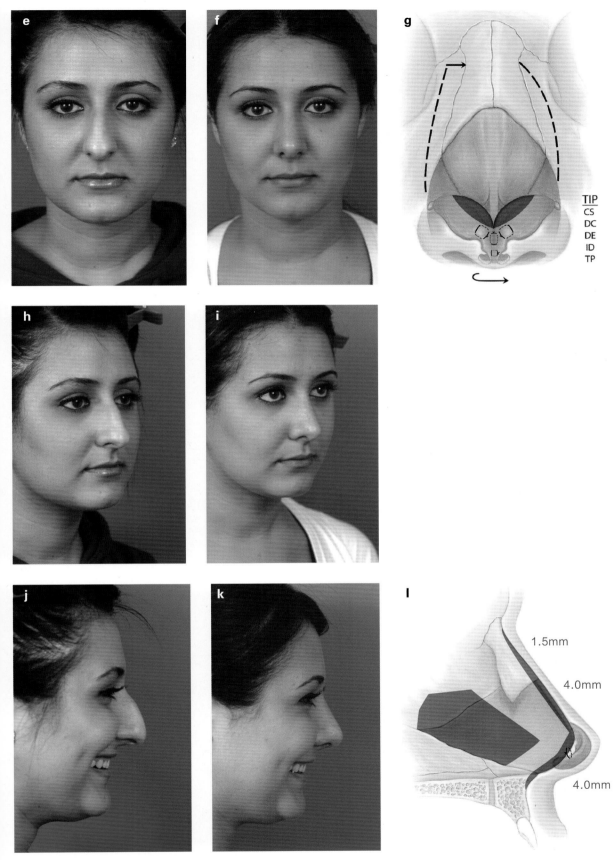

图 3.25（续）（e~i）病例分析

决策：2 级

鼻根：大多数的鼻根移植都是用筋膜完成的。但是，随着鼻根发育不全程度的增加，仅用筋膜进行垫高已不再足够（图 3.26）。可以使用筋膜覆盖颗粒软骨（DC + F），也可以使用筋膜包裹颗粒软骨（DC–F）。大多数筋膜覆盖颗粒软骨移植都是通过将颗粒软骨放在鼻根部骨面上来提高鼻根区域的高度，再使用筋膜提供平滑的外覆盖。当遇到鼻根和鼻背上段发育不全的病例时，还可以使用筋膜包裹颗粒软骨移植物来增加纵向高度。

鼻背：随着鼻背要降低的高度和范围向头侧延伸的增加，我们需要选择更长的撑开移植物和施行更多附加的截骨术（图 3.27a、d）。一旦鼻背降低达到内眦水平，敞开的顶板畸形就会大大扩展。外侧截骨术不能充分移动侧壁，必须使用撑开移植物来避免发生倒 V 形畸形。

（1）在鼻骨和上外侧软骨的交界处，鼻背可以相当宽。在这些情况下，我会在从低到低的截骨术之前进行内侧斜向截骨术，这种联合截骨可以使鼻背宽度明显变窄（图 3.27b、e）。我不常使用这种技术，因为在鼻根区域经常会有明显的台阶感。

（2）由于鼻骨与上颌骨额突交界的骨缝处成角，侧壁可能非常突出。因此，必须真正改变侧壁的固有形状，而不仅仅是移动。此时就需要进行双平面截骨术（图 3.27c、f）。上方截骨使鼻骨与上颌骨额突交界处的侧壁骨折，下方截骨经过上颌骨的额突，与上颌骨越近越好。最后，进行横向截骨术。通常每侧需要进行 3 处截骨，其顺序为高、横、低到低。

（3）撑开移植物必须切割得更长，更接近头侧，以确保截骨术后骨性穹隆闭合。之后必须在骨性穹隆区域上进行移植物 – 鼻中隔 – 移植物的 3 层缝合固定。

原则

- 鼻根高度的增加随着对应的移植物的高度和长度考量是渐进性的，从筋膜（F）开始，然后是筋膜覆盖颗粒软骨（DC+F），最后是筋膜包裹颗粒软骨（DC–F），用于填补鼻根区的发育不全。
- 外侧截骨术的选择基于对于鼻骨侧壁的移动程度，从不截骨、从低到高截骨，到在 95% 的情况下足够好用的从低到低截骨。
- 内侧斜向截骨术可用于非常宽的外扩鼻背。注意：医师应该专注于缩小背侧宽度，而不仅仅是基底骨性宽度。
- 双平面截骨术和横向截骨术可以有效地改变最突出的外侧壁。

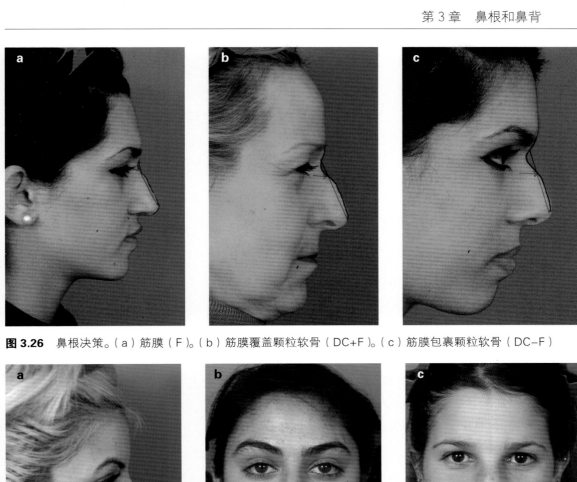

图 3.26　鼻根决策。(a)筋膜(F)。(b)筋膜覆盖颗粒软骨(DC+F)。(c)筋膜包裹颗粒软骨(DC–F)

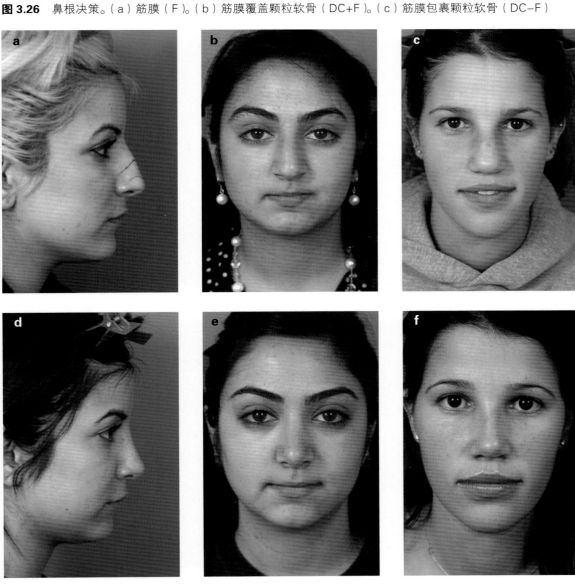

图 3.27　鼻背决策。(a、d)高鼻梁。(b、e)宽鼻梁,(c、f)突出的侧壁

案例研究：非对称的骨性鼻拱

分析

一名 27 岁的患者鼻子不对称且有鼻外伤病史，未经治疗（图 3.28）。在功能上，她的左外鼻阀受阻。从美学上说，患者被鼻子偏斜、鼻背突出和整体太大所困扰。技术上的挑战是调直非常不对称的骨性鼻背和整个鼻子，同时创造出更小、更精致的外观。鼻中隔的重新定位对于拉直鼻子和打开外鼻阀是绝对必要的。两侧不同的截骨术方式改善了骨骼固有的不对称性。撑开移植物比通常的移植物更长（25mm），并将其置于更高的骨性鼻拱中，以确保其稳定性。在鼻背进行了筋膜移植以确保其光滑度。

手术技术要点

（1）采集颞深筋膜。

（2）显露鼻背和鼻中隔。

（3）修出 6mm 长的边缘条和黏膜隧道备用。

（4）鼻背渐进性降低：骨 0.5mm，软骨 3mm。

（5）尾侧鼻中隔切除术：3mm。

（6）鼻中隔采集，然后将鼻中隔尾侧从左向右复位。

（7）不对称截骨术：右侧双水平截骨，左侧从低到低截骨。

（8）鼻小柱支撑和鼻尖缝合：鼻小柱支撑移植物缝合（CS），穹隆成形缝合（DC），穹隆间缝合（ID），穹隆均衡缝合（DE）。

（9）鼻背筋膜移植和鼻尖筋膜移植。

（10）鼻翼切除：右侧 1.7mm，左侧 2.0mm。

（11）将鼻翼缘支撑移植物缝合到边缘切口中。

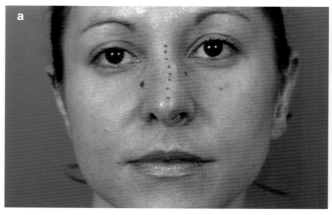
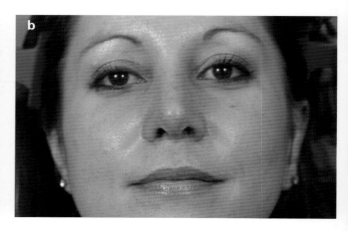

图 3.28 （a、b）鼻子不对称的患者

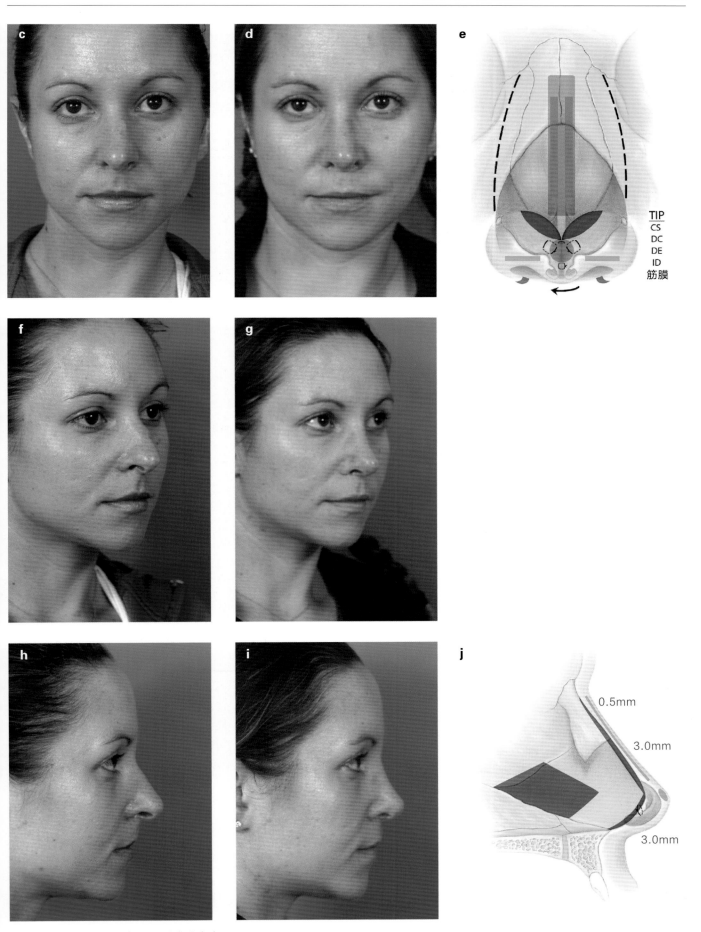

图 3.28（续）（c~i）鼻子不对称的患者

决策：3级

鼻根： 降低鼻根并不像人们希望的那样简单或有效（图 3.29）。因此，应该谨慎考虑是否有可能大幅度降低鼻根，切勿基于大幅度降低鼻根的需求来设计"全有或全无"的手术计划。不要过度降低鼻背去适应大量降低鼻根的需要。在手术计划和执行中，重要的是将鼻根区域与鼻背分开。通常，我先用骨锉渐进性降低骨性鼻背，再用剪刀降低软骨性鼻拱。最初的鼻背降低是保守的。然后将有双重防护的骨凿插入骨性穹隆的头侧边缘。将手柄向上拉至45°，然后用锤子敲击。敲击几次后，应触碰要去除的骨量。如果满意，则继续轻敲直到撞击声变沉闷为止，这提示骨凿撞击到颅骨。旋转骨刀将鼻根部骨块从鼻额骨缝处脱节。如果不太容易移除骨块，则可以通过眉毛下方的小切口将 2mm 的骨刀横穿鼻根。

鼻背： 如前所述，鼻背隆起发生了巨大变化（图 3.30）。我不再使用鼻中隔作为固体移植物或多层的耳廓移植物，而是使用筋膜包裹颗粒软骨移植物。由于绝大多数的隆鼻需求都是亚洲患者、鼻修复或重建病例提出的，因此我将对这种技术进行深入讨论。至于高加索人的初次鼻整形，通常需要垫高 1~3mm，可以使用双层筋膜（F）或带非常小坡边的筋膜包裹颗粒软骨（DC–F）移植物，其最厚点位于鼻尖上区。我会在手术边台制作这些患者的鼻背移植物。筋膜用别针固定在硅胶块上。将切成颗粒的软骨按需要的量放置在筋膜上，将筋膜折叠起来，并用 4–0 普通肠线缝合边缘。用手指尖塑形该移植物，直至满意。这些移植物的量总是要稍微保守一点儿，其实我们可以在其深层（通常在鼻尖上区域）放置少量颗粒软骨来进一步垫起它。多数过度切除的鼻修复病例中需要在骨性鼻拱上具有最大的丰满度，而大多数亚洲人的鼻子则需要厚度均匀的移植物。

原则

- 降低鼻根时规划要保守一些，但对于具体要移除多少骨量则要相对积极一些。
- 双重保护的骨凿比钻头更安全一些。
- 作为鼻背移植物，筋膜包裹颗粒软骨移植物已取代了鼻中隔或耳软骨。
- 可个性化设计筋膜包裹颗粒软骨移植物以适应鼻背缺损，其范围可以从半长到全长，厚度也可以在 2~8mm 范围内设计。
- 筋膜包裹软骨移植物不能做得比顾客的需求大，因为其不太容易吸收。

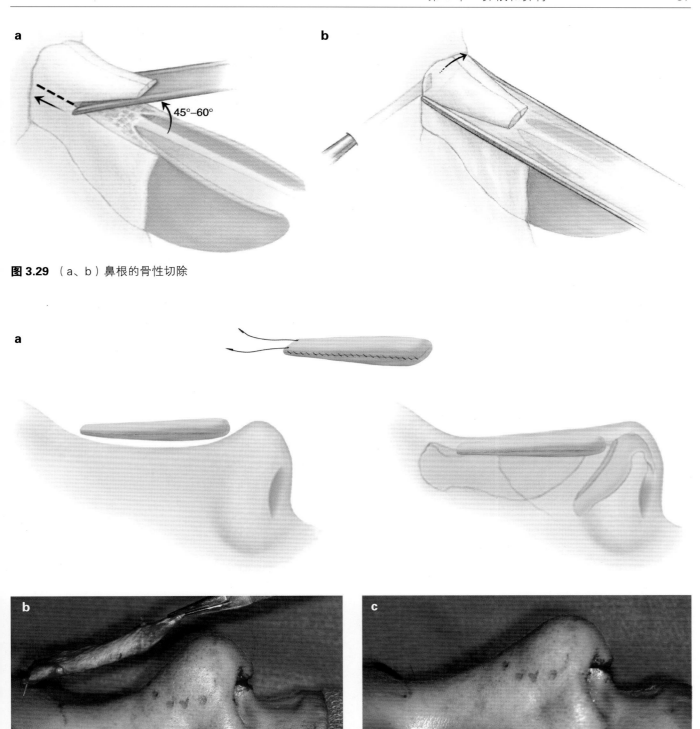

图 3.29 （a、b）鼻根的骨性切除

图 3.30 （a~c）用筋膜包裹颗粒软骨（DC–F）做的鼻梁垫高

**案例研究：
降低鼻根**

分析

　　一名 19 岁的波斯血统女孩觉得自己的鼻子太大、太宽、太不吸引人了（图 3.31）。再加上皮肤罩厚使得其鼻根饱满，给人的印象是鼻子始于眉毛。触诊提示鼻根饱满是软组织性的而不是骨骼性的。行剥离眉头内侧的肌肉切除术产生了清晰的鼻根定位，并且还降低了从内侧眉头到睫毛线的鼻子起点。骨性鼻拱的宽度明显变窄，总共需要进行 8 处截骨，并使用长的撑开移植物进行稳定。

手术技术要点

　　（1）最大限度地去除鼻尖和鼻背处的皮下脂肪。

　　（2）在鼻根区域最大限度地切除肌肉。

　　（3）渐进性鼻背降低：骨 2mm，软骨 4mm。

　　（4）鼻中隔尾侧切除 5mm 和前鼻棘切除。

　　（5）鼻中隔采集。

　　（6）骨性鼻拱最大限度收窄：内侧斜向截骨术、双平面截骨术和横向截骨术。

　　（7）撑开移植物向高位放置于骨性鼻拱。

　　（8）插入鼻小柱支撑移植物和鼻尖缝合；鼻小柱支撑移植物缝合（CS），穹隆成形缝合（DC）和外侧腿凸起缝合（LCC）。

　　（9）将开放式结构鼻尖移植物缝合到穹隆和鼻小柱上。

　　（10）鼻翼楔形切除和鼻翼缘支撑移植物。

　　（11）前额中间的内镜剥离，没有做颞侧的缝合。

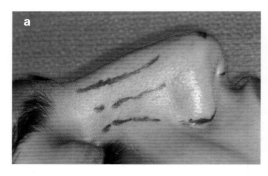
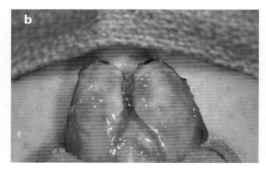
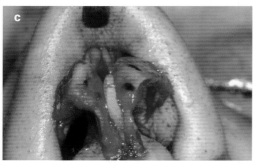
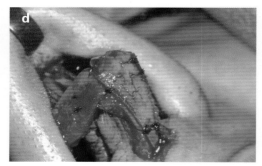

图 3.31 （a~l）19 岁波斯血统女孩的鼻整形

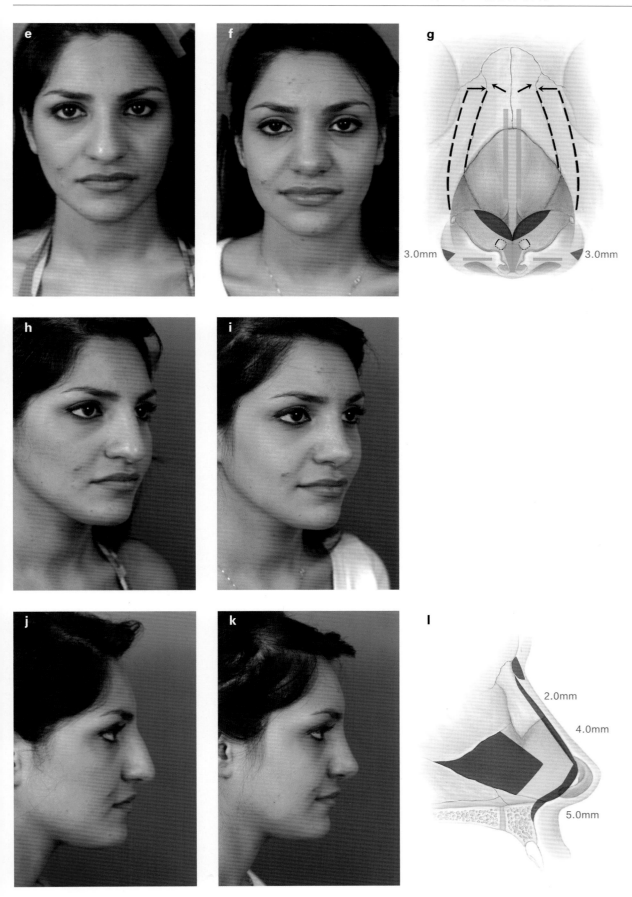

图 3.31（续）

参考文献

[1]　Aiach G, Gomulinski L. Resection controlée de la bussé nasal osseuse au niveau de l'angle naso-frontal. Ann Chir Plast 27: 226, 1982.

[2]　Byrd S, Hobar PC. Rhinoplasty: A practical guide for surgical planning. Plast Reconstr Surg 91: 642, 1993 .

[3]　Daniel RK. The radix. In: Daniel RK (ed) Aesthetic Plastic Surgery: Rhinoplasty. Boston: Little, Brown, 1993.

[4]　Daniel RK, Lessard ML. Rhinoplasty: A graded aesthetic anatomical approach. Ann Plast Surg 13: 436, 1984.

[5]　Daniel RK, Farkas LG. Rhinoplasty: Image and reality. Clin Plast Surg 15: 1, 1988.

[6]　Daniel RK, Letourneau A. The superficial musculoaponeurotic system of the nose. Plast Reconstr Surg 82: 48, 1988a.

[7]　Daniel RK, Letoumeau A. Rhinoplasty: Nasal anatomy. Ann Plast Surg 20: 5, 1988b.

[8]　Gruber R, Chang TN, Kahn D et al Broad nasal bone reduction: An algorithm for osteotomies. Plast Reconstr Surg 119: 1044, 2007.

[9]　Guerrosantos J. Nose and paranasal augmentation: Autogenous, fascia, and cartilage. Clin Plast Surg 18: 65, 1991.

[10]　Guyuron B. Precision rhinoplasty. Part I: The role of life-size photographs and soft-tissue cephalometric analysis. Plast Reconstr Surg 81: 489, 1988.

[11]　Guyuron B. Guarded burr for deepening of nasofrontal junction. Plast Reconstr Surg 84: 513–516, 1989. Updated, Plast Reconstr Surg 106: 1417, 2000.

[12]　Lessard ML, Daniel RK. Surgical anatomy of the nose. Arch Otolaryngol Head Neck Surg 111:25,1985.

[13]　Miller TA. Temporalis fascia graft for facial and nasal contour augmentation. Plast Reconstr Surg 81: 524–533, 1988.

[14]　Nievert H. Reduction of nasofrontal angle in rhinoplasty. Arch Otolaryngol 53: 196, 1951.

[15]　Parkes ML, Kamer, F, Morgan, WR. Double lateral osteotomy in rhinoplasty. Arch Otolaryngol 103: 344, 1977.

[16]　Rohrich Rj, Hollier, LH. Versatility of spreader grafts in rhinoplasty. Clin Plast Surg 2: 225, 1996.

[17]　Rorhrich RJ, Gunter JP, Deuber MA et al The deviated nose: Optimizing results using a simplified classification and algorithmic approach. Plast Reconstr Surg. 110: 1509, 2002.

[18]　Rorhrich RJ, Muzaffar, AR, Janis, JE. Component dorsal hump reduction: The importance of maintaining dorsal aesthetic lines in rhinoplasty. Plast Reconstr Surg 114: 1298, 2004.

[19]　Shah AR, Constantinides M. Aligning the bony nasal vault in rhinoplasty. Facial Plast Surg 22: 3, 2006.

[20]　Sheen, JH. Aesthetic Rhinoplasty. St. Louis: Mosby, 1978.

[21]　Sheen JH. The radix as a reference in rhinoplasty. Perspect Plast Surg 1: 33, 1987.

[22]　Sheen JH. Rhinoplasty: Personal evolution and milestones. Plast Reconstr Surg 105: 1820, 2000.

[23]　Skoog T. A method of hump reduction in rhinoplasty. Arch Otolaryngol Head Neck Surg 101: 207, 1975.

[24]　Tardy MA Jr, Denneny, JC. Micro-osteotomies in rhinoplasty. Facial Plast Surg 1: 137, 1984.

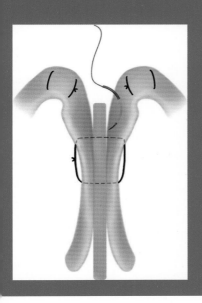

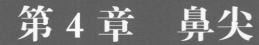

　　鼻尖手术仍然是鼻整形手术中讨论最多且最不容易理解透彻的一部分。鼻尖手术基 **引言**
于解剖学、美学、分析（Anatomy、Aesthetics、Analysis）这 3 个关联的"A"。体积、宽
度、轮廓清晰度、突出度、上下旋转度和形状的 6 个鼻尖特征都与下面的解剖结构和覆
盖表面的美观相关。外科医师要学会区分掩盖在鼻小叶之下的内在鼻尖，以及内在因素
和外在因素对鼻尖本身的影响。接下来的内容可能是在本书最具争议性的一部分，尽管
有很多变化，但我将只展示两个鼻尖手术操作。这两个手术中都有开放式鼻尖缝合和开
放式鼻尖移植。通过这两项操作，外科医师可以矫正 95％的鼻尖畸形。操作中的每个步
骤都有非常详细的介绍，读者必须好好掌握。新手外科医师只要掌握两个相互关联的手
术，就能很好地了解手术的因果关系和特殊优势。本章可以作为所有鼻尖手术的基础。
本书其他部分还讨论了对各种有特色的鼻尖畸形实施的技术应用。

概述

由于鼻尖解剖学、患者期望和手术选择的广泛变化，鼻尖手术可能异常复杂。为了克服这种复杂性，我倾向于采取渐进性的鼻尖手术策略（译者注：适合欧美、中东、南亚等非东亚人群），从外科医师容易掌握的，再扩展到难度等级增加的情况（图 4.1）。

等级 1：五步鼻尖缝合技术。开放式入路和鼻尖缝合相结合，彻底改变了鼻尖手术的操作，使外科医师能够控制宽度、突出度、表现点和鼻尖上转折这些鼻尖特征。缝合方面提供了一种分级控制的鼻尖成形方法。5 个步骤如下：①创建对称的鼻翼缘支撑移植物。②插入并固定鼻小柱支撑移植物。③用于鼻尖塑形的缝合。④用于鼻尖宽度控制的穹隆间缝合。⑤鼻尖重定位缝合以产生鼻尖上转折（图 4.2）。使用标准可吸收缝合线的方法相对简单，将适用于至少 60% 的鼻尖。只要外科医师在缝合张力方面保守控制，所有缝合的鼻尖将比首次解剖暴露时更加对称和精致（译者注：更适合非东亚的欧美、南亚、中东等人群，在东亚人群中也可以产生微妙的改善性变化）。医师必须做好手术记录，因为外科医师必须在每次术后患者复诊时从自己的外科手术因果关系中得到成长、教训。显然，正确的判断只能来源于手术中获得的经验。

等级 2：进阶的缝合和附加鼻尖移植物。一旦外科医师对鼻尖缝合技术有了相当程度的经验，则可以采用额外的缝合线来处理关于不对称和过宽等更多挑战性的鼻尖。均衡缝合使穹隆顶部对齐，而下外侧软骨外侧腿凸起缝合减少了外侧腿的凸起。当然，还有一种方法是在缝合的鼻尖上应用附加的"鼻尖精细化移植物"，它可以为鼻尖提供必要的形状和表现点，从而提升和细化最终效果。

等级 3：结构鼻尖移植物。不同于附加移植物的任务是强化缝合鼻尖后的表现力，结构鼻尖移植物则直接取代鼻尖解剖结构。这种情况下，通过皮肤看到的鼻尖表现点是由鼻尖移植物产生的而不是鼻翼软骨产生的。大多数结构鼻尖移植物是简单的高尔夫球蒂形状的盾牌形移植物（译者注：其实可以有更多形式），其插入鼻翼结构内或位于大翼软骨穹隆上方以实现更大限度的鼻尖形态表现力。这些移植物能够在先前切除鼻翼软骨操作的二次或修复性病例中作为独立的功能实体实现有效的鼻尖表现。

简化鼻尖手术：直到 5 年前，我才意识到 95% 的初次鼻整形手术其实都是 1 级手术和 2 级手术。这一事实意味着外科医师只要掌握一项手术——开放式缝合技术或可选的附加移植物技术（译者注：对该作者的患者群体而言）便可以获得良好的结果。掌握一个可以针对每个特定患者个性化要求的渐进式操作细节将会具有革命性的意义。除非你想要做剩下的 5% 的 3 级难度的病例，否则不需要为掌握 10 种不同的鼻尖操作而挣扎。同样，我不建议采用封闭式入路方法进行鼻尖缝合，因为我的经验表明它很少能达到开放式方法所能实现的对称性或精确性。

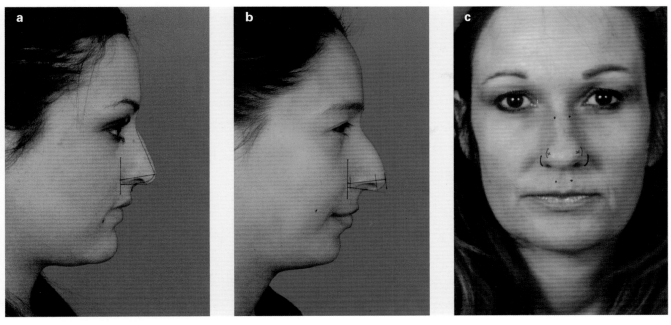

图 4.1　（a~c）鼻尖分析。 视频⊙ （a）1 级。（b）2 级。（c）3 级。请参阅本章末尾的案例研究

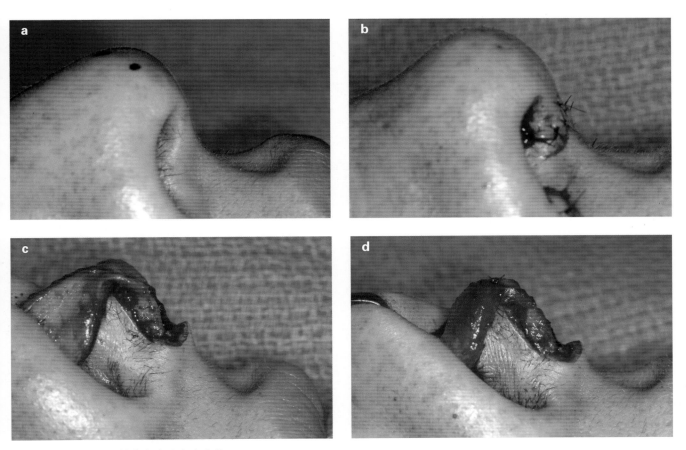

图 4.2　（a~d）鼻尖缝合产生的术中变化

案例研究：鼻尖缝合

分析

一名 20 岁的女孩抱怨说自己的鼻梁太突出了，她的鼻尖太下垂了（图 4.3）。她想要一个更小、更可爱的鼻子。她的鼻子没有功能上的问题。该患者证实了我们用简单的鼻尖缝合技术可以显著改变鼻尖。外侧腿没有经历破坏稳定的切除或切割。而且，在该薄皮肤下面不需要植入开放式结构鼻尖移植物或多层鼻尖移植物。从正面看，她的鼻尖变化非常明显。鼻尖缝合技术彻底改变了隆鼻术，它使外科医师能够以最小的操作动作对鼻尖进行显著而可控的改变。

手术技术要点

（1）进行手术前鼻尖分析和采用开放式入路。

（2）创建对称的边缘条——宽度从 12mm 减小到 6mm。

（3）渐进性降低鼻背：骨骼（1mm），软骨（3mm）。

（4）缩短尾侧鼻中隔（2.5mm），切除前鼻棘（ANS）。

（5）鼻中隔采集。

（6）从低到低截骨术和横向截骨术。

（7）双侧撑开移植物。

（8）插入鼻小柱支撑移植物和鼻尖缝线：鼻小柱支撑移植物缝合（CS），穹隆成形缝合（DC），穹隆间缝合（ID），鼻尖定位缝合（TP）。

（9）鼻槛切除术（右侧：2mm；左侧：2mm）。

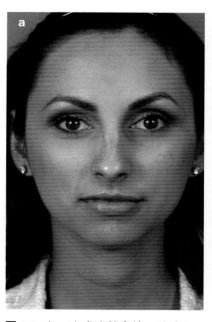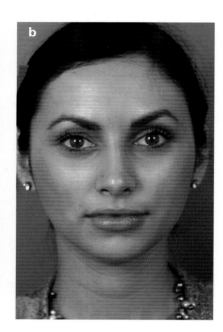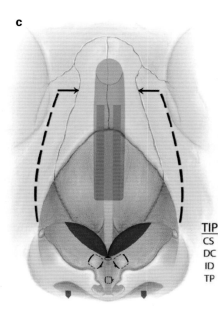

图 4.3 （a~j）鼻尖缝合前、后对比

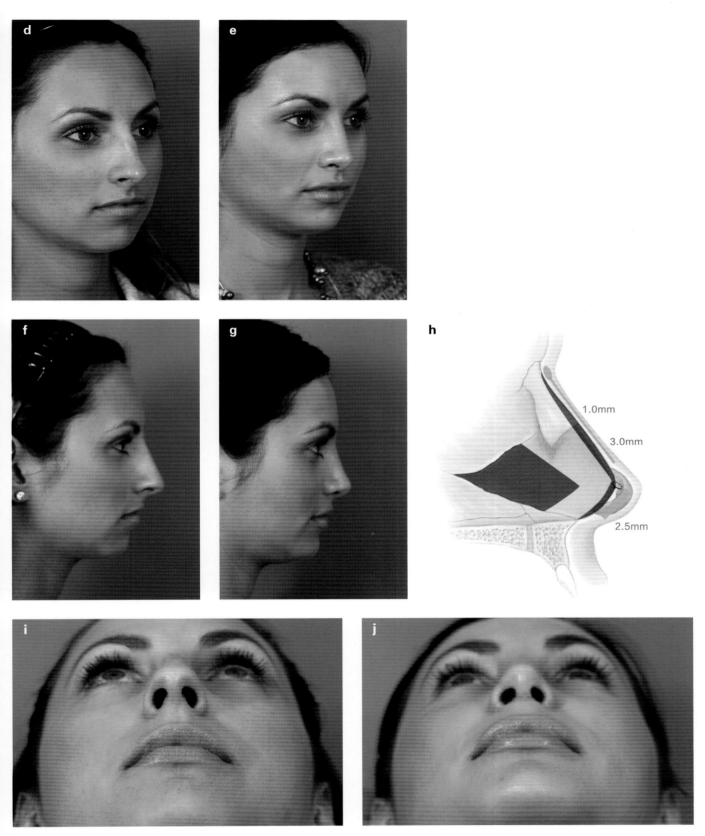

图 4.3（续）

鼻尖解剖

基于广泛的新鲜尸体解剖和开放式隆鼻术中的术中观察结果，我将大翼软骨分为 3 个部分（内侧、中段和外侧），每个部分由两个节段组成，这两个节段具有独特的美学意义上的连接点（图 4.4）。

内侧腿：内侧腿是鼻小柱的主要组成部分，可细分为两部分：下脚板节段和上鼻小柱节段。脚板的大小、形状和角度各有不同。鼻小柱上段代表鼻小柱的细腰部分，其总长度与鼻孔长度相关。

鼻小柱 – 鼻小叶交界处：在成对的垂直定向的中间腿和发散成角的中间腿之间存在明显的连接。它标志着从鼻根到鼻小叶的过渡，通常对应于鼻孔尖上下 1~2mm 的区域。这也是鼻小柱"双转折"的断点。

中间腿：正如 Sheen（1987）最初所定义的那样，中间腿始于鼻小柱与鼻小叶的交界处，并止于外侧腿。它可以细分为鼻小叶部分和穹隆部分。鼻小叶节段的形状在宽度和长度上会很多样，这可能会对鼻尖的形状产生深远的影响，例如，较短的节段会产生弯曲的鼻尖。鼻小叶段在头侧中线紧挨在一起，但在尾端发散，类似于一本打开的书。穹隆节段从标志着其与鼻小叶下节段过渡的内侧结节一直延伸到标志着其与外侧腿交界处的外侧结节，并包绕着穹隆切迹区域，从而确定了鼻小叶的软三角或鼻小叶的软组织面。穹隆段的形状从凹到平滑到凸起的都有。

穹隆关节：穹隆关节处是精致鼻尖的关键标志，标志着从中间腿到外侧腿的过渡。鼻尖表现点始终位于穹隆关节连接线上。从解剖学上讲，最美观的配置组合就是凸起的穹隆部分与相邻的凹形外侧腿。人们正试图用一种缝线构造这种结构。

外侧腿：外侧腿可细分为外侧小腿和附属软骨环。外侧小腿是鼻小叶的主要组成部分，并影响其形状、大小和位置。其每个边界都有外科意义。在头侧，在外侧腿和上外侧软骨之间散布着芝麻样的软骨，存在着"卷轴样的形态"。在侧面，腿从鼻孔边缘向后走行，并逐渐缩小。另外 3 个关键因素很重要：形态、方向轴和曲面轴向。根据相对的凹度和凸度，人们已将结构细分为 6 种形状。严重凹入的外侧腿会产生尖锐夹捏样的鼻尖，但可以通过翻转而不是切除多余的头部外侧腿来轻松进行矫正。

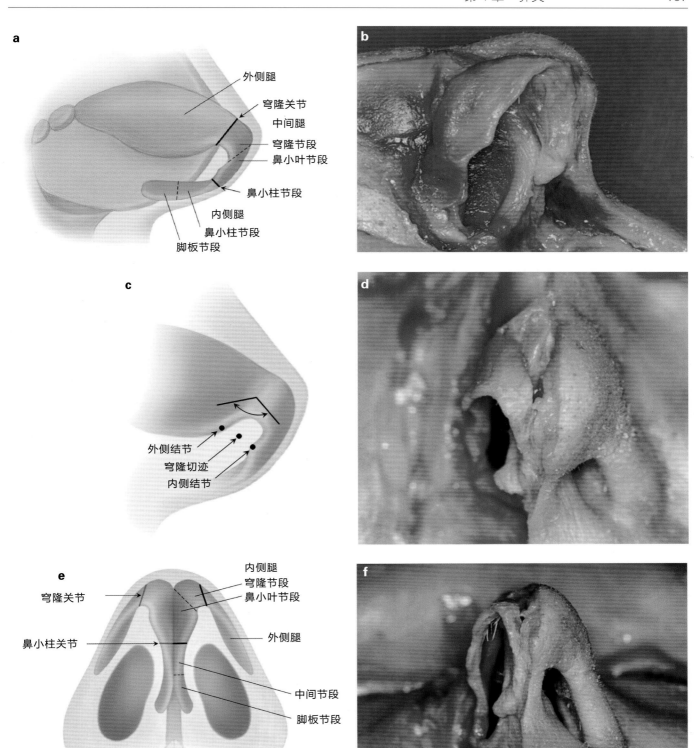

图 4.4 （a~f）鼻尖解剖

**美学：
内在因素**

尽管提前对鼻尖进行的分析可能是比较主观的，但我们仍然必须做出决策并制订好手术计划。分析的目标是确定该鼻尖特点是什么以及它们与理想值的偏差程度。多年来，我发展出一套有助于决策的 6 个标准。这些决策标准包括 3 个内在的鼻尖因素（体积、表现点和宽度）和 3 个附加的因素（突出度、上下旋转程度和位置），这些因素可以是内在的、外在的或两者兼有（图 4.5）。每种标准可以分为正常或异常，从轻度、中度到重度。尽管该系统最初令人困惑，但仍迅速得到应用，并成为制订手术计划的决策工具。

体积：鼻尖体积与外侧脚的大小相关。从本质上讲，人们可以评估外侧脚的大小、形状和轴线。在 90% 的女性隆鼻手术中，都进行了程度不同的外侧脚的头侧切除术，减小了体积，减少了卷轴形成时的重叠，并降低了外侧脚的内在凸起。该切除产生了 3 个美学上的改进：①使鼻尖变小。②衬托出鼻尖从而改善鼻尖表现力。③稍微向上旋转鼻尖。这也使鼻尖缝合更加容易。

表现点：表现点是一个真实的美学概念，它暗示着鼻尖的细节程度、精细度和角度。表现点在解剖学上是由穹隆节段的凸度和外侧脚的凹面之间的相邻关系确定的，上覆的皮肤要么揭示要么掩盖其表面的表现点。与最佳鼻尖表现点相关的解剖结构是具有相邻凹入的外侧脚的凸起的穹隆部。永远不要忘记皮肤罩的重要性（图 4.6）。

宽度：宽度是指穹隆之间的距离，很容易在两个鼻尖表现点之间的皮肤表面上测量得出。理想的穹隆间宽度通常与人中支柱和鼻背线的宽度相关。

形状：几乎每个临床医师都能识别若干鼻尖形状，包括 3 个 "B"（宽度 Broad、球形 Ball 和盒形 Boxy），3 个 "P"（匹诺曹 Pinocchio、夹捏 Pinched 和括号 Parenthesis）以及无数其他形状。这些形状中的每一个都表示一定的解剖畸形组合；更重要的是，它们代表了一组潜在的术后问题。例如，盒形鼻尖通常由较厚的鼻翼软骨组成，但是较弱的鼻翼侧壁很容易在术后塌陷，除非使用鼻翼缘支撑移植物来支撑。

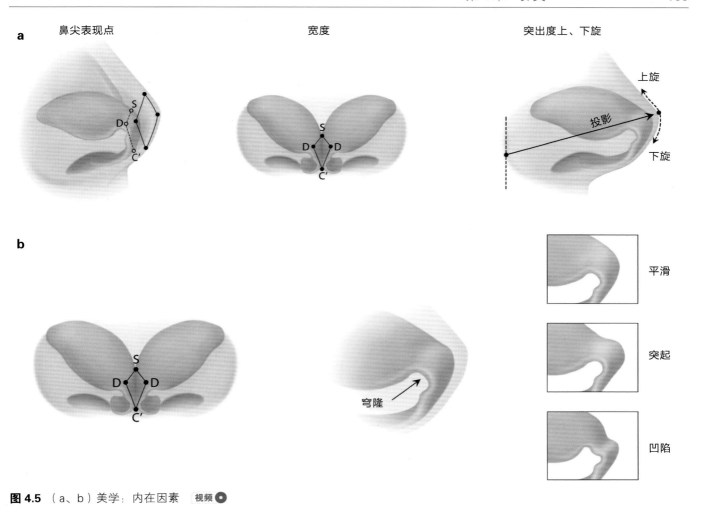

图 4.5 （a、b）美学：内在因素 视频 ⊙

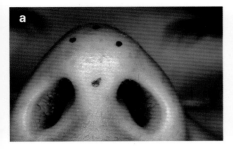
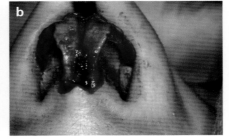
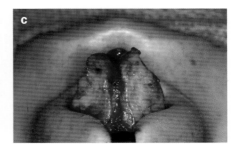

图 4.6 （a~c）手术中的美学

美学：
外在因素

固有特性由鼻翼软骨的构造决定。外部因素通常由邻近的支撑结构决定（图 4.7）。一个典型的例子是高拱形的张力鼻。整个鼻尖的突出度可能是过度的，但是一旦切除了较大的鼻背驼峰和较长的尾侧鼻中隔，鼻尖就可能因为鼻翼软骨较小，体现出本质上的缺陷了。因此，我们必须学会分析导致这种情况的内在因素和外在因素（图 4.8）。

突出度： 鼻尖突出度可以定义为从面部垂直面穿过鼻翼沟到鼻尖的距离。根据 Byrd（1993）的研究，理想的鼻尖突出度被认为是理想的鼻背长度的 2/3，而理想的背侧长度又是理想的中间面高度的 2/3。它由内在的软骨构造、外在的结构基台或两者共同决定。可以垂直测量从鼻小柱转折到鼻尖突出度线的固有突出度。例如，真正的匹诺曹鼻尖是由于极长的软骨引起的，而最常见的过度突出鼻尖是由于大的软骨拱顶将鼻尖向外推而引起的。手术中，首先消除外在因素，然后在必要时进行内在因素所致鼻尖畸形的修改。

上下旋转： 鼻尖旋转可以很容易地用鼻尖角度来定义，该角度是从经鼻翼沟垂直线到鼻尖的距离。女性的角度为 105°，男性的角度为 100°。从解剖学上讲，它是由内在的软骨构造、外在的结构基台或两者共同决定的。例如，鼻尖可以被大的外侧腿（内在）、突出的尾侧鼻中隔（外在）或两者同时向下推动。明确病因以设计理想的手术方案至关重要。本质上，可以评估 3 个"腿"中的每一个，然后通过触诊尾侧鼻中隔 / 前鼻棘做出诊断。

位置： 鼻尖位置是指鼻尖沿鼻背线延伸的位置，在缩短长鼻子时应特别注意。从本质上讲，通常会切除头侧外侧（内生）和尾侧鼻中隔（外生）以缩短鼻子。当然，鼻中隔鼻小柱移植物证明了延长背长而不改变旋转的概念。另一个要记住的至关重要的关系是，鼻背线可能会因鼻根点（N）的变化而显著地受到影响，这会使求美者产生一种幻觉，即鼻尖位置已经发生改变。例如，增加鼻根将使鼻背更长，并产生一种提示，即鼻的轮廓更加依赖鼻尖。

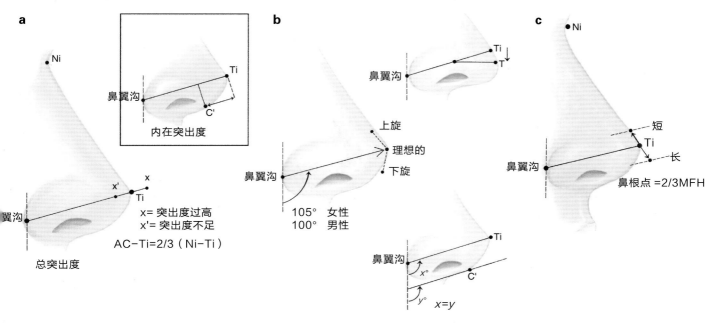

图 4.7 （a~c）美学：外在因素

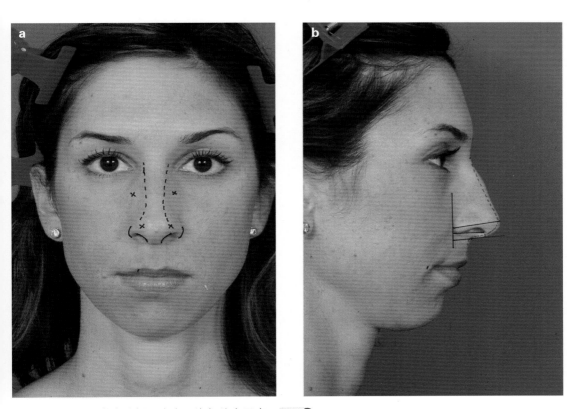

图 4.8 （a、b）患者分析：内在因素与外在因素　视频 ◉

开放式入路

切口：在切开切口之前，我重新绘制了经鼻小柱的切口。我仍然更喜欢 Goodman 最初带两翼的倒 V 形切口（图 4.9）。绘制一个 3mm 的等边倒 V 形，其顶点在鼻小柱转折以下的鼻小柱的最窄点。然后延伸为横断鼻小柱切口。用非优势手固定鼻小柱，使用 11# 刀片完成倒 V 形切口，然后使用 15# 刀片横跨两翼，小心翼翼地划过软骨上方的皮肤。标准的软骨下切口由 3 个部分组成：外侧脚、穹隆和鼻小柱区域。外科医师使用 10mm 的双钩拉开鼻翼缘，然后用无名指提供反压力。沿着鼻翼软骨的尾缘切开一个切口。软骨下切口的鼻小柱部分被放置在鼻小柱的侧边缘后 2~3mm 处，因为这会简化随后的小柱支撑的缝合。

暴露：暴露包括 2 个步骤：暴露软骨和鼻背。完成切口后，采用三点牵引的鼻小柱至鼻尖解剖技术（图 4.10）。助手用一个小的双钩向上拉动鼻翼缘，并用一个钩将穹顶向下拉。然后，术者用一个小的双钩抬起鼻小柱皮肤，并使用有角度的折角剪刀向上解剖。通常有必要在两侧之间来回切换，并且在接近穹顶时要格外小心。向上拉起皮肤，同时用 10mm 双钩将穹顶向下拉，使皮肤抬离软骨。然后在中线处进入鼻背空间。用钝尖剪刀进入覆盖中隔角的区域，并在鼻背上方的无血管空间内进行解剖。

尽管"小柱到鼻尖的"暴露是很经典的方法，但是双向暴露技术易于学习，在结瘢痕的二次修复性鼻尖中非常有用（图 4.11）。本质上，首先进行标准的软骨下切口，然后使用钝尖的肌腱剪刀在外侧脚上进行解剖。继续朝着穹顶方向进行解剖。通过软骨下切口的鼻小柱部分将鼻小柱皮肤从软骨上剥起。然后，将短小的皮肤节段从经鼻小柱切口处剥离至先前的解剖游离范围。

鼻尖分析：暴露完成后，重要的是要花点儿时间中场休息一下并重新评估操作计划。提出以下问题：①鼻翼解剖结构可以让我执行原定计划的操作吗？②缝合线会起作用吗？③为了获得必要的表现点，是否需要附加移植物？④鼻翼是否如此庞大、变形或过度突出，以至于需要进行穹顶切除加上结构鼻尖移植物吗？

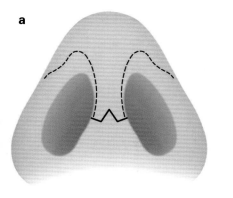

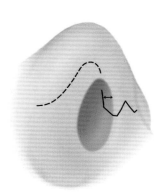

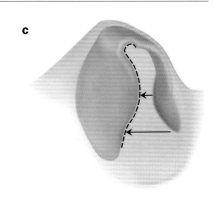

图 4.9 （a~c）切口　视频 ⊙

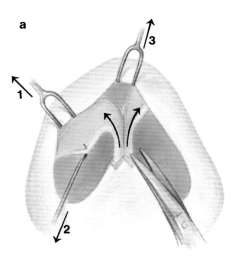

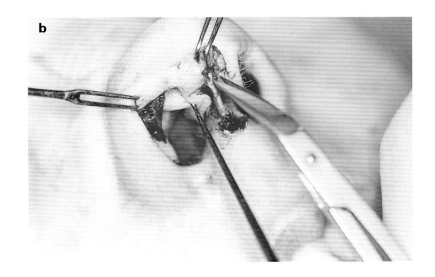

图 4.10 （a、b）暴露：鼻小柱到鼻尖　视频 ⊙

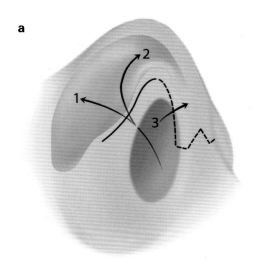

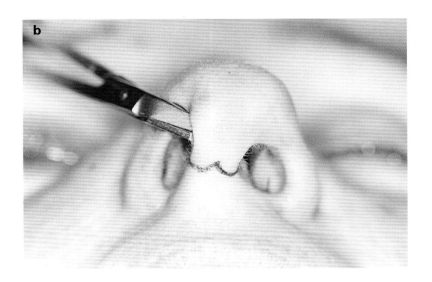

图 4.11 （a、b）暴露：双向　视频 ⊙

鼻尖缝合技术：总览

毫无疑问，由于患者的期望和解剖学差异，鼻尖手术是隆鼻手术中最复杂、最容易令人沮丧的一部分手术。在我编写的第一本书中，我陷入了将其编写成百科全书并介绍大量手术技巧的陷阱中。今天，我发现在我的 85% 的初次鼻整形病例中，我使用了鼻尖缝合技术，植入了来源于切除的软骨的附加移植物（表 4.1、表 4.2）。其余 15% 则包括鼻尖变化很小的闭合鼻整形术（10%）或适合较大鼻尖变化的开放式结构鼻尖移植物（5%）。

我于 1987 年发表了有关开放式缝合的第一篇论文，在随后的 20 年中，我研究出一些理论。第一，鼻尖缝合可有效地实现永久性鼻尖的细化。第二，该技术不必很复杂，而是可以相继添加，直到实现所需的鼻尖变化为止。第三，可以使用特定的缝合实现每个鼻尖的特性。比如说，采用鼻尖成形缝合的鼻尖塑形。第四，缝合线材料始终应该是可吸收的 PDS 缝合线，这可消除长期以来存在的穿出或感染的问题，表面涂色（紫罗兰色）以改善可见度，可吸收线（5-0 PDS 缝合线）通常较细，并且连在短而尖的针（PS3）上。第五，在整个缝合过程中将不对称性降至最低，最终结果总是比原始不对称情况有所改善。第六，我们只应使用所需数量的缝合线以达到所需的鼻尖塑形，而不必在每个鼻子中放置 8 根缝合线。第七，我会毫不犹豫地拆掉不合适的缝合线，以免尖锐的穹顶会在皮肤上露出来，而过于垂直的鼻小柱会导致太长的鼻小叶。第八，缝合线应绑在理想的张力点上，既不要太紧也不要太松。如果无法避免犯错，请避免产生过度的张力，而应始终保持较小的张力。第九，在缝入缝合线之前无须破坏黏膜，我们只是将缝合线穿过软骨而没有穿过下面的黏膜。如有必要，可以在缝入缝合线之前对下面的黏膜进行局部麻醉，以免穿透。第十，必须了解手术的因果关系，因此请保留缝合线的详细图，并在每次术后随访时参考。更好的是，从 4 种不同的角度拍摄照片并打印出来，每次术后访问时都要查看它们。

最近，我感觉似乎有些外科医师教授鼻尖缝合技术的方式不太对。传统上，大家花很多精力将重点放在每种单独缝合的直接和间接后果上。而我现在正好从不同的角度讲授鼻尖缝合技术，即要实现什么鼻尖特性以及会选用哪种缝合方法来实现其目标。幸运的是，该操作是成序列的，并且是一种真正的"边缝合边观察"的方法。一旦获得所需的细化效果，便会停下来。

请注意，许多术者对同一种缝合方法的叫法不同。我一直试图按照缝合的原意尊重缝合的原始名称。其他人可能没有遵循同样的规律，因此各种说法之间可能产生混淆。幸运的是，缝合比它的名字更重要，也更有生命力。

表 4.1　鼻尖的各种因素和对应的鼻尖缝合方法

体积	切除外侧脚
突出度	鼻小柱支撑
表现点	穹隆成形缝合
鼻尖宽度	穹隆间缝合
鼻尖位置	鼻尖定位缝合
不对称性	穹隆均衡缝合
内、外侧脚凸起	外侧脚凸起缝合
其他表现点突出度	附加移植物（鼻尖精细化移植物，TRG）

表 4.2　开放式的缝合技术：操作步骤　视频⚪

步骤	外科技术	效果	使用率或注意事项
步骤 1	对称性边缘条带形成	降低体积	99%
	头侧外侧脚切除	更多可缝合的部分	保留 6mm
步骤 2	带支撑缝合的鼻小柱支撑移植物	增加突出度	99%
		避免下垂	
步骤 3	穹隆成形移植物左、右侧	增强表现点	95%
步骤 4	穹隆间缝合	降低鼻尖宽度	90%
		塑造鼻尖钻石形态	
步骤 5	穹隆均衡缝合	增加对称性	75%
步骤 6	外侧脚凸起缝合	降低外侧脚凸起的程度	20%
		软骨脚的调直	
步骤 7	鼻尖定位缝合	增加突出度	75%
		增加上旋	不要过度
步骤 8	附加鼻尖精细化移植物	增加表现点	40%
		增加突出度	
步骤 9	鼻翼缘支撑移植物	支撑鼻翼缘	10%~15%

步骤 1: 对称性边缘条（鼻尖体积减小）

目的

我几乎在所有情况下都切除了外侧腿的头侧部分，以减少鼻尖的体积并增加用于缝合的软骨的延展性。切除还会使软骨的突出度产生明显变化。当存在明显的外侧腿凹陷时，不能做这种切除，这时要通过折叠或翻转该凹陷处来对其进行治疗。

技术

使用开放式入路在鼻尖上方剥离皮肤。同时要分析软骨的形态大小和对称性。重新评估手术计划，以根据解剖学发现决定是否需要进行任何更改。改变手术计划的一个例子是，如果在大翼软骨中发现明显的凹陷，就要用外侧"折叠"而不是切除的方法来治疗。使用卡尺和记号笔在鼻翼软骨上标记切除线。切除线标记距尾侧缘 6mm（图 4.12）。保留 6mm 的边缘条可以便于缝入任何必要的塑形缝合线，并为鼻孔的边缘提供足够的支撑，这样能防止任何鼻翼缩回。但是，在绘制切除线时，有 3 点很重要：①最初的 6mm 宽度是绘制在外侧腿的最宽点的。②然后，将线适当修正以保留穹隆切迹的自然宽度。③线是沿着外侧腿的尾侧边界横向保留 6mm 的宽度的（图 4.13）。画完线后，将对鼻翼软骨下面的黏膜表面进行局部麻醉，以利于解剖。然后用镊子夹住软骨，并使用 15#刀片沿标记的切除线切开外侧腿。软骨的实际切除始于穹隆切迹，然后侧方横向推进。切除区域为沿卷轴连接区走行的上侧外侧软骨头侧。尽量切出完整的软骨，因为通常要将其用作附加的鼻尖精细化移植物（TRG）。

原则

- 通过切除外侧腿来减少鼻尖的体积。
- 修剪外侧腿，形成对称的边缘带，然后缝合。
- 保留 6mm 宽的边缘带，以便支撑和缝合。
- 沿着外侧腿的尾侧边缘，切除线在两端逐渐收窄。
- 很少有必要缩窄穹隆切迹区域。

对称边缘带

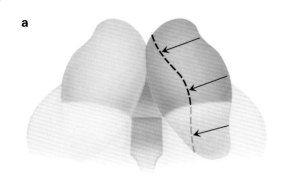

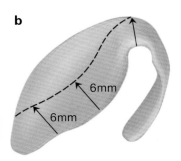

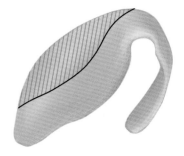

图 4.12 （a、b）对称性边缘条 视频 ▶

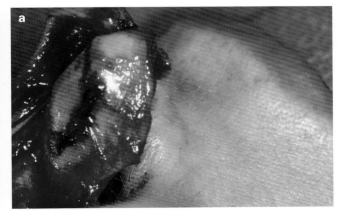

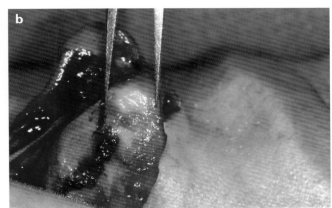

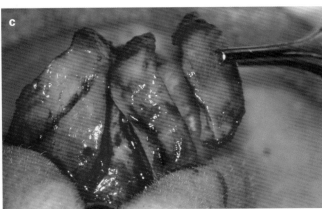

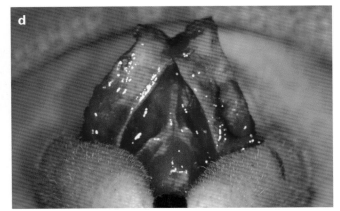

图 4.13 （a~d）对称性边缘条的术中操作

步骤 2：鼻小柱支撑移植物缝合（鼻尖突出度）

目的

鼻小柱支撑移植物缝合有 3 个用途：获得适宜的鼻尖稳定、鼻尖突出度和鼻小柱形状（图 4.14）。支撑移植物在消除术后微笑时的鼻尖下垂的同时，还有促进垂直和突出度的作用。将鼻翼缝在支撑移植物上形成了一个统一的鼻尖复合体，还改善了对称性。同样重要的是，支撑移植物为鼻小柱提供了一个刚性的内在形状，从而使其在一定程度上与尾侧鼻中隔可能产生的偏斜相隔离。

技术

主要的 3 个步骤是成形、植入和缝合固定。尽管形状可以改变，通常将鼻小柱支撑移植物切割成 20mm 长、2.5mm 宽、1.5mm 厚。理想的移植物材料来自犁骨 – 鼻中隔软骨，因为它的硬度和厚度（图 4.15），使用 15# 刀片很容易将其修成所需尺寸。中点用笔标出。鼻翼软骨之间的受区位置很容易用解剖剪垂直向下、向前、向前鼻棘（ANS）方向撑开而形成。支架向下植入到其中点。然后，鼻翼向上抬高，向中线旋转，用 25# 针分别固定在支撑移植物上。针头插在紧挨着穹顶下方的中间腿上。在鼻小柱转折点上方的这种固定则会倾向于使鼻尖变得垂直。对称性对于穹隆定位和其与尾侧的关系很重要。可根据需要调整 25# 针以实现更好的对称。鼻小柱缝合用 5–0 PDS 缝合线通过垂直缝合来完成。针头在鼻小柱转折处进入，穿过鼻翼和支撑杆，然后在鼻小叶下的高处再次穿过，因此缝合线会完全没在中间腿内。

尽管一些外科医师为了暴露鼻中隔或充分的活动度而广泛地分离了鼻翼软骨，但这种手术需要完全重建内、外侧腿的关系。我更喜欢在鼻翼之间创造一个真正的囊袋，因为它保留了重要的"腿"间纤维连接，简化了支撑移植物的植入。

原则

- 不要过度分开内侧腿和中间腿。
- 鼻小柱支撑移植物最大的优点是，它能确保鼻小柱是直的，并使其适度独立于尾侧鼻中隔。
- 鼻小柱支撑移植物可以通过贯穿切口缩短，这样做可以降低突出度，避免鼻下区饱满。

鼻小柱支撑移植物植入

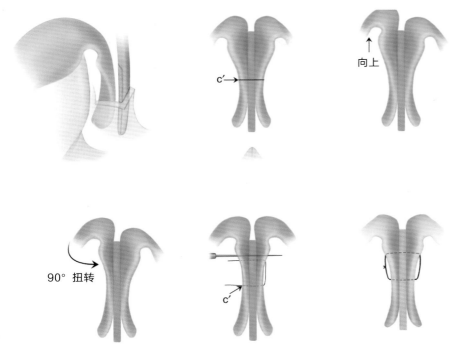

图 4.14　植入鼻小柱支撑移植物　视频 ⊙

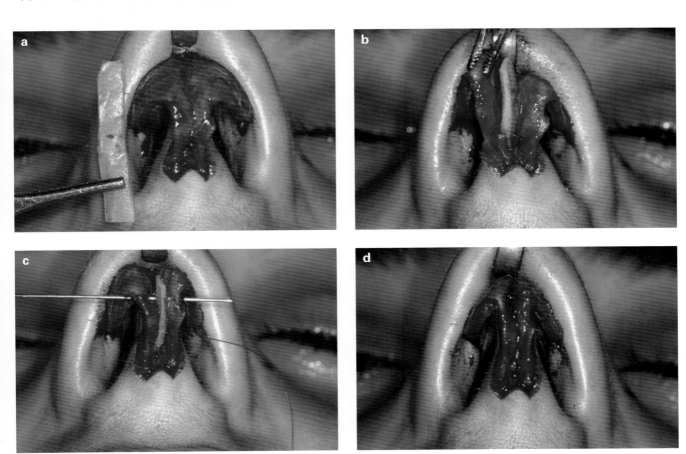

图 4.15　（a~d）植入鼻小柱支撑移植物术中

步骤 3：穹隆成形缝合（鼻尖表现点）

目的

穹隆成形缝合通过创造理想的美学鼻尖解剖形态，形成从平到凹各种形态的软骨（图 4.16），产生鼻尖表现点。基本上就是在穹隆切迹的位置进行水平褥式缝合，并勒紧以造一个凸起的穹隆节段旁边的凹陷的外侧腿。这种解剖结构在皮肤重铺时将产生一个非常有吸引力的鼻尖。在开放性鼻成形术中，这种形态并不是一种异常的形态，而是一种正常的解剖学形态。我们的目的就是复制最有吸引力的正常穹隆形态。

技术

虽然在概念上很简单，但外科医师必须能很轻巧熟练地实现穹隆成形缝合。我更喜欢使用一个短杆针（P3）带颜色鲜明的紫色可吸收缝线（图 4.17）进行缝合。先定位穹隆切迹。使用 Addson-Brown 软骨镊轻轻地挤压穹隆缝以确定缝合的确切位置和凸度。标记好所需的圆顶表现点。然后从内侧到外侧穿行水平褥式缝合线，在中线侧打结。逐渐拉紧，直到达到所需的穹隆凸度。其目的是在对称性地逐渐增加侧方凹度的同时，逐渐增加穹隆凸起。我们应该专注于这两个要点，而不必担心任何外侧腿的持续性凸出，这可以通过再缝一针来解决。我们应避免发生以下 5 个缝合错误：①太紧，可能导致皮肤较薄时出现尖锐的点。②太松，无法达到所需的表现点。③太靠近中线侧缝线，会使鼻尖产生掐尖样的形态。④太靠外位放置，则会延长鼻小叶下的长度。⑤不要试图修整个外侧腿，而要仅仅修改紧挨着穹隆的部分。与削弱边缘条强度并经常导致不平滑的波浪产生的切割或切除技术不同，穹隆缝合最初是可逆的，而且可根据软骨的硬度进行多次调整。与移植物不同的是，鼻尖缝合的表现点不存在显形、软骨萎缩或皮肤变薄等问题。

原则

- 要拥有识别出穹隆切迹的能力：它是定位穹隆成形缝合的关键参考点。
- 用 Adson-Brown 软骨镊轻轻挤压穹隆切迹，并确定所需的穹隆表现点的凸起程度和理想位置。
- 从内侧到外侧进行缝合，在中线区打结。
- 当你收紧的时候，穹隆部分会变得凸出。尽量避免令相邻的外侧腿太凹，否则就得植入鼻翼缘支撑移植物了。
- 不需要打结过紧。你其实可以考虑添加第 2 个穹隆成形缝合线。
- 要站在手术台的前面来评估对称性。

穹隆缝合法

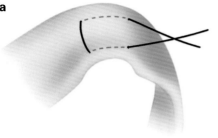

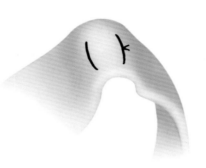

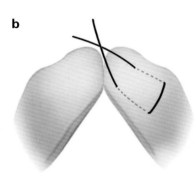

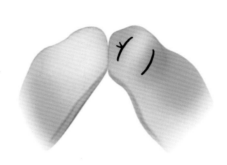

图 4.16（a、b）穹隆成形缝合　视频 ⊙

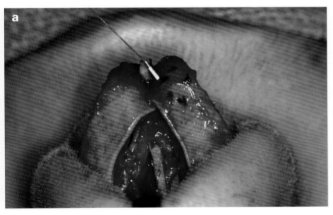

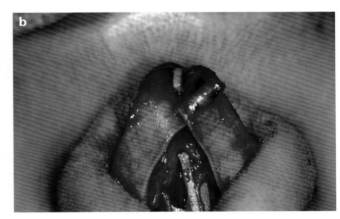

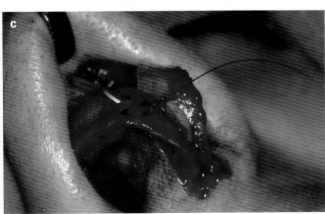

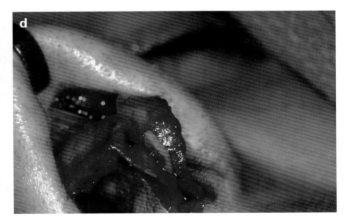

图 4.17（a~d）穹隆成形缝合术中

步骤 4: 穹隆间缝合（鼻尖宽度）

目的

穹隆间缝合可以控制穹隆和鼻小叶下的鼻尖宽度。这是一个简单的垂直缝合，始于一个与穹隆成形缝合线相邻的"腿"，在鼻小柱缝合线上方穿出，在对侧的同一水平穿出，然后穿出邻近的成形缝合线。线结逐渐收紧，直到达到理想的宽度。我们必须避免产生一个单一的鼻尖或将鼻小叶下区捏得太多。必须保持一个正常的穹隆发散角。一个聪明的做法是记住中间腿的常见解剖变量（图 4.18）。

技术

该缝合的简单性令其经常出现在鼻尖缝合操作步骤中（图 4.19、图 4.20）。由于鼻小柱支撑缝合线和穹隆成形缝合线已经就位，因此穹隆间缝合线的位置实际上预先已经确定了。缝合线刚好在左侧的穹隆成形缝合的结下方缝入，在中间腿上的支撑移植物缝合线上方穿出。然后，针头直接穿过右中间腿，穿出点在穹隆成形缝合线的结下方。唯一需要做决定的是要确定距离尾侧缘多远进针，打结有多紧。一般情况下，缝合线位于"腿"的尾侧缘 2~3mm 处。如果进针太靠近边缘，那么鼻小柱会过度变窄。而因为鼻小柱支撑移植物的原因，太远的位置又几乎是不可能的。缝合线逐渐收紧，以降低穹隆间宽度，而不是形成一个单一的鼻尖。记住"鼻尖钻石形态"的概念。同时，鼻小柱要在底部展开变宽，在中点变窄，鼻小叶下区应该逐渐变宽。因此，必须避免过度缩窄鼻小叶下区的鼻小柱。

原则

- 过紧的结会产生过尖的鼻尖，过松的结会产生过宽的鼻尖。
- 穹隆发散的正常角约为 30°。
- 偶尔鼻尖会显得太窄。使用较宽的鼻小柱支撑物和不使用穹隆间缝合可能增加穹隆的宽度。
- 与其他缝合一样，如果鼻尖形状良好，则没有必要做这个缝合。

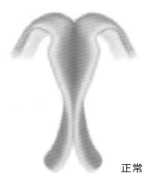
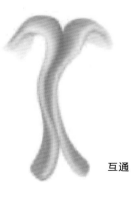
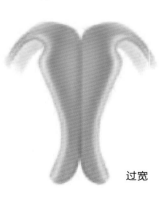

正常   互通   过宽

图 4.18 中间腿解剖变量

穹隆间缝合

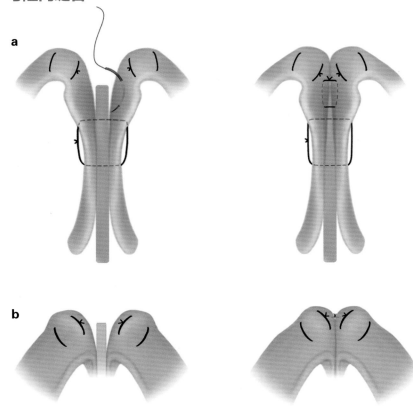

图 4.19 （a、b）穹隆间缝合 视频 ●

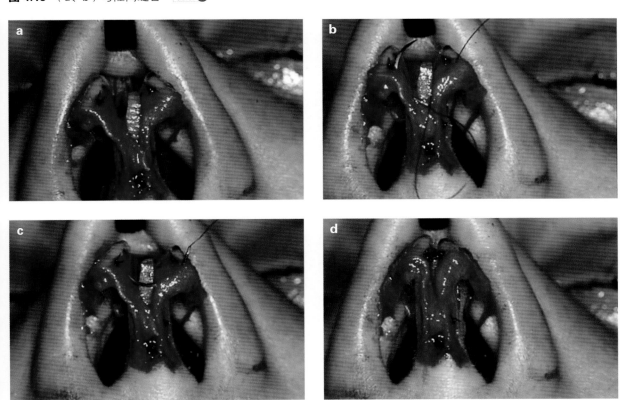

图 4.20 （a~d）穹隆间缝合术中

步骤 5：穹隆均衡缝合（鼻尖对称性）

目的

均衡缝合有利于确保鼻尖对称，通过进针并收紧穹隆节段的顶部边缘，直到软骨互相接触为止（图 4.21）。实际上，该缝合确保了鼻尖的对称性，形成了鼻尖钻石形的头侧点，并使得边缘条带的端部位置低于鼻尖表现点。尽管穹隆均衡缝合是保证鼻尖对称的主要因素，但是在缝合过程中的每一步都改善了鼻尖的对称性，包括缝合线固定了鼻小柱支撑腿和穹隆成形缝合。

技术

在所有的鼻尖缝合手术中，穹隆均衡缝合可能是最容易的、最难出错的。针头进入鼻头右穹隆下方，离穹隆节段 1.5~2.5mm，然后进入左穹隆下方离穹隆节段的 1.5~2.5mm（图 4.22）。然后打结，直到软骨互相接触。缝合线将两个凸的穹隆节段的头侧边缘连接在一起，从而形成了钻石尖形的顶点。线结被剪得很短，从而埋在边缘条带的头部边缘下面。同样地，它会使边缘的头侧边界低于尾侧边界，从而使鼻尖表现点向穹隆段的尾侧界移动。

原则

- 穹隆均衡缝合很常用，但不是每个患者都需要。
- 两鼻翼上的入针点的细微差异可用于微调鼻尖对称性。
- 该缝合往往创伤极小但收益很大。

穹隆均衡缝合

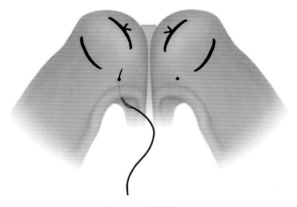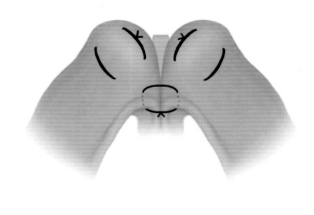

图 4.21　穹隆均衡缝合　视频 ⊙

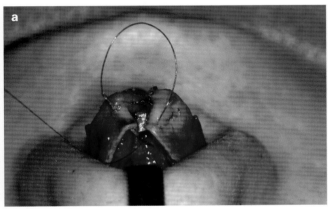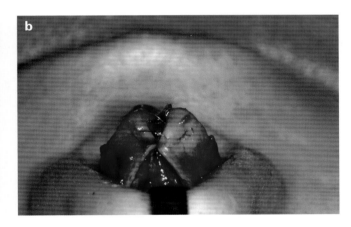

图 4.22　（a、b）穹隆均衡缝合术中

步骤 6：外侧腿褥式缝合（外侧腿凸起）

目的

Gruber（2005）首创的外侧腿褥式缝合（LCMS）彻底改变了我们对宽鼻尖以及宽鼻头、盒形鼻尖和球形鼻尖的治疗策略。这是一个简单的横向褥式缝合，缝合位置在有最大凸起点的外侧腿上（图 4.23）。凸起点用笔标记，然后从尾侧缘垂直于边缘条进行褥式缝合。从距尾侧边缘约 1mm 处进针，并从距头侧边缘 1mm 处出针，然后间隔 6~8mm 反向缝合，即自头侧到尾侧边界穿针。缝合线逐渐紧缩，直到凸度变平。

技术

外侧腿褥式缝合解决了鼻尖成形术中的难题之一：如何不对鼻翼软骨进行切割或切除，却能消除鼻翼缘条带的凸度和宽度。多年来唯一的解决办法是交叉指状切开或节段性切除术式及其衍生变化，但这最终会导致波浪皱褶形成或外侧腿的塌陷。因此，必须掌握这一缝合技术。而幸运的是，这一技术相当简单、直接。由于边缘条被切割后保留了 6mm，有足够的软骨起作用。当使用这种缝合术时，首先要标记凸起区域，然后在两侧旁开测量 3mm（图 4.24）。针头从尾侧缘让出约 1mm 缝入，并从头缘让出 1mm 穿出。然后从最大凸起的标记点横向移动一个相等的距离。针头从头侧缘让出 1mm 缝入，并从尾侧缘让出 1mm 穿出。线结逐渐收紧直到凸度消失。外侧腿应直或略凹。我们要避免系得太紧，因为它可能导致明显的凹陷。如果变化不充分，通常是因为软骨太硬，我们还可以添加额外的缝合线，通常是要选在原来的侧面的位置。为什么要从尾侧缘缝入缝合线？Gruber 更喜欢这种方法，因为它使线结不那么明显。可相比之下，我觉得头部的位置在某种程度上会压低头侧边缘，并且会把头部的边界扎在一起，当然这两个问题都可以通过于尾侧置针来避免。

原则

- 创建 6mm 宽的对称鼻翼缘条带有助于将来进行外侧腿褥式缝合。
- 根据经验，可以将缝合线缝入 3~4 mm 宽的边缘条带中，这种宽度的边缘条带通常在二次修复类手术中常见。
- 如果要避免穿透黏膜、暴露缝合线，可以在缝合前在凸起区域下方注射局部麻醉药。

外侧腿褥式缝合

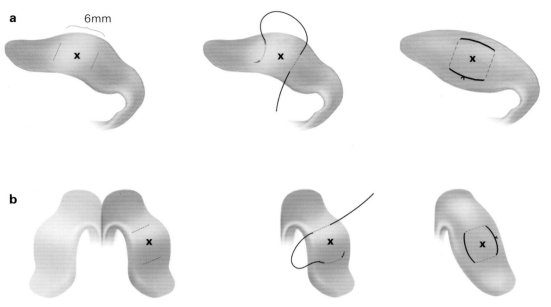

图 4.23 （a、b）外侧腿褥式缝合　视频 ⦿

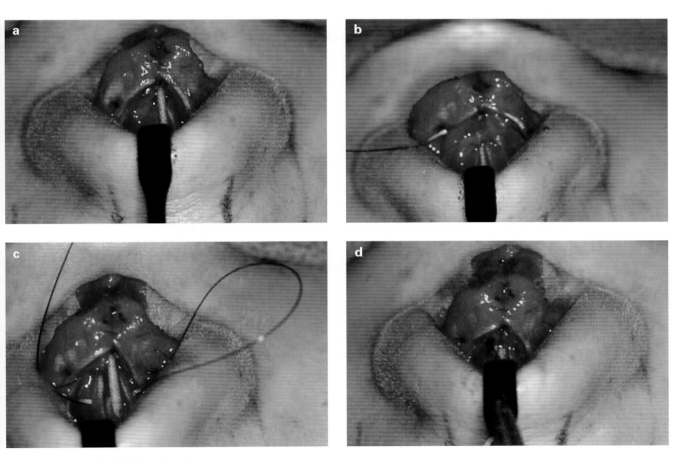

图 4.24 （a~d）外侧腿褥式缝合术中

步骤 7：鼻尖定位缝合（鼻尖旋转和突出度）

目的

　　鼻尖定位缝合实现了鼻尖旋转和突出度增加，进而创造了大多数患者想要的鼻尖上转折（图 4.25）。它的缝合线是鼻小叶下黏膜和前背侧鼻中隔之间的 1 条简单的横向缝合线。它是通过一个开放入路从上部用 1 个带中型针（FS2）的 4-0 PDS 线来实现的。当线结被拉紧时，鼻尖会向上旋转，并在鼻背线上突出，从而形成鼻尖上的高度差。刚开始，我们要反复盖上皮肤，评估效果。要小心点，过度旋转也会是一个灾难。

技术

　　尽管过度拉紧可能会产生灾难性的后果，但鼻尖定位缝合实现了两个非常理想的鼻尖特征——鼻尖旋转和足够的鼻尖突出度，以产生鼻尖上转折。但在我们创建理想的内在的鼻尖之前先不要这样缝。一旦满足了鼻尖的宽度和表现点，最终位置就变得至关重要。我使用带 FS2 针头的 4-0 PDS 缝合线。术者要站在手术台的一端。缝合是横向的，从鼻小叶下黏膜开始穿过，也可以带上鼻小柱支撑移植物（图 4.26）。下一针要穿过距前鼻中隔角 3~4mm 后的背侧鼻中隔，通常还要避开撑开移植物。一般来说，我会做 2 次尝试，重新覆盖皮肤，并评估一下效果，然后再考虑继续增加缝合。缝合线一般从不系紧。更确切地说，缝合线是一个环，要使鼻尖高于前鼻中隔角。其目的是稍微上旋鼻尖，同时为鼻尖提供额外的支撑，从而创建所需的鼻尖上转折。我发现这种缝合方法比 Gruber 的鼻小柱 – 鼻中隔缝合更有效，而且鼻小柱变形的风险更小。同样，我也不喜欢使用卯榫技术，该技术令鼻翼软骨在尾侧鼻中隔的两侧扭转，还得用缝合线固定。而且问题是，一旦将鼻翼缝合到鼻中隔，就不能对上旋和突出度进行精细的分级调整。与之相对照的是，在形成理想的鼻尖后再做鼻尖定位缝合，则可以渐进性地调整张力。

原则

- 鼻尖位置的缝合线是所有鼻尖缝合线中最有力的一种，决不能绑得太紧！
- 缝合针穿过上部中间脚后面的鼻小柱黏膜。无须挂上鼻小柱支撑移植物。
- 判断缝合线效果最好的方法是尝试一下线结的效果，铺上皮肤，进行评估。太松总比太紧好。

鼻尖定位缝合

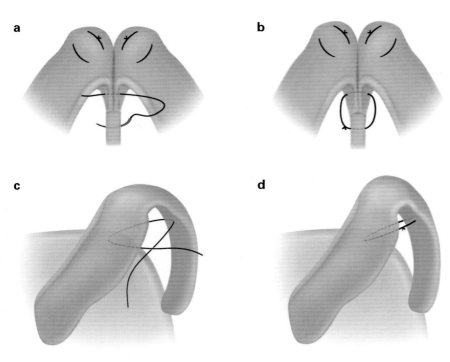

图 4.25 （a~d）鼻尖定位缝合　视频 ▶

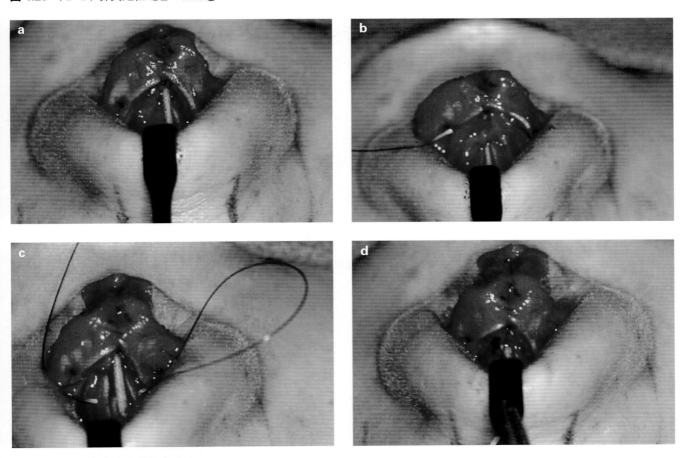

图 4.26 （a~d）鼻尖定位缝合术中

步骤 8：附加移植（鼻尖精细化）

目的

一旦完成缝合，就可以添加切除的鼻翼软骨做成的小鼻尖移植物以提供额外的改进（图 4.27）。它们是真正的"鼻尖精细化移植物（TRG）"，作为"增强物"添加到最终缝合的鼻尖上，而不是整合式地参与鼻尖结构。

技术

只要可能，就要用好切除的鼻翼软骨，因为它们相当柔韧，容易成形，并可以多层使用。与硬性的鼻中隔软骨或耳甲软骨相比，这类移植物通过皮肤显形的风险很小。它们有 5 种类型（图 4.28）：

（1）穹隆鼻尖精细化移植物。这种移植物突出了穹顶的表现点，并且相对较小（8mm×4mm）。它们缝在穹隆成形缝合线之上。采用单层或双层形成所需的表现点。

（2）盾牌形鼻尖精细化移植物。它们都是盾牌形的，具有明显的背侧边缘，以此产生穹隆的表现点。移植物的肩部要缝合到穹隆切迹处。另一个"支持"移植物可以放置在"盾牌"的后面，以维持鼻尖，使之更靠近尾侧端。

（3）钻石形鼻尖精细化移植物。这些移植物的形状是菱形钻石状的，覆盖整个鼻尖菱形钻石区域，使鼻尖与鼻尖小叶的其余部分形成高度差并缝合于两侧穹隆切迹、鼻小柱转折点和外侧腿头侧的中线接合处。

（4）折叠型鼻尖精细化移植物。这些移植物的形状类似一长的钻石，但在最宽的地方发生转折，较短的一端向后折。移植物在圆顶上方突出 1~2mm。从本质上说，我们可以用它推动穹隆表现点向尾侧移，还同时实现表现点和突出度增加。

（5）组合型鼻尖精细化移植物。以上 4 种移植物的任何组合都可以达到特定的目的。一种方法是插入多个盾牌形和钻石形材料以增加体积。另一种是先加一个穹隆移植物，然后在其上弯处加一个钻石形移植物，以突显较厚皮肤下的鼻尖钻石形态。

从本质上说，这些移植物也掩盖了所有的不对称性。如果移植物太显形，首选是去除它们。如果移植是绝对必要的，比如说要矫正不对称的鼻尖而皮肤又太薄，那么可以考虑加盖筋膜移植物。

原则

- 尽可能用好切除的鼻翼软骨作为附加鼻尖精细化移植物。
- 这些移植物能加强缝合产生的效果。
- 如果有疑问，先取掉移植物。
- 筋膜移植物可覆盖薄皮包裹下的隐藏的移植物。

最后拍照

关闭皮肤前，务必拍摄 4 张鼻尖特写（宏观视图）照片。角度应该是自上而下、侧方、仰视斜位和仰视位。将 4 张照片打印在同一页上，并将其放在患者病历中的手术记录图表旁边。在每次手术后随访中回顾手术记录图表和鼻尖照片，这能教会我们对于手术的逻辑思辨。

附加移植

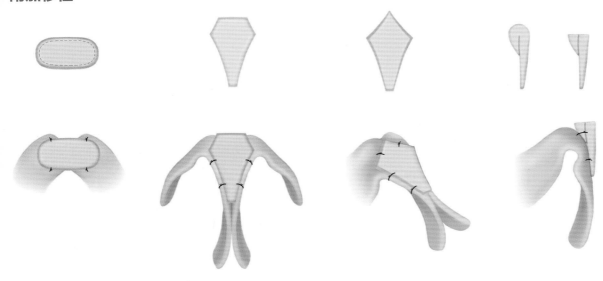

图 4.27 附加鼻尖精细化移植物（TRG） 视频 ⏺

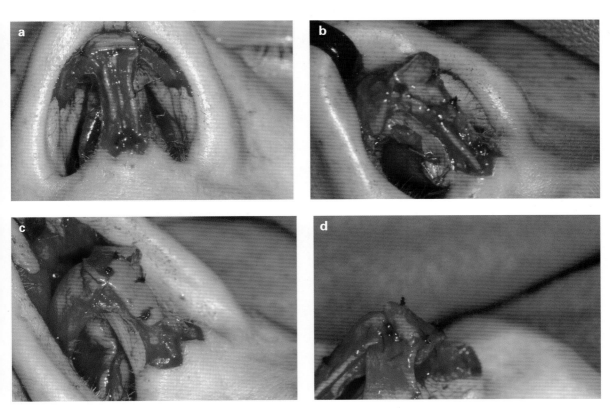

图 4.28 鼻尖精细化移植物（TRG）的类型。（a）穹隆鼻尖精细化移植物。（b）盾牌形鼻尖精细化移植物。（c）钻石形鼻尖精细化移植物。（d）折叠型鼻尖精细化移植物

步骤 9：鼻翼缘移植（鼻孔缘形状）

目的

在二次修复病例中，鼻翼缘支撑移植物可以用来矫正鼻翼缘的回缩。然而，随着鼻尖缝合技术越来越流行，它们的使用率也急剧增加。鼻翼缘支撑移植物抵消了鼻尖缝合对鼻翼缘形状的细微影响，如鼻翼缘收缩和鼻翼缘凹陷。将小而修边的硬性软骨（8~10mm长、2~3mm宽）沿鼻翼缘皮下放置（鼻翼缘支撑移植物，ARG）或缝合至真正的边缘切口[（鼻翼缘结构移植物，ARS）]，其选择取决于鼻翼缘变化的严重程度（图 4.29）。

技术

移植物通常是由鼻中隔或切除的软骨拱材料雕刻而成的。但总的来说，我发现切除的鼻翼软骨太弱了。尺寸为 8~12mm 长、2~3mm 宽，在头侧的宽度和厚度都是逐渐变细的。

鼻翼缘支撑移植物（ARG）： 鼻翼缘支撑移植物可以从软骨下切口的内侧进行植入，也可以从鼻翼基底黏膜表面的刺穿切口进行植入（图 4.30a、b）。然后在距鼻翼 2~3mm 的位置做一个皮下囊袋，并与鼻翼边缘平行。我们不要进行解剖，或展开鼻翼缘，否则会导致不可挽回的边缘扭曲。直接将移植物插入囊袋中，可以看到鼻翼缘退缩和凹陷状况的立即改善。始终注意检查移植物末端朝向鼻尖的位置，以避免将来的鼓包形成或软组织某个面的变形。用标准方式缝合软骨下切口。我们应该预料到患者会询问到这些移植物，特别是有些人会好奇地用手指去摸。要告诉患者，随着时间的推移，移植物会软化，体积会减少 50%。事实上，大多数患者只要得到肯定的答复，就会接受这个移植物。

鼻翼缘结构移植物（ARS）： 当鼻翼边缘极度薄弱，与原来的外鼻阀塌陷问题共存时，就要将该移植体缝合到真正的边缘切口，而不要用最初的切口（图4.30c、d）了。从边缘切开囊袋，但一定不要展开鼻翼缘。移植物被放置在囊袋中。移植物通过4~0个铬肠线缝合到切口处。有时，末端可能过于僵硬，过于靠近鼻尖，导致鼻尖隆起或软组织某个面变形，治疗方法则是切除过长的部分。避免发生这类问题的方法则是通过仔细的触诊和检查，然后在关闭前进行适当修剪。侧方移植物太长会造成鼻孔基底偏宽，再次切除是很好的解决方法。

原则

- 如有指征，鼻翼边缘移植是必要的，而不是选项。
- 术者从手术台头部方向进行详细检查，能看出来鼻翼缘的退缩；而从手术台腿的一侧进行检查，则能看出来鼻翼缘凹陷的问题（正如盒形鼻尖中那样的问题）。
- 仔细雕刻移植物和仔细放置移植物同样重要。
- 移植物太小比移植物太长更可取。
- 鼻孔的变化是非常立体的，所以也要仔细检查鼻孔。

鼻翼缘支撑移植物（ARG）和鼻翼缘结构移植物（ARS）的移植

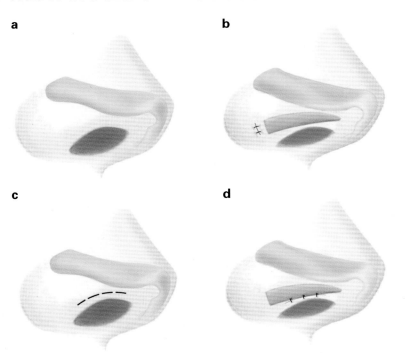

图 4.29 （a~d）鼻翼缘支撑移植物（ARG），鼻翼缘结构移植物（ARS）　视频 ⦿

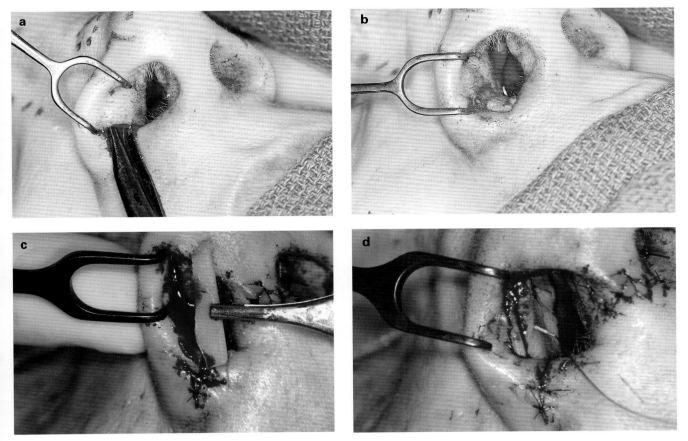

图 4.30 （a、b）鼻翼缘支撑移植物（ARG）。（c、d）鼻翼缘结构移植物（ARS）

开放式结构鼻尖移植物

开放式结构的鼻尖手术包括一个鼻小柱支撑移植物和一个通过开放式手术入路缝合到中间腿的盾牌形鼻尖移植物。它起源于 Johnson（1990）作为在内路手术时代一个令人赞叹的"问题鼻子"解决方案。在过去的 10 年里，我对手术做了如下的修改：①尽可能地对天然解剖型的穹隆进行穹隆缝合而不是穹隆切除。②根据需要改变内、外侧腿支撑移植物的形状和大小。③鼻小柱鼻中隔缝合线在突出度和旋转方面起到调整作用，而不是仅仅依赖于鼻尖移植物。④认识到手术的局限性。

适应证：我将适应证分为 3 组：①严重畸形，需要切除穹隆节段，然后进行掩饰性移植。②严重畸形，穹隆缝合不足以矫正问题，需要进行移植。③中等畸形，需要进行缝合调整的尝试，但是可能还会做一个手术中增加鼻尖移植的决定。这种从重度到中度的"反向"思维方法与我的习惯不同，我倾向于仅在最困难的病例中使用破坏性重建（移植物鼻尖）鼻尖技术。对于以下情况：①不对称和异常形状。②宽度或表现点大的畸形。③突出度或上旋较大的不足。④大多数种族和唇裂鼻。我会做开放式结构鼻尖移植。

技术：虽然大家最初的印象是，这是一个固定的刚性程序，但事实是开放式结构的鼻尖移植可以有很大的变化，以适应不同的鼻尖。

步骤 1：头侧边缘条带。暴露鼻翼软骨后，我会重新评估我的术前分析和手术计划。我倾向于早期切除"腿"的头侧，以改善鼻背的显露以及鼻中隔入路（图 4.31a、b）。注意其目标是保留其对称的边缘带，而不是对称地切除。

步骤 2：鼻小柱支撑移植物。鼻小柱支撑移植物的形状、插入和固定都至关重要。在大多数情况下，我喜欢标准的 20mm × 3mm 的由鼻中隔软骨制成直的支撑移植物（图 4.31c、d）。当鼻小柱收缩或鼻小柱上唇角太锐时，我喜欢更长、更宽的鼻小柱支撑移植物。通过将 Stevens 剪垂直地从"腿"间向下造出植入囊袋，但至少距离前鼻棘 2mm 的缓冲可以避免支撑杆的咔嗒声。移植物用 25# 针临时固定。一针 5-0 PDS 的褥式缝合线在鼻小柱转折处穿过鼻小柱缝入。接下来，对穹顶要么进行缝合要么进行切除的修饰。

步骤 3A：穹隆修改（缝合）。我发现，在选用鼻尖移植物之前，穹隆成形缝合是一种很好的实现理想穹隆角度变化的非破坏性方法（图 4.31e、f）。我在大多数病例中采用穹隆缝合的方法，严重畸形时加以穹隆切除术。这些缝合术与用于开放缝合鼻尖（4.31c、d）所用的穹隆成形缝合相同。而穹隆均衡缝合和穹隆间缝合则不具有指征，因为穹隆间宽度将由鼻尖移植物的宽度来控制。

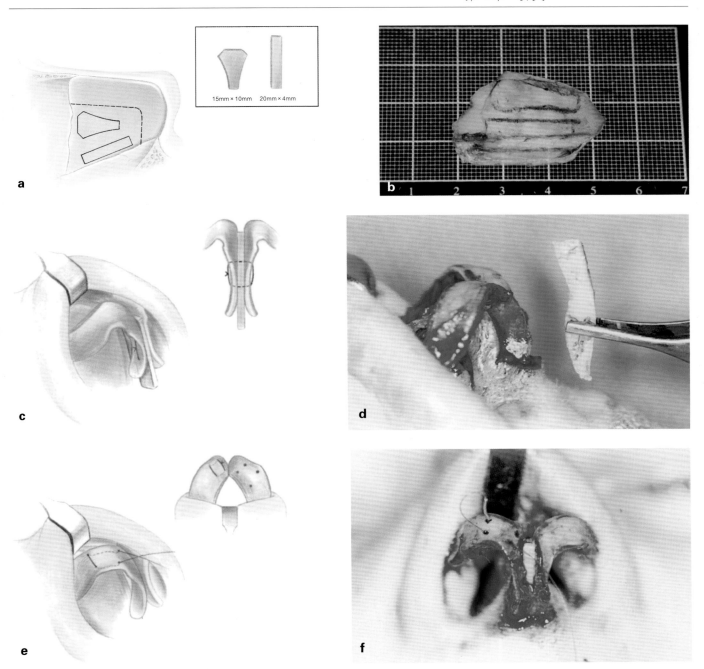

图 4.31 开放式结构鼻尖移植物（OST）。（a、b）对称边缘带。 视频 ⊙ （c、d）鼻小柱支撑。（e、f）穹隆缝合 视频 ⊙

步骤 3B：穹隆修改（切除）。穹隆节段切除是一个锥形的全宽度的穹隆节段切除（图 4.32a、b）。我会切除一个穹隆节段来造出较大的鼻尖改变。一旦"腿"的支撑移植物缝合到位，我就从鼻小柱转折点 6~8mm 处开始测量，并在中间腿鼻小叶段（一个通常与穹隆切迹内侧腿部对应的点）标记一个横向切口。然后在不穿过下黏膜的情况下进行切开，这是一种简化的方法，当然你也可以首先在此处补充注射一点儿局部麻醉药。将穹隆节段和外侧腿剥离开黏膜，在横切口处交叠，然后切掉多余部分，大概范围为 4~8mm。然后用 5-0 PDS 缝合线对切缘进行修补缝合。

步骤 4：移植物成形。我采取三阶段来塑造鼻尖移植物。其形状已经从盾牌形状进化为更锥形的高尔夫球座形状，整合在发散的中间腿之间。最初的三角形"块"有一 10mm 宽的上边缘，接着收窄切出 4mm 宽的下边缘，总长度为 15~18mm（塑形 1#）。然后，将背侧边缘修成斜角，两边肩都被修斜。侧面也要修边造出一个狭窄的腰部（塑形 2#）。一旦移植物缝合到位，最终的样子就在原位形成（塑形 3#）。

步骤 5：移植物放置。我现在认为移植物的放置要么是整合型的要么是突出型的（图 4.32c、d）。通常情况下，我会将移植物整合到叉开的中间腿处，使移植物的顶端略高于圆顶。我们的目标是通过强调预先存在的鼻尖，但不要任何显形的移植物来造出理想的鼻尖表现点和宽度。当皮肤较厚或需要大的改变时，在穹顶上方放置一个鼻尖移植物并形成新的鼻尖。当我们开始将移植物顶起到穹顶上方 2~3mm 处时，就有必要在移植物鼻尖后面添加一个帽状移植物了，以此提供支撑并填充无效腔。

步骤 6：缝合移植物。在大多数情况下，我用 4 针 5-0 PDS 缝合线固定移植物：2 针位于中间腿水平，两针位于鼻小柱切口正上方（图 4.33）。我会毫不犹豫地在穹隆顶的层面上增加缝合，以将移植物融入穹顶结构。如果移植物是成角的或不对称的，那么我将在主鼻尖移植物后面插入小的门挡形支持物或调平移植物。

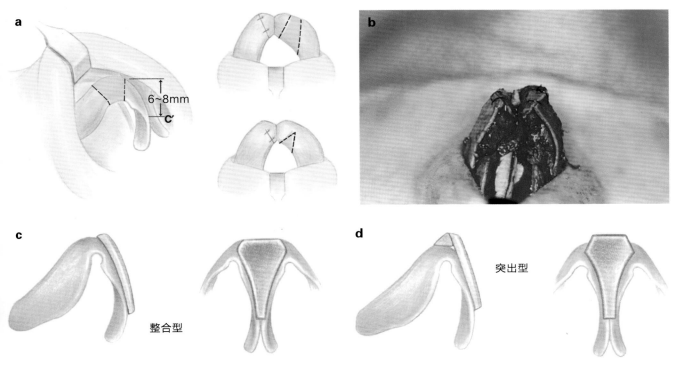

图 4.32 （a、b）开放式结构鼻尖移植物（穹隆切除）。 视频 ▶ （c）整合型鼻尖移植物。 视频 ▶ （d）突出型鼻尖移植物 视频 ▶

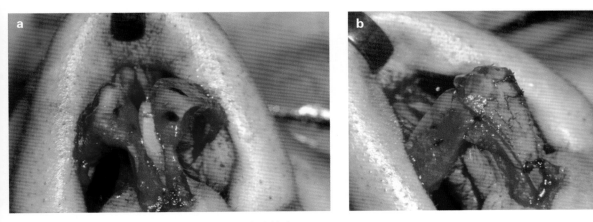

图 4.33 （a、b）带开放式结构鼻尖移植物的穹隆缝合

决策：1 级　问题

　　在某些案例中，鼻尖毫无吸引力。我们的目的是要消除不利因素，从而产生一个精细的鼻尖。开放式鼻尖缝合技术在矫正这些问题上是非常有效的。手术可能采用以下技术及其衍生形态（图 4.34）。

技术

　　步骤 1：通过创建对称的边缘条，可以减少鼻尖的总体积。外侧腿的头侧切除平行于尾侧缘，不要触及内侧穹隆切迹。最终保留 1 条 6mm 宽的带子。

　　步骤 2：鼻小柱支撑确保了鼻尖的稳定性和突出性。在中间腿之间形成一个小囊袋，向下抵达前鼻棘。鼻翼软骨被抬高，向内侧旋转，然后在鼻小叶下用 25# 针暂时固定。用 5–0 PDS 缝合线将小"腿"垂直缝合固定在支撑移植物上。

　　步骤 3：表现点是在每个鼻尖点用一条穿过穹隆切迹水平的穹隆成形缝合基础上创建的。这种 5–0 PDS 缝合线的水平褥式缝合开始和结束于穹隆切迹的内侧。当缝合线被收紧时，圆顶变得凸出，而相邻的外侧腿变得稍微凹陷。

　　步骤 4：鼻尖宽度由一个穹隆间缝合控制。缝合位置容易确定。线的张力增加，直到圆顶彼此接近头部，而尾端边界往往有 4~6mm 分开。如有必要，可选择增加穹隆均衡缝合以改善对称性。

　　步骤 5：我们常常需要用鼻尖高出鼻梁上方"衬托"出上转折。在鼻小叶下的鼻小柱黏膜与鼻中隔角之间缝入鼻尖定位缝合线。收紧线的张力以获得上旋和最终的突出度。注意：不要把这条缝合线绑得太紧，宁可过度保守，这不算错。

经验教训

　　经过 20 年和几千个鼻尖缝合操作，我得到以下几点经验教训：

　　（1）一定要用鼻小柱支撑。它促进了稳定性、对称性和突出度，同时减少鼻尖下垂的可能性。它能防止鼻尖悬垂——这么小的努力就能获得这么多的收益。

　　（2）使用可吸收缝合线以减少感染。而染色的缝合线更容易看到。

　　（3）大多数问题都是源自张力太大而不是太小。

　　（4）"穹隆切迹"是穹隆创口缝合的位置——要能够认出它。

　　（5）中间腿应该是"张开的"——不要将穹隆间缝合线系得太紧。

　　（6）穹隆均衡缝合改善了对称性，降低了头侧边缘。

　　（7）鼻尖定位缝合能造出鼻尖上转折，但要非常小心，不要将缝合线系得太紧。

　　（8）准备好做鼻翼边缘移植物手术——它们通常是必要的。

（9）如果支撑移植物太长并向下抵到了鼻小柱基底，则要将其缩短。

（10）在手术图示那张单子上用手术中的照片和记录图表记录你的鼻尖操作。每次
术后复诊时都要参考一下。只有通过这些才能教会你自己手术的因果关系。

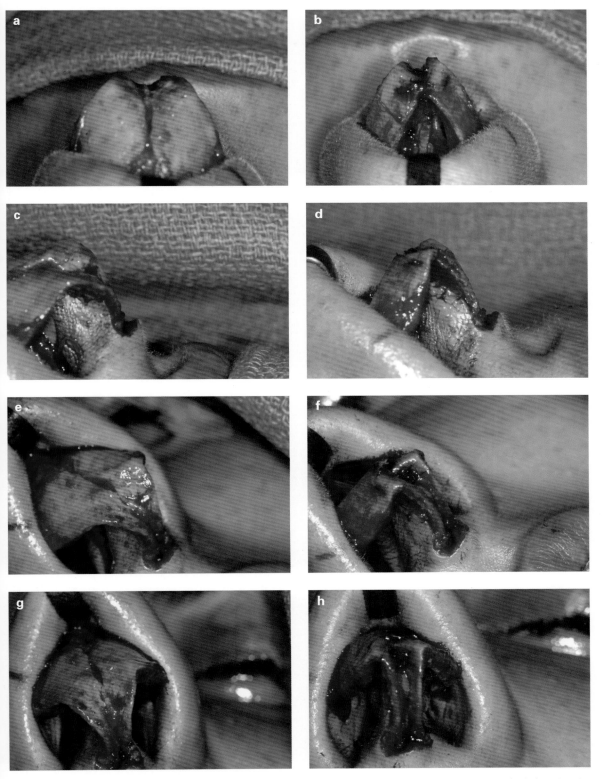

图 4.34　鼻尖缝合技术。（a）步骤 1：体积缩小。（b）步骤 2：鼻尖突出度。（c、d）步骤 3：穹隆表现点。（e、
f）步骤 4：穹隆间宽度。（g、h）步骤 5：鼻尖上转折

案例研究：
一个不迷人的
鼻尖

分析

　　一名 21 岁的中东裔患者，鼻头宽且不吸引人（图 4.35）。她想要鼻子有一个明显的变化，尤其是想有一个更可爱的鼻尖，也同意同时做下颏植入手术。这是一个典型的 1 级病例，因为外科医师要做的就是锉一下小驼峰，缩小基底的骨性宽度，并完善鼻尖。我采用了平衡的方法通过将筋膜移植到鼻根来建立侧面轮廓线。只需 5 个步骤即可完成鼻尖改变：①通过切除外侧腿的头侧来减小体积。②使用鼻小柱支撑移植物缝合（CS）增加突出度。③使用穹隆成形缝合（DC）创建表现点。④使用穹隆均衡缝合（DE）改善对称性。⑤采用鼻尖定位缝合（TP）确保了鼻尖上转折。

手术技术要点

　　（1）颞深筋膜切取术。

　　（2）采用开放式入路，确定鼻尖分析和操作方案。

　　（3）渐进性降低：骨质 0.5mm，软骨 3mm。

　　（4）尾侧鼻中隔切除术（3mm）。

　　（5）从低到高的截骨术。放置双侧撑开移植物。

　　（6）植入鼻小柱支撑杆，然后缝合鼻尖：鼻小柱支撑移植物缝合（CS），穹隆成形缝合（DC），穹隆均衡缝合（DE），鼻尖定位缝合（TP）。

　　（7）在鼻根进行筋膜移植术。

　　在刚开始时我们就植入了一个大的下颏植入物。

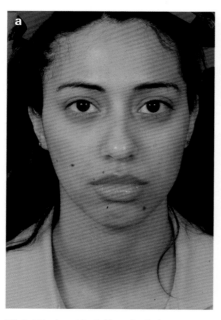
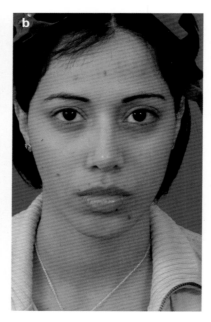
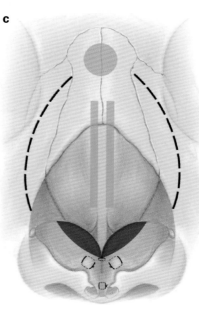

图 4.35 （a~j）术前、术后对比

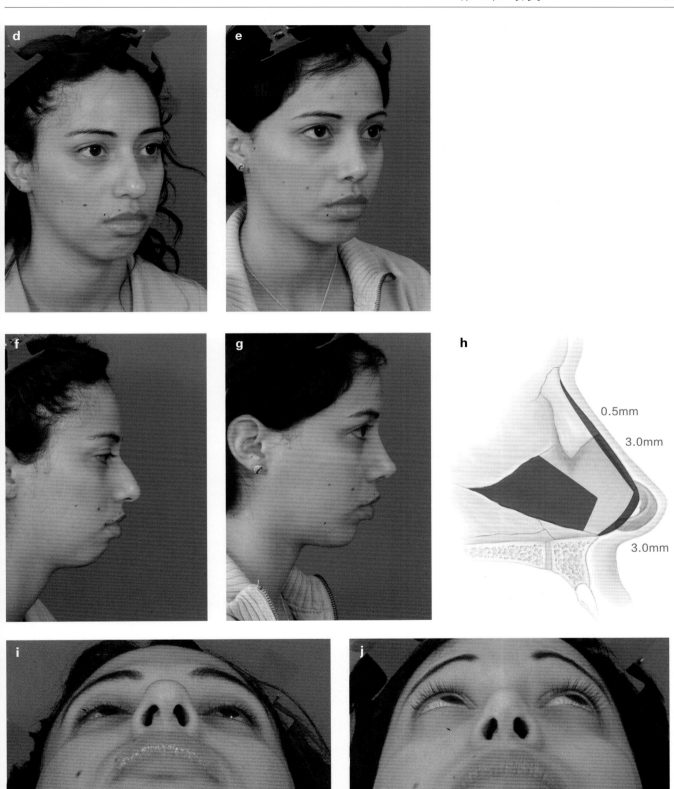

图 4.35（续）

决策：2 级

问题： 大多数 2 级患者认为他们的鼻尖问题是进行鼻整形手术的主要原因，他们希望鼻尖得到显著改善。从技术上讲，要达到理想的美学目标，就需要对深层的鼻尖解剖进行根本性的改变。正是基于这一点上，必须考虑到附加鼻尖移植物和结构鼻尖移植物。这是 1 级改进和 3 级整体变化之间的中间类型。在进行这些更具挑战性的病例手术之前，外科医师应该先对他们的鼻尖缝合技术充满信心。

技术： 在标准的五步缝合法上还可以增加几条缝合线，其中最常见的是使用外侧腿凸起缝合（LCC）。宽鼻尖的特点是外侧腿凸起，很适合用外侧腿凸起缝合来矫正，该操作还避免了不稳定的切口或切除。一旦缝合完成，需要更多的鼻尖表现点，然后使用附加移植物。如果我们误判了皮肤厚度或顺应性，那么用附加移植可能就是无效的，而结构化的鼻尖移植操作则是唯一的解决方案。

专门缝合： 创建一个有吸引力的鼻尖后，最常见的挑战是过度凸起的侧腿，这通常被当成了宽鼻尖。用笔标记好外侧凸出点，然后外侧腿凸起缝合线骑跨在上面（图 4.36a）。随着线的张力逐渐增大，一直收紧线到凸出消失，而外侧腿仍然是直的，应避免产生凹陷的外侧腿。当皮肤闭合时，我们可能还需要添加鼻翼缘移植，特别是在盒形鼻的鼻尖上。

附加鼻尖移植物： 用切下来的鼻翼软骨制成的附加鼻尖精细化移植物（TRG）的使用彻底改变了鼻尖缝合的细节。移植物可以放置在鼻小叶下，以隐藏不对称性或制造饱满感（图 4.36b）。或者，还可以在穹顶上放置穹顶移植物以提升表现力，双层叠加还可以再增加 1mm 的突出度。盾牌形和穹顶的移植物都可以放在一起，以增加精致度并产生额外的体积。由于其柔韧且薄，显形或移植物吸收不太常见。

结构鼻尖移植物： 在完成鼻尖缝合后，尤其是在皮肤较厚的患者中，可能表现点和突出度还是不够。解决方案是使用一个硬性盾牌的鼻中隔软骨移植（图 4.36c）。这些移植物是经高度收窄修形的，设计有适合软骨腿的框架。因此，在将移植物缝合到位之前，移除所有的穹隆间缝合线或穹隆均衡缝合线是非常重要的。在大多数情况下，最上面的两条固定缝合线穿过穹隆切迹的尾缘，固定在移植物顶端的肩部。这一操作确保移植物贴合"腿"的边缘，并提供更大的鼻尖表现点。在 3 级病例中，结构鼻尖移植物从一开始就要设计好，穹隆经常需要做修剪，要用帽状移植物从后面衬起鼻尖移植物以最大限度地增加鼻尖突出度。

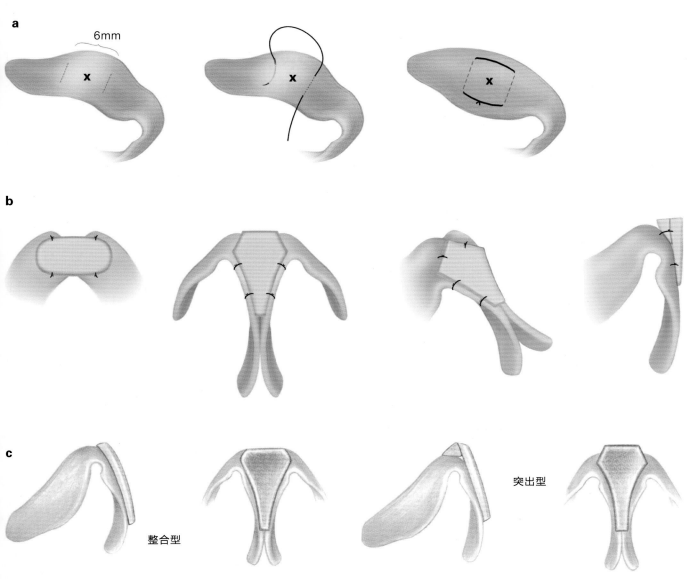

图 4.36 （a）外侧腿凸起缝合线。（b）鼻尖精细化移植物（TRG）。（c）开放式结构鼻尖移植物嫁接

案例研究：分析
固有鼻尖缺陷

这位 31 岁的女性不喜欢她鼻子的鸟喙状外观（图 4.37）。鼻尖还扁扁的，根本没有内在的鼻尖。从侧面看，大鼻孔对比小鼻尖，比例不相称是挺明显的（图 4.37）。在这种情况下，手术成功的要点取决于能否增加内在鼻尖的体积和表现点。她的鼻尖手术的关键步骤包括鼻小柱支撑、鼻尖突出度和附加移植。鼻尖缝合后，使用鼻尖定位缝合线将整个鼻尖复合体上旋凸起到鼻中隔角上方。铺上皮肤观察表明我们需要更多的鼻尖表现点，因此在穹顶放置一个切除的鼻翼来源的双层的附加移植物。

手术技术要点

（1）采用开放式入路，并确认对鼻尖的分析和手术计划。

（2）形成对称的边缘条带和黏膜外隧道。

（3）渐进性鼻背降低：骨质 1.5mm，软骨 5mm。

（4）尾侧鼻中隔切除术（3mm）。

（5）筋膜采集。鼻中隔采集和从右到左的尾侧鼻中隔复位。

（6）从低到高截骨，然后放置撑开移植物。

（7）插入鼻小柱支撑和鼻尖缝合线：鼻小柱支撑移植物缝合（CS），穹隆成形缝合（DC），穹隆间缝合（ID），穹隆均衡缝合（DE），鼻尖定位缝合（TP）。

（8）切除下来的鼻翼做成双层附加穹顶移植物。

（9）采用"球加围裙"式的筋膜移植物，以垫高鼻根并平滑鼻背。

（10）鼻槛切除术（2.5mm）。

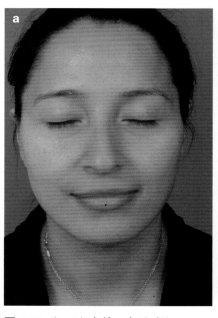
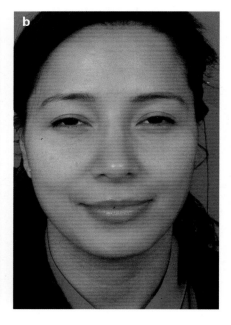
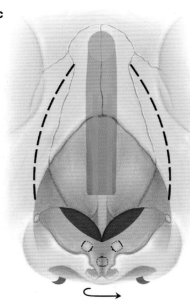

图 4.37 （a~j）术前、术后对比

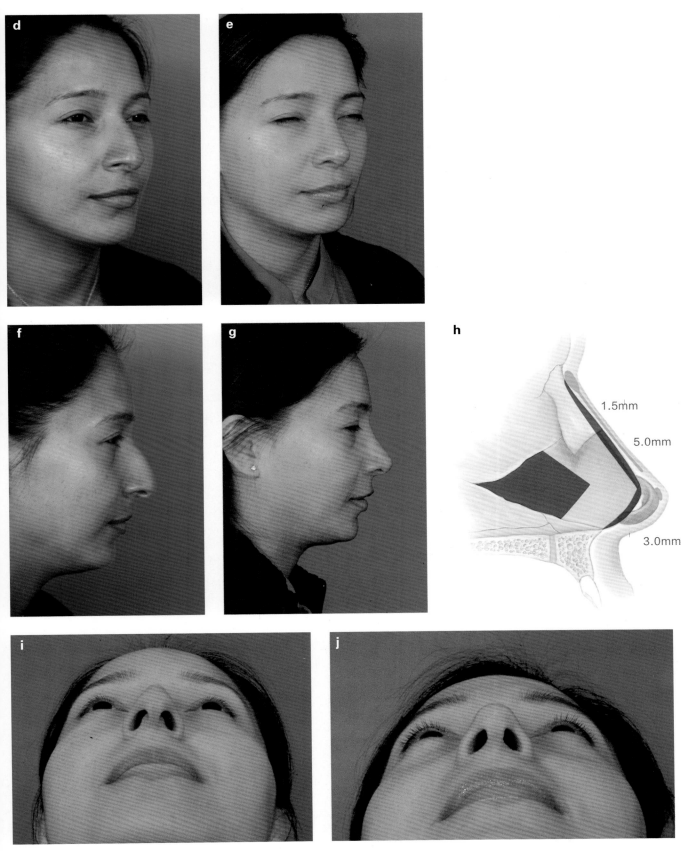

图 4.37（续）

决策：3级

问题：简单地说，3级患者不喜欢他们的鼻尖，想要一个新鼻子。成功或失败取决于外科医师创造新鼻尖的能力。这些鼻尖常常是"极度的"畸形，外科医师需要解构现有的鼻尖，然后重建出有吸引力的鼻尖。更具挑战的是外鼻阀在深吸气时会塌陷。实际病因学上还常常是有异常或有奇特解剖变异的鼻翼还隐藏在或薄或厚的皮肤之下。我们可以这样典型地比较，一个2级患者可能只是有个宽鼻尖，而一个3级患者可能有严重的鼻翼错位需要进行鼻翼转位。再如一个真正的匹诺曹样的鼻尖是3级畸形，因为鼻翼软骨的内部解剖结构都是变形的，因此需要切除穹隆，并用结构鼻尖移植物来替换。由于问题的严重性和微小的容错度，这些患者更应谨慎处理。

结构鼻头移植物加穹隆切除术：裹在厚皮肤中的球形鼻头就是这种典型的例子，用缝合法肯定是不行的，特别是在有过度突出度的情况下（图4.38a~d）。我们得采用开放入路，我们先分析鼻翼的情况，创建对称的边缘条带，并确定最终的鼻翼缘。植入并缝合固定鼻小柱支撑移植物。然后，在鼻小柱转折点上方约6mm处做一个标记，并将鼻小柱分开。游离外侧部分，切除一段穹隆段（2~6mm）。根据其位置的不同，穹隆切除术可以减少鼻尖突出度或鼻尖宽度或两者都减少。切除的边缘用5-0 PDS缝合线修复。然后将一个鼻尖移植物缝合到修复的鼻翼软骨上，鼻尖移植物的前缘要高于修复的穹顶1~2mm。皮肤重铺之后，进行鼻尖突出度和表现点评估，并根据需要进行移植。在穹顶和移植物鼻尖后面缝合一个横向帽状（支持性）移植物，以防止植入移植物的鼻尖变平。

鼻翼转位：在严重的鼻翼错位的情况下，通常有必要移动外侧腿并将其重新定位到鼻孔边缘（图4.38e~h）。这些患者经常有鼻孔边缘薄弱的问题，可能导致术前深吸气完全塌陷。鼻翼转位加外侧腿支撑移植彻底改变了我们对不稳定的盒形鼻尖的治疗方法。如果鼻翼太垂直（错位），则提示需要做鼻翼转位。外侧腿在与附籽软骨的交界处被横断开。在穹隆切迹处做个标记。把鼻小柱支撑移植物在中间腿之间缝合。外侧腿松解出活动度后，做穹隆成形缝合和穹隆间缝合。皮肤重铺以利于观察。而外侧腿支撑移植是提供稳定和塑造鼻孔轮廓所必需的。这些患者大多皮肤较薄，要在鼻尖加上筋膜覆盖物。

二次修复性病例：正如我将在第10章中讨论的那样，由于鼻翼软骨经常被切除或严重受损，可能需要应用各种类型的移植物。在某些情况下，我们要植入一个独立的鼻尖移植物并沿边缘添加鼻翼缘支撑移植物，不做任何外侧腿的替代。二次修复性的病例真的要求很高，我们必须熟练操作复杂的初次病例手术，然后再尝试这种的病例手术操作。

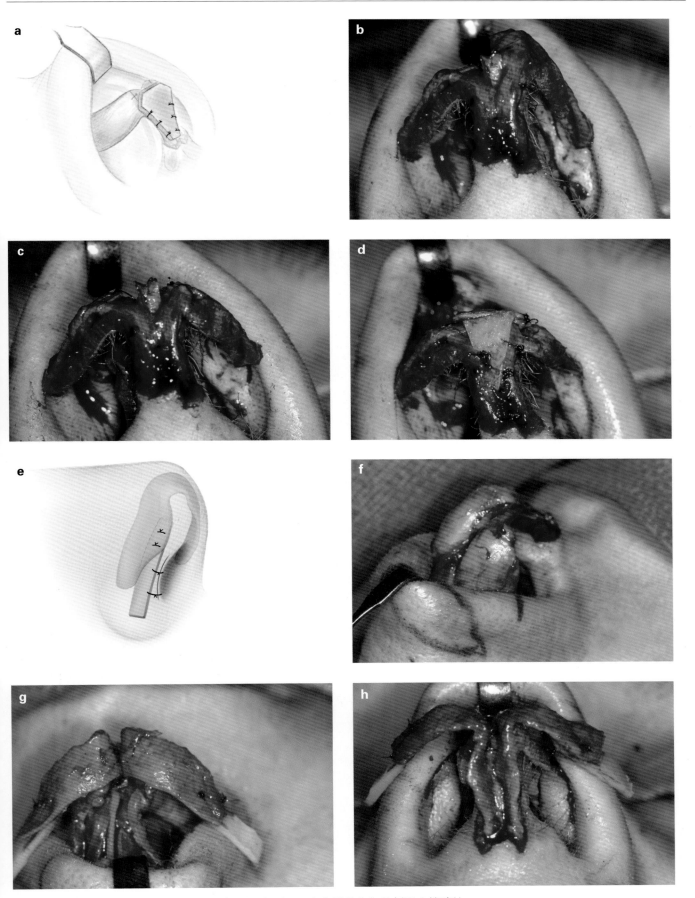

图 4.38　（a~d）开放式结构鼻尖移植加穹顶切除。（e~h）鼻翼移位加外侧腿支撑移植

案例研究：分析
开放式结构
鼻尖移植物

一位 38 岁的患者觉得她的鼻子和上眼睑让她看起来更老了。她的鼻部问题是显而易见的：厚厚的皮肤覆盖球状鼻尖（图 4.39）。我们的目标不是让鼻尖更好，而是创造一个全新的鼻尖，既更小又更清晰。使问题复杂化的是需要细微调整以解决鼻梁 / 底部不呈比例的问题。在术后 4 年，患者的鼻尖看起来更加精致和狭窄。当需要进行大的改变时，开放式结构鼻尖移植物加穹隆切除术是解决之道。注：参考本案例的短视频（图 4.39）。 视频 ⬤

手术技术要点

（1）上睑成形术及筋膜切取。

（2）带鼻尖分析和对称鼻翼缘条带的开放式入路。

（3）细微的鼻背修饰——骨质平滑化，软骨少于 1mm。

（4）鼻中隔采集。

（5）从低到高截骨和不对称的撑开移植物：右侧 2.5mm，左侧 1mm。

（6）植入鼻小柱支撑杆及缝合固定。

（7）4mm 穹隆节段切除术。

（8）开放式结构鼻尖移植物。

（9）鼻翼楔形切除（4mm）及鼻翼缘支撑移植物移植。

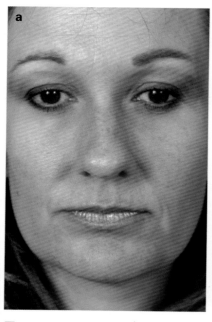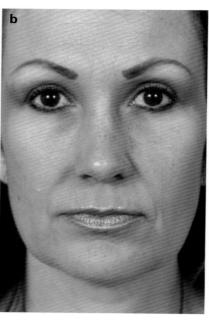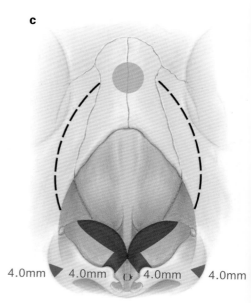

图 4.39 （a~j）开放式结构鼻尖移植物 视频 ⬤

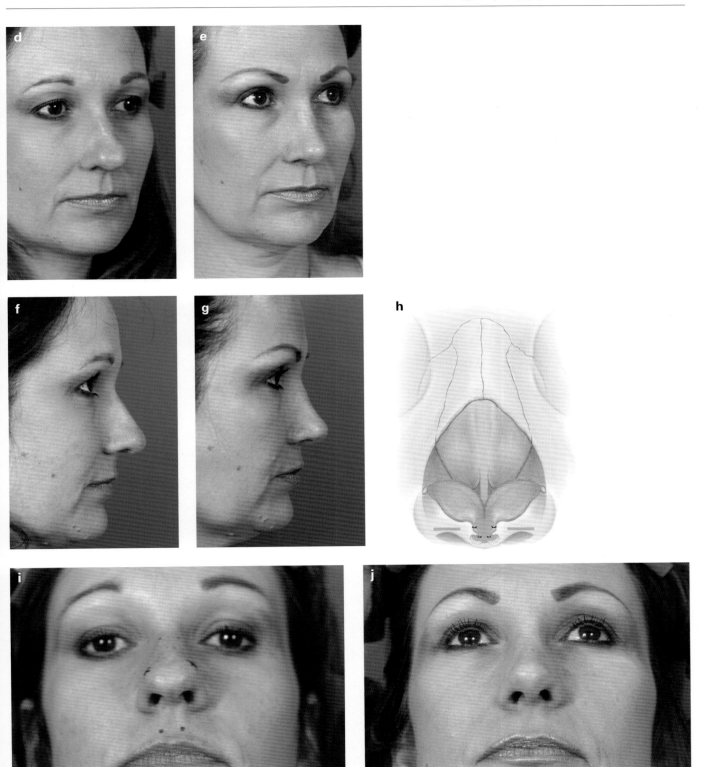

图 4.39（续）

尖端缝合不适合我

多年来，对我来说，我发现某些类型的缝合线不太好用。因为我在二次修复性病例中也会发现别的医师使用过，所以看起来其他人用起来似乎也不行。可能的解释是，这些缝合线在技术上要求很高，对那些不经常使用的人来说是难以驾驭的。显然，这些缝合线的支持者可以使它们继续发挥作用，但我发现它们是太有挑战性了。后 3 条缝合线来自下面的这些案例研究（图 4.40）。

外侧腿跨越缝合（Lateral Crural Spanning Sutures，LCSS）： 如 Tebbetts（1994）所设想的，LCSS 被设计用来塑形和复位外侧腿，尤其是减少其凸起的屈曲性（图 4.40a、b）。其关键步骤如下：①在最大凸起点处将两个针穿在两个外侧腿上。②水平褥式缝合。③渐进性地收紧以减小凸起并缩小鼻尖。LCSS 的问题是它有导致鼻翼缘回缩的倾向。LCSS 已被 Gruber 的外侧腿褥式缝合（LCMS）所取代，它能更有效地固定单个外侧腿的凸起，并且引发鼻翼退缩的可能性更小。

中线缝合： 我不知道是谁提出了在两个"腿"的尾侧缘之间做多条中线缝合，但这可能会产生毁灭性的后果（图 4.40c、d）。这些缝合线在鼻小柱中产生严重的扭曲，还导致鼻小柱又窄又下垂。当中线缝合靠向鼻尖时，由于会因为鼻翼缘的收缩而产生一个单点鼻尖。所以我建议根本不要考虑使用这种中线缝合。

下外侧软骨（LLC）至上外侧软骨（ULC）缝合： 一些外科医师建议将外侧腿的头侧缘缝合到上外侧软骨的尾缘，以实现向上的鼻尖旋转和稳定（图 4.40e、f）。要使这条缝合线起作用，需要医师有相当程度的熟练度和经验。不幸的是，事实上这种缝合很难执行，还可能产生鼓包。我不推荐进行这个操作。

鼻小柱到尾侧鼻中隔重叠： 从第一次做鼻整形手术开始，外科医师就开始使用将鼻小柱缝合到鼻中隔尾侧的方法，这种方法是有效的。然而，其他外科医师已经将这一方法扩展到了卯榫技术。在这个过程中，内侧腿以更向上的旋转位置缝合到尾侧鼻中隔，从而使用尾侧鼻中隔作为柱状支撑（图 4.40g、h）。对于很少使用这种技术的外科医师来说，很难正确定位鼻翼的腿。一旦固定到位，外科医师就不能对鼻尖突出度进行微调，因为鼻尖已经被尾端固定，这样一来鼻尖定位缝合线在形成鼻尖上转折时将失效。我不太推荐进行这种偶尔为之的缝合，因为需要进行太多的判断和具有太小的灵活性。

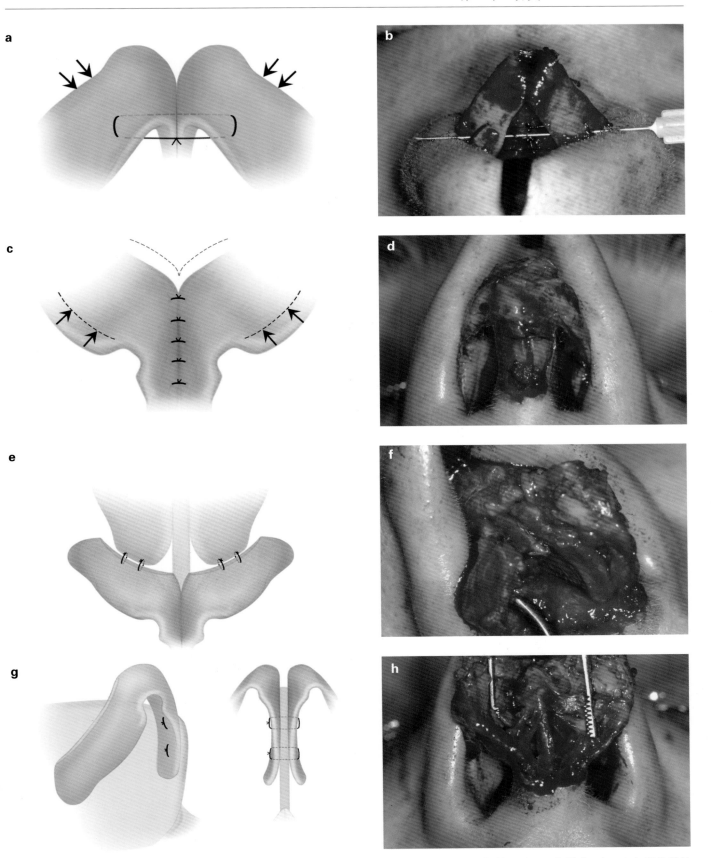

图 4.40　（a、b）外侧腿跨越缝合。（c、d）中线缝合。（e、f）下外侧软骨（LLC）至上外侧软骨（ULC）缝合。（g、h）卯榫结构

案例研究：过度缝合的鼻子

分析

一位 28 岁的女性在 18 岁时做了鼻整形手术。10 年后，她的主要抱怨是她的鼻子看起来"做得过头了"，伸得太远（图 4.41）。这个病例说明了为什么外科医师必须为二次隆鼻手术中的任何意外做好准备。很难确定之前的鼻尖缝合或 Skoog 般的鼻背移植物，哪一个会让我更为惊讶。当然，切除鼻背移植物意味着鼻尖大体上是过度突出了。鼻翼软骨被包埋在瘢痕组织中，先前的缝合肯定是不可逆的。此外，前庭鼻阀塌陷意味着鼻翼必须转位，并增加外侧腿支撑移植物。这个案例说明了为什么二次手术会异常困难——总有那么一瞬间，你真希望自己从未答应过做这个手术。

手术技术要点

（1）贯穿切口显露出卯榫缝合（图 4.40b）。

（2）使用先前的经鼻小柱切口开放式入路。患者的皮肤很薄。

（3）可以见到的中线缝合线解释了鼻翼回缩和出现尖尖的鼻尖原因（图 4.40d）。

（4）在鼻背解剖出显露回植在鼻背的"Skoog"型移植物。

（5）渐进性地鼻背降低：仅软骨部分，修低了 3mm。

（6）尾侧鼻中隔切除术（3mm）。采集鼻中隔和筋膜。

（7）内侧斜向截骨、横向截骨和从低到低截骨。

（8）植入双侧撑开移植物。

（9）做鼻翼转位时发现了下外侧软骨（LLC）至上外侧软骨（ULC）的缝合线（图 4.40f）。

（10）植入鼻小柱支撑移植物，切除 5mm 的穹隆段，使突出度下降。

（11）切下来的软骨加上筋膜覆盖制成了掩饰鼻尖移植物。

（12）鼻背筋膜移植。

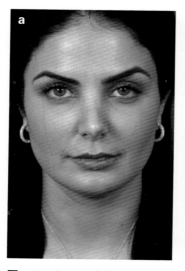
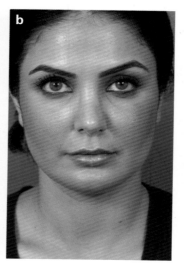
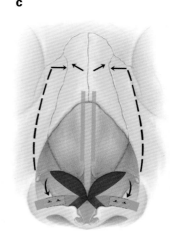

图 4.41　（a~j）术前、术后对比

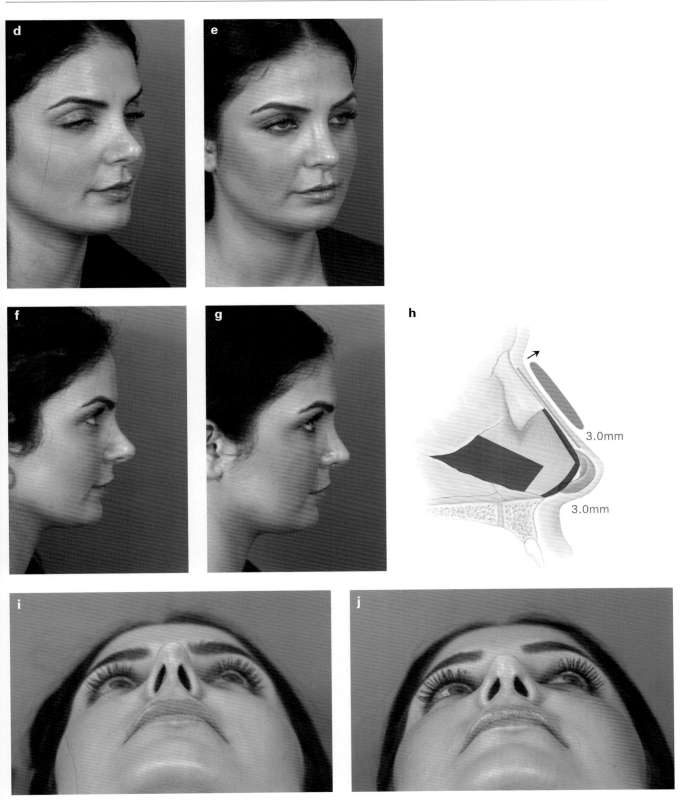

图 4.41（续）

参考文献

[1] Byrd HS, Hobar PC. Rhinoplasty: A practical guide for surgical planning. Plast Reconstr Surg 91: 642, 1993.

[2] Byrd HS, Andochick S, Copit S, and Walton KG. Septal extension grafts: A method of controlling tip projection shape. Plast Reconstr Surg 100: 999, 1997.

[3] Daniel RK. Rhinoplasty: Creating an aesthetic tip. Plast Reconstr Surg 80: 775, 1987.

[4] Daniel RK. Anatomy and aesthetics of the nasal tip. Plast Reconstr Surg 89: 216, 1992.

[5] Daniel RK. The nasal tip. In: Daniel RK (ed) Aesthetic Plastic Surgery: Rhinoplasty. Boston: Little, Brown, 1993.

[6] Daniel RK. Open tip suture techniques. Part I: Primary rhinoplasty, Part II: Secondary rhinoplasty. Plast Reconstr Surg 103: 1491, 1999.

[7] Daniel RK. Broad, boxy, and ball tips. Open Tech Plast Surg 4: 7, 2000.

[8] Daniel RK. Tip refinement grafts: the designer tip. Aesth Surg J 29: 528, 2009.

[9] Gruber RP, Nahai F, Bogdan MA, et al Changing the convexity and concavity of nasal cartilages and cartilage grafts with horizontal mattress sutures. Part I. Experimetnal results. Plast Reconstr Surg 115: 589, 2005. Part II: Clinical results. Plast Reconstr Surg 115: 595, 2005.

[10] Gruber RP, Bates SJ, Le JL. Advanced suture techniques in rhinoplasty. In Gunter, JP, Rohrich RJ, Adams WP Dallas Rhinoplasty: Nasal Surgery by the Masters. (2nd ed.), St. Louis: QMP Publishing, 411–446, 2007.

[11] Guyuron B, Behmand RA. Nasal tip sutures. Part II: The interplays. Plast Recon Surg 112: 1130, 2003. Part I: The evolution. Plast Reconstr Surg, 112: 125, 2003.

[12] Johnson CM, and Toriumi DM. Open Structure Rhinoplasty. Philadelphia: Saunders, 1990.

[13] Kridel RWH, Scott BA, Fonda HMT. The tongue-in-groove technique in septorhinoplasty: a 10 year experience. Arch Facial Plast Surg 1: 246–256, 1995.

[14] McCollough EG. Nasal Plastic Surgery. Philadelphia: Saunders, 1994.

[15] Natvig P, Setler LA, and Dingman RO. Skin abuts skin at the alar margin of the nose. Ann Plast Surg 2: 248, 1979.

[16] Rees TD, and La Trenta OS. Aesthetic Plastic Surgery (2nd ed.) Philadelphia: Saunders, 1994.

[17] Rohrich RJ, Adams WP Jr. The boxy nasal tip: classification and management based of alar cartilage suture techniques. Plast Reconstr Surg 107: 1849, 2001.

[18] Sheen JH. Middle Crus: The missing link in alar cartilage anatomy. Perspect Plast Surg 5:3 1, 1991a.

[19] Sheen JH. Tip graft: A 20-year retrospective. Plast Reconstr Surg 91: 48, 1991b.

[20] Sheen JH. Rhinoplasty: personal evolution and milestones. Plast Reconstr Surg 105: 1820, 2000.

[21] Sheen JH, Sheen AP. Aesthetic Rhinoplasty (2nd ed.) St. Louis: Mosby, 1987.

[22] Tardy ME. Rhinoplasty: The Art and the Science. Philadelphia: Saunders, 1997.

[23] Tardy ME, and Cheng E. Transdomal suture refinement of the nasal tip. Facial Plast Surg 4:317, 1987.

[24] Tebbetts JB. Shaping and positioning the nasal tip without structural disruption: A new, systematic approach. Plast Reconstr Surg 1994;94:61. Additional information in Tebbetts JB. Primary Rhinoplasty: A New Approach to the Logic arid Techniques. St. Louis: Mosby, 1998.

[25] Toriumi, DM. New concepts in nasal tip contouring. Arch Facial Plast Surg 8: 156, 2006.

[26] Toriumi DM, Johnson CM. Open structure rhinoplasty. Featured technical points and longterm follow-up in Facial Plast Clin 1: 1, 1993.

[27] Zelnik J, Gingrass RP. Anatomy of the alar cartilage. Plast Reconstr Surg 64: 650, 1979.

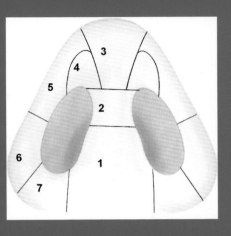

第 5 章　鼻基底

　　鼻基底可能是鼻子最不为人所了解且最复杂的区域。外科上的小疏忽可能导致不太理想的结果，而严重的错误会导致无法弥补的畸形。错误的发生往往是因为外科医师认为鼻基底整形只是"附加性的技术"，而不是鼻整形术的基本组成部分，或者没有足够的时间来研究该区域的美学和解剖学的细微之处。不幸的是，鼻基底整形的分析可能是很复杂的，导致畸形的病因也是多因素的。解剖学上，鼻基底并不是一个独立的解剖学实体。相邻结构的影响至关重要。必须始终评估鼻中隔尾侧端对鼻小柱的影响，这可能会导致偏斜、收缩或悬垂畸形。尽管鼻基底整形的分析复杂，但一旦做出正确的诊断，大多数手术解决方案都很简单。必须谨慎进行手术，否则可能会发生永久性畸形。尽管具有挑战性，但我相信制订一个合理的计划并得到执行的鼻基底调整策略对整个鼻整形的影响可能与鼻尖移植物产生的效果一样大。

概述　　　　患者经常抱怨他们鼻基底的宽度、鼻孔的大小或者他们的鼻尖下垂。许多外科医师试图忽视这些抱怨，因为他们不确定是否能够矫正这些问题。然而，如果外科医师仔细分析导致这些畸形的病因并设计出有效的手术计划（图 5.1），这些畸形可以很容易得到改善。关键是要考虑鼻基底的基本知识——鼻翼缘、鼻基底和鼻小柱。

1 级

鼻翼缘： 支撑鼻翼缘最有效的方式是植入鼻翼缘支撑移植物（ARG）。将一个小的修形了的软骨（3mm×10mm）放置在与鼻翼缘平行的皮下囊袋中。它可以用来矫正大多数先前存在的鼻翼缘缺陷或者鼻尖缝合后可能发生的任何缺陷。

鼻基底： 外科医师必须掌握鼻槛切除术，减少鼻孔正面暴露，以及缩窄鼻翼外扩的鼻翼楔形切除术。如果操作得当，这些切除术都非常有效，且风险很小。

鼻小柱： 切除鼻中隔尾侧端和前鼻棘（ANS）以形成向上旋转或缩短长鼻。它们对鼻尖位置的影响可能与鼻翼解剖一样重要。

2 级

鼻翼缘： 随着鼻翼缘挛缩和鼻孔形状异常变大，手术解决方案变成了将鼻翼缘支撑移植物直接缝合到边缘切口——鼻翼缘结构移植物（ARS）。基本上，这种手术中也是使用相同的移植物，但要直接沿着鼻孔边缘缝合以获得更大的支撑和塑形效果。

鼻基底： 当鼻翼外扩和鼻孔宽度都增加时，手术解决方案演变成了联合鼻槛 / 鼻翼楔形切除术。

鼻小柱： 在外侧腿之间插入一个鼻小柱支撑移植物对于扶正鼻小柱倾斜非常有效。在大多数情况下，矫直偏斜的鼻小柱需要矫正偏离的鼻中隔尾侧端和插入大片的鼻小柱支撑移植物。

3 级

鼻翼缘： 随着鼻翼缘退缩严重，我们必须增加植入带耳软骨和皮肤的复合移植物以矫正缺陷。当鼻翼缘支撑完全缺失时，可能需要肋软骨来源的刚性鼻翼缘支撑。

鼻基底： 在某些种族和唇腭裂的病例中，缩窄手术可以最大限度地缩小鼻槛宽度。要矫正二次修复性鼻孔畸形，则需要有丰富的想象力。

鼻小柱： 鼻小柱的回缩可能是由于鼻中隔的套筒样收缩或先前切除过尾侧鼻中隔或膜性鼻中隔所致。重建可能是有必要的。

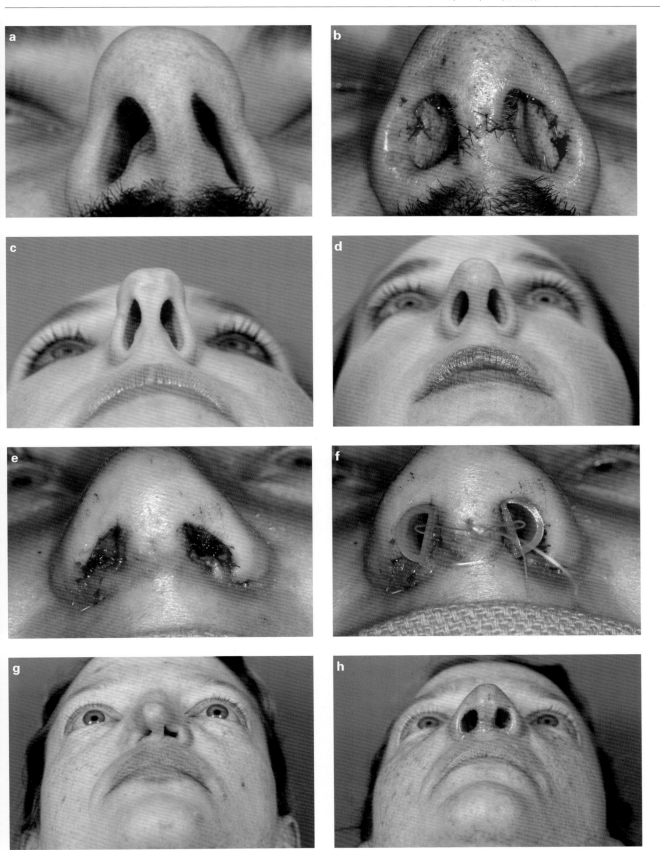

图 5.1（a、b）矫正偏斜和不对称。（c、d）支持和改变固有鼻孔形状。（e、f）外鼻阀夹板。（g、h）用鼻翼缘板条矫正鼻孔完全塌陷

解剖学　　**解剖组成：**从解剖学和美学的角度来看，鼻基底分为 8 个组成部分：①鼻小柱基底。②中央鼻小柱。③下鼻小叶三角。④软三角。⑤侧壁。⑥鼻翼基底。⑦鼻槛。⑧鼻孔（图 5.2）。在基底视角下最容易理解其解剖组成。鼻小柱基底的横向宽度与脚板的分离度和介于其间的软组织的数量都有关。鼻中隔尾侧端 / 前鼻棘（ANS）是确定侧面观察到的鼻小柱上唇角的关键因素。中央鼻小柱由内侧腿并列形成，它们终止于鼻小柱、鼻小叶连接处。下鼻小叶三角和软三角是基底鼻锥金字塔的顶盖之石。中间腿的鼻小柱段的长度确定了三角形的高度和它的劈叉的宽度。软三角形则是穹隆切迹宽度的反映，并且由表面的蹼状联合和前庭区无软骨的皮肤组成。侧壁则反映在支撑体和外侧腿的邻近鼻翼边缘。它是远离边缘的外侧软骨的头侧延续扩展，形成了鼻翼缘断点并标记了鼻小叶与鼻翼基底之间的连接点。鼻翼基底由皮下组织和肌肉组成。它作为受面部肌肉组织影响的鼻子的外部挡板，是一个重要的手术区域，因为它决定了鼻翼外扩与鼻翼间的宽度。鼻槛在其前庭和皮肤表面变化很大。鼻翼基底可以突然形成一个扁平的鼻槛，也可以有一个卷起的连续边界。同样地，内侧腿脚板也可以横向延伸，留下不清晰的鼻槛。鼻孔则是由周围结构决定形状。

　　外在影响：从侧面看，人们开始意识到鼻基底与其邻近结构之间重要的相互关系。鼻小柱上唇角是一个重要的审美标志。从尸体解剖上看，关键的解剖学发现是从上颌骨的 A 点到鼻尖的距离通常是 4cm。它分为 4 个 1cm 的部分：鼻前棘、鼻中隔尾侧、内侧腿和中间腿。前鼻棘确定了从上颌骨拔起的突出度，并在其下方有一个蹼状的骨嵴。鼻中隔尾侧决定了由软组织覆盖的鼻小柱的中间腿的状况，但是距内侧腿在中线会合之前 1cm 区间都没有软骨。而唇这一侧由上颌骨的形状及其与构成上唇的软组织的关系决定。在正视图中，关键的解剖因素是鼻翼外扩（AL）和鼻翼沟（AC）的宽度。

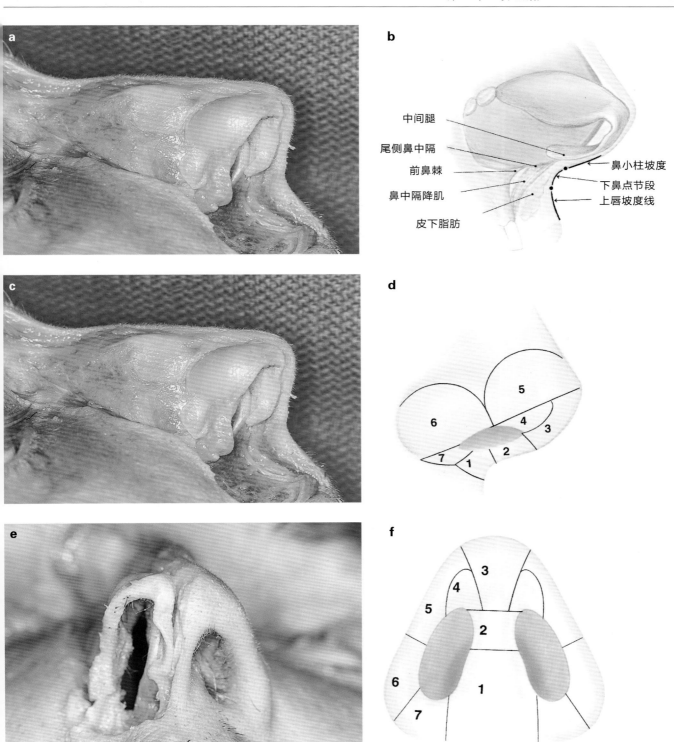

中间腿
尾侧鼻中隔
前鼻棘
鼻中隔降肌
皮下脂肪

鼻小柱坡度
下鼻点节段
上唇坡度线

图 5.2 （a~f）鼻底视解剖

美学 / 分析　　仔细分析 4 种鼻基底组成的美学因素：鼻翼外扩度 / 宽度、鼻小柱、鼻小柱上唇角和鼻孔（图 5.3、图 5.4）。

鼻翼外扩宽度（AL–AL）通常是指在鼻翼沟上方几毫米处的鼻翼基底之间最宽的距离。相比之下，鼻翼宽度（AC–AC）表示鼻翼沟之间的距离，通常小于鼻翼外扩宽度。此区别很重要，因为鼻翼缘楔形切除可容易地缩小鼻翼缘，而鼻翼宽度需要联合鼻翼楔形切除术和鼻槛切除术。从美学角度考虑，鼻翼基底应比内眦间距宽度（EN–EN）窄。在正面或基底面视角上用标尺或卡尺很容易测量这些数值。

正面观上的"海鸥线"概念可以用来评估鼻小柱与鼻尖的关系及悬垂鼻小柱的存在。从本质上讲，鼻小柱转折点和每侧鼻翼缘转折点连接的方式就像一只飞行中的海鸥。"翅膀"越垂直，鼻小柱悬垂得越多。

如前所述，鼻小柱上唇角（CLA）由鼻小柱切线与鼻下点（SN）处的上唇切线构成的角产生。每个组成必须单独分析。鼻小柱边（The Columella Limb）是鼻上转的重要指标。通过将鼻小柱切线延伸穿过鼻翼基底的垂直轴来测量真正的鼻小柱角。它应平行于鼻尖角度，女性中约为 105°，男性中约为 100°。鼻小柱应该具有轻微的凸起，而不是退缩的凹陷或悬垂突出。而唇一边（The Labial Limb）与上唇相关，理想的是与上唇垂线成 –6°，同时避免退缩或突出。必须考虑上颌骨、咬合关系、牙齿倾斜和上唇组成的明显影响。鼻底节段应该是连接两个边的渐变曲线，不是尖锐的点，也不是缩短上唇的、钝的凸起弧状结构。接下来，必须仔细评估鼻中隔尾侧端和前鼻棘。检查主要通过触诊进行，触诊以辨明骨性或软组织结构所致的病因。注意：术语鼻唇角（Nasolabial Angle）不应再使用，因为鼻小柱上唇角（Columella Labial Angle，CLA）具有更高的准确性和外科意义。

对鼻翼缘-鼻孔-鼻小柱复合体（ARNC）的分析需要仔细审视多种因素。第一，是评估侧面观上的 4 个因素：①鼻尖角度。②鼻翼缘切线。③鼻孔倾斜度。④鼻小柱倾斜度。第二，鼻尖角度和鼻小柱倾斜度是决定鼻整形术总体结果的关键因素，必须在处理鼻孔前解决。第三，评估鼻孔本身的大小、形状和倾斜度。第四，鼻翼缘构造成为鼻孔暴露的主要决定性因素，且其回缩是常见的鼻整形术后的不良特征。

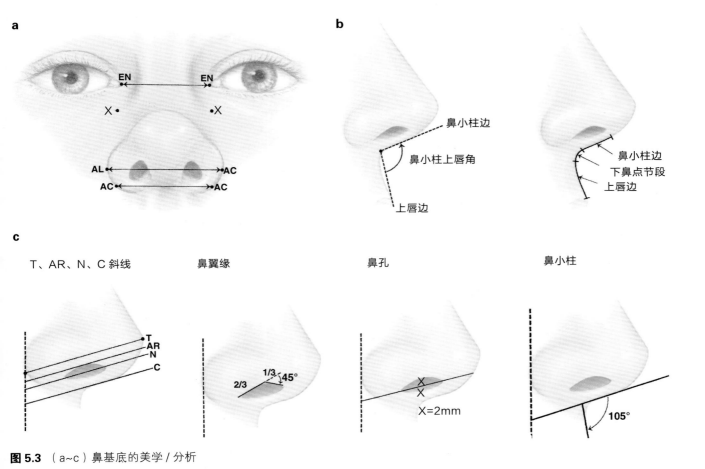

图 5.3 （a~c）鼻基底的美学/分析

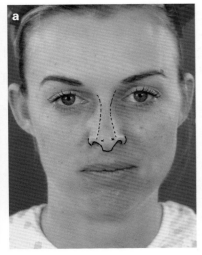

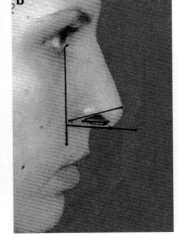

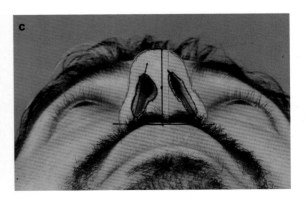

图 5.4 （a~c）病例分析 视频 ◉

鼻基底调整　　虽然有许多切除的设计用于缩小鼻翼基底，但我已将其简化为 3 种切除方法：鼻槛切除、鼻翼楔形切除及联合手术（图 5.5）。一些技术要点有：①术前做出适应证和类型的判断。②术前标记鼻翼沟，全部鼻翼切口都在皱褶处做（译者建议也可以考虑在皱褶上 1mm 处做切口）。③在注射麻药之前用卡尺仔细地测量所有的切除量。④ 98％的情况下，在两侧是要做相同的术式的，区别只有切除的大小不同以对应不对称。⑤使用新的15＃刀片在皮肤拉钩牵引下进行所有切除。⑥鼻槛用 4-0 肠线进行水平褥式缝合并确保外翻，避免形成凹陷（Q 形畸形）。⑦用 6-0 尼龙间断缝合皮肤切口。⑧缝线要保持清洁，1 周后拆除。

鼻槛切除

该切除术旨在减少正面观或斜侧位的"露鼻孔"问题。楔形是垂直的，侧面没有角度，形状也不应该像逗号（图 5.6a、b）。它基本上是一个垂直梯形楔形切口，在鼻槛宽度为 2~4mm，垂直侧壁高度为 2~4mm，向下逐渐收窄。缝合切口时在前庭用 4-0 普通肠线进行水平褥式缝合，然后用 1 根或 2 根 6-0 尼龙缝合线缝合其他处切口。目标是形成一个光滑的瘢痕，而不是凹陷性瘢痕，以免导致鼻孔底部扭曲（Q 形畸形）。

鼻翼楔形切除

鼻翼楔形切除是一种椭圆形切除术，下缘置于鼻翼沟处，宽 2~5mm，在某些非裔人的鼻子中可达 7~9mm（图 5.6c、d）。鼻翼楔形切口可用于减少鼻翼外扩宽度。使用 15＃刀片，进行 V 形切除达肌肉平面，但不穿透下方的前庭皮肤。烧灼止血是必需的。椭圆形切口从任一端向中间缝合，并且将结打在底侧。除了罕见的情况，我还没有发现瘢痕是一个问题，因此并不同意进行那些限制鼻翼基底调整的操作。

联合鼻槛 / 鼻翼楔形切除

这种组合切除的目的是最大限度地缩小鼻翼基底，同时减少外扩（图 5.6e、f）。基本上，人们将鼻翼楔形切除的下部分延伸到鼻槛部切除的内侧垂直壁周围。然后使用卡尺确定鼻槛宽度，确定鼻翼楔形切口的高度。在皮下拉钩的牵引下，首先垂直切开鼻槛，然后切开下部鼻翼，并将切口延伸到上方的楔形切口。烧灼止血后，首先用 4-0 普通肠线缝合关闭鼻槛切口，然后用 6-0 尼龙缝合线关闭剩下的切口。注意：通篇我都强调鼻槛切除在前和鼻翼楔形切除在后，而 3/4 切除是指 3mm 的鼻槛切除和 4mm 的鼻翼楔形切除。

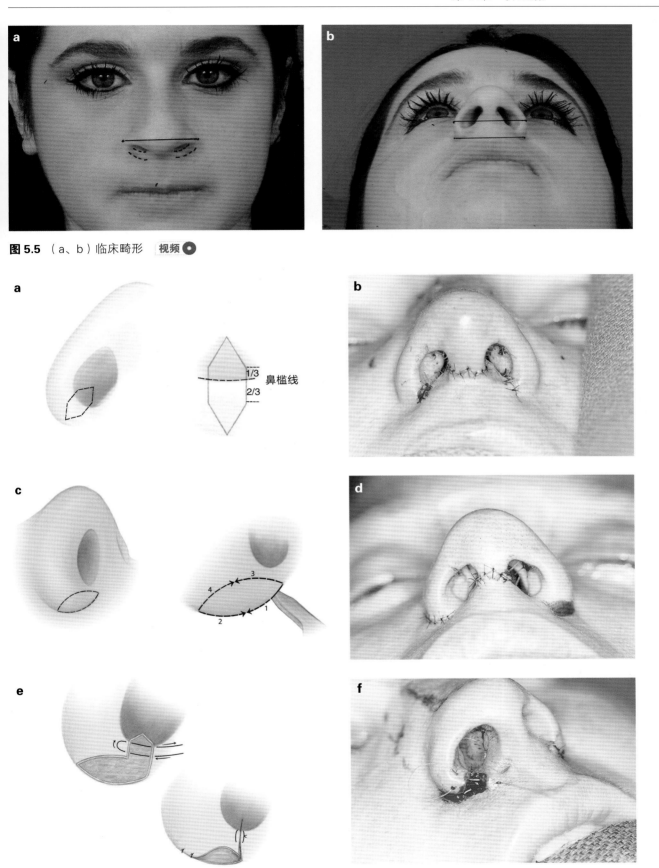

图 5.5 （a、b）临床畸形　视频 ◉

图 5.6 鼻基底调整。（a、b）鼻槛切除。　视频 ◉　（c、d）鼻翼楔形切除。　视频 ◉　（e、f）联合鼻槛 / 鼻翼楔形切除　视频 ◉

鼻小柱
上唇角

对静止和微笑时鼻小柱上唇角（CLA）进行仔细的视觉和触觉分析，对于确定畸形的病因是孤立的还是合并的至关重要。手术矫正操作包括保留、切除或增加鼻小柱或前鼻棘（ANS）。

鼻小柱

绝大多数鼻小柱问题是由于鼻中隔尾侧端的偏斜所致，需要进行鼻中隔复位术。下一个最常见的畸形是由于鼻小柱悬垂，切除突出的鼻中隔尾侧端可以影响缩短和（或）上旋（图5.7）。在大多数鼻整形美容手术中，仅切除鼻中隔尾侧的上半部就可以实现鼻尖旋转而不改变鼻小柱体（Columellarlimb）。切除鼻中隔尾侧端的下半部分会影响鼻小柱上唇角的鼻小柱。直接切除整个鼻中隔尾侧端能有效地缩短鼻子。鼻小柱的临床回缩可以通过插入延伸到内侧脚板下方的长而宽的鼻小柱支撑移植物（30mm×4mm）来矫正。移植物向下推动鼻小柱和鼻小柱上唇角部分。必须避免移植物过长以防止移植物在前鼻棘上弹跳。将切除的软骨制成"填充移植物"可以放置在鼻小柱上唇角中以微调和矫正锐利的鼻小柱上唇角。

前鼻棘

突出的前鼻棘可以缩短，或者使用双关节咬骨钳来加深其下面的骨脊。缩短会减少SN的突出，而切除会使上唇倾向变为负向。回缩的ANS可以是单独的实体或整个上颌骨发育不良的一部分，其通常表现为锐利的鼻小柱上唇角。在大多数情况下，我使用大的鼻小柱支撑移植物来调整SN的退缩点，并在鼻唇角下方的鼻小柱基底处皮下植入一块小的软骨移植物（图5.8）。其他人已经尝试了使用预成形的Proplast或压制的GoreTex的梨状孔移植物。这个方法是想将鼻翼基底和鼻小柱上唇角（CLA）向前推进。不幸的是，由于以下原因，我还不得不取出好几个这样的异体移植物：①瘦弱的患者尤其是微笑时移植物会显形。②上唇活动受限。③总体效果不满意。出于这些原因，当需要进行梨状孔周围垫高时，特别是在可卡因鼻子中，我会使用2~3mL颗粒软骨（DC）。在非常不对称的初鼻手术中，如果没有足够的软骨，我会用羟基磷灰石颗粒重建发育不全的上颌骨。但我不推荐常规使用梨状孔周围移植物。注意：在许多修复性病例中，鼻中隔尾侧端已被过度切除，必须重新建立鼻小柱和鼻小柱倾斜线。在此情况下，大的鼻小柱支撑可以产生明显鼻尖上旋的错觉而不需要直接的鼻尖手术来干预。要了解到鼻小柱上唇角既是一个孤立的实体，又是鼻整形术的一个组成部分，这一点很重要。

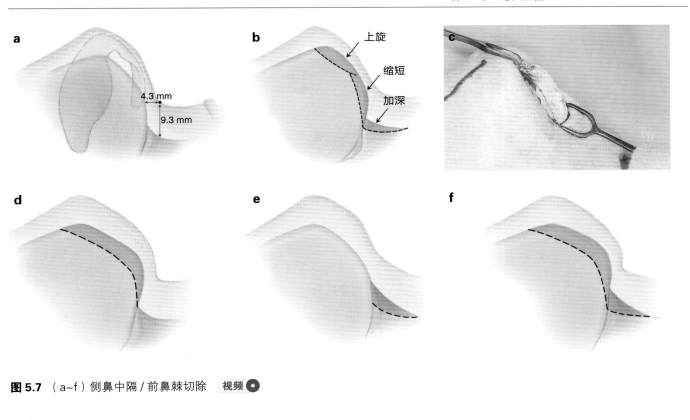

图 5.7 （a~f）侧鼻中隔 / 前鼻棘切除　视频 ⊙

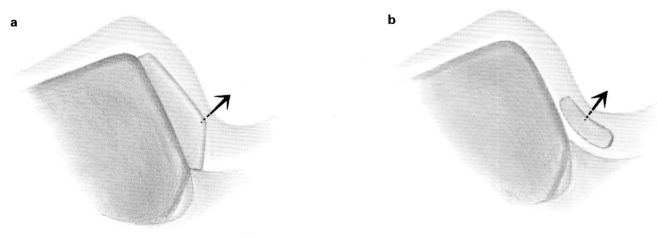

图 5.8 （a、b）鼻小柱上唇角（CLA）的移植物

鼻翼缘 – 鼻孔 – 鼻小柱复合体

鼻翼缘 – 鼻孔 – 鼻小柱复合体（Alar Rim-Nostril-Columellar Complex，ARNC）的分析开始于在侧视图上绘制的 4 根斜线：①鼻尖角度线（T）。②鼻翼缘切线（AR）。③鼻孔斜线（N）。④鼻小柱斜线（C）（图 5.9）。在修改鼻孔之前，必须达到必要的鼻尖角度和鼻小柱倾斜度。标记好鼻翼缘的转折点及近端缘，其应该是远端缘的 2 倍，且交叉角度应该是大约 45°。描绘鼻孔的圆周包括了头侧的鼻翼缘和鼻小柱尾侧的后缘。我们通过鼻孔的末端画出 1 条线，以二分法划分如下：①两侧均为 2mm 时为理想状态。②超过 2mm 表示鼻翼退缩、鼻小柱悬垂或两者均有。③少至 1mm 或更小表示鼻翼悬垂或鼻小柱退缩。鼻翼缘手术可分类为矫正悬垂的鼻翼缘和退缩的鼻翼缘两类。

降低鼻翼缘

1 级：最简单的方法是将鼻翼缘降低 2mm 或使用鼻翼缘支撑移植物（ARG）补齐鼻翼缘切迹（图 5.10）。切割 10mm×2.5mm 大小的直软骨片。在距鼻翼缘后侧 3~4mm 的侧前壁上做一个小的横向切口，平行于边缘解剖皮下囊袋。移植物应紧贴在囊袋中并矫正可见的畸形。常见的错误是头侧一端太厚，那样的话，可以在软组织面上看到，或在穹隆上形成鼓包。通过将鼻翼缘结构移植物（ARS）缝合到鼻翼缘上，还可以实现刚性支撑。

2 级：对于 2~4mm 鼻翼缘退缩的患者，我更喜欢使用来自耳甲艇的复合移植物（图 5.11）。有如下几个技术要点：①在患者身上标记鼻翼边缘及其顶点。②在鼻翼缘后 2mm 处做切口。③垂直于边缘游离但不朝向边缘解剖。④在移植物中要有等量的软骨和皮肤。⑤要懂得移植物是通过填补缺损起作用的。最主要的问题是如何在不横向扩大鼻孔或不造成头侧过度丰满的情况下，让边缘下降，这是一种三维的挑战。

3 级：任何大于 5mm 的鼻翼退缩都是严重的问题，并且在鼻翼缘位置处的复合移植物往往是不足的。在伴有前庭狭窄的严重病例中，我曾在前庭放置过大型耳软骨移植物（20mm×8mm）。

鼻翼缘抬高：提升鼻翼缘悬垂效果有限，因为只能达到 2~3mm 的程度。在鼻翼缘上方 3mm 处绘制一个椭圆，并以所需的最大高度为中心。宽度应该是所期望高度的 2 倍。然后将该椭圆形转移到前庭内衬并切除全层软组织。用 5-0 普通肠线缝合切口，应该就能抬高鼻翼缘。更激进的方法是沿着鼻翼缘直接切除，我并不建议这样做，因为瘢痕不可预测。

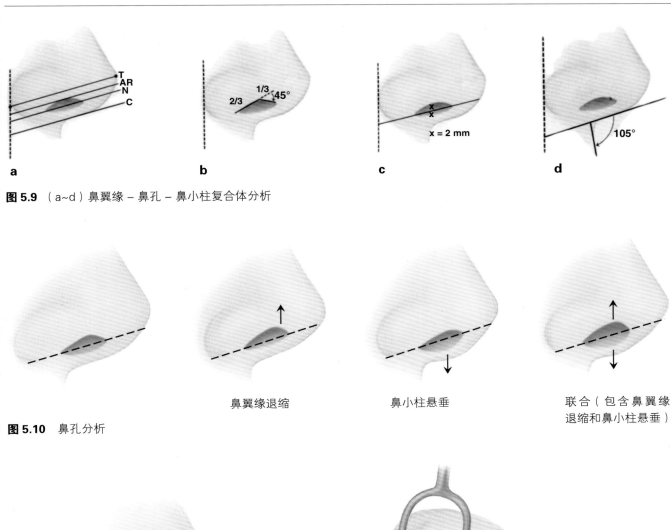

图 5.9　（a~d）鼻翼缘 – 鼻孔 – 鼻小柱复合体分析

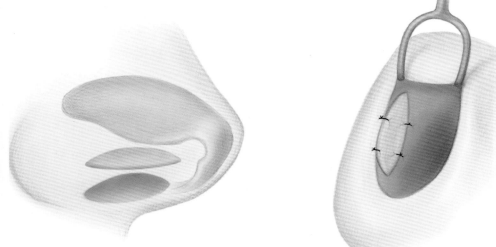

鼻翼缘退缩　　　　　鼻小柱悬垂　　　　　联合（包含鼻翼缘
　　　　　　　　　　　　　　　　　　　　　退缩和鼻小柱悬垂）

图 5.10　鼻孔分析

图 5.11　复合移植物　视频 ◉

改变鼻孔的大小和形状

许多外科医师告诉患者，鼻孔的固有大小和形状是无法改变的——但这并不是事实。鼻孔的大小和形状其实都可以显著改变，但它需要 2 级技术和 3 级技术。

改变鼻孔大小： 大鼻孔类似于"弹力圈"。鼻孔的大小受软骨穹隆的突出度和高度以及尾侧鼻中隔下旋力的影响。在确定真正的鼻孔大小之前必须消除这些外部力（图 5.12a~c）。鼻背降低和鼻中隔尾侧端切除加上适当的鼻孔基底部切除（通常是合并鼻槛 / 鼻翼楔形切除）将使 90% 的大鼻孔病例得到有效改善。在真正很大的鼻翼鼻孔（我的病例的 1%~2%）病例中，有必要切除外侧脚的一部分，或者做一个穹隆切除加开放式结构鼻尖移植物以减小鼻孔。注意：增大鼻孔的努力绝对是一场噩梦，当然在初次鼻整形美容病例中几乎并不需要增大鼻孔。这个问题将留在本文后面的唇裂和二次鼻整形术中讨论。

鼻孔 / 鼻尖比例失调： 许多患者抱怨自己的鼻孔过大，且鼻尖突出度不足。侧面观中，可以看到小鼻尖反衬出了正常大小或大一点儿的鼻孔（图 5.13a~c）。人们必须增加固有的鼻尖突出度以实现理想的 2：1 鼻孔与鼻尖比例的平衡。最常见的方法是将中间脚缝合到鼻小柱支撑移植物上，然后进行鼻尖缝合。再用附加移植物来增加鼻尖下鼻小叶体积和穹隆表现点。

改变鼻孔形状： 关于改变鼻孔固有形状，几乎没有什么文字记载。在使用大量鼻翼缘结构移植物（ARS）之后，我意识到鼻孔形状可以被改变。但是，这需要仔细分析、掌握相应的手术技巧和对细节的检查（图 5.14a~c）。盒形鼻尖伴有退缩鼻翼缘是最常见的畸形，这需要改变鼻孔形状。步骤如下：①消除鼻背和鼻中隔尾侧端的形变力。②达到预期的鼻尖，可能涉及穹隆切除甚至鼻翼转位。③用适当的切除技术减小鼻孔基底。④用鼻翼缘结构移植物（ARS）控制鼻孔形状。关键点是将鼻翼缘结构移植物（ARS）缝合到真正的边缘切口内。对于鼻翼缘结构移植物（ARS）的植入，步骤如下：①从边缘向后延伸到鼻翼基底 2mm 处做一个真正的边缘切口。②向头侧方向剥离，而不要向尾侧方向剥离（切口是沿着鼻翼缘切开）。③应该看到鼻孔形状随着黏膜的释放而发生明显变化。④鼻翼缘结构移植物（ARS）必须精心雕刻：长 10~14mm，宽 2~3mm，但是近中侧要修整，使之变薄至 1~2mm。⑤将移植物沿边缘切口插入并用 4-0 线缝合其中心点。⑥近中线侧部分不得与穹隆区重叠，否则术后会出现可见的"Bossa 凸起"。

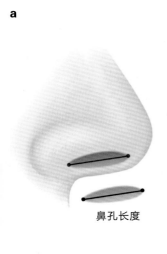
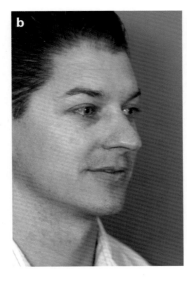
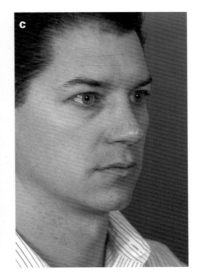

鼻孔长度

图 5.12 （a~c）改变鼻孔大小

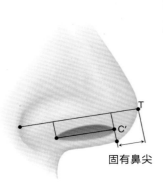
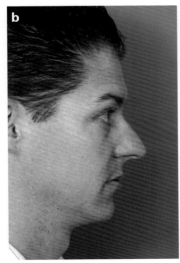
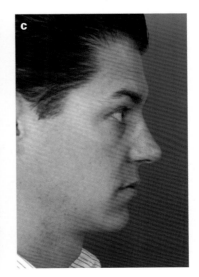

固有鼻尖

图 5.13 （a~c）修整鼻孔：鼻尖不均衡

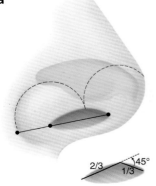
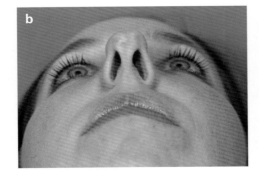
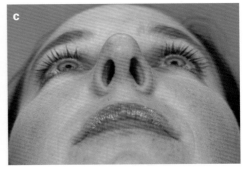

2/3   45°
1/3

图 5.14 （a~c）改变鼻孔形状

决策：1 级

手术计划：在大多数 1 级病例中，鼻基底没有手术指征。例外情况是那些抱怨鼻孔宽大或有明显的鼻中隔尾侧端偏曲且影响鼻小柱的患者。刚开始手术时，外科医师应根据患者的要求（鼻孔太宽）或呈现的畸形（鼻小柱弯曲）被迫进行特定的手术步骤。在术中，如果做了鼻背降低导致鼻基底继发性增宽，则可能需要切除鼻基底。与此相反，鼻翼缘移植在鼻尖缝合后可能是必要的，以最小化对鼻翼支撑的损失。为了正确分析问题，外科医师应该回答以下问题。

鼻基底：我需要缩小鼻基底吗？应查看正视图和基底视图，以确定鼻翼外扩和鼻翼宽度相对于内眦间距的关系。可以在照片上这样做，也可以用卡尺直接在患者身上测量（这是我喜欢的方法）。确定在其正视或头稍微向后看时，我能看到多少鼻槛？简单的鼻槛切除术能解决问题吗？还是鼻翼外扩太严重，我需要做楔形切除术？鼻槛切除术具有较小的可见瘢痕风险，但对鼻翼外扩几乎没有作用。我始终会选择最简单的方法。

鼻小柱 / 尾侧鼻中隔：鼻子太长吗？鼻尖是否向下旋转？上唇是否拥挤？鼻小柱是否偏斜，是否由于鼻中隔尾侧端偏斜所致？除了直接检查之外，还必须通过触摸鼻小柱和鼻中隔尾侧端来回答这些问题，并观察它们在大笑时的变化。最常见的畸形是鼻子太长而鼻尖稍微向下旋转。通过从鼻中隔尾侧端上部 2/3 切除 2~3mm 来消除这两个问题。除非上唇非常拥挤，否则我很少切除前鼻棘。但出于功能和美学原因，必须矫正鼻中隔尾侧端偏斜。在鼻翼之间的鼻中隔支撑移植物可以减少鼻中隔尾侧端偏斜的影响。

鼻孔缘：鼻翼缘是在正视图上退缩还是在基底视图上太弱？缝合鼻尖后，鼻翼缘是否支撑太松弛？在绝大多数初鼻整形手术中，鼻翼缘在术前很少成为问题。然而，鼻尖缝合可导致鼻翼缘轮廓的细微变化，需要鼻翼缘支撑移植物来恢复边缘轮廓。这些都是重要的移植物，如果有任何疑虑，就要考虑用它。

原则

- 使用卡尺进行表面测量可以直接比较 EN–EN、AL–AL 和 AC–AC。这能确保进行完整的术前分析。
- 鼻基底调整是手术计划中的关键步骤，而不是可选的辅助细节。
- 切除后细致的缝合是必不可少的，特别是鼻槛处的外翻。

分析

术前，该患者有一个长且向下旋转的鼻子和凸起的鼻轮廓。所有的方位都看起来露鼻孔，尤其是斜位，这种情况只会在术后加重。出于这个原因，我在两侧进行 2mm 的鼻槛切除。请注意术后斜位图上鼻孔的大小。我没有用鼻翼缘支撑移植物（ARG）或鼻翼缘结构移植物（ARS），仅仅是进行了双侧鼻槛切除（图 5.15）。

鼻槛切除

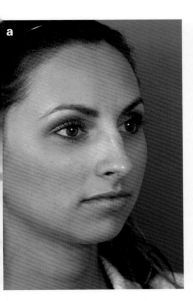
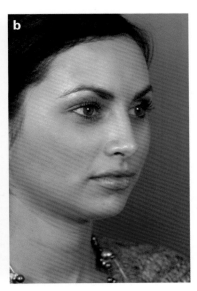
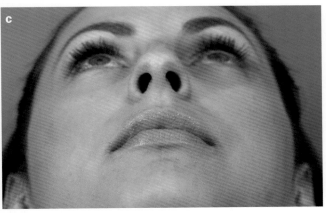
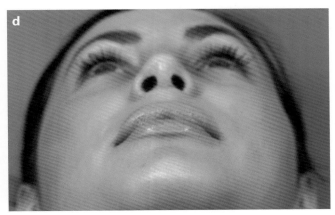

图 5.15 （a~d）术前、术后对比

鼻翼楔形切除　　这个患者的主诉是她有一个球状鼻尖的大鼻子。皮肤罩相对较厚。在手术中，她的软骨鼻背降低了 5mm，并且使用双侧贯穿切口使鼻尖突出度下降。鼻尖从过度突出的窄等腰三角形变为较宽的等边三角形。4mm 宽的鼻翼楔形切除术在术中是必需的，这种情况相当少见（图 5.16）。

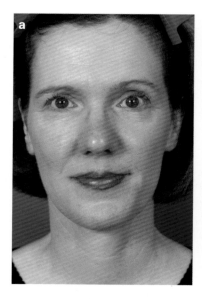
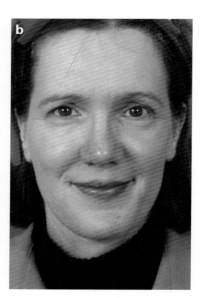
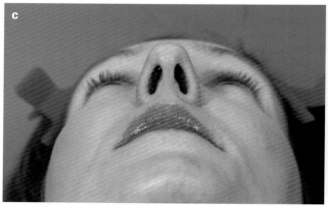
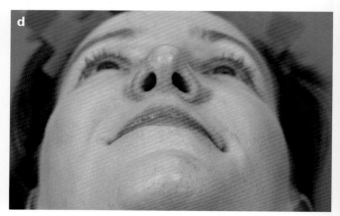

图 5.16 （a~d）术前、术后对比

分析

　　术前患者的体表测量结果如下：内眦间距宽度（EN-EN）28mm，鼻翼宽度（AC-AC）30mm 和鼻翼外扩宽度（AL-AL）35mm。鼻翼外扩宽度（AL-AL）相对于内眦间距宽度（EN-EN）多了 7mm，从而必须要联合进行鼻槛 / 鼻翼楔形切除术（左 / 右：2.5mm/2.5mm）。从术后基底面视野看，鼻基底变窄，鼻孔较小。在正位图上看，鼻槛不再下垂于鼻翼缘下方。她没有进行截骨（图 5.17）。

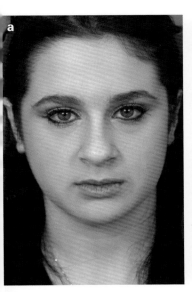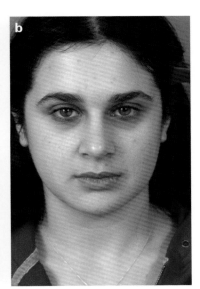

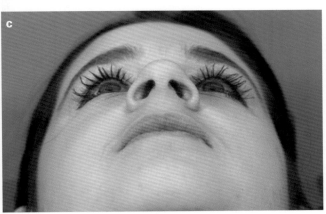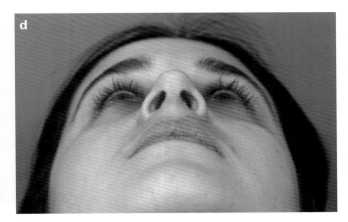

图 5.17　（a~d）术前、术后对比

决策：2级

在大多数2级案例中，涉及的问题既关乎美观又关乎实用，矫正是必要的，而不只是一种选择（图5.18）。必须做好准备，以有效处理范围更广、问题更严重的问题。一个典型的例子是一盒形鼻头加偏斜的尾侧鼻中隔。我们想减少刚性的鼻翼鼻尖软骨，但脆弱的鼻孔缘已经太弱了。在深度吸气时，外部鼻阀在尾侧鼻中隔偏曲的一侧会有塌陷。

鼻基底： 我们计划做基底部宽度的大幅缩窄时，需要联合进行鼻槛/鼻翼楔形切除术。不对称是很常见的，每个部件的不对称切除通常都是需要的。我先以标准的方式标记鼻槛部分。然后将下部鼻翼楔形切口设计在鼻翼沟中。在非裔患者中，切除量从通常的2~3.5mm变化到特例的6~7mm。首先使用平行的垂直切口切开鼻槛部分。然后将鼻翼楔形部分从侧面切入近中侧，并在上边界逐渐变细到鼻槛内。用4-0平肠线的外翻水平褥式缝合闭合鼻槛对于避免产生内翻瘢痕（Q形畸形）是至关重要的。由于大的切除后可能产生鼻翼缘切迹，在大多数情况下，在鼻翼基底切除后都要插入鼻翼缘结构移植物（ARS）。

鼻小柱/尾侧鼻中隔： 由于尾侧鼻中隔偏斜，鼻小柱也经常跟着偏斜。鼻中隔必须重新复位并固定在中线上。没有确切固定的简单复位是不行的。因此，鼻中隔要固定在正确位置的前鼻棘上。接下来，在鼻翼软骨之间放置一个鼻小柱支撑移植物。鼻尖软骨被适当地修饰并支撑在鼻小柱支撑移植物上。

鼻孔缘： 在这些病例中，鼻孔边缘的支撑变得至关重要，而且简单的鼻翼缘支撑移植物（ARG）很少适合。相反，人们必须使用鼻翼缘结构移植物（ARS），将移植物缝合到真正的边缘切口中。要制作专门的边缘切口而不是使用原来的切口才可以使移植物有效支撑边缘。然后将一片修形了的12mm×2.5mm的鼻中隔软骨缝合到边缘切口中。这些移植物提供边缘支撑又显著改变鼻孔形状。首先缝合中点，然后缝合侧面。必须仔细检查移植物的内侧范围以避免其在穹顶之上重叠，这可能导致软组织面上的凸起或变形。如果不确定，移植物还是稍短一点儿比较好。

原则

- 我们必须首先矫正基础（尾侧鼻中隔），然后使用支撑移植物减少鼻小柱中的不对称，最后处理鼻尖。
- 任何大的联合鼻槛/鼻翼楔形切除术都需要使用鼻翼缘支撑移植物（ARG）或鼻翼缘结构移植物（ARS）。

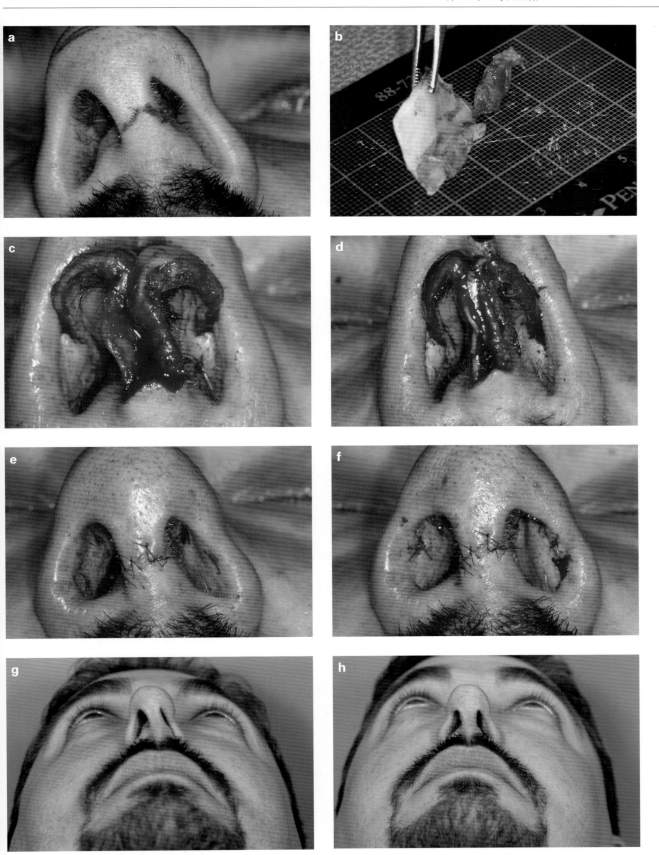

图 5.18 （a）术前基础。（b）鼻中隔偏斜。（c）术后鼻中隔复位。（d）插入鼻小柱支撑杆。（e）关闭切口。（f）植入鼻翼缘支撑移植物（ARG）（R）、鼻翼缘结构移植物（ARS）（L）。（g）术前，深吸气。（h）术后，深吸气

案例研究：
鼻基底塌陷

分析

　　一名 41 岁男性患者出现严重鼻腔阻塞病史，但没有鼻部创伤史（图 5.19）。事实上，所有可能导致鼻阻塞的因素包括：①尾侧中隔偏向左侧。②鼻翼缘无力，深吸气时塌陷。③鼻中隔体严重 S 形偏移。④中鼻拱窄小。中鼻拱窄小将通过分离上外侧软骨，插入撑开移植物来进行治疗，不需要进行截骨术。如前所示，矫正尾侧鼻中隔改善了鼻小柱，而鼻孔由右侧的鼻翼缘支撑移植物（ARG）和左侧的鼻翼缘结构移植物（ARS）支撑。美学上，患者需要一个更适应他生活方式的鼻子。

手术技术要点

　　（1）暴露鼻翼软骨和鼻背。

　　（2）通过右侧贯穿切口进行鼻中隔暴露。

　　（3）双向鼻中隔通路的上外侧软骨的分离。

　　（4）下隧道法进行骨性鼻中隔暴露。

　　（5）大范围的鼻中隔成形术，但要保留 12mm 宽的 L 形支撑移植物。

　　（6）尾侧鼻中隔从左到右的重定位，缝合固定。

　　（7）鼻小柱支撑移植物加鼻尖缝线：鼻小柱支撑移植物缝合（CS），穹隆成形缝合（DC），穹隆间缝合（ID），双侧外侧腿凸起缝合（LCC×2）。

　　（8）右侧的鼻翼缘支撑移植物（ARG），左侧的鼻翼缘结构移植物（ARS）。

　　（9）鼻甲外向骨折。

　　（10）没有做侧方截骨，也没有鼻槛切除。

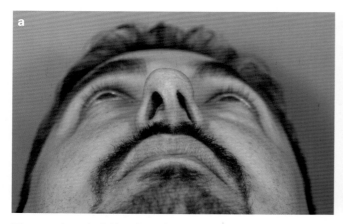
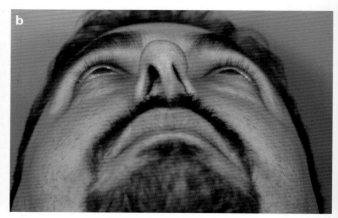

图 5.19 （a~j）术前、术后对比

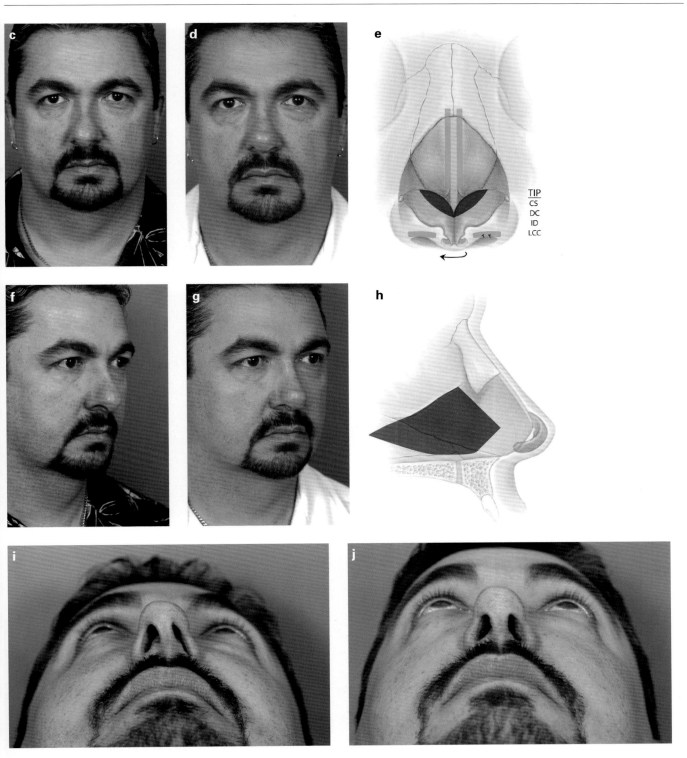

TIP
CS
DC
ID
LCC

图 5.19（续）

决策：3 级

在这些初次病例中，难度来自不寻常的鼻孔、种族差异的挑战、唇裂性的不对称。关键点是使用软骨或复合移植物将鼻基底切除与刚性鼻翼缘支撑结合起来。鼻孔保持器夹板要在晚上使用 2~3 周（图 5.20）。

复合移植物：虽然经常将其用于继发性鼻和唇裂鼻，但我很少在初次病例中使用复合移植物（＜3%）。这些不寻常的情况涉及明显的、孤立的鼻翼缘回缩，尾侧鼻中隔不能切除。鼻翼缘支撑移植物（ARG）或鼻翼缘结构移植物（ARS）不能解决问题，因为存在真正的侧发育不全。解决方案是用软骨支撑和皮肤衬里填补缺陷。这些移植物是针对缺损定制的，通常是"复合条带"［（12×2-3）mm］，还有可能是在唇裂或二次修复性情况下需要 4~6mm 宽的复合移植物。刮去软骨表面直到它具有鼻翼软骨的厚度和柔韧性，这是很重要的。

软骨移植物：10 年前，用于鼻翼缘的软骨移植物的选择很简单———种鼻翼板条移植物。这些大的移植物能提供支撑，但是常常会掩盖鼻翼沟或影响对称性。鼻翼缘支撑移植物（ARG）和鼻翼缘结构移植物（ARS）适用于鼻孔边缘，但对于大多数严重的外鼻阀塌陷可能不足。因此，外侧腿支撑移植物已成为首选移植物，因为它的尺寸和位置可以根据问题进行调整（图 5.21）。如第 7 章所讨论的，外侧腿支撑移植物因其位置可以分为梨状孔型（Ⅰ型）、鼻翼基底型（Ⅱ型）和鼻孔缘型（Ⅲ型）。关键的因素是移植物被放置并缝合到外侧腿下面，而外侧腿则可以处于正常位置或新的位置。简而言之，外侧腿的转位与否是由鼻尖决定的，而外侧腿支撑移植物的位置是由功能决定的。Ⅰ型在梨状孔位置支撑鼻翼沟，Ⅱ型在鼻翼基底位置支撑前庭，Ⅲ型在鼻孔边缘位置支撑并重塑鼻孔。外侧腿支撑移植物最好由刚性的鼻中隔软骨或肋软骨制成，并且具有很高的修边锥度。这一复杂主题在第 7 章和第 8 章中会有广泛讨论。

原则

- 复合"条带状"移植物可有效降低初次鼻整形病例的鼻翼边缘。
- 在大多数初次病例中，外侧腿支撑移植物已经取代了鼻翼板条移植物。
- 外侧腿支撑移植物提供支撑，但千万不要显形。将移植物隐藏在外侧腿下面是至关重要的。
- 当将Ⅲ型外侧腿支撑移植物沿着鼻孔边缘缝合时要使用真正的边缘切口。

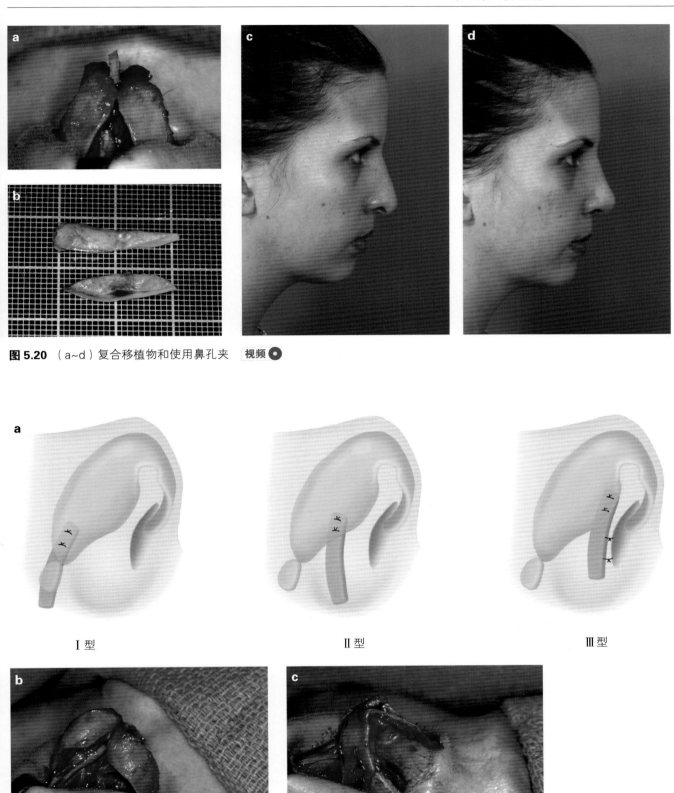

图 5.20 （a~d）复合移植物和使用鼻孔夹　视频 ⊙

Ⅰ型　　　　　　　　　Ⅱ型　　　　　　　　　Ⅲ型

图 5.21 （a~c）外侧腿支撑移植物

案例研究：
鼻翼回缩

分析

　　一位在美容行业工作的 28 岁的女士要求进行隆鼻手术（图 5.22）。她有 3 项主诉：①侧面看起来像鸟嘴。②鼻孔太大。③鼻尖下垂。此外，她还有一个巨大的鼻孔 / 小鼻尖的不均衡问题。从技术上来说，最大的问题是早就存在的需要用复合移植物来解决的退缩鼻翼，特别是如果做了大的鼻尖改变之后可能会更明显。由于对原本鼻尖的分析几乎是不可能的，除非你能消除变形的外部力量，经过深思我选择使用"封闭 / 开放"方法。复合移植物降低了鼻翼缘并为鼻孔轮廓提供了支撑。图 5.22 中显示的是术后 2 年的结果。

手术技术要点

　　（1）软骨间贯穿切口加鼻中隔暴露。

　　（2）鼻背减少（骨性 0.5mm，软骨 2.0mm）。

　　（3）尾侧鼻中隔（4mm）和前鼻棘切除，然后做鼻中隔采集。

　　（4）开放式的方法。尽可能少的"仅有卷轴区"的头侧切除术。

　　（5）从低到高截骨。植入撑开移植物。

　　（6）插入腿的支撑杆和鼻尖缝合线：鼻小柱支撑移植物缝合（CS），穹隆成形缝合（DC），穹隆均衡缝合（DE），鼻尖定位缝合（TP）。

　　（7）联合鼻槛 / 鼻基底切除，右侧：2.5mm/1.5mm，左侧：3.5mm/2.0mm。

　　（8）耳甲复合物移植到两侧鼻孔边缘。

　　注意：患者植入了一个下颌移植物（小小的）并进行了颏下吸脂。

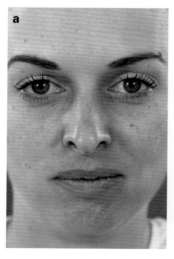
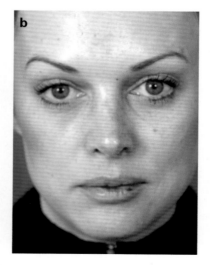
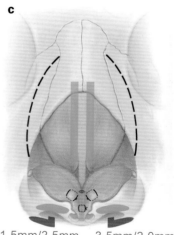

1.5mm/2.5mm　　3.5mm/2.0mm

图 5.22 （a~j）术前、术后对比

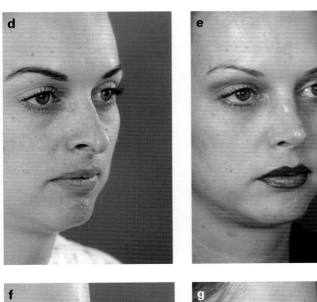

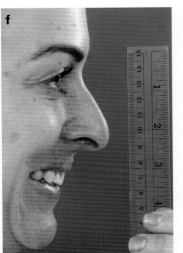

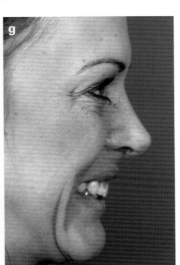

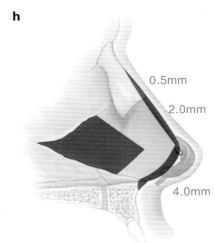

0.5mm

2.0mm

4.0mm

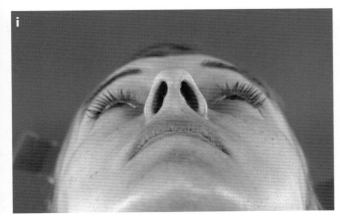

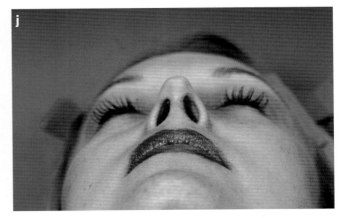

图 5.22（续）

参考文献

[1] Bennett GH, Lessow A, Song P, et al The long-term effects of alar base reduction. Arch Facial Plast Surg 7: 94, 2005.

[2] Byrd HS, Hobar C, Shewmake K. Augmentation of the craniofacial skeleton with porous hydroxyapatite granules. Plast Reconstr Surg 91:15, 1993.

[3] Daniel RK. The nasal base. In Daniel, RK (ed) Aesthetic Plastic Surgery: Rhinoplasty. Boston: Little, Brown, 1993.

[4] Daniel RK. Rhinoplasty: Nostril/tip disproportion. Plast Reconstr Surg 107:1454, 2001.

[5] Davis RE. Diagnosis and surgical management of the caudal excess nasal deformity. Arch Facial Plast Surg 7:100, 2005.

[6] Ellenbogen R. Alar rim lowering. Plast Reconstr Surg 79:50, 1987.

[7] Farkas LG, and Munro JR. Anthropometric Facial Proportions in Medicine. Springfield: Thomas, 1987.

[8] Farkas LG, Hreczko TA, Deutsch CC. Objective assessment of standard nostril types – A morphometric study. Ann Plast Surg 11:381,1983.

[9] Farkas LG, Kolar JC, Munro JR. Geography of the nose: A morphometric study. Aesthetic Plast Surg 10:191, 1986.

[10] Gruber RP, Freeman MB, Hsu C, et al Nasal base reduction; a treatment algorithim including alar release with medialization. Plast Reconstr Surg 123: 716, 2009.

[11] Gruber RP, French MB, Hsu C, et al Nasal base reduction by alar release: A laboratory evaluation. Plast Reconstr Surg 123: 709, 2009.

[12] Gryskiewicz JM. The "inatrogenic-hanging columellar": preserving columellar contour after tip retroprojection. Plast Reconstr Surg 110:272, 2002.

[13] Gunter JP, Rohrich RJ, Friedman RM. Classification and correction of alar-columellar discrepancies in rhinoplasty. Plast Reconstr Surg 97:643, 1996.

[14] Guyuron B. Alar rim deformities. Plast Reconstr Surg 107:856, 2001.

[15] Guyuron B. Footplates of the medial crura. Plast Recosntr Surg 101: 1359, 1998.

[16] Guyruron B. Alar base surgery. In Gunter, JP, Rohrich, RJ, and Adams, WP (eds) Dallas Rhinoplasty: Nasal Surgery by the Masters. 2nd ed. St. Louis: QMP, 2007.

[17] Guyuron B, Behmand, RA. Caudal nasal deviation. Plast Reconstr Surg 111: 2449, 2003.

[18] Kridel RW, Castellano RD. A simplified approach to alar base reduction; a review of 124 patients over 20 years. Arch Facial Plast surg 7: 81, 2005.

[19] Lessard ML, Daniel RK. Surgical anatomy of the nose. Arch Otolaryngol Head Neck Surg 111:25, 1985.

[20] Letourneau A, Daniel RK. The superficial musculoaponecrotic system of the nose. Plast Reconstr Surg 82:48, 1988.

[21] Meyer R, Kessering WK. Secondary rhinoplasty. In: Regnault P and Daniel RK (eds) Aesthetic Plastic Surgery. Boston: Little, Brown, 1984.

[22] Millard DR. Alar margin sculpturing. Plast Reconstr Surg 40:337, 1967.

[23] Millard DR. The alar cinch in the flat, flaring nose. Plast Reconstr Surg 65:669, 1980.

[24] Natvig P, Setler LA, Dingman RO. Skin abutts skin at the alar margin of the nose. Ann Plast Surg 2:428, 1979.

[25] Ortiz-Monasterio F, Olmedo A, Oscoy LO. The use of cartilage grafts in primary aesthetic rhinoplasty. Plast Reconstr Surg 67:597, 1981.

[26] Peck GC. Techniques in Aesthetic Rhinoplasty, 2nd ed. Philadelphia: JB Lippincott, 1990.

[27] Powell N, and Humphreys B. Proportions of the Aesthetic Face. New York: Thieme Stratton, 1984.

[28] Randall P. The direct approach to the "hanging columella". Plast Reconstr Surg 53:544, 1974.

[29] Rohrich, Rj, Raniere J Jr, Ha, RY. The alar contour graft: correction and prevention of alar rim deformities in rhinoplasty. Plast Reconstr Surg 109: 2495, 2002.

[30] Rohrich RJ, Hoxworth RE, Thorton JF, et al The pyriform ligament. Plast Reconstr Surg 121:277, 2008.

第 6 章　功能因素

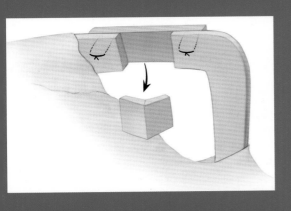

引言

　　作为一名专门从事鼻整形工作的整形外科医师，我常与两种患者群体打交道：一种是想要更具吸引力的鼻子并且保留他们认为正常的呼吸功能的求美者；另一种是鼻部功能受到损伤的修复性患者。这些问题通常是由于一些明确的解剖畸形所致，都需要通过手术方案去解决。本章为年轻外科医师分析、诊断和管理隆鼻患者打好基础。我们的目标是维护患者正常的呼吸功能，识别出那些会因手术而受损的人，并治疗那些有明确解剖畸形的病例。在过去的 10 年中，在功能性手术方面，鼻整形手术已经发生了 2 次根本性的变化。第一，鼻中隔手术变得更加简单，这包括了 4 个方面：体部切除、尾侧鼻中隔重定位、鼻背调直和全鼻中隔成形术。相应地，大家也更加重视鼻阀手术，包括外部鼻阀和内部鼻阀。第二，对鼻整形术后鼻塞的主要原因的认识从鼻中隔手术不够充分（20 世纪 80 年代）到鼻甲肥大未经有效治疗（20 世纪 90 年代）再到鼻阀塌陷（2000年）。目前，我确信鼻整形术后鼻塞的主要原因是未能充分地诊断和治疗术前问题。仔细的术前病史询问，检查和手术中涉及内鼻的功能部分与外鼻的美学改善同样重要。鼻呼吸功能损害确实会严重地影响患者，哪怕已得到最美观的效果。

概述　　外科医师经常希望鼻整形术很简单。他们最喜欢的是施行美容鼻整形术并不需要矫正功能性鼻塞。他们经常提出以下问题。你可以在不矫正鼻中隔偏斜的情况下进行鼻整形术吗？不，我做不到。你真的需要植入撑开移植物吗？是的，并且这经常出于功能和美学的双重原因。手术可以分为两部分，让一名外科医师做功能部分，另一名外科医师做美学部分吗？不行，这是一个综合性的操作。我将我的所有美容案例确定为"可能要做下鼻甲切除术及多重移植物的美容性鼻中隔成形术"，这反映了手术的双重性质。既然纯粹的美容手术的虚妄想法可以休矣，那我们就要在每次讨论鼻整形术时都必须加上功能因素评估。

1 级：外科医师应该能够处理以下 4 个功能因素：鼻中隔体部偏斜、鼻中隔尾侧端偏斜、内鼻阀塌陷和下鼻甲肥大（图 6.1a、b）。手术解决方案很简单：切除鼻中隔体部的偏斜、重新复位鼻中隔尾侧端的偏斜、植入撑开移植物以打开内鼻阀并切除部分肥厚的下鼻甲。

2 级：应通过额外的复杂手术解决由创伤或发育原因导致的鼻中隔严重偏离。尾侧鼻中隔问题可能从简单的脱位进展到严重的不稳定或塌陷，这可能需要使用鼻中隔软骨移植物进行强化或置换。鼻背偏斜是个复杂的问题，要按以下顺序进行矫正：①将撑开移植物放置在非偏离侧上，在偏离的上方和下方缝合。②切除鼻中隔的偏离部分。③将撑开移植物放置在偏斜侧，用缝合线固定一共 5 层组织（图 6.1c、d）。外部鼻阀的问题将需要在鼻阀中使用鼻翼缘支撑移植物（ARG）或鼻翼缘结构移植物（ARS）以及用于前庭阀的外侧肋骨移植物。当然问题也可能发生在中鼻甲上，或者是鼻甲与邻近组织之间的粘连。

3 级：每当处理有严重问题（唇裂、可卡因鼻和创伤后畸形）的初鼻病例和几乎所有二次修复性鼻整形病例时，外科医师必须做好应对重大挑战的准备。外科医师需要固定不稳定的鼻中隔，甚至做一个完整的鼻中隔成形术（图 6.1e、f）。对于这些病例，需要逐步提高技术的复杂度，并且我认为这些病例的治疗方法在本质上是"内鼻的鼻腔重建"。鼻中隔可能因既往切口而不稳定或者被广泛切除。因此必须准备好重建鼻中隔支撑并从其他部位采集移植物，包括用于改善稳定性的肋骨移植物。手术可能涉及用复合移植物打开挛缩的狭窄区域到扩大骨性鼻阀。鼻阀的手术也可能因鼻中隔的瘢痕粘连或息肉过多而变得复杂。

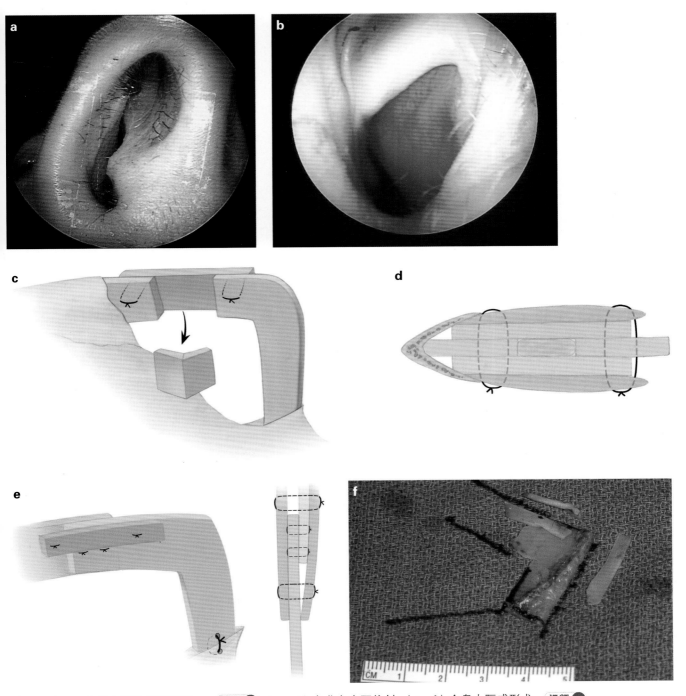

图 6.1（a、b）鼻中隔和鼻阀阻塞。 视频 ⊙ （c、d）鼻背鼻中隔偏斜。（e、f）全鼻中隔成形术 视频 ⊙

解剖　在许多教科书中非常详细地介绍了鼻气道的解剖学。我将提供一些有价值的观察结果，而不是重复标准解剖学中的发现（图6.2a）。

　　鼻中隔：鼻中隔由四边形软骨和5块骨（上颌骨/前颌骨、鼻棘、上颌骨嵴、颚骨嵴、犁骨和筛骨垂直板）组成。四边形软骨的大小、厚度和结构完整性差别很大。我确信大多数鞍鼻畸形是由于使用侵入性技术来治疗脆弱的鼻中隔软骨引起的。在前鼻棘和前颌区域交织的软骨膜和骨膜纤维令我们难以解剖。暴露这个区域为何如此困难？这缘于鼻中隔的胚胎学起源。犁骨和筛骨垂直板源自原始软骨中隔的骨化，而前颌骨是一种独特的骨骼，生长发育过程中发生了巨大的变化。前颌的"两翼"遮挡了部分前腭孔。在该区域进行激进地解剖可能会破坏神经血管束，导致牙齿失神经甚至变为黑色。前颌骨与犁骨交界处正上方的区域非常独特，原因如下：①四边形软骨最薄。②软骨尾侧延长从此开始。③雅各布森器官（译者注：性激素感受器）可能发生于此。④可以存在一个重要的增长中心点。在上颌骨/犁骨沟中延伸的下部5mm的鼻中隔软骨非常厚，并且可能在一侧偏转出到凹槽外面。鼻中隔软骨有10~18mm的"尾侧延长"，它将犁骨和筛骨分隔开。骨性畸形通常非常引人注目，并且可能呈三角形"骨刺"的形状。必须用小尖镊子夹持以进行切除。扭转骨片可能导致延伸到筛板的整个垂直板的灾难性破坏。虽然很多人认为软骨膜是单层的，但剥离的操作可以证实它是由多层膜压缩而成的。

鼻阀

　　根据我做过的2000多例二次鼻整形的经验，我将4个鼻阀的概念进行分类和应用：①鼻孔。②前庭。③内部。④骨质（图6.2b、c）。鼻阀由形成并伸入鼻孔的结构组成，包括鼻小柱、尾侧鼻中隔、软骨腿的脚板、软组织鼻翼缘、鼻翼小叶和鼻槛。前庭鼻阀位于两个狭窄的孔（鼻孔和内鼻阀）之间，最常见的障碍是侧鼻翼塌陷或前庭蹼状畸形。内鼻阀由两部分组成：狭缝状的内阀夹角和内鼻阀区。骨性鼻阀由外侧骨壁和鼻中隔组成，鼻整形术或外伤后，其角度和横截面积都可能会发生扭曲。

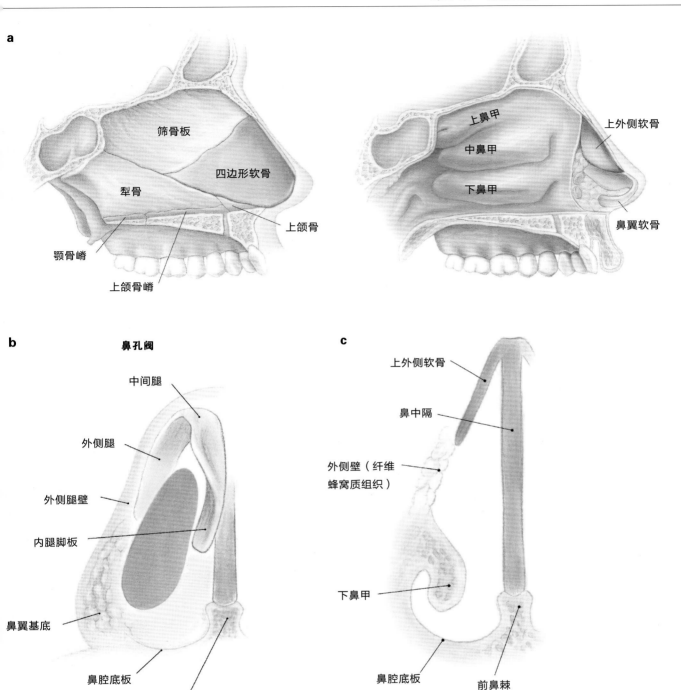

图 6.2 （a~c）美容案例中 1 例鼻阻塞。　**视频** ⏺　（a）内鼻解剖。（b）外鼻阀。（c）内鼻阀

鼻中隔手术

麻醉：在用碘伏棉棒准备好内鼻后，用 1% 利多卡因和肾上腺素 1 ：100 000 注射软骨下黏膜间隙。目的是实现一个静水压剥离，这将有助于随后的鼻中隔黏膜的剥离。注射时还可以评估黏膜质量和鼻中隔结构。下一步，使用局部药物使黏膜血管收缩。大多数外科医师使用 4% 可卡因溶液、局部麻醉药或羟甲唑啉。我发现 2 个 45.7cm 长、1.3cm 宽的纱条可以使填塞更精确，接触更充分。在复杂的二次修复性病例中，内镜检查通常是大有帮助的。

鼻中隔暴露：常规，我使用一个完整的右侧单侧贯穿切口结合鼻背入路进入暴露的鼻中隔。尾侧鼻中隔通过左侧鼻小柱拉钩暴露，然后从其尾侧边界向后 2~3mm 形成全长贯通的切口。使用有角度的 Converse 剪，将黏膜剥离起来，进入软骨膜下间隙。为了确保清晰的解剖，我经常用 15# 刀片交叉划开衬里，然后用牙科汞合金调刀刮到软骨。一旦剥离起软骨膜，继续在软骨上及筛骨和犁骨上向后剥离。与此处不间断的通道不同，在软骨膜和骨膜交界的关节筋膜处，下部的解剖在软骨与前颌骨交界处阻力很大。任何下部穿通的尝试都可能会导致黏膜撕裂。在大多数情况下，这种程度的暴露通过"前隧道"是足够的。然而，在复杂的情况下，严重的畸形涉及前颌骨，这时有必要创建一个深层的"下层隧道"完全进入前颌骨。

备选进入方案：我采用开放式入路中经典的鼻中隔入路，经上外侧软骨与鼻中隔间分离的上下鼻背劈开技术（图 6.3a、b）。这种背侧劈裂可以与分离鼻尖 / 鼻小柱时鼻翼软骨的鼻尖分开相结合，这增加了尾侧鼻中隔的暴露并使后期的纠偏成为可能（图 6.3c、d）。然而，单侧贯穿切口与背侧劈裂、双重暴露的组合使用最为频繁，特别是在二次修复性病例中（图 63e、f）。剥离器从贯穿切口到达鼻中隔角并进入鼻中隔角和上外侧软骨附着之间的间隙。在二次修复病例中，用这种方法从已知的（尾侧鼻中隔）到未知的（背侧有严重瘢痕的解剖层面）软骨下解剖要比上下分离容易得多。鼻尖翻转法是一种将软骨间切口延伸到双侧贯穿切口中的组合，还可以再加上其跨鼻小柱和软骨下切口的开放式方法（图 6.3g、h）。一旦软组织剥离完成，整个鼻尖小叶可以这样向下旋转到上唇。这样我们就可以直接从鼻中隔末端开始操作了。

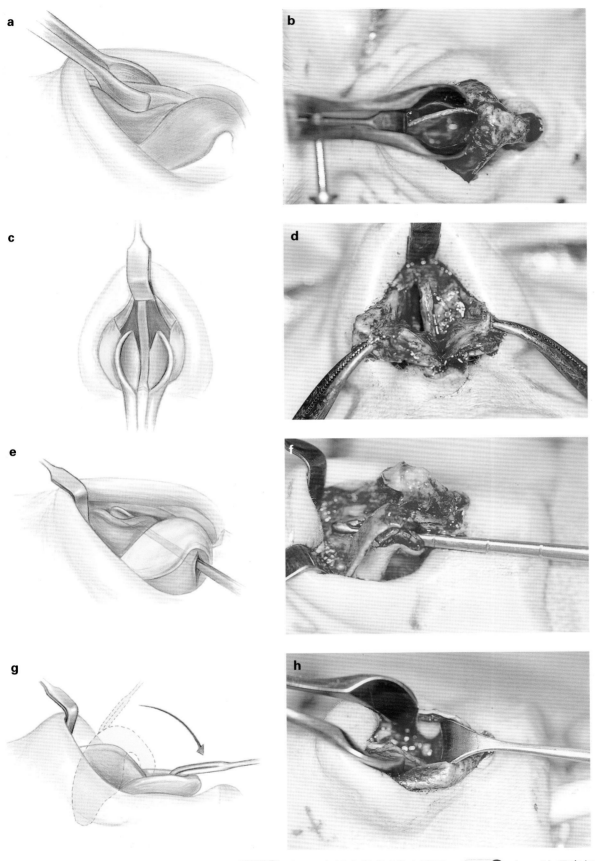

图 6.3 鼻中隔暴露。(a、b) 鼻背劈开。 视频 ⊙ (c、d) 结合鼻背/鼻尖劈开。 视频 ⊙ (e、f) 贯穿切口。 视频 ⊙ (g、h) 鼻尖翻转 视频 ⊙

鼻中隔体　　在过去的几十年里，每个外科医师都设计了自己独特的手术方法，这些手术操作画成插图都很漂亮，但其他外科医师却根本就做不来。幸运的是，这一切都随着软骨移植物的采用和对大面积鼻中隔的需要而改变。保留 1 个 10mm 的 L 形支撑移植物作为鼻中隔支撑意味着获取移植材料的鼻中隔采集和切除严重偏离的鼻中隔体基本上没有区别。突然之间，平行切割和十字交叉技术的复杂性变成了过去。简单而有效的规则已经变成了"当不确定的时候就把它取出来"，必然的推论当然得是首先评估鼻中隔软骨的整体硬度，当软骨脆弱时要保守。我们应该只拿出必要的量，以矫正偏斜或获得足够的移植材料。

软骨矫正术：从概念上讲，"外科鼻中隔体"是指在关键的 10mm 的 L 形支撑移植物下方和后方的那部分鼻中隔。一旦确定了明确的鼻背和尾侧鼻中隔，实际上我们是从前鼻中隔角向下和向后 10mm 测量的（图 6.4a~d）。在这一点上，用 15# 刀片平行于鼻背切开鼻中隔，并一直保持在鼻背以下 10mm 处，一直到骨性鼻中隔。然后，垂直尾端部分用 15# 刀片平行于尾端鼻中隔向下延伸至犁骨沟，同时用鼻镜撑开软骨黏膜瓣。它不是一个垂直切口，而是向后倾斜的，以确保在尾侧鼻中隔 / 前鼻棘交界水平处有一个 1cm 宽的尾端支撑移植物。接下来，软骨鼻中隔的下缘沿着犁骨沟被释放出来。然后，从鼻背切口向下剥离，穿过软骨鼻中隔和筛骨垂直板的交界处。下一步，继续向后解剖，以释放软骨鼻中隔的犁骨延伸部分。这种延伸在一侧与骨性鼻中隔有重叠，该处是以后鼻中隔的"刺突"为标志的；也就是说，大多数刺突都是与骨重叠的凸面软骨。因此，在鼻中隔成形术中，可以将整个软骨分离或考虑连同重叠的软骨一起切除掉。收获的软骨被放置在一大盆含抗生素的盐水中。

骨性切除术：在两侧黏膜剥离的情况下，可以使用小号高桥鼻钳切除所有坚硬的骨畸形（图 6.4e、f）。这些"骨刺"要被钳子尖锐地"咬掉"，而不是"扭出来"，因为那样有可能破坏筛板，导致脑脊液泄漏。骨中隔矫正术应强调轻柔复位和有限的切除。这条规则的一个例外是外伤后的鼻子，那必须进行骨性切除。我不认为用"鼻镜窥器撑开"来矫正骨性鼻中隔是个好主意。当鼻中隔基本上完好无损时，它可能起作用，但当患者做过鼻中隔采集后，这个操作有可能导致鼻中隔破裂。

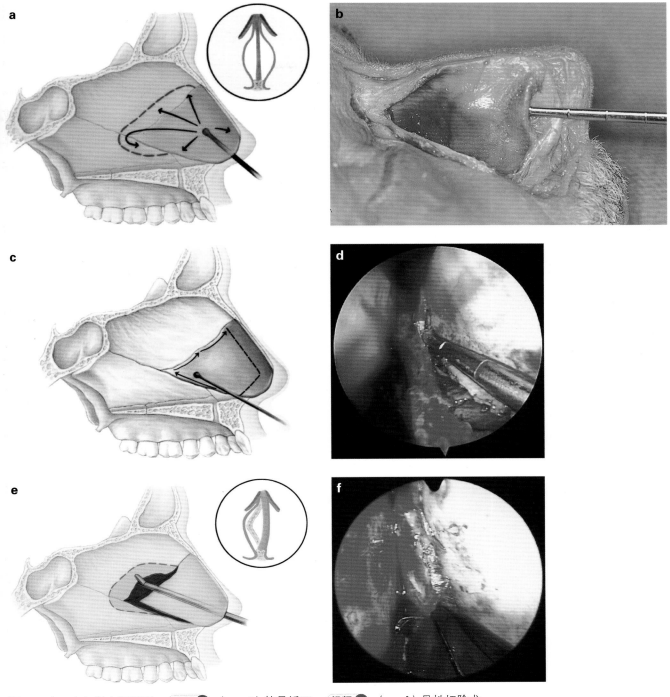

图 6.4（a、b）鼻中隔暴露。 视频⊙ （c、d）软骨矫正。 视频⊙ （e、f）骨性切除术

骨性鼻中隔 / 前颌骨：下隧道

使用小号高桥（Takahashi）鼻钳（图 6.5a、b）切除常规的骨偏曲部位。只要可能，在直视下，使用 Cottle 剥离器将较直的偏斜部分折回到中线。当骨性偏移涉及上颌前区时，必须造出一个"下隧道"（图 6.5c~f）。在再次注射鼻底后，通过贯穿切口切开，用 MacKenty 剥离器暴露前鼻棘和梨状孔。再用一弯曲的剥离器，将上颌骨上覆盖的前庭衬里掀起，然后沿鼻底向后延伸，从而产生"下隧道"。当向上刮上颌骨时，就达到了骨膜与软骨膜之间的关节筋膜。使用 64#Beaver 刀片（图 6.5b、g、h）从前向后小心地分割该关节筋膜。这样鼻中隔就在一侧完全暴露了。如果需要暴露对面的上颌骨，则可以将鼻中隔软骨从犁骨沟中剥离出来，然后沿上下方向剥离骨膜。在不撕碎黏膜的情况下剥离下隧道是一项必须要掌握的重要技能。

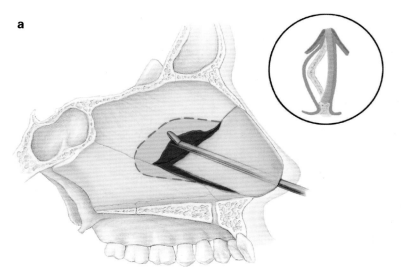
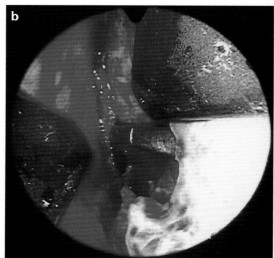

图 6.5 （a、b）骨偏曲切除术

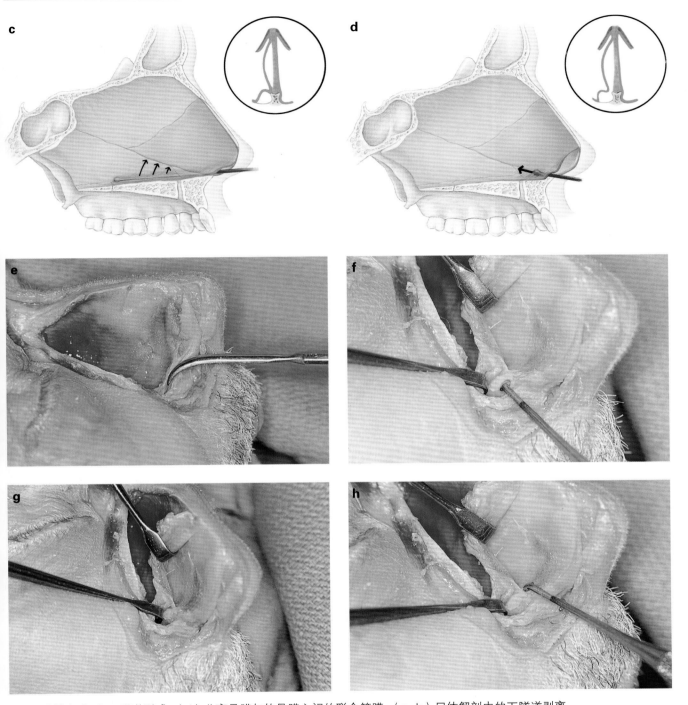

图 6.5（续）（c）下隧道形成。（d）分离骨膜与软骨膜之间的联合筋膜。（e~h）尸体解剖中的下隧道剥离

尾侧鼻中隔　这个区域的功能问题是偏曲和畸形，通过切除、复位或替换（Resection, Relocation or Replacement）这 3 个"R"施行尾侧鼻中隔手术。

切除术：尾侧鼻中隔容易通过单侧贯穿切口暴露。用 Joseph 剥离器直接解剖到前鼻棘并向外分到两边。术后 4~6 周，患者的上唇抬高和微笑能力可能变弱。在较小的畸形中，尾侧鼻中隔偏曲往往局限于远端。如果从美学角度来看，切除 2~4mm 的尾状鼻中隔和审慎地重塑前鼻棘（ANS）就足够了。仔细评估尾侧鼻中隔切除术的美学效果是必要的——要避免过度向上旋转。

复位：最有效的矫正尾侧鼻中隔偏曲的方法是将其完全从骨 / 纤维附着物中分离出来，使其跨过中线，并缝合到前鼻棘上（图 6.6）。如果从以下 3 个方面考虑，这种方法非常有效：①尾侧鼻中隔必须完全释放并达到完全活动的程度。②固定到前鼻棘必须是刚性的。③尾侧鼻中隔的结构完整性不得因切口或切除而受损。暴露前鼻棘需要完全消除软组织包膜的收缩抑制作用。可在直视下评估软骨畸形和前鼻棘相对于中切牙中线的偏差。软骨尾侧鼻中隔从前鼻棘上关节区剥离下来。一旦尾侧鼻中隔可以移到对侧，就可以完全活动。虽然许多外科医师推荐进行骨膜缝合术，但我更喜欢在前鼻棘上钻孔。不做固定的简单释放是不够的。我喜欢的方法是：①完全移动尾侧鼻中隔，直到它可以被带到对侧。②通过前鼻棘钻孔（如果切除了前鼻棘，则在对侧梨状缘钻孔）。③通过前鼻棘从非偏曲侧缝入 4-0 PDS 缝合线，然后穿过鼻中隔，捆绕，然后再穿过鼻中隔，④线结被系在无偏侧的前鼻棘上。完成后，尾侧鼻中隔必须在无偏曲侧的前鼻棘上牢固固定。

加固 / 替换：当尾侧鼻中隔的结构完整性受到影响时，必须考虑加固或替换。重叠或有角度的支架移植可以用来加强一个削弱或稍微弯曲的尾侧鼻中隔。显然，这最容易通过开放的途径来操作。必须考虑这一关键区域的移植物的体积量增加。当然，加固的风险最小，在初次病例中是可选方案。在二次修复性和外伤性病例中，尤其是当尾侧鼻中隔的结构完整性因各种切割和切除而受损时，常常需要进行替换。在很多方面，这是全鼻中隔成形术的"一部分"。

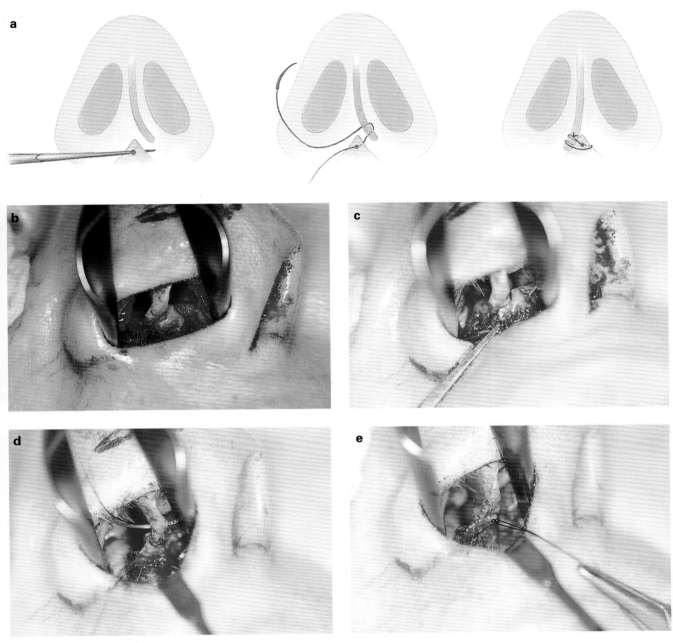

图 6.6 （a~e）尾侧鼻中隔复位 视频 ⊙

背侧鼻中隔

鼻背问题要么是偏差，要么是不对称，解决方案通常是矫直、支撑或掩饰。要解决这些问题，就需要将特定的目标分配给整个骨软骨穹隆和鼻中隔的各个组成部分。

1 级：鼻背偏差通过开放路径实现矫正。上外侧软骨从鼻中隔处松解下来，以使鼻中隔得以充分活动，然后将不对称的撑开移植物与较宽的移植物放置在凹的一侧。宽度的差异可能为 0.5~3.5mm，中鼻拱顶不对称，通常还需要在上外侧软骨上增加移植。

2 级：这些问题包括 L 形支撑移植物背侧构件的线性或横向偏差（图 6.7）。同样任何鼻背降低都必须先进行，然后就体部和尾侧鼻中隔进行鼻中隔矫正。对于横向偏差或角度，要将上外侧软骨从鼻中隔上分离，以便评估鼻背成角的位置差和严重程度（图 6.7a）。在凹侧放置一个撑开移植物作为夹板并维系结构关系（图 6.7b）。再根据大概的偏斜量把它缝合到鼻中隔上。然后，可以的话，在鼻中隔上修出斜角，有必要的话，再切除成角的部分（图 6.7c）。如果鼻背现在是直的，再在先前的偏斜侧放一个撑开移植物，作为一个五层"三明治"缝合，其中包括了上外侧软骨、撑开移植物和鼻中隔（图 6.7d）。

对于导致"鼻背类似 C 形偏曲（Dorsalcurling）"的线性偏斜 / 成角，两侧的总暴露量至关重要。要仔细分析上部鼻中隔开始弯曲的位置，以及是否有足够的直的鼻中隔来固定支架。可以的话，将特别薄（1mm）的、更宽（6mm）的撑开移植物缝合到凸侧的较低直的那一段鼻中隔上，纵向延伸要超过偏斜区域。然后，在最大成角处，在鼻中隔凹侧做纵向 V 形切口。接下来，将背侧中隔缝合到撑开移植物上，并提供刚性支撑。在切口的对侧再放置一个类似的撑开移植物作为支撑。

3 级：这些病例需要的"全鼻中隔成形术"，将在下一节讨论。

隐藏 / 掩饰：尽管人们可以用碾碎的软骨或坚硬的背侧移植物来掩饰背侧偏曲，但从长期来看，它们很少足够有效。随着时间的推移，碾碎的软骨通常会融化，而当皮肤收缩时，坚硬的固体移植物会变得显形。而更大的问题是，尽管鼻背看起来更直，但鼻子本身仍然明显偏离，患者还会不满意。因此人们常常会落入一个陷阱，试图通过一个简单的手术解决问题，但这是无效的，应该考虑更积极且更有效的方案。

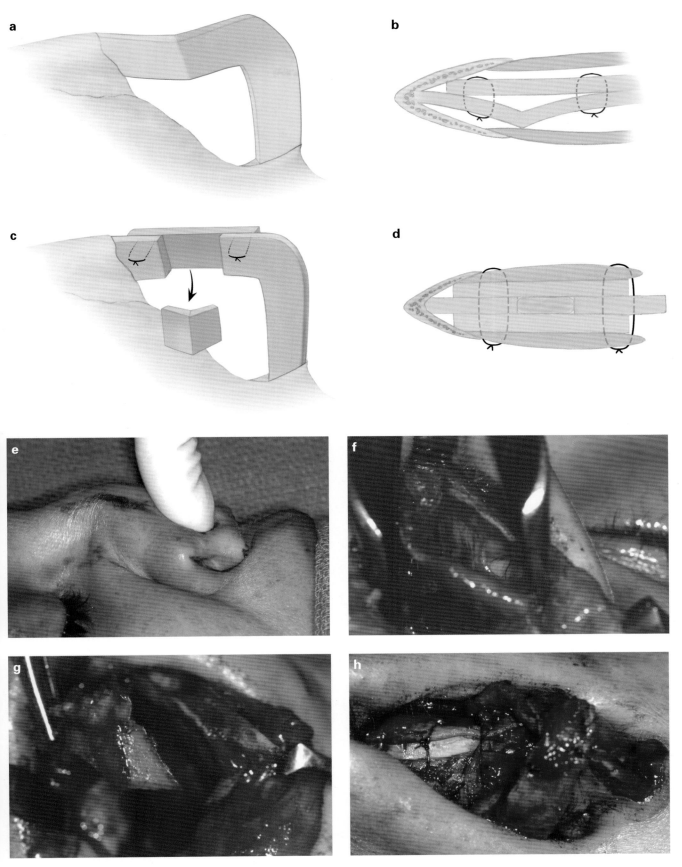

图 6.7 （a~h）鼻背矫直

全鼻中隔成形术

乍一看，完全切除软骨鼻中隔，再植入一个 L 形支撑移植物似乎太过激进了且充满风险。但其实远期疗效良好，并发症少。Gubisch（2006）和 Jugo（1995）都在多篇出版物中总结了他们 20 年的令人惊叹的全鼻中隔成形术经验。用 L 形支撑杆替代移植物直接模仿背侧 / 尾侧鼻中隔，在鼻中隔成形术中一直是传统保留部分。

手术技术：下面的手术步骤用于治疗严重的全鼻中隔畸形（图 6.8、图 6.9）。

第 1 步　暴露：用上、下分离的方法暴露鼻中隔，同时保持膜性鼻中隔完整。将黏膜外隧道完成后，再将上外侧软骨与背侧鼻中隔分离。从凹侧开始进行上下分离的解剖，暴露出鼻中隔体，然后沿着犁骨连接处和尾侧鼻中隔从后向前剥离。必须暴露整个尾侧鼻中隔－鼻中隔复合体，并矫正所有鼻中隔畸形。如果暴露不足，我会毫不犹豫地在尾侧加上一个"鼻尖劈开"。在严重的情况下，可以进行双侧贯穿切口，这允许极为彻底地进行"鼻尖翻转"。

第 2 步　切除：一旦鼻中隔完全暴露，我会重新评估畸形程度和手术计划。首先，假设指征提示畸形部位要完全置换掉，我们要明确沿软骨性中隔背侧的偏曲起始点，然后在偏离点正上方垂直切割 10mm 高。然后，切口向头部延伸，平行于鼻背直至筛骨板。之后，我将下鼻中隔从上颌的前鼻棘和犁骨沟中尽可能远地向后释放。最后，分离沿筛板接合处从犁骨向上延伸至头侧切口。整个软骨中隔就能被取下。

第 3 步　移植物塑形：把软骨放在蓝毛巾上，画出它的轮廓。在许多情况下，可以把图案从该图上剪下，但要考虑到鼻背部分可能因重叠而被拉长。然后，对样本进行评估，并使用先前绘制的方法设计一个直的 L 形替换移植物。

第 4 步　移植物再植入：再植入包括以下步骤：①支架放置到位并进行评估。②移植物放置在与术前背侧偏曲相对侧。③移植物与头侧鼻中隔软骨残端背侧重叠，并用 25# 经皮穿刺针固定到位。④通过前鼻棘上的钻孔用 4-0 PDS 固定到前鼻棘上，并将尾侧鼻中隔置于与术前偏差相对的一侧。⑤用 4-0 PDS 缝合线在两点处将移植物缝合到背侧鼻中隔。⑥我通常在上外侧软骨和移植物的"三明治缝合"中添进一个对侧的撑开移植物。⑦将多霉菌素软膏润滑的 Doyle 夹板缝合到位并保留 10 天。

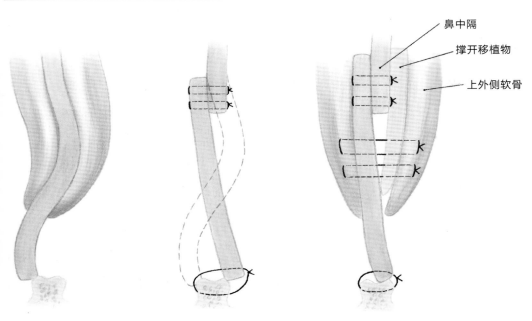

鼻中隔
撑开移植物
上外侧软骨

图 6.8　鼻中隔双复位

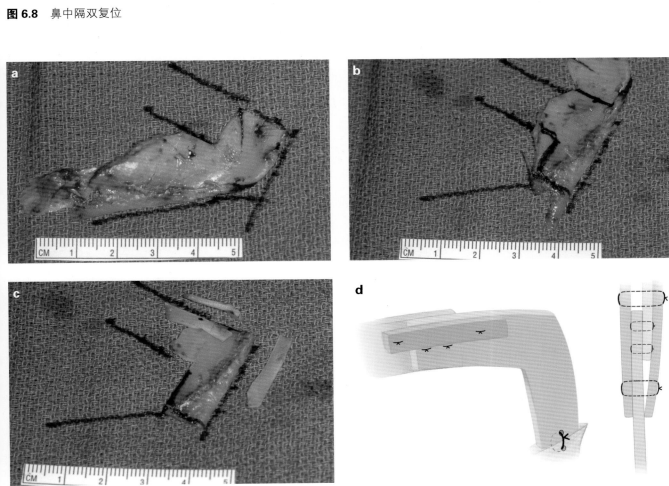

图 6.9　（a~d）全鼻中隔成形术　视频

鼻孔鼻阀 鼻孔鼻阀是由形成并伸入鼻孔的结构组成的。初次鼻孔鼻阀塌陷最常见的 3 个原因是尾侧鼻中隔偏曲、鼻翼缘塌陷和鼻孔狭窄（图 6.10a~c）。

尾侧鼻中隔偏曲：如前所述，矫正尾侧鼻中隔偏曲的关键步骤如下：①双侧黏膜下暴露并将限制性黏膜充分释放。②分析尾侧鼻中隔 / 前鼻棘的畸形和结构完整性。③选择适当的技术，以复位为首选。④完全切除尾侧鼻中隔。⑤在正确的位置与前鼻棘缝合固定。

鼻翼缘塌陷：鼻翼缘失稳与动力性塌陷既可以是孤立的，也可以是复合的。某些鼻翼软骨结构会促进外侧塌陷，包括方形鼻尖和圆括号鼻尖，它们的内侧软骨往往很强，而外侧面的鼻翼小叶区很弱。在 1 级病例中，鼻翼缘支撑移植物（ARG）就可以矫正这个问题。该移植物宽 3mm、长 8~14mm，在所有尺寸上都是有修边的。在鼻翼缘后面的前庭做一个小的横向切口，然后用钝头剪刀平行于鼻翼缘造出受区囊袋。移植物的锥形端首先插入，以在穹顶附近提供最小的体积，而钝的一端则隐藏在鼻翼基底内。在 2 级病例中，鼻翼缘结构移植物（ARS）被缝合到真正的边缘。而在 3 级病例中，要植入较大的耳甲软骨甚至骨性鼻中隔移植物。这些移植物从鼻翼基底延伸并平行于整个鼻翼边缘。在美容病例中，移植物的范围不应太宽，以免影响到可以分隔鼻小叶和鼻翼基底的鼻翼沟。

鼻孔狭窄 / 鼻柱宽：虽然鼻孔狭窄可能是多因素造成的，但鼻小柱基底宽是一个常见的原因。它最常见的原因由内侧腿的分叉脚板和过多的中间软组织引起。其中一种常见的表现形式是"逗号鼻孔"，我目前喜欢的技术是切除中间的软组织并缝合分叉的脚板（图 6.10d、e）。其方法如下：①切开脚板头侧缘上方的黏膜。②经皮下横切小柱基底部。③暴露中间的肌肉（Depressornasalis，鼻降肌）。④用烧灼法切除肌肉。⑤在中间用 5–0 Prolene（5–0 普理灵，不吸收缝合线）垂直褥式缝合脚板。⑥逐渐收紧并保持鼻小柱基底的斜度。也可以加用 4–0 PDS 的鼻小柱塑形缝合线。在初次病例中扩大鼻孔的情况既罕见又很困难。而 ARS 移植是最好的解决方案。我可不是鼻孔成形术的倡导者，因为瘢痕往往是较明显的。

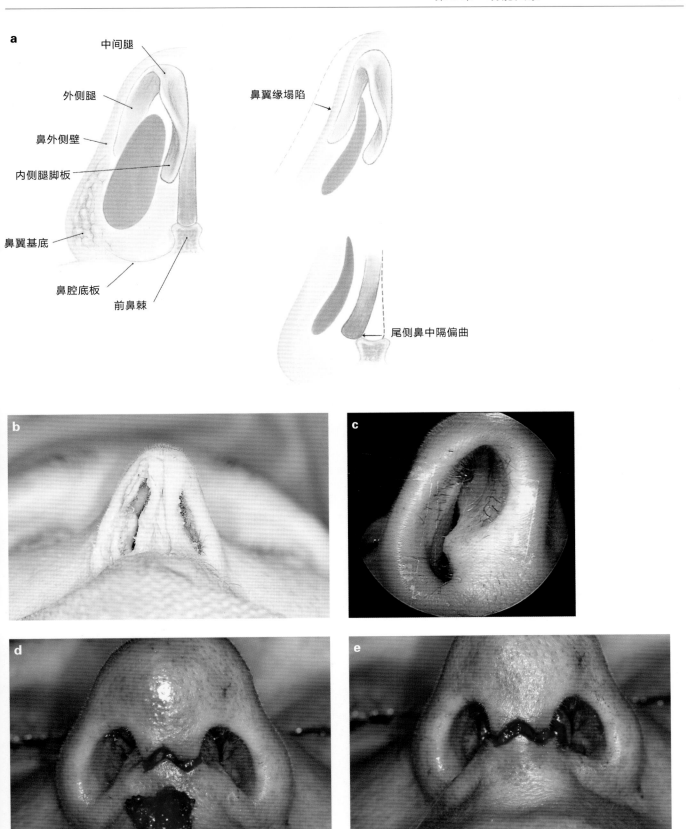

图 6.10 （a~c）鼻孔鼻阀。视频 ◉ （d、e）缩窄鼻小柱基底

前庭鼻阀

鼻前庭的重要性及其在呼吸中的作用早已得到充分认识。Cottle（1955）的经典论文清晰地指出，鼻前庭是一系列有效的阻挡结构（Resistorbaffles），它可以减缓气流的速度，并引导气流向上被加热和湿润。然而，前庭鼻阀畸形的外科矫正目前从二次修复性病例推进到初次病例。解剖上，鼻前庭位于两个狭窄的鼻孔之间——鼻孔和内鼻（图6.11）。虽然可能伴随各种各样的鼻中隔问题，但大多数临床病例包括侧鼻翼塌陷或与其二次修复性病例相关的鼻前庭蹼状畸形。

侧鼻翼塌陷：大体上有两种类型的侧鼻翼塌陷：如括号形鼻头中的松弛的鼻翼缘和塌陷的外侧腿 – 附籽软骨连接处。外侧软骨连接处是前庭的主要屏障，其可能是阻塞性的。重要的是要区分病因，因为软骨移植物支撑是首选，而切除软骨连接只在有指征时才进行。对于合并畸形，我会使用以下技术：①在皮肤上标记凹陷区域，然后将其尾侧缘向内侧移动。②注射黏膜并切开。③将黏膜从外侧腿 – 附籽软骨连接处剥离起来。④进行皮下解剖。⑤切开软骨连接处并切除所有瘢痕组织。⑥受区囊袋要一直切到梨状孔。⑦耳窝来源的移植物互为镜像的劈开可以为两侧提供足够的材料。⑧较宽的部分要与梨状孔缘重叠，而上部随着接近鼻翼软骨要逐渐修薄变细。⑨切口用 5-0 平肠线（Plaincatgut）封闭，移植物的边缘要融入缝合线中。⑩在两侧放置硅橡胶板的"三明治夹板"，以减少无效腔并迫使移植物向外移动。⑪ 3~5 天移除夹板，以避免皮肤受损。

前庭蹼状畸形：传统上，前庭蹼状畸形是由于上外侧软骨复合物缩短所致。从二次修复性病例来看，我认为病因更为复杂，很可能与黏膜剥离后的挛缩和瘢痕形成有关。前庭蹼的治疗是困难的。我根据蹼的类型和范围改变操作。小的蹼状畸形往往是薄的，并通过立体的 Z 成形可以矫正，这类似用于松解拇指、示指之间的蹼。中等程度的蹼状畸形较厚，蹼状畸形修成以中线侧为底的皮瓣，黏膜从外侧壁向鼻中隔方向剥离。黏膜瓣可使前庭腔室（Vestibular Atrium）恢复正常，而侧壁可直接闭合或应用薄的黏膜移植物贴敷修补。而对于严重的狭窄，要通过开放式入路植入从前耳甲中取出的碗状复合移植物。

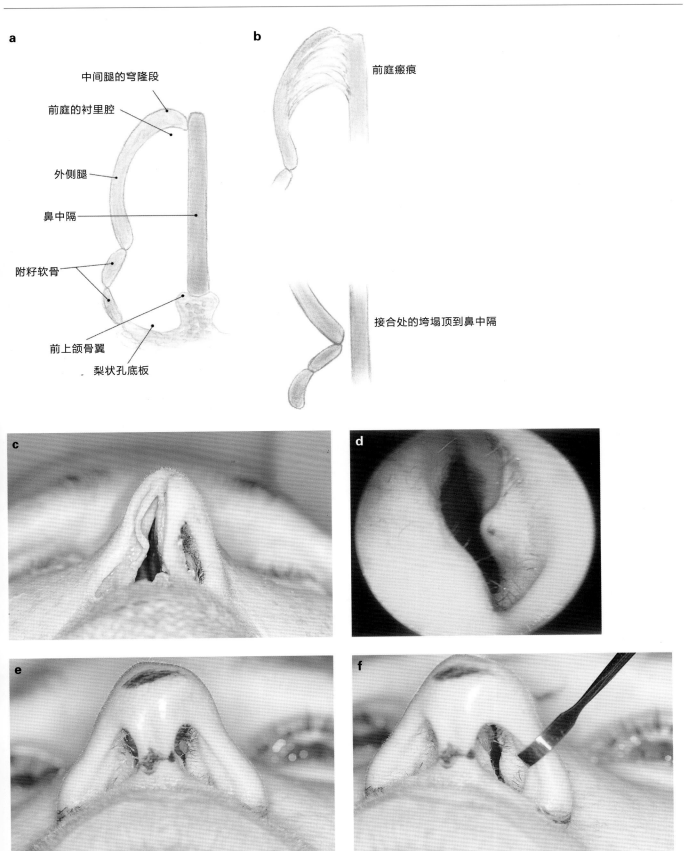

a

中间腿的穹隆段

前庭的衬里腔

外侧腿

鼻中隔

附籽软骨

前上颌骨翼

梨状孔底板

b

前庭瘢痕

接合处的垮塌顶到鼻中隔

c

d

e

f

图 6.11　（a~f）前庭鼻阀解剖　视频 ◉

内鼻阀　　在初次鼻整形患者中，最常见的内鼻阀问题包括鼻中隔偏移、内鼻阀角变窄、鼻甲肥大和侧壁塌陷（图 6.12）。由于鼻中隔和鼻甲手术是分开讨论的，所以我们的重点将放在另外两个问题上。临床上，可以通过将面颊向外牵拉的试验来诊断内鼻阀阻塞，这样就可以打开内鼻阀（Cottle 试验阳性）。喷过抗充血剂前后检查鼻内对于确定阻塞的具体部位至关重要。

　　内鼻阀坍塌（初次鼻）： 我们可以笼统地归纳下列 3 个原因中的任何一个会使内鼻阀角度"受影响"而阻塞：黏膜异常、背侧鼻中隔偏斜或上外侧软骨塌陷。在大多数初次整形病例中，病因其实是上外侧软骨在垂直距离数毫米处靠着中隔处塌陷，导致了明显的鼻阀角度变窄。虽然一开始没有症状，驼峰降低后，侧方截骨和缩短鼻子很可能会打破平衡，从无症状鼻塞发展到有症状鼻塞。而用撑开移植物进行的预防性治疗是其解决办法，这应该是大多数美容病例手术的组成部分。尽管在其他地方也有讨论，但使用撑开移植物的要点如下：①鼻中隔软骨或切除的驼峰的一部分被制成"火柴棒大小"的移植物，其宽度由功能和非对称的美学需求决定。②尾端不一定延伸到夹角，而是要迫使上外侧软骨向外移。③将移植物缝合到位。

　　内鼻阀狭窄（二次修复性、继发性）： 在一些二次继发性病例中，鼻阀明显变窄，这可能有多种病因：手术引起的黏膜瘢痕形成的缺陷、未经治疗的背侧鼻中隔偏曲和上外侧软骨塌陷。显然，无论这些因素是单独的还是联合的，都必须矫正这些因素。Sheen 发展出一种有效的修复内鼻阀角的方法。尽管许多人认为这一过程是正常结构的恢复，但它实际上是上外侧软骨从鼻中隔向外的牵拉和黏膜顶点的降低 / 变钝，从而形成更宽的鼻阀角度。对于过度切除的鼻背，放置一个大的背侧移植物将外撑上外侧软骨并使其得到明显改善。

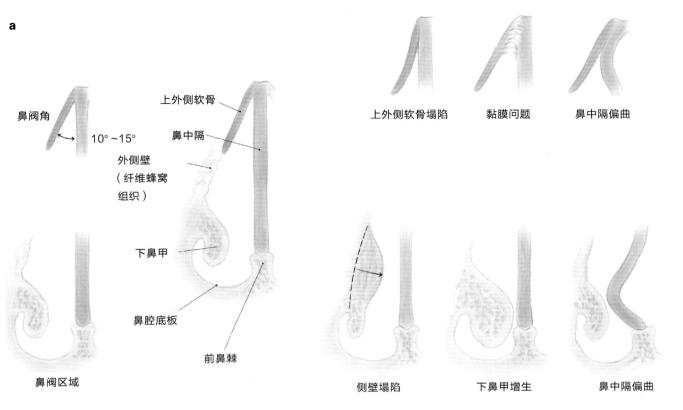

鼻阀角

10°~15°

上外侧软骨

鼻中隔

外侧壁
（纤维蜂窝
组织）

下鼻甲

鼻腔底板

前鼻棘

鼻阀区域

上外侧软骨塌陷

黏膜问题

鼻中隔偏曲

侧壁塌陷

下鼻甲增生

鼻中隔偏曲

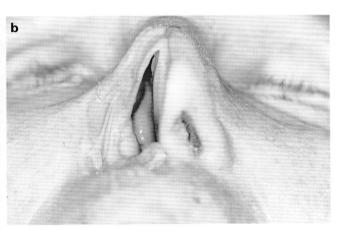

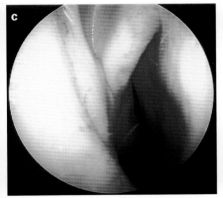

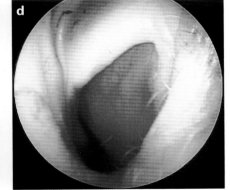

图 6.12 （a~d）内鼻阀　视频 ⊙

骨性鼻阀

骨性鼻阀的概念在二次鼻成形术患者的检查中逐渐形成，并在初次外伤后的鼻子中得到证实（图6.13）。在二期鼻成形术患者中，特别是在内侧截骨术后，外侧骨壁可能出现过度的垂直化。在初次病例中，常见的原因是外伤，侧壁被压迫在鼻中隔上。只有向外移动骨头，才能打开气道。

诊断： 在鼻腔检查中，可以看到内鼻阀被上外侧软骨的垂直化所阻塞。然而，当上外侧软骨被抬高时，很明显气道仍被外侧骨壁阻塞。病因主要是其向中线方向的移动和骨侧壁的垂直度增加，两者都会影响和挤压收窄鼻腔通道。这个诊断的重要性在于，仅仅用撑开移植物是不能矫正这个问题的。

外科治疗： 要解决这个问题，必须将骨侧壁向外移动，以减轻狭窄。为了达到骨性侧壁的完全活动，通常需要做内侧斜向、横向和从低到低的截骨术。一旦截骨术完成，用Boise剥离器从鼻内将侧壁向外移动和打开角度。我们同时用手指从外面进行触诊，医师应该可以感觉到骨头向上和向外的移动。稳定在所需的位置需要较大的、一直伸到骨性拱顶的撑开移植物，迫使侧壁向外。再用上带背侧边条的多伊尔（Doylesplints）夹板使气道部分推高，并提供2~3周的向外撑开力量。

在严重不稳定的情况下，可能需要在每个鼻骨上钻一对平行的钻孔。然后将撑开移植物拉高到骨性穹隆中，并用25#针头穿过很靠头侧的孔来固定。撑开移植物的远端部分与上外侧软骨或支撑移植物相连。然后，用4–0 PDS缝合线穿过鼻骨尾侧的孔，并以重叠的方式捆绑。然后取下上方的固定针，第二针缝合线再穿过头侧的孔。这样两条缝合线就可以稳定骨性鼻锥体了。

创伤后

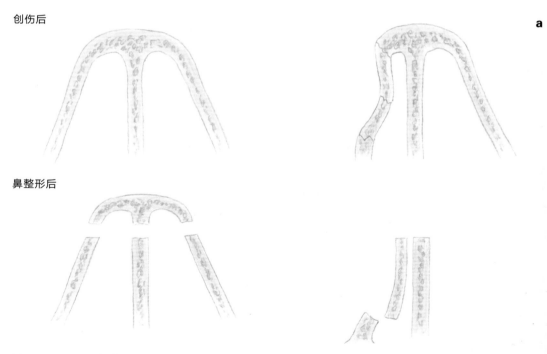

鼻整形后

图6.13（a）骨性鼻阀阻塞的病因

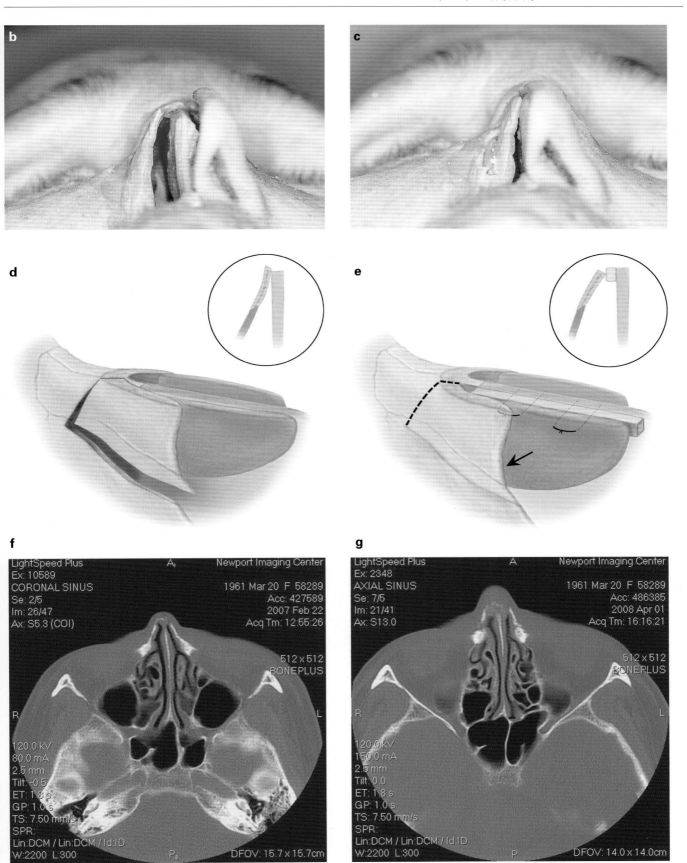

图 6.13（续）（b、c）骨性鼻阀阻塞。（d、e）用撑开移植物外固定，移动骨壁。（f、g）打开骨性鼻阀的术前和术后 CT 扫描影像

鼻甲　　鼻甲是一个动力学的结构，它分流鼻腔气流并产生主要的阻力（图 6.14）。下鼻甲的头部相当大（有 14mm 高），有明显的动态变化，它位于关键的内鼻阀区。下鼻甲的中段最接近鼻中隔，然后在后部又离开鼻中隔。鼻前镜检查应着重检查鼻甲的大小、形状、颜色以及鼻黏膜和黏液状态。接下来，用血管收缩剂（萘甲唑啉，Afrin）和麻醉药（丁卡因，Tetracaine）局部喷鼻。几分钟后，再问患者阻塞是否得到改善。完全缓解表明有黏膜充血，而部分改善则提示应部分归结于解剖原因。而再次检查时，能看到鼻甲不能有效萎缩常提示有骨质的肥大。

　　适应证：最终，在追求美学效果的患者中需要进行下鼻甲切除术的见于下列 3 种情况：①单侧代偿性肥大伴鼻中隔偏曲。②慢性双侧肥大。③预防性切除。

　　技术：在大多数情况下，我会在手术结束时进行部分前下鼻甲切除术（以下简称：鼻甲切除术），因为它可以最大限度地减少破坏性出血，并允许根据情况立即使用夹板（图 6.14b）。例外的情况是巨大的骨质肥大顶到鼻中隔的情况，这时需要更早做气道的切除。外侧截骨术后进行鼻甲切除术的缺点是外侧截骨术后会引发鼻甲肿胀。根据术中发现再检讨术前计划，并最终决定如何治疗前中段和后段。如果后段阻塞是由于简单的下鼻甲内侧移位引起的，则要进行向外骨折。在这一时刻进行向外骨折的好处是，它可以确定诊断并在必要时允许调整随后的治疗方案。

　　然后在鼻甲头部注射 1~2mL 局部麻醉药。根据 Mabry（1988）的改进，在鼻甲头部做一个切口，黏膜向远端剥离 2cm。然后用改良的 Greunwald 鼻腔钳子，在黏膜下切除增生的腺体和骨组织。如果后部肥大，则要通过切口插入 Elmed 双极凝血器尖头。两针电极之间发生凝固，从而缩小其尺寸。而在前面，将多余的黏膜从侧部切除，这样就可以形成一个较小的"新生鼻甲"，然后用 1~2 根 5-0 的普通肠线缝合黏膜。我所有的这些病例都会用鼻内夹板，但有 3 种选择：①硅橡胶板，不用侧管，单独用于鼻甲切除术。②具有侧管的鼻甲硅橡胶片用于鼻甲切除术并伴随鼻中隔矫正。③硅橡胶板与吸收性明胶海绵用于广泛的鼻甲切除术以及大多数男性患者的情况。我会在 7 天后取出夹板。

问题　　3 个最常见的术后问题是出血、粘连和远期失败。鼻甲切除术后出血是一个现实问题，发生率 2%~14%，但 5%~6% 都是正常的范围。我们很容易推测出血的发生率与切除量有关，特别是在血管高度发达的后部。由于我没有进行广泛的后部切除术，所以我近 8 年没有发生术后出血的情况。后来，在最近的 6 个月里，我有 3 例患者发生了出血；其中 2 次发生于我没有在广泛切除手术中使用吸收性明胶海绵的情况，另一次是由于患者用药引起的。当然通过去除硅橡胶夹板，插入可膨胀夹板（RhinoRocket），并用氯丙嗪缓解焦虑，在门诊就实现了直接控制。无须再手术或进行后鼻腔填塞。粘连形成的发

生率为 4%~22%，偶尔需再次进行手术。这个问题很容易通过使用鼻内夹板来避免，而

且夹板要保留 7 天。

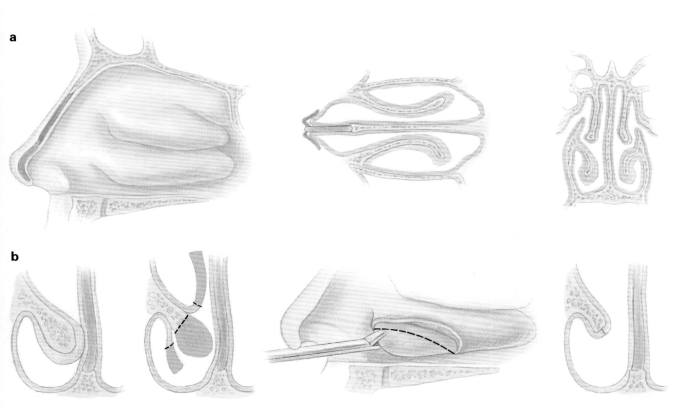

图 6.14　（a）鼻甲解剖。（b）鼻甲切除术

决策：1级　　　鼻整形术的功能结果与美容结果同样重要，这一事实在处理二次修复性患者时很容易得到证实。

　　　　鼻腔病史：鼻塞是一个术语，临床上经常使用，但很少被定义。鼻塞可被认为是正常功能的改变，与鼻阻力的增加有关。通过病史和鼻镜检查确诊。而鼻出血的发生、持续时间、加重和缓解因素，以及鼻出血的特征和频率等问题，对于鉴别过敏性鼻塞和解剖性鼻塞有重要意义。同样，人们必须注意药物、环境因素，以及以前的创伤或手术史。最常见的症状是鼻塞、后鼻孔流涕和复发性双侧鼻窦炎。

　　　　鼻腔检查：患者要坐着接受检查。我会用下列器械：①标准化检查表。②光纤头灯。③萘甲唑啉和利多卡因喷雾剂。④鼻内镜和鼻翼缘拉钩。⑤棉签棒。⑥内镜。在休息和深吸气状态下检查外鼻是否有偏斜、畸形、动态塌陷，以及瘢痕和皮肤状况。在血管收缩前后对两侧鼻孔进行两步的内部检查（图6.15）。使用鼻翼缘拉钩而不是内镜检查鼻孔/前庭和内鼻阀角度，以避免结构变形，这一点很重要。在正常和深吸气时检查鼻阀角度。对鼻甲的大小、颜色和表面变化进行评估。评估鼻中隔的偏斜、位移程度和所受影响。黏膜衬里和黏膜都要观察一下。这些发现要记录下来，然后用抗充血剂喷鼻。要消除黏膜充血的影响，这能揭示潜在的固定解剖畸形。要反复检查鼻内部，记录好内鼻手术方案。

　　　　手术规划：大部分鼻中隔的体部偏曲在鼻中隔采集时就得到了矫正。而尾侧鼻中隔偏曲从偏曲侧得以重新复位，并通过钻孔使用缝合线常规固定到前鼻棘（ANS）处。撑开移植物是内鼻阀塌陷的最终极治疗方法，它还同时防止了倒V形畸形的发生。一般来说，对于3+级固定性肥大或代偿性肥大的病例，我更喜欢下鼻甲的外折和保留性切除。在严重的鼻中隔偏差中，我对代偿性肥大的解决速度并不满意，我认为在进行鼻中隔成形术的同时进行彻底的鼻甲缩小还是有必要的。

鼻中隔	
软骨Ⅰ~Ⅴ级	
躯干	
尾端	
鼻背	
骨性畸形	

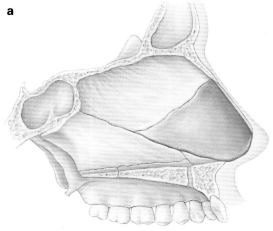

鼻甲 Ⅰ~Ⅳ级	R 右侧	L 左侧
前部 黏膜 骨		
后部 黏膜 骨		

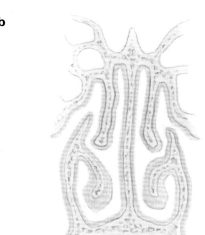

鼻阀	R 右侧	L 左侧
鼻孔		
前庭		
内部 角度 面积		
骨性部分		

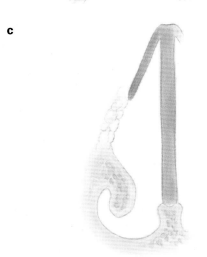

图 6.15 （a~c）鼻内的检查

**案例研究：
鼻中隔偏曲**

分析

一位 32 岁女性，有明显的鼻塞病史，左侧鼻塞比右侧严重。没有鼻部外伤史。美学上，患者希望只是改善她现有的鼻子，而不是追求显著的变化。从功能上讲，这个病例需要 1 级手术的所有 4 项基本技术。尾侧鼻中隔必须从左移到右侧，并固定在前鼻棘上。严重的体部偏差被切除，实际范围为 14mm。不对称的内鼻阀用撑开移植物打开，也改善了美学问题。右下鼻甲明显肥大，做了部分切除，包括骨质肥大部分。术后 14 个月，她的呼吸得到明显改善（图 6.16）。

手术技术要点

（1）开放式入路。

（2）渐进性鼻背降低（骨 0.5mm，软骨 1.0mm）。

（3）5mm 尾侧鼻中隔切除术。

（4）经贯穿切口和背侧的双向鼻中隔暴露。

（5）四边形软骨及部分犁骨切除术。

（6）尾侧鼻中隔从左到右移位，缝合固定到前鼻棘（ANS）。

（7）左侧的单侧低至高截骨术，无右侧截骨术。

（8）不对称撑开移植物（右侧 2.0mm，左侧 3.5mm）。

（9）内外腿的支撑和鼻尖缝合线：鼻小柱支撑移植物缝合（CS），穹隆成形缝合（DC），穹隆均衡缝合（DE）和鼻尖定位缝合（TP）。

（10）右侧下鼻甲部分切除，也包括骨性部分。

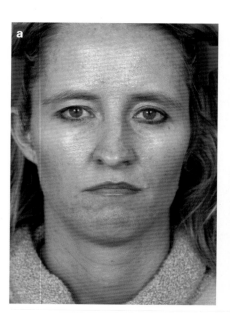
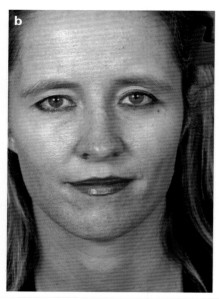
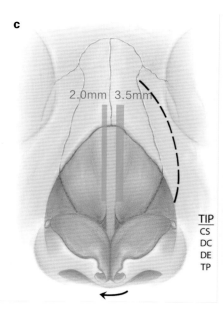

图 6.16　（a～j）矫正鼻背、全鼻中隔成形术术前、术后对比

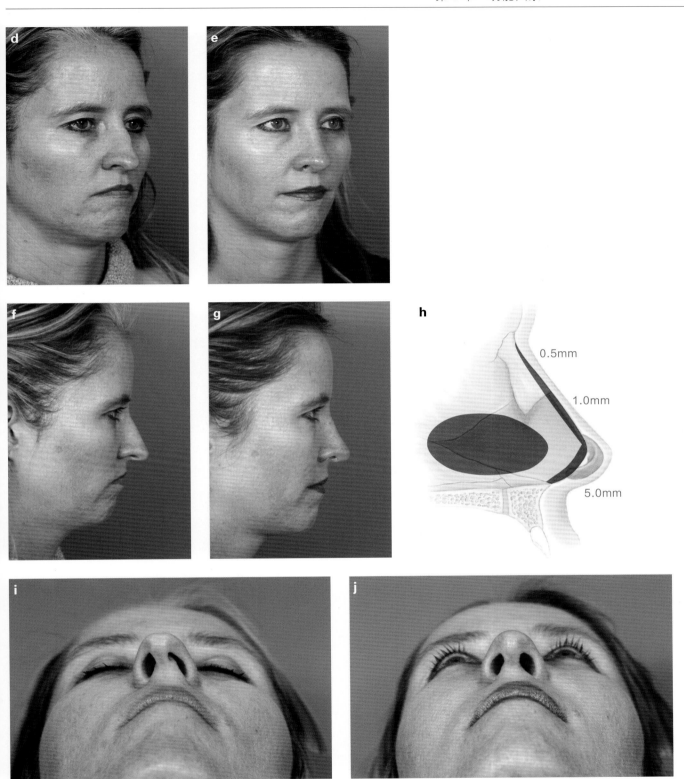

图 6.16（续）

决策 :2 级　这些病例需要更复杂的操作，这些操作是基于 1 级手术的基础之上的。

　　进阶鼻中隔手术：矫正大多数背侧偏曲需要首先复位尾侧鼻中隔，然后插入不对称的撑开移植物。在更复杂的情况下，需要切除鼻背 L 形支撑移植物的一部分（图 6.17a）。共 3 个步骤：①在凹侧插入一个单一的撑开移植物。②控制性切除背中隔偏曲部分。③插入第二个撑开移植物，采用刚性 5 层固定。关键的一步是在切除 L 形支撑移植物的任何侧肢之前，要使鼻中隔支撑移植物先稳定下来。在最严重的外伤后和先天性非对称发育性歪鼻（Asymmetric Developmentally Deviated Nose，ADDN）病例中，需要行全鼻中隔成形术（图 6.17b）。整个软骨性鼻中隔被切除，形成一个 L 形支撑移植物，然后通过固定到前鼻棘（ANS）和鼻背的方式重新植入。尾侧固定类似于尾侧鼻中隔复位，背侧为 5 层三明治结构，类似于修复背侧脱位的情形。

　　鼻阀手术：我们必须适应使用鼻翼缘支撑移植物（ARG）和鼻翼缘结构移植物（ARS）。这些移植物基本上是相同的，但前者放置在鼻翼边缘后的皮下袋中，而后者则通过一个单独的边缘切口沿鼻孔边缘缝合。移植物的选择很简单，除非畸形严重到需要 ARS，否则就进行鼻翼缘支撑移植物（ARG）植入。此外，如果鼻翼缘支撑移植物（ARG）植入不起作用，则要将其移除，做一个真正的边缘切口，并将其沿鼻孔边缘缝入，改作为 ARS。这里面一个更复杂的问题是：外侧腿支撑移植物的作用是什么？以及它们与鼻翼板条移植物的差异比较？我倾向于认为外侧腿支撑移植物是一种非常精确的移植物，旨在为外侧腿提供支持。正如将在第 8 章中讨论的，根据移植物远端的方向，有 3 种不同变体的鼻翼延伸移植物。一种是修复"三腿架"结构并为外鼻阀提供支撑。这些薄移植物（4~5mm 宽）缝合到外侧腿内侧的下表面。而外侧部分插入 3 个位置之一，即梨状孔、鼻翼基底或鼻孔边缘，具体要取决于适应证。相比之下，大部分的鼻翼板条移植物相当大 [（15~20）mm×（8~12）mm]，用来支撑整个外侧鼻小叶。

　　鼻甲：减少鼻甲梗阻的首选方法是向外侧实施鼻甲骨折术。鼻甲切除术仅适用于过大的鼻甲或代偿性肥大的情况。

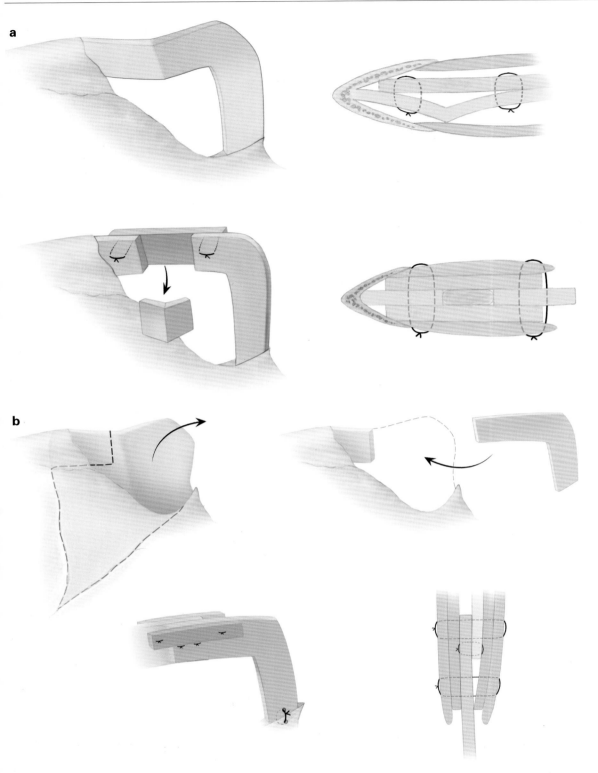

图 6.17　(a) 鼻背矫直。(b) 全鼻中隔成形术

案例研究：全 分析
鼻中隔成形术

一位 31 岁女性，15 岁时有鼻部外伤史（图 6.18）。鼻内部分，尾侧鼻中隔向右偏，而体部向左偏。由于外鼻锥体也发生了偏移，所以计划采用双移位复位的全鼻中隔成形术来矫正。根据我的经验，任何不进行全鼻中隔成形术的鼻中隔手术都不能矫正这种程度的偏曲。移除鼻中隔可消除收缩的鼻中隔和黏膜的力道，还允许我们设计重新植入一个直的 L 形支撑移植物。注意：鼻中隔置换术是一种真正意义上的鼻中隔置换术，而不是植入鼻中隔延伸移植物。它是一个鼻小柱支撑移植物的附加物，给予鼻尖支持，并允许它上延超过鼻中隔，从而避免了产生一个扁而宽的鼻尖。

手术技术要点

（1）开放式入路伴上外侧软骨分离。

（2）右贯穿切口。双向鼻中隔暴露。

（3）渐进性的鼻背降低（骨：平滑化，软骨 1.5mm）。

（4）尾侧鼻中隔缩短 3mm，但在其最突出的部分达 7mm。

（5）全鼻中隔切除留下一个 10mm 长的背侧部分。

（6）直接取出尾侧鼻中隔，然后旋转 90°，切出 L 形移植物加上鼻小柱和双侧撑开移植物。

（7）横向和从低到低的截骨，加上左侧的一个双平面截骨。

（8）以"双转位"的方式插入的鼻中隔移植物：从尾侧向左侧，从背侧向右侧。并用撑开移植物夹住。

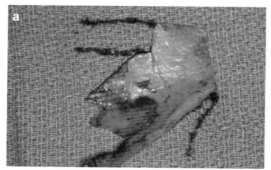
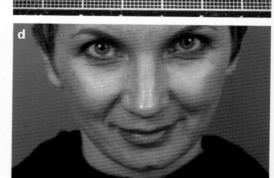
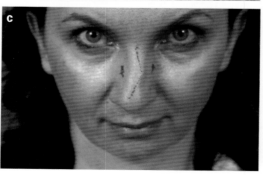
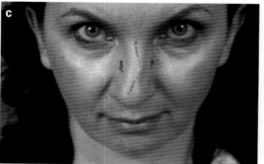

图 6.18 （a~l）术前、术后分析

（9）插入鼻小柱支撑移植物加鼻尖缝合，鼻小柱支撑移植物缝合（CS），穹隆成形缝合（DC），穹隆间缝合（ID），鼻尖定位缝合（TP）。

（10）鼻槛切除术（右侧：2mm；左侧：3.5mm；）。Doyle 夹板固定 12 天。

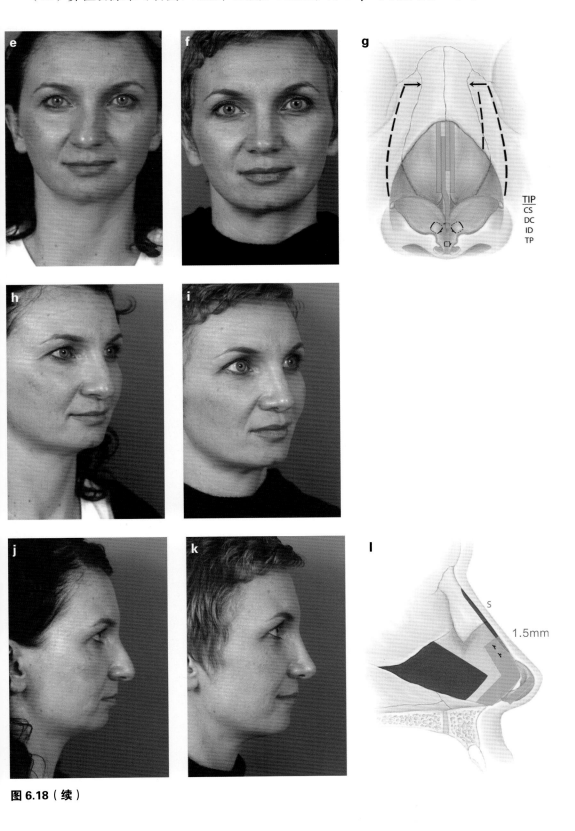

图 6.18（续）

决策：3 级

这些病例是非常复杂的，因为有明显的鼻中隔部分缺失和鼻中隔支持丧失。鼻阀区常有严重的瘢痕和狭窄。这些案例是不适合胆小之人操作的。

鼻中隔支持手术：在这种情况下，主要目的是恢复鼻中隔支持。在某些外伤后和未手术的唇裂鼻中，鼻中隔软骨可能存在，但缺乏结构支持。我们的选择要么是恢复软骨穹隆支撑能力，要么是全鼻中隔成形术加上使用剩余软骨的鼻小柱支撑（图 6.18）。在这种情况下，插入一个延长的鼻小柱支撑移植物和延长的撑开移植物。撑开移植物头部固定在软骨穹隆上，然后尾端向上倾斜到鼻小柱支撑移植物上重建鼻背线。将鼻翼软骨推进到支撑移植物上缝合固定，以提供鼻尖支撑。

当鼻中隔不可用时，肋软骨就是必需的了。而耳甲软骨是不足以支撑软骨穹隆的，尤其是当有黏膜挛缩时。在这些情况下，真正的 L 形鼻中隔支撑移植物的替换是通过作为背侧肢的撑开移植物和作为尾侧肢的鼻中隔支撑移植物来完成的。我喜欢"叠瓦式"固定，而不是采用卯榫技术，这有利于缩小鼻阀角度的体积。一个单独的鼻小柱支撑移植物也是必要的，以支撑鼻背各个支上方的鼻尖（图 6.19）。

鼻阀重建手术：这些病例中的大多数在前庭或内鼻阀角有狭窄的鼻翼缘或严重瘢痕的黏膜衬里（图 6.20）。此时复合移植是修复衬里和支架的不二方法。我们要采集复合耳廓移植物。在大多数情况下，由于耳甲的厚度为 2~3mm，而鼻翼软骨厚度小于 1mm，所以软骨要被修薄。对于鼻翼边缘畸形病例，要做一个真性的边缘切口，向纵向松解挛缩区域。复合移植物沿边缘缝合。然后对移植物进行裁剪以适应缺损并进行头部缝合。前庭狭窄的病例，切除瘢痕，同时尽可能多地将黏膜向中线侧移动。复合移植物通常是要修饰一下的，要从移植物上切下一半软骨来。复合部分放在外侧面，而皮肤部分要恢复前庭窝区（Attic）和鼻中隔黏膜缺损部分。内鼻阀区狭窄需要切除瘢痕区并进行完全置换。然后从耳窝区收获一个大的复合移植物（20mm×10mm）。从移植物上切下一半软骨并保留。皮肤部分缝合到鼻中隔上的黏膜缺损处，复合部分缝合到上外侧软骨和鼻翼软骨之间的缺损处。

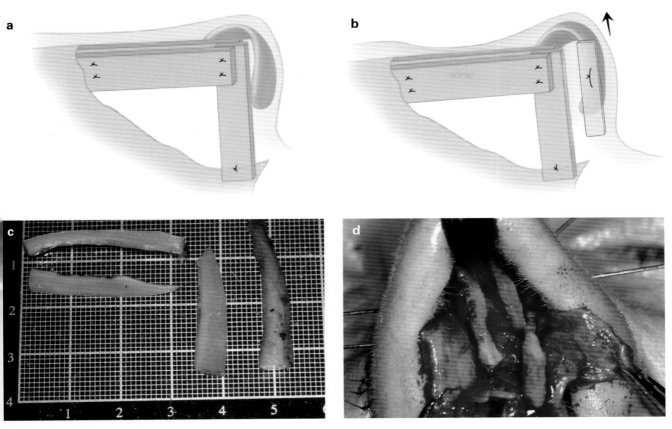

图 6.19 （a~d）鼻中隔支持手术

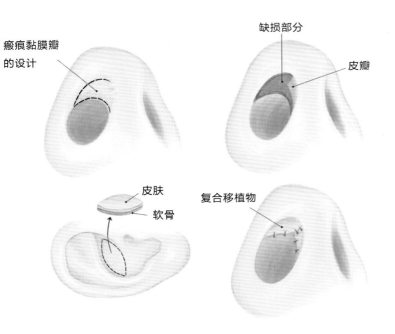

图 6.20 前庭狭窄

案例研究：鼻中隔支持手术

分析

一位 21 岁的学生，因鼻部意外受击而出现外伤后鼻畸形（图 6.21）。她注意到在 6 个月内，她的鼻子明显变平，鼻尖和鼻孔变成圆形。她的鼻中隔塌陷试验呈阳性。她因鼻中隔偏曲和鼻息肉而鼻塞。由于患者的鼻中隔在外伤前是完整的，所以我们觉得应该有足够的鼻中隔，但是患者同意进行肋骨移植。鼻中隔支持和鼻外观恢复使用互锁的延长型撑开移植物和结构鼻小柱移植物。移植物构成的角度恢复了美观的背侧轮廓线，而对鼻小柱支撑的刚性固定提供了对鼻中隔的支持。

手术技术要点

（1）通过贯穿切口对鼻中隔进行暴露和评估。

（2）开放式入路，鼻翼软骨缩小至 6mm 条带。

（3）切除鼻中隔体以矫正梗阻并提供移植物材料。

（4）横向和从低到低的截骨。

（5）分离上外侧软骨（ULC）以插入撑开移植物。

（6）结构鼻小柱移植物的插入。

（7）以一定角度将撑开移植物固定在鼻小柱支撑上以恢复背侧轮廓线。

（8）将鼻翼固定在鼻小柱支撑上。

（9）用穹隆成形缝合（DC）、穹隆均衡缝合（DE）进行鼻尖整形。

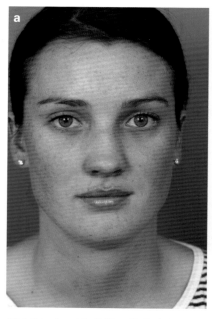
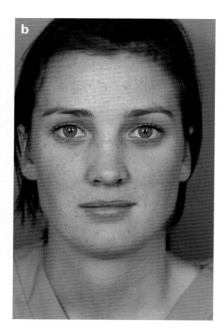
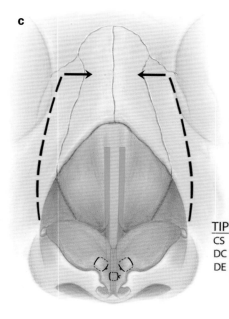

图 6.21 （a~j）术前、术后对比

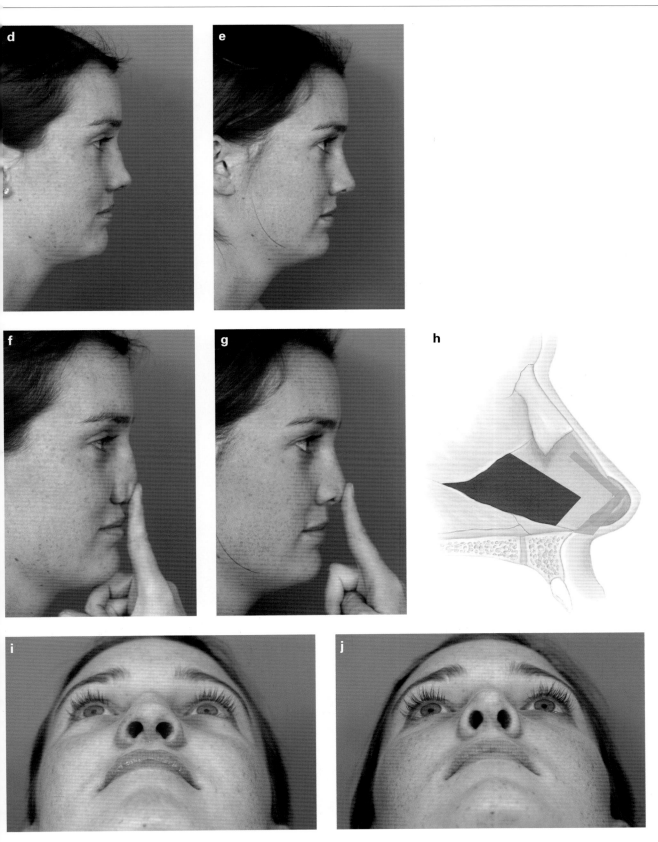

图 6.21（续）

技术事故　　**鼻中隔脱位：** 当鼻中隔在骨性软骨交界处分离或断裂时，结果就是形成不稳定鼻。在处理外伤后扭曲变形的鼻子时，你们可能会第一次遇到这个问题。设想一下我们在做鼻背缩小，鼻中隔暴露，对头侧骨性鼻中隔施加压力使其变直时，突然间，鼻中隔在骨－软骨交界处断裂，就看到软骨鼻中隔慢慢落入梨状孔，这就是鼻中隔脱位（图6.22）。先不要惊慌。首先你要意识到 10mm 的 L 形支撑移植物还是存在的，只不过已经损坏。如果鼻中隔的体部刚刚被取材了，那么有一种方法是用鼻中隔进行双侧撑开移植。否则就得用到耳甲软骨来完成这个任务了。我们的目标是重新调直支撑移植物的部分，并用支撑移植物将其支撑在两侧。然后用 2 次 5 层缝合支撑鼻中隔部，同时上外侧也有效地为支撑结构提供支撑。如图 6.22 所示，我曾经在一个非常偏斜的鼻子中采集了鼻中隔体进行撑开移植，并松解了尾侧鼻中隔以重新定位。然后我给骨性鼻中隔施加了压力，就听到一声碎裂声。当 L 形支撑杆掉进梨状孔时，我还克服了"拍照恐惧症"的毛病，拍了一张非常罕见的照片——在重新植入前的鼻背 L 形支撑杆加上了之前切除的鼻中隔体。从术后的结果来看，我做的鼻子绝对是直的，因此我松了一口气。

　　黏膜撕裂： 不可避免地，我们可能会造成一个明显的黏膜撕裂，通常是发生在凸起的骨－软骨的犁骨连接处或在一个尖锐的鼻中隔凸起处。对于前者那种小裂口，如果使用带有 4-0 平肠线的小 M-1（742#）针，直接缝合鼻孔并不困难。但当撕裂变得越来越大，越来越靠后时，我发现如果我使用开放式手术，可以做到从"鼻中隔侧"的顶部修复，而不是通过鼻孔，修复会简单得多。然而，当撕裂特别靠后时，我们必须在黑暗深处缝合，我会使用 Drumheller 的"套索技术"（图 6.23）。其步骤如下：①使用 M-1 针。②取缝合线的末端，在一个吸引管末端打上外科结（图 6.22）。③将缝合线从吸管末端滑下，留下圆形的"套索"。④使用枪刺形持针器，将针头穿过头部和黏膜撕裂处。⑤将针头从鼻孔中抽出，穿过"套索"（图 6.21b）。⑥在缝合线上施加张力，将套索拉入鼻孔，并将其向下拉紧。⑦继续缝合，直到撕裂闭合，而我们可以在鼻孔附近向前打结。套索技术的美妙之处在于它的简单性以及可以避免在鼻子深处努力打结时进一步撕裂黏膜。

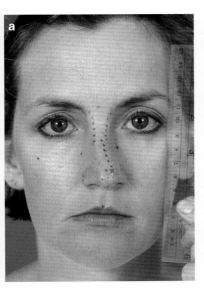
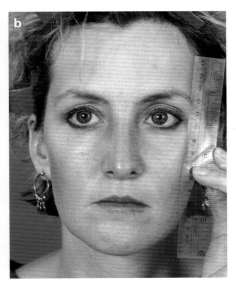

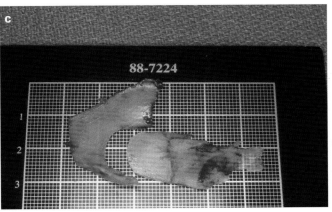
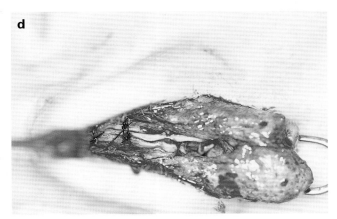

图 6.22 （a）术前。（b）术后 1 年。（c）鼻中隔脱位（左）和鼻中隔取材（右）。（d）再植入

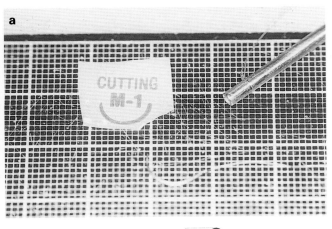
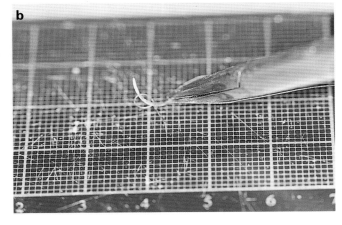

图 6.23 （a、b）修复黏膜撕裂　视频 ◉

参考文献

[1] Adamson P, Smith O, Cole P. The effect of cosmetic rhinoplasty on nasal patency. Laryngoscope 100: 357, 1990.

[2] Bridger OP. Physiology of the nasal valve. Arch Otolaryngol 92: 54, 1970.

[3] Cole P. Nasal and oral airflow resistors. Site, function, and assessment. Arch Otolaryngol Head Neck Surg 118: 790, 1992.

[4] Constantian MB. The incompetent external nasal valve: pathophysiology and treatment in primary and secondary rhinoplasty. Plast Reconstr Surg 93: 919, 1994.

[5] Constantinides MS, Adamson PA, Cole P. The long-term effects of open cosmetic septorhinoplasty on nasal air flow. Arch Otolaryngol Head Neck Surg 122: 41, 1996.

[6] Cottle MH. The structure and function of the nasal vestibule. Arch Otolaryngol 62: 173, 1955.

[7] Cottle MH, Loring RM, Fischer GO, Gaynon IE. The "maxilla-premaxilla" approach to extensive nasal septum surgery. Arch Otolaryngol 68: 301, 1958.

[8] Daniel RK, Regnault P. Aesthetic Plastic Surgery: Rhinoplasty. Boston, MA: Little, Brown, 1993.

[9] Goldman JL. (ed). The Principles and Practice of Rhinology. New York: Wiley, 1987.

[10] Grymer LF, Hilberg O, Elbrond O, Pedersen OF. Acoustic rhinometry: evaluation of the nasal cavity with septal deviations, before and after septoplasty. Laryngoscope 99: 1 180, 1989.

[11] Gubisch, W. Twenty-five years experience with extracorporeal septoplasty. Facial Plast Surg 22: 230, 2006 (Note: entire Journal issue is devoted to septal surgery).

[12] Gubisch W, Constantinescu HL. Refinements in extracoporeal septoplasty. Plast Reconstr Surg 104: 1131, 1999.

[13] Guyruron, B, Uzzo, CD, Scull H. A practical classification of septonasal deviation and effective guide to septal surgery. Plast Reconstr Surg 104: 2202, 1999.

[14] Haight JS, Cole P. The site and function of the nasal valve. Laryngoscope 93: 49, 1983.

[15] Haraldsson PO, Nordemar H, Anggard A. Long-term results after septal surgery submucous resection versus septoplasty. ORL J Otorhinolaryngol Relat Spec 49: 218, 1987.

[16] Jackson LE, Koch RJ. Controversies in the management of inferior turbinate hypertrophy: a comprehensive review. Plast Recosntr Surg 103: 300, 1999.

[17] Jost O. Post-traumatic nasal deformities. In: Regnault P, Daniel RK (eds) Aesthetic Plastic Surgery. Boston, MA: Little, Brown, 1984.

[18] Jugo SB. Total septal reconstruction through decortication (external) approach in children. Arch Otolaryngol Head Neck Surg 1113: 173–178, 1987.

[19] Jugo SB. Surgical Atlas of External Rhinoplasty. Edinburgh: Churchill, Livingstone, 1995.

[20] Kern EB, Wang TD. Nasal valve surgery. In: Daniel RK (ed) Aesthetic Plastic Surgery: Rhinoplasty. Boston, MA: Little, Brown, 1993.

[21] Lawson W, Reino AJ. Correcting functional problems. Facial Plast Surg 2: 501, 1994.

[22] Mabry RL. Inferior turbinoplasty: patient selection, technique, and long-term consequences. Otolaryngol Head Neck Surg 98: 60, 1988.

[23] McCaffrey TV, Kern EB. Clinical evaluation of nasal obstruction. A study of 1,000 patients. Arch Otolaryngol 105: 542, 1979.

[24] Mosher, JP. The premaxillary wings and deviations of the septum. Laryngoscope 17: 840, 1907.

[25] Pallanch JF, McCaffrey TV, Kern EB. Normal nasal resistance. Otolaryngol Head Neck Surg 93: 778, 1985.

[26] Pastornek NJ, Becker DG. Treating the caudal septal deflection, Arch Facial Plast Surg 2: 217, 2000.

[27] Pollock RA, Rohrich RJ. Inferior turbinate surgery: an adjunct to successful treatment of nasal obstruction in 408 patients. Plast Reconstr Surg 74: 227, 1984. Follow-up Pollock, RA, Rohrich, RJ. Inferior turbinectomy surgery; an adjunct to success Plast Reconstr Surg 108: 536, 2001.

[28] Sheen, JH. Spreader grafts: a method of reconstructing the roof of the middle vault following rhinoplasty. Plast Reconstr Surg 73: 230, 1984.

[29] Warwick-Brown NP, Marks NJ. Turbinate surgery: how effective is it? A long-term assessment. ORL J Otorhinolaryngol Relat Spec 49: 314, 1987.

第 7 章　移植物

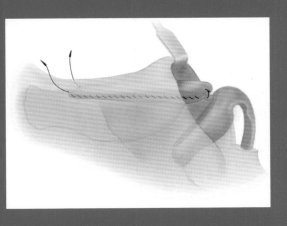

　　在经历了鼻整形的数千个移植物的植入手术后，我得出了 10 个结论。第一，移植物操作必须是手术分析和操作规划的组成部分，而不是流水线般的日常操作。例如，如果决定要使用鼻根移植物，那就会影响鼻背部需要削低的量。第二，我们必须善于使用所有类型的供体材料，而不仅仅依赖于一种材料。虽然在初次鼻整形术时鼻中隔移植物供体通常是足够的，但在复杂的二次病例中鼻中隔移植物供体通常是不够的，因此肋骨移植物很可能是必需的。第三，我们应该能够迅速采集移植物。如果难以采集移植物，那么人们通常会给自己找一个借口说为什么此病例不需要移植物。第四，移植物的雕刻成形和受体床准备同等重要。第五，对移植物的操作越少越好。我对压碎甚至只是轻度挫伤的软骨移植物是否真的能长期存活非常存疑。第六，当没有闭合式手术方法中的紧凑的囊袋时，在开放式手术中面临同样问题时需要用缝合线来缝合固定移植物。第七，抗生素的有效使用是重要的，围术期间和术后 5 天需静脉滴注抗生素。第八，使用同种异体材料可能是外科医师的手术捷径，但它会增加失败的风险。第九，自体移植物很少会穿出，可以抵抗感染，并且经得起时间考验。人们只需要同时想想自体软骨的有效性与不可避免的尸体软骨吸收现象就能理解这一点。第十，移植物显著地改善了我们的鼻整形术效果，使更自然的功能性初次手术结果成为可能，并且在二次手术病例中能够实现迄今为止无法企及的、貌似没有经历手术般的自然外观。

同种异体材料的诱惑

　　立刻可用、无须损伤供体部位、适应性强、有美妙的早期结果以及成本不高和对手术技能要求较低使得同种异体材料大受欢迎。然而，它们在感染、穿出、移位、游走和远期成功率方面的问题都是其致命性缺点。必须评估 3 个因素：材料的生物相容性、手术适应证和远期效果。历史上大多数此类材料很快就被人们接受，一旦出现问题之后又很快被放弃。比如 Beekhuis（1974）曾将 Supramid 网称作"现代化学的奇迹"，并认为其是鼻背垫高的理想材料。早期人们将 Supramid 网的问题归罪于技术错误和患者选择不当。然而 10 年后，外科医师们的报告证实了材料的消失，活组织检查也揭示了它的降解现象。另一种挑战是患者选择。与很适宜的亚裔初次鼻整形不同的是，大多数外科医师面对的不是真正的"皮下"植入囊袋，而是需要用鼻背移植物治疗修复性病例，并且有不太有利的受体床。然而，植入物却往往被放置在"真皮下"的瘢痕区域且没有有效丰富血管的受体床。还有一种挑战涉及早期和长期结果对比。尸体捐献软骨使用结果的数据变化是其中最有意思的。Shuller 等（1977）的报道提示其早期并发症的发生率为5.5%，晚期并发症的发病率为 2%，3 年随访时部分吸收率为 1.4%。随后，Welling 等（1988）回顾了 Shuller 最初的 107 名患者中的 42 名，发现 100% 的移植物超过 10 年才被吸收。那么作为鼻整形外科医师怎么办——同种异体材料移植，做还是不做？既然在鼻部外科手术 70 年的历程中，鼻子中的同种异体移植物都没有良好的记录，特别是在鼻背手术和二次手术的情况下，那么我个人选择在鼻子中只使用自体组织。就图 7.1 所示的这名患者而言，她的眼神就传达了鼻背异体移植物的早期幸福感以及 6 个月后失败的痛苦。

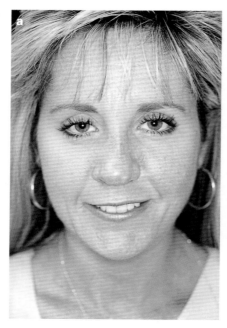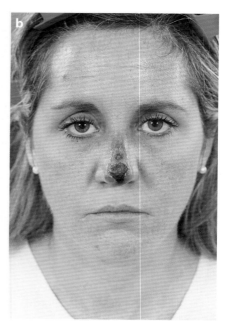

图 7.1 （a）早期结果。（b）6 个月后感染的同种异体移植物

注射填充物：神奇还是幻想？

大多数有经验的鼻整形外科医师拒绝使用同种异体移植物进行手术的原因很简单——他们看到了太多来自 Porex［译者注：类似 Medpore 的高密度聚乙烯（HDPP）］、硅胶、Goretex（高泰克斯，一种主流膨体材料）等材料带来的灾难性事件。目前我们面临着另一个新的挑战——注射填充剂。与先前对复杂畸形可以用简单完美方案解决的承诺一样，人们应该评估注射填充剂的近期和长期后果。

优点： 能够矫正局部凹陷及调和突出部分是注射填充剂最具吸引力的方面。如果有效，则它可以有效安抚患者、降低手术调整率。用填充剂来隆鼻可能帮助经济条件稍差的二次修复患者。

缺点： 我看到"填充剂潮流"为鼻整形术患者和外科医师带来了重大问题。对于患者来说，这恐怕是虚假的承诺、效能和结果的杂糅。许多患者想要相信"午餐时间鼻整形术"是可能的，但是他们真的明白这只是暂时性的吗？一个不是外科医师的人如何才能真正了解二次鼻整形术患者的"开放式屋顶"是什么意思？填充剂究竟如何打到真皮之下，黏膜之上？对于大多数注射者而言，这在技术上是不可能实现的。我个人就见过二次修复性病例注射瑞德喜（Radiesse）后发生皮肤蜕皮和真菌感染的并发症。患者会满意多久，特别是当改善部分效果消退之后？那么注射医师们是否会顶住压力使用更长效的产品——如瑞蓝（Restalyne）、瑞德喜（Radiesse）、爱贝芙（Articol）或硅胶（Silicone）等产品？对于鼻整形外科医师而言，这种患者在整个围术期间挑战颇多。术前，许多非外科的医师和经验不足的外科医师可能在有畸形的二次鼻整形患者前信心满满并夸下海口，以迎合患者。结果却是患者鼻子会遭受双重灾难，可能需要进行两个阶段处理——先去除填充物，再次手术重建鼻子。同时也做注射的外科医师将看到他们对手术的完美性承诺遇到挑战并且可能大打折扣时，脑子里一个小小的声音会在耳畔低语："哦，我可以稍后用一点儿注射填充物将那个区域弄平，我可能并不需要取掉那个移植物或采用筋膜移植物去润色了。"走捷径的诱惑总是很难抵抗。对此我有什么建议？我仍然对注射材料持怀疑态度而坚持不使用它们。然而，我仍然被它们的简单易用所诱惑，并希望别人会证明我是错的。出于这个原因，在第 9 章的修订部分中特意列入了相关专家撰写的关于填充剂的内容。注意：本文中的患者都没有填充鼻子以增强其效果。所以本书可能是最后一个"无填充剂"的鼻整形术文本了。

概论　　　**分析**：我们要从保留、缩小或增大垫高等各个方面仔细分析鼻子的每个区域。缩减一个区域可能就需要进行一个补偿性的移植，而撑开移植物就是最常见的例子。比如说即使软骨穹顶的垂直高度只减小 1.5mm，就可能有必要使用撑开移植物，以避免外部中鼻拱夹捏畸形和内鼻阀塌陷。

　　　操作顺序：问题来了，何时是采集移植物材料最合适的时机呢？最常见的是，我在手术开始时采集筋膜移植物，同时为鼻血管收缩剂起效提供额外的时间。在手术过程中，通常有一种诱惑，即不需要使用筋膜移植物；如果已经采集了移植物，则容易克服犹豫。当有必要使用肋骨移植物时，我倾向于在鼻部手术前采集肋骨。当然我总是在鼻背部调整改变完成后才采集鼻中隔软骨。如果首先采集鼻中隔软骨的话，损坏 L 形框架完整性的风险太大。除非指征明确，我才会采集耳甲腔软骨。所有材料都会放在一个含有抗生素的大盐水盆中。根据我在颅面外科中的经验，我不会在面部手术中更换手套和器械。我使用硅胶雕刻板、网格板、卡尺和标记笔在边台上进行移植物准备。在复杂的情况下，移植材料通常是非常宝贵的，仔细的设计很重要。准备好所有移植物后，按照常规的顺序植入：撑开移植物、鼻小柱的移植物、鼻尖的移植物、鼻根的移植物、鼻背的移植物和鼻翼缘的移植物。

　　　问题：实际上，任何操作计划都可能出现问题，因此医师必须会使用多种移植物材料，尤其是在 2 级修复性病例中。有必要的话，必须准备好添加额外的移植物。同时避免随着术后水肿消退而变得更加明显的过度操作。手术中心存侥幸的美好幻想的诱惑常常存在。一个常见的例子就是用放置在鼻背的压碎的软骨试图覆盖轻微的不规则。手术室内的压碎的移植物看起来很棒，但会发生不可预测的吸收并产生不平滑的结果。最好使用坚固的结构化移植物并反复雕琢它们，直到它们完美无缺。当然我遇到的问题很少，特别是感染方面（有过 2 例，而且都得到了解决而没有被迫去除移植物或效果变差）。我也没有看到明显的吸收（几乎无法察觉）。最主要问题可能就是材料显形。几乎每个鼻根的软骨移植物都会随着时间的推移变得明显，这就是我开始选择使用筋膜移植物的原因。鼻尖移植物可能过于突出或形成完整的鼻小叶下区过度饱满。通常，这些问题是"学习曲线"的一部分，修改手术是必要的。总体而言，这些移植物显著改善了我手术的美学性和功能性结果，特别是在复杂案例情况下。

基于复杂二次修复性病例的经验，在过去 10 年中，我在移植物的使用方面有 3 项重大进展，分别是更多地使用筋膜、颗粒软骨移植物和肋软骨移植物。

筋膜： 我会完全用筋膜来垫常规手术中的鼻根位置，或者用来包裹颗粒软骨移植物。此外，筋膜是改善皮肤菲薄的鼻子的关键材料。在初次手术病例中，我把单层或双层筋膜移植物放置在鼻背部上方。在复杂的二次病例中，我使用"筋膜毯"来完全衬垫整个皮肤组织罩。

切碎的颗粒软骨： 单独使用的颗粒软骨或用筋膜包裹后使用它已经彻底改变了鼻背移植物的使用方法。切碎的颗粒软骨移植物在尺度变化上非常灵活，可以有效地使用（残存）可用的软骨，并且能够长期存活。在我的临床实践中，它们完全取代了硬质的鼻中隔或耳甲腔软骨用于鼻背移植。

肋软骨移植物： 随着移植物耗尽的鼻子病例数量的增加，肋软骨移植物提供了非常必要的解决方案。肋软骨几乎可用于每一种移植物设计，从鼻背、鼻尖到鼻翼。随着肋软骨移植物应用的经验增加，使用耳甲腔软骨移植物的情况明显减少，而我几乎从不使用颅骨。我使用两种不同类型的肋软骨移植物——软骨或骨软骨复合物。最常见的是来自下肋区（第 9 肋骨、第 8 肋骨）或乳房下（第 5~7 肋骨）入路的单纯软骨采集。大多数情况下我只做一个简单的肋下区切口，第 9 肋骨的软骨部分是从浮动的末梢尖逆行方向上一直到骨性结合点，通过软骨膜外层来剥离的。如果需要额外的软骨，则从第 8 肋骨采集，那会增加 20~30min 的手术时间。储存的软骨移植物还可用于可卡因鼻或鼻旁创伤病例。

我几乎在所有情况下都用移植物进行操作，包括初次和二次的手术。以下案例讨论说明了移植物的作用，无论是出于功能还是美学原因：患者出现隐匿性鼻翼脱位，这时深吸气时可以明显看到鼻孔塌陷。在美学上，其侧面轮廓必须使用"平衡方法"移植，包括用筋膜移植到鼻根并且用多个附加移植物来实现真正的"鼻尖创建"。在功能上，要使用外侧腿支撑移植物的鼻翼转位操作来支撑外鼻阀，用撑开移植物打开内鼻阀。这种情况可以在没有任何移植物的情况下完成吗？我根本无法想象有这样的"无移植物"途径。

新近的进展

为什么移植是必不可少的，而且必须掌握

案例研究：为什么要使用移植物？

分析

一名 33 岁的医护工作者希望她的鼻子要有彻底改观，要有直的鼻部侧面轮廓（图 7.2）。她没有呼吸道疾病，然而，在深吸气时鼻孔却有坍塌。这就提示了在手术中被进一步证实的隐匿性鼻翼脱位。值得强调的是，我必须采用"平衡方法"来修直她的鼻部轮廓：鼻根垫高、鼻背降低和鼻尖垫高。还需要强力的鼻翼缘支撑以防止外鼻阀坍塌。

手术技术要点

（1）采集颞深筋膜和暴露鼻中隔。

（2）采用开放式入路之后鼻背降低缩小（骨骼：0.5mm；软骨：3mm）。

（3）采集鼻中隔移植物后，切除上方的尾侧鼻中隔（1.5mm）。

（4）横向截骨加从低到低截骨术。插入撑开移植物。

（5）将鼻翼软骨修减至 6mm，深层剥离外侧腿，然后横断并释放外侧腿。

（6）插入鼻小柱支撑和鼻尖缝合线：鼻小柱支撑移植物缝合（CS），穹隆成形缝合（DC）和穹隆间缝合（ID）。

（7）鼻尖精细化移植物：鼻小叶下区和穹隆的转折。

（8）将外侧腿支撑移植物缝合至外侧腿。

（9）植入球状（鼻根）和裙状（鼻背）筋膜移植物。

（10）将外侧腿支撑移植物（LCSG）缝合到鼻孔边缘。

移植物的数量：5 种类型 9 种不同的移植物。

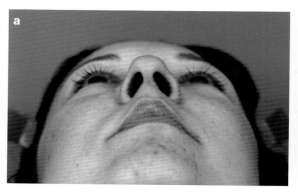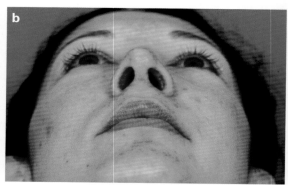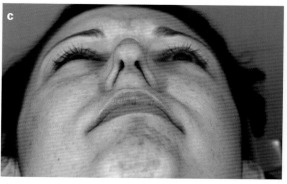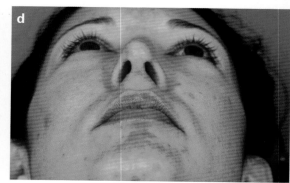

图 7.2 （a~l）术前、术后对比

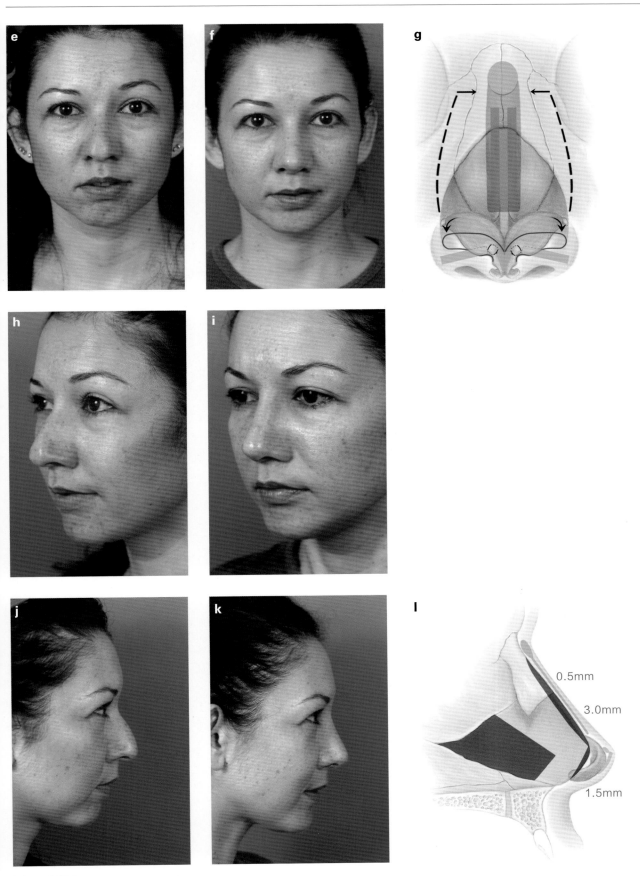

图 7.2（续）

采集鼻中隔软骨移植物

鼻中隔软骨因良好的存活能力、强度、形状和可用性等优点，为优选的移植物材料。鼻中隔软骨的缺点是什么？首先，它的采集可能会导致鼻中隔穿孔。其次，成形、放置和固定的方法要正确合理。最后，它需要能长期存在。从技术上讲，从"正常"的鼻中隔上采集软骨比从"异常"偏曲的鼻中隔上进行鼻中隔成形术或在二次修复鼻整形术时再进入鼻中隔层次其实要容易得多（图 7.3）。

技术：用局部麻醉药（1% 利多卡因和肾上腺素 1 : 100 000）重新注射鼻中隔以产生水分离。通常，要切除的软骨量取决于所需的移植物类型，要同时在背侧和尾侧保留至少 10mm 的 L 形支撑。在实际采集之前，必须完成以下 3 件事：①明确鼻背和尾侧的鼻中隔构成。②黏膜双侧剥离一定要进行到骨性鼻中隔。③确定鼻中隔突出的那一侧，表明该侧要做鼻中隔延伸。此时，通过以下 5 步完成鼻中隔采集。

（1）背侧做一切口与背侧鼻中隔平行并间隔 10mm。

（2）尾侧做一切口与尾侧鼻中隔平行并间隔 10mm。

（3）将鼻中隔从后部犁骨上的凹槽解剖出来。

（4）再在筛骨垂体板的骨性部分从上向下"推动"，使软骨性的鼻中隔脱离下来。

（5）小心地剥离出鼻中隔的软骨性尾侧，注意其长度可达 10~15mm。

此时，鼻中隔软骨完全脱离并易于移除。虽然许多外科医师用 4-0 铬肠线缝合来封闭掀起来的黏膜瓣，但我更喜欢使用硅橡胶鼻夹板，因为它们在更大的区域里提供压迫并能够防止鼻中隔和鼻甲之间的粘连。进入术野的切口以常规方式关闭。我们的目标是仅去除鼻中隔软骨，而不是一整片鼻中隔的骨软骨。

问题：迄今为止，鼻中隔移植物的采集几乎没有问题。我不是没有察觉到鼻中隔塌陷。由于松弛的鼻中隔或鼻黏膜完整性的慢性变化，并没有出现任何功能性问题。我确实在术前警告所有患者，尤其是在困难的二次修复性病例中，预期鼻中隔穿孔率为 1%~2%。幸运的是，这是一个偏高的评估值。

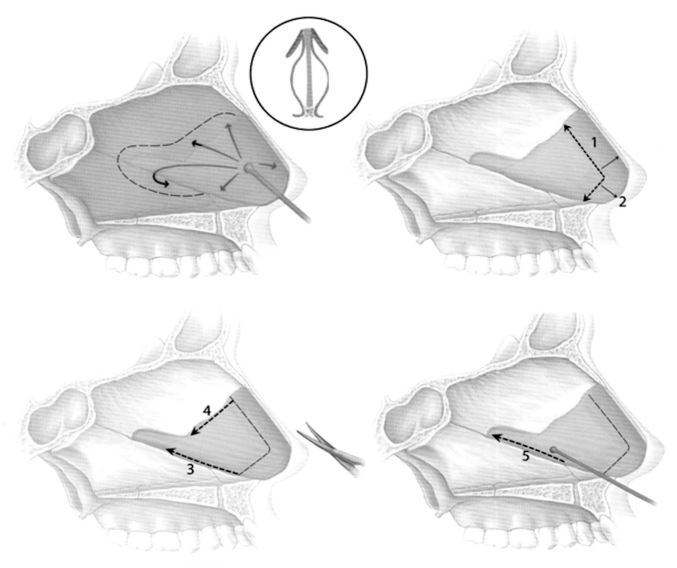

图 7.3　采集鼻中隔软骨移植物　视频 ⊙

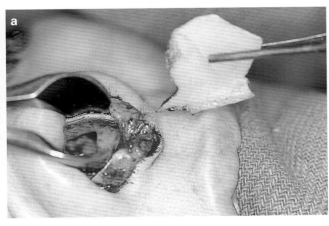

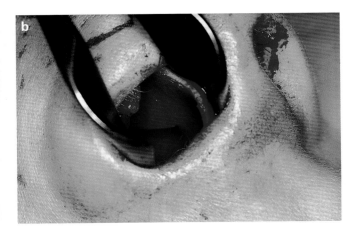

图 7.4　（a）双向式入路。　视频 ⊙　（b）贯穿式入路

采集耳甲腔软骨移植物

耳甲腔软骨移植物可分为两大类：软骨移植物和复合移植物（皮肤和软骨）（图7.5）。

技术：耳朵经过广泛的聚维酮碘（Betadine）预处理，可减少细菌数量。在过去的15年里，我在术中没有更换器械或手套，做过几百个耳朵也没有出现任何感染。将1片塞罗仿（Xeroform）干油纱布切成2块：一个大的3/4部分用于制作一个耳甲腔的模具并用作前部衬垫，而小的1/4部分卷起后用作衬垫。将耳朵前部和后部浸润，麻醉液为总共5mL的1%的利多卡因（Xylocaine）和1：100 000的肾上腺素。在注射液张力的作用下，前耳甲窝的皮肤应该变白呈气球样撑开与软骨分离。将耳朵向前牵拉，在软骨的设计切口部位形成纵向皮肤切口。暴露后部耳甲。在对耳轮褶皱下方位置切开，剥离前部皮肤。只要皮肤完全剥离开，就可以取下整个耳甲腔的碗状区域的软骨。要反复止血。任何锋利的软骨边缘都要修圆。切口用4-0普通肠线缝合线封闭，而且要应用敷料衬垫缝线。从耳轮腿支撑的外耳表面开始缝入2根4-0尼龙缝合线，穿过缝合线下方的耳后表面，然后穿过缝合线上方的耳朵。将卷起的纱布插入后环并拉紧以覆盖缝合线并兼作枕垫。然后将纱布卷塞入前面的圆形耳甲腔窝中，并将2根缝合线系在一起。对于耳朵，不下引流管，也不需要其他敷料。在1周时耳部的包扎印模与鼻夹板要同时去除。

问题：必须告知患者可能会发生3件事：①疼痛。②瘢痕。③可能的耳部位置改变。耳朵供体部位总是比鼻子疼一些，并且可能在1年之内对寒冷过于敏感。相较前面的瘢痕，藏在后面的瘢痕通常是微不足道的，前部的瘢痕则变化很大——不要使用前切口。两耳朵之间可能会出现不对称，但很少会被人注意到。迄今为止，我操作的病例还没有供体部位感染、持续性神经瘤或血肿这些问题。最好在开始用另一只耳朵之前先用完第一只耳朵的材料。不过我曾经有2名白色人种患者发生过耳后瘢痕疙瘩。

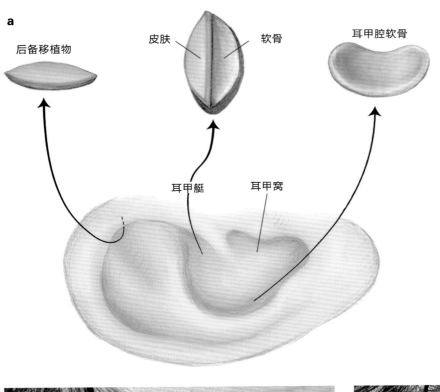

后备移植物

皮肤　软骨

耳甲腔软骨

耳甲艇　耳甲窝

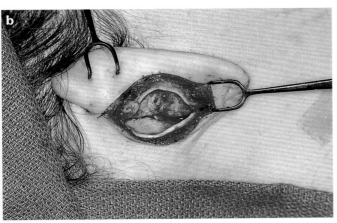

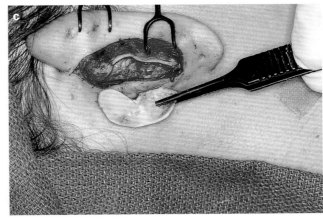

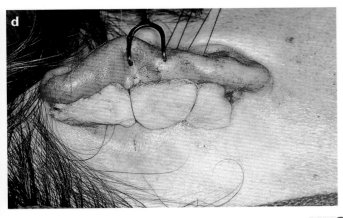

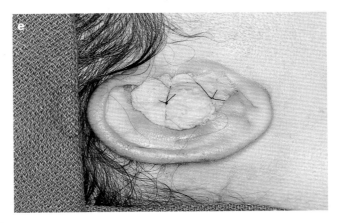

图 7.5　（a）耳软骨移植物的类型。（b~e）采集耳软骨　视频 ◉

复合耳甲腔移植

该复合移植物通常在更大尺度和更高手术难度的以下 3 种应用场景下应用：①鼻翼缘下降。②鼻腔前庭狭窄。③内鼻阀狭窄的矫正。其通常的操作顺序是确定缺陷范围，采集移植物，关闭供区切口，移植物缝合固定。

技术：最常见的供体部位是同侧耳甲艇的前表面（图 7.6）。拉开耳轮脚根部和对耳轮，将暴露耳甲艇隐藏的内侧范围。所需的移植物最常画线为椭圆形。必须考虑如下几个因素。如果软骨需要与鼻翼边缘移植物那样直一点儿的，则上边缘向着中央支撑的位置设计的要较低，而如果设计前庭那样的需要曲线的移植物，则边界要尽可能高。皮肤与软骨的比例也会影响闭合切口的位置和方法。当需要大量软骨时，头侧切口对于皮肤和软骨是相同的，而下边缘需要仅切透皮肤的切口，然后向下朝向中央支撑潜行剥离皮肤。将软骨向下切开。后部解剖在软骨膜上方进行。细致止血，任何锋利的软骨边缘都要修平滑。供体部位缺损的闭合包括以下步骤：①广泛皮肤下剥离。② 4–0 普通肠线的水平褥式缝合，因为是切取了中间区域的耳后软组织，所以形成了天然的凹陷。③两端用 5–0 普通肠线缝合。不需要额外的敷料。有时，要用整个耳甲腔碗状结构作为复合移植物来采集，需要用全厚皮片移植物填充缺陷。

后备复合移植物：当先前耳甲腔凹碗区域被用掉时，可以从头侧耳轮根的前下表面采集小的（12mm×5mm）复合移植物（图 7.7）。然而，供体部位通常需要全厚皮片移植来闭合缺损。

问题：基于 200 多个鼻整形术患者的复合移植物的经验，我发现复合移植物在矫正鼻翼边缘切口方面非常有效，甚至可能使鼻翼缘下降达 4mm。但其缺点包括：与鼻翼软骨相比，其有固有的更大厚度和"移植物显形"，特别是在切口太靠近鼻翼缘或者游离解剖时向下紧靠鼻翼缘的情况下。尽管软骨可以修剪，但对于皮肤薄的患者来说，更好的解决方案是使用耳轮缘的表皮下区域那个位置。

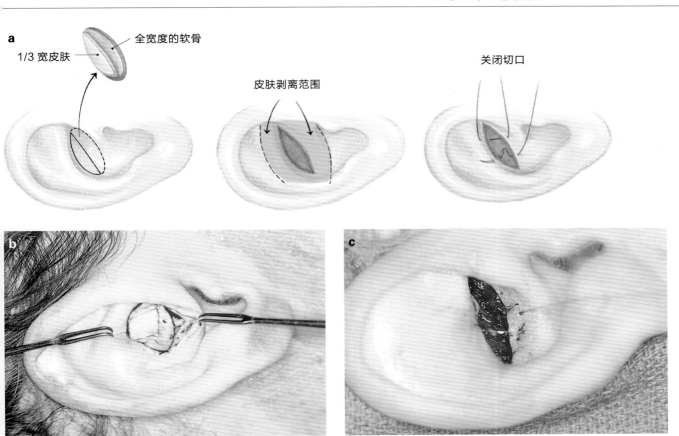

图 7.6　（a~c）标准复合移植物　视频 ⊙

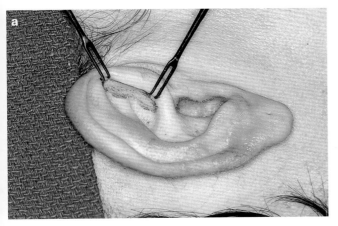

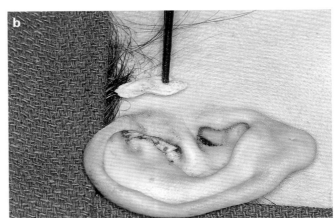

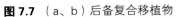

图 7.7　（a、b）后备复合移植物

采集筋膜移植物

筋膜也是鼻部手术中极有价值的移植材料。通常仅使用颞深筋膜，因其厚度适合且具有长期存活能力。而颞浅筋膜则太薄，长期存活量很少。

技术：我常规会通过耳廓上方的 3.0cm 切口采集 5cm×5cm 的颞深筋膜（DTF）（图 7.8）。最近我已经从直线切口转变为有向后成角 V 形转折的切口。从耳屏向上绘制直线，并且添加具有 1.5cm 短臂的后 V 形转折。无须剃去头发。在该区域注射含有肾上腺素的局部麻醉药。从切口开始向下分离到皮下组织，用剪刀横向撑开。此时注意检查止血。穿过颞浅筋膜和疏松的蜂窝状结缔组织就能看到位于下方的有光泽的白色深颞筋膜浅层。然后使用两个双直角形的 Ragnell 拉钩向上牵开头皮。沿着下列 4 条弧形切取筋膜：①上方在颞深筋膜和骨膜的交界处。②前缘在其包裹颞深脂肪垫分层处。③向下到耳的顶部。④在后面尽可能远。当颞深筋膜（DTF）被切开时，可以看到深层的红色颞肌。然后将头皮拉开到其他 3 个象限中并一一切开筋膜。可以切取大张该筋膜移植物。注意确切止血。切口用皮钉切口缝合器关闭。不用引流或敷料。然后使用抗生素软膏，并允许患者在术后第 2 天洗头。筋膜移植物可用于各种情景。几乎所有鼻根移植物都只是一个筋膜球（图 7.9）。而在薄皮肤患者中，单层的全长背侧筋膜移植物可用于初次病例，而双层用于二次修复性患者。当鼻根和鼻背部都需要进行额外的填充时，我使用"球加围裙"形式来填充鼻根并填充鼻背。在其他二次修复性患者中，整个鼻子将使用"筋膜毯"移植物加一层衬里。

问题：供体部位的并发症发生率远没有理论上那么高，只要不是短发，通常都可以非常好地隐藏切口。任何术后的血肿都可以在拆掉几个皮钉后配合加压包扎得以有效排出，而无须返回手术室。

肋软骨膜：肋软骨膜用于软组织填充是个有趣的方法。它明显比筋膜厚，也肿得更厉害。它与肋骨移植物同时用于鼻子整形，不需要额外开口单独取材。腹直肌筋膜也很诱人，但它会明显收缩和变厚，这使它的可用性稍差。

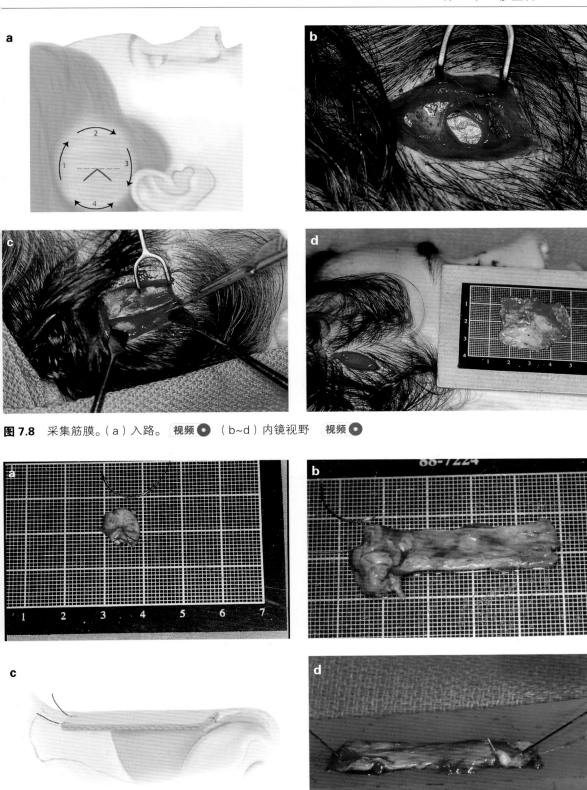

图 7.8　采集筋膜。（a）入路。 视频 ◉ （b~d）内镜视野 视频 ◉

图 7.9　（a、b）鼻根和鼻根 / 鼻背移植物。 视频 ◉ （c、d）鼻背移植物 视频 ◉

肋骨取材　　"肋骨移植物"这一术语在隆鼻手术中具有多种含义。供体部位、构成、形态和利用方面存在差异。最初，主要用肋软骨来制作鼻背移植物，但其适应证已经大大扩展。在复杂的二次手术中，几乎每种类型的移植物都由肋软骨制成，包括鼻尖、鼻翼缘、撑开移植物、梨状孔等位置。传统上，肋软骨移植物从第5~7肋骨的软骨接合处采集，用于耳和鼻重建（图7.10）。相比之下，鼻整形外科医师需要肋软骨的直线段。我根据患者对瘢痕位置的偏好，使用肋弓下（第9肋骨和第8肋骨）或乳房（第5肋骨和第6肋骨）切口。

　　采集肋软骨，肋下入路：第9肋骨是第1个"浮肋"，因此进行简单的逆行性软骨膜下剥离变得可能（图7.11）。患者取仰卧位，胯部下方有一个小沙袋。触及第9肋骨尖，在第8肋骨与第9肋骨之间标记2.5cm切口，从第9肋骨尖的一侧开始。在该区域注射6mL局部麻醉药。通过最初的切口向下解剖至筋膜。重复触诊以确认肋骨位置，并且通过肌肉和筋膜继续解剖，直到第9肋骨远端完全暴露。尽管可以通过2.5cm切口在体瘦患者中采集整个软骨部分，但切口通常会延长至3.5cm，特别是当第8肋骨也将被采集时。一旦显示肋骨尖端，用钳子抓住它，然后使用电刀在骨膜上逆行解剖至骨性连接处。将Doyen钩形肋骨剥离器置于可触知的骨性交界处下方，用15#刀片切断交界处。取出移植物后，用盐水填充伤口，麻醉师扩张患者胸腔至最大以测试是否有气胸。如果需要额外的软骨，那么第8肋骨的一部分可以用类似第5肋骨和第6肋骨的方法进行采集。切口只是部分地逐层缝合，因为额外的软骨还可能要回植以备将来使用。切口不需要引流。

　　采集肋软骨，乳房下皱襞入路：重要的是要在患者手术前取坐位标记乳房褶皱，特别是其内侧范围。如果患者有乳房植入物，必须要提醒其有发生假体破裂的可能。标准切口为3.5cm，位于乳房褶皱上方1cm处，通常刚好与第5肋间隙重合（图7.12）。根据我们的经验，可以使用1.5cm的钥匙孔似的切口，但是对于它的术野非常有限，并且通常位于乳房褶皱中，而且需要斜向切取黏附的第6肋骨。切口用6mL局麻药浸润。切开切口，然后使用电刀向下切开并穿过腹直肌筋膜。"劈开"肌肉，轻轻地拉开，减少损伤可以最大限度地减少术后疼痛。第5肋骨和第6肋骨很容易暴露。通常，人们更喜欢采集第5肋骨的一部分，因为它很少与第6肋骨融合。相比之下，第6肋骨在其尾侧边缘与第7肋骨融合，几乎95%的情况下都使得解剖过程更加烦琐。接下来，必须决定是否分割或切除前面的软骨膜，它可用作填充鼻部皮肤罩的移植物。使用弯的剥离器剥开两侧的软骨膜。在两端的软骨下方进行完整的一圈解剖。一旦移植物的长度足够了，则在一端断开软骨。用Doyen肋钩状剥离器保护肋骨下方，软骨部分用15#刀片切割，并用Freer剥离器完成切割。然后将移植物自外侧向中线方向从下面的软骨膜上取下。

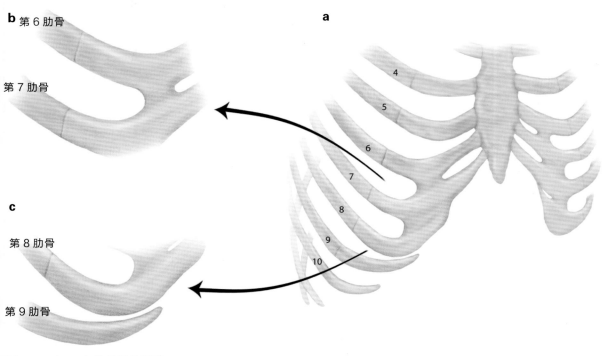

b 第 6 肋骨

第 7 肋骨

a

c

第 8 肋骨

第 9 肋骨

图 7.10 （a~c）肋软骨的采集

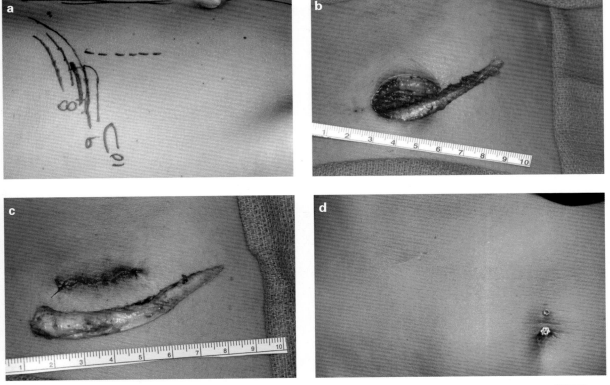

图 7.11 （a~b）肋骨：第 9 肋骨软骨膜上的采集。 视频 ● （c~d）肋骨：第 8 肋骨软骨膜下的采集 视频 ●

　　取出软骨移植物后，马上检查切口处是否有气胸。每个肋间神经用 0.5mL 的 1% 马卡因（含肾上腺素的丁哌卡因）阻断。多层缝合，但不需要引流。从肋下区域第 8 肋骨采集软骨与乳房下第 5 肋骨和第 6 肋骨采集有何不同？关键的区别在于第 6~7 肋骨之间存在着"软骨间融合"。这些连接必须小心地分开。因为其连接是软骨融合而不是相邻肋骨之间的软骨膜附着，使得解剖很麻烦，因此我们不能用 Doyen 肋骨剥离器直接剥开这里。

　　采集骨 / 软骨复合部分： 当需要结构鼻背移植物（比如治疗可卡因鼻）时，我从第 9 肋骨采集骨软骨移植物（图 7.13）。它的优点是不需要使用克氏针，因为翘曲不是大问题。存活率也没问题，因为是骨贴着骨、软骨贴着软骨。患者取转向右侧半侧卧的体位并用充气垫枕将其保持在该位置。切口以第 10 肋骨尖为中心，并位于第 9 肋骨与第 10 肋骨之间的肋间隙中。给予供区 8mL 的 1% 的利多卡因和 1 : 100 000 的肾上腺素。使用刀片状电刀头，切一个 3cm 切口并通过皮下蜂窝组织向下游离至肌腱膜表面。然后，将腹外斜肌从第 9 肋骨上分离开。一旦进入一个疏松的空间，就很容易看到明亮光泽的肋骨。暴露骨关节软骨融合处并做好标记。骨膜以第 9 肋骨的骨性部分为界，我们先用 Cottle 剥离器，再用 Doyen 剥离器进行游离。要至少取 4cm 的骨，聪明的话，应该用尺来确认其长度。由于此处硬骨支撑远离胸膜，该肋骨很容易用咬骨钳咬断。使用电刀头在软骨上快速解剖软骨部分。记得要常规进行气胸的测试。

　　问题： 除了显而易见会有瘢痕外，采集肋骨带来的问题很少。关闭切口前，使用丁哌卡因进行肋间阻滞，可以减少疼痛。气胸不算常见，但一旦发生的话，治疗方案如下：①经破裂口插入一个小口径的 Robinson 导尿管。②关闭周围的肌肉层，然后用 2-0 的薇乔线（Vicryl）在管周围做荷包缝合。③由麻醉师扩张肺至最大。④打结的同时拔除管。术后必须做一个胸部 X 线检查。

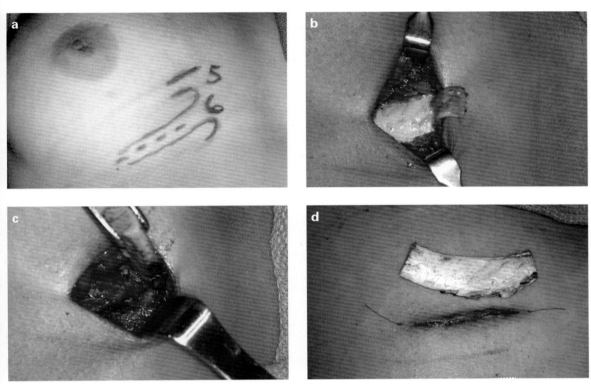

图 7.12　（a~d）乳房下切口的全厚或部分厚度的肋软骨取材　视频 ●

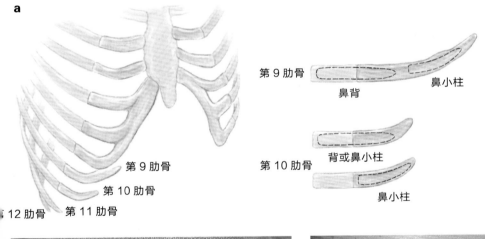

第 9 肋骨　　鼻小柱
　　　　鼻背

背或鼻小柱
第 10 肋骨
　　　　鼻小柱

第 9 肋骨
第 10 肋骨
12 肋骨　　第 11 肋骨

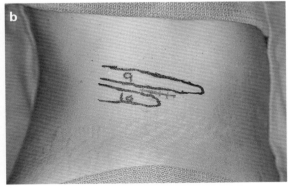

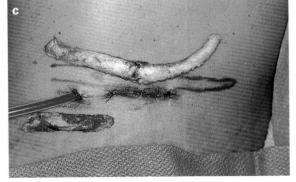

图 7.13　（a~c）肋骨及肋软骨的取材　视频 ●

鼻小柱支撑移植物

我最近几乎在所有的开放式鼻整形手术中使用鼻小柱移植物去对抗皮肤的挛缩力并提供内在的鼻小柱塑形、鼻尖高度支持。我基本上把这3类支撑移植物分成：鼻小柱支撑移植物、延伸型鼻小柱支撑移植物和鼻中隔鼻小柱支撑移植物。

标准的鼻小柱支撑移植物（Standard Columellar Strut）：这些支撑移植物的长度约为20mm，宽度为2~3mm，较厚的部分位于下部（图7.14a）。我很少用有角度的支撑移植物。支撑移植物被放置在外侧腿之间，下端不触及鼻棘。然而内、外侧腿向上举并向中线旋转90°，然后用25#针固定在下方的支撑移植物上。用5-0的普迪斯缝合线（PDS缝合线）将内侧腿水平缝合1针固定在支撑移植物上，并放置在鼻小柱转折点之上的中间腿上。支撑移植物的上部分可以截短以适合藏于穹隆之下，而如果鼻唇角太过饱满，鼻小柱移植物的下面部分也可以被切掉。

延伸型鼻小柱支撑移植物：这些移植物往往更长（30mm）并且成形足以影响鼻小柱–上唇角。它们的最宽部分为8~10mm，也就是支撑上部中下1/3之间的连接处（图7.14b）。在将其插入内侧腿之间时，应该在鼻小柱上唇角处看到明显的变化。移植物不要抵到前鼻棘（ANS）以避免弹跳产生的咔嗒声。这些移植物经常用于特殊种族鼻子和具有较锐的鼻小柱上唇角的老年患者。

鼻中隔鼻小柱支撑移植物（Septocolumellar Struts）：该结构移植物用于为鼻的远端1/3提供支撑，因此实现鼻中隔尾侧和鼻小柱的替换/加强（图7.14c、d）。一般来说，我通过组合的背侧/鼻尖的裂隙插入大段骨–软骨性的鼻中隔（高30mm×长20mm）。该结构移植物用4-0 PDS缝合线多点固定到鼻中隔上。然后将内外侧腿在支撑移植物上向上推进，用25#针固定，然后用5-0 PDS缝合线缝合。支撑移植物头侧的轮廓再次塑形一下以有助于形成鼻尖上区的转折高差。这一结构最常见的应用是用于矫正亚裔鼻子和向上旋转的鼻尖的延长。我在我的另一本图谱中称这些为"鼻中隔鼻小柱移植物"（Septocolumellar Graft），而Toriumi（1995）称它们为鼻中隔延伸移植物。

问题：最常见的问题是移植物太长并且在前鼻棘上来回弹跳，这可以通过直接切除其下部很容易地进行矫正。结构移植物的要求很高，我将在鼻尖的向上和向下旋转那一部分进行深入讨论。

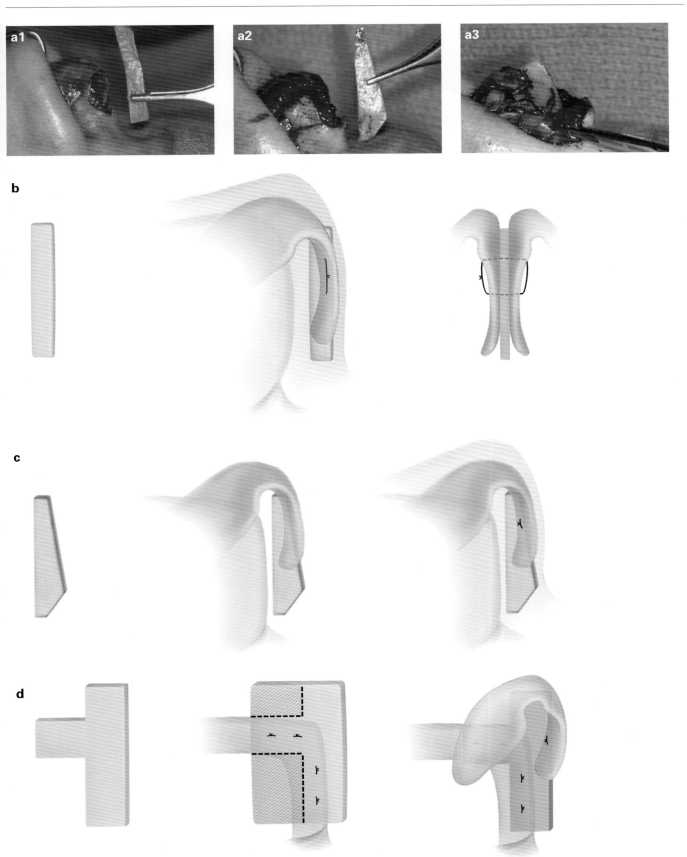

图 7.14　(a)鼻小柱支撑移植物的类型。(b)鼻小柱支撑移植物。　视频 ⊙　(c)延伸型鼻小柱支撑移植物。　视频 ⊙　(d)鼻中隔鼻小柱支撑移植物　视频 ⊙

鼻尖移植物

在初鼻的情况下，鼻尖移植物可分为两种材料和两种形状。该材料要么从切除的鼻翼软骨获得，用于附加型鼻尖精细化移植物（TRG）（图7.15），要么用鼻中隔软骨作为结构化的移植物。

鼻尖精细化移植物（TRG）：只要有可能，尽量用好切下来的鼻翼软骨，因为它非常柔韧，容易成形，并且可以层叠。与鼻中隔或耳甲软骨这样的刚性移植物相比，鼻翼软骨移植物通过皮肤显形的风险最小。共有5种类型：

（1）穹隆鼻尖精细化移植物（Domal TRG）。这些移植物突出了穹隆表现点并且相对较小（8mm×4mm）。通常将它们覆盖缝合在穹隆成形用的缝合线之上。根据所需的表现程度使用单层或双层。

（2）盾牌形鼻尖精细化移植物（Shield TRG）。它是具有鲜明的背侧边缘可以产生穹隆表现点的盾牌形移植物。移植物的肩部要缝合到穹隆切迹。另外一个"支撑性"的移植物可以放置在"盾牌"形后面，以使鼻尖更加向尾侧旋转。

（3）钻石形鼻尖精细化移植物（Diamond TRG）。这些移植物是菱形的，并且覆盖整个鼻尖钻石样区域以将鼻尖从鼻尖小叶的其余部分显出来。此移植物在穹隆切迹、鼻小柱转折点和头侧外侧的中线连接处都要缝合。

（4）转折型鼻尖细化移植物（Folded TRG）。这些移植物具有与长的Diamond TRG相同的形状，但是在其最宽点处折叠，其中较短的末端向后折叠。移植物突起位于穹隆上方1~2mm处。基本上，它将穹隆表现点移向尾侧，同时实现增强的鼻尖表现和突出度。

（5）组合型鼻尖精细化移植物（Combination TRG）。上述4种移植物的任何组合都可用于实现某一特定目标。比如说一种变体就是插入多个盾牌形和钻石形TRG以增加体积。另一种类型的做法是首先添加一个穹隆移植物，然后在它上面覆盖一个弯曲钻石样的移植物，这样在较厚的皮肤下就更容易突显出鼻尖钻石样的表现点。

结构鼻尖移植物：相对而言，鼻中隔软骨用于希望有大的鼻尖变化的病例。这种修斜边的高尔夫球蒂形的移植物，其尺寸为12~16mm长，顶部8~10mm宽，下部逐渐变细至4mm，厚度在1~3mm，而且最大厚度位于上部。其目的是使移植物的上边缘形成鼻尖表现点，而鼻小柱部分与内侧腿共同形成和谐的弯曲。在将移植物缝合到位之前，已经完成了两个关键步骤：内外腿支撑移植物已经植入并且穹隆得以修改。在将移植物缝合到稳定的鼻小柱平台之前，必须做出重要决定：将移植物整合到现有的鼻尖构造中或将移植物植入圆顶上方以通过皮肤产生表现力（图7.16）。皮肤越薄，移植物必须越好地融入鼻翼结构并且要细致地修边细化。皮肤越厚，移植物在圆顶上方就要突出得越多，边缘越锐利（图7.17）。使用4~6根5-0规格的PDS缝合线将移植物缝合到位。

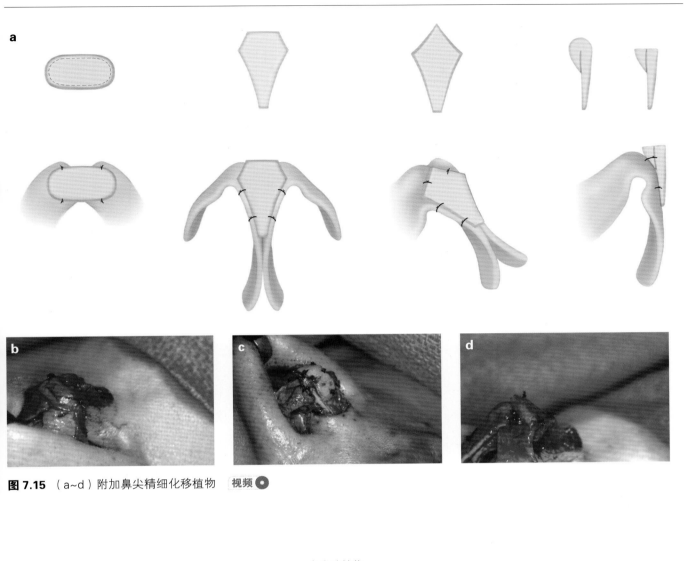

图 7.15　（a~d）附加鼻尖精细化移植物　视频 ●

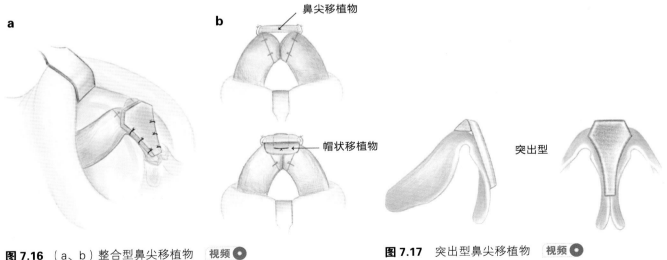

图 7.16　（a、b）整合型鼻尖移植物　视频 ●

图 7.17　突出型鼻尖移植物　视频 ●

撑开移植物

简而言之，撑开移植物在功能上和美学上都是必需的（图7.18）。在鼻背驼峰切除后，鼻中隔的上部从宽的T形转移到狭窄的I形，该T部与上外侧软骨分开，从而可能导致上外侧软骨向内塌陷。撑开移植物重建了鼻中隔的宽T形，从而实现两个关键效果：①在功能上，内鼻阀的角度得以打开。②在美学上，可以避免鼻背线条的倒V形畸形。

技术：使用11#刀片从供体材料上切割移植物。厚度从通常的1.5mm到4mm不等，具体厚度取决于你需要多薄的移植物和不对称性有多大。其高度为2~3mm，便于缝合，长度为15~25mm，视供应情况而定。Sheen最初设想在尾侧端做一个真正的"口袋"，这在大多数情况下是不可能的，但是在头侧则是非常必要的，特别是在骨性中鼻拱下。一次只插入一个移植物，以确保鼻背光滑。要用2个25#针头经皮固定。针头贯穿所有5层：上外侧软骨，然后是撑开移植物、鼻中隔、撑开移植物和对侧的上外侧软骨。尾侧端首先用5-0 PDS缝合线缝合，通常仅包括撑开移植物和鼻中隔（3层），然而头侧缝合线也包括上外侧软骨（共5层）。缝合可避免意外碎裂或鼻背移位的发生。

应用：我倾向于认为具有不同宽度的撑开移植物可以矫正鼻背部不对称。不同的长度可用于不同目的。标准长度主要填充软骨"开放式屋顶"。在截骨缩鼻之后，需要更长的移植物以延伸到骨性"开放式屋顶"以保持理想的背侧宽度。对于鼻尖向上旋转的，较长的移植物可以放置在更靠尾侧的"延伸"位置以支撑结构化的鼻小柱支撑，其允许鼻尖下旋。

问题：到目前为止，撑开移植物的优势是非同寻常的，而问题却很少。最麻烦的问题是鼻背位移有1%的发生率，这在键石区域产生小的隆起，需要消除以修整。有时，人们可以在检查室局部麻醉下用16#针来解决。毫无疑问，撑开移植物的主要问题是我们不愿意尝试进行这一手术。总之，这是一种"只要做，就会喜欢"的移植物。我从来没有后悔做了撑开移植物的植入，但却常常后悔没做。

a

b

c

d

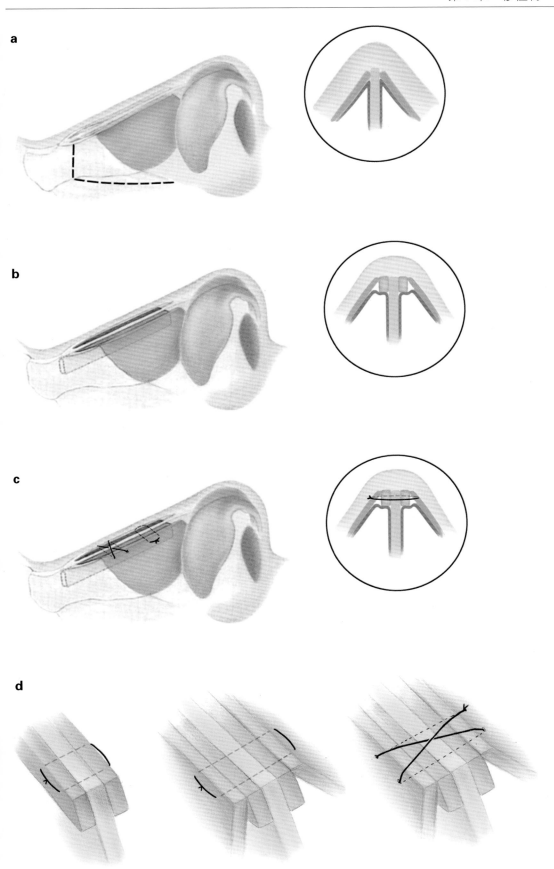

图 7.18　（a~d）撑开移植物　　视频 ●

鼻根移植物

在我从医的早期，我经历了常见的鼻根移植物的变化——压碎的鼻中隔，然后切下来的鼻翼，再后来是筋膜，其返修率从 20% 急剧下降到 5%，后来几乎为 0。目前，我并不在所有的鼻根移植物中都使用筋膜，但是在以下 3 种情况中都使用。

鼻根移植物：筋膜（F）， 采集好一层颞深筋膜，缝合捆成一个筋膜球，并用 4-0 平肠线缝好（图 7.19a、d、g）。剥离好受区的囊袋，用线上的针从鼻根处穿出，筋膜球就被拉入囊袋中。在鼻梁上贴好 Steri-Strip 胶带，确保筋膜稳定在囊袋中。

鼻根区移植物：筋膜覆盖颗粒软骨（DC+F）， 当需要垫高整个鼻根区域时，我采用两步法：①经皮用缝线将小块筋膜移植物带入囊袋。②将少量切块的颗粒软骨（0.1~0.3mL）放在鼻骨上（图 7.19b、e、h）。软骨将融合到骨骼上，而筋膜可以柔化轮廓并避免移植物显形。

鼻根 / 鼻背上段移植物：筋膜包裹颗粒软骨（DC-F）， 当缺损长度从鼻根点（Nasion）下方一直延伸到鼻骨拱点（Rhinion）时，就需要用到筋膜包裹颗粒软骨（DC-F）了。其方法是将筋膜钉在一个硅橡胶块上，填充切成颗粒的软骨（0.3~0.5mL），然后将筋膜边缘用 4-0 普通肠线缝起来。这种软骨填充的"豆袋"被缝在头侧的经皮缝合线拉入组织囊袋中（图 7.19c、f、i）。然后将尾端缝合到鼻背软骨部分。

问题： 鼻根处应用筋膜移植物几乎没有问题。与设计用于向头侧延伸鼻背线条的固体的鼻中隔移植物相比，筋膜移植物仅填充鼻根区域并且从角膜平面向高处垫起鼻根。对于"区域缺损"更多的，需要更大的填充，因此需要使用切碎的颗粒软骨移植物。除非颗粒软骨被筋膜有效覆盖，否则可能会摸到它，并且可能长期显形。从历史上看，半长的背侧移植物是所有移植物中最大的噩梦，因为它们总是在鼻子的薄皮下显现出来。然而，筋膜包裹颗粒软骨已经解决了这一问题。在鼻根紧致的皮肤下放入颗粒软骨的量保守一点儿总是明智的。如果有必要调整，要使用 15# 刀片在原位进行修整。

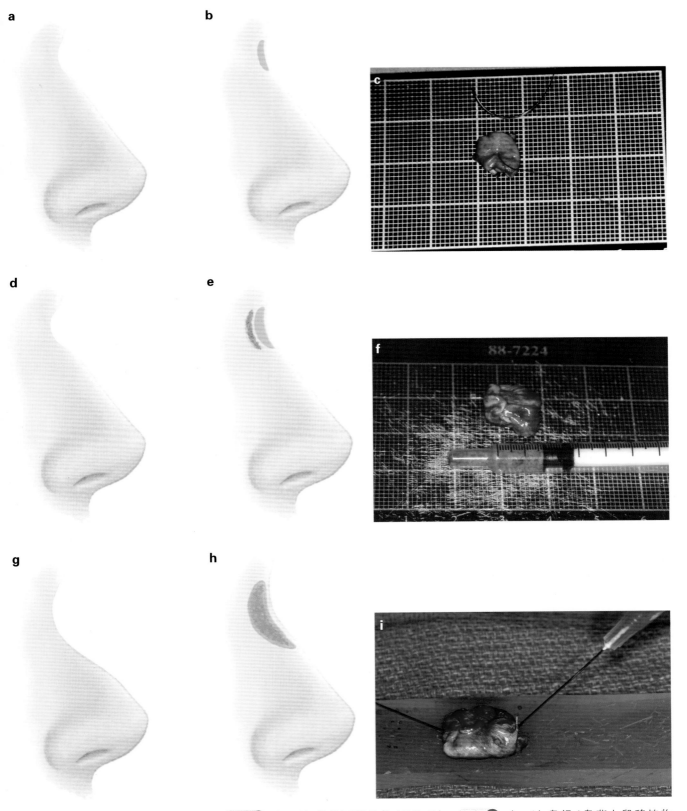

图 7.19 （a~c）鼻根移植物（筋膜）。 视频 ⊙ （d~f）鼻根区移植物（DC+F）。 视频 ⊙ （g~i）鼻根/鼻背上段移植物（DC-F） 视频 ⊙

鼻背移植物：定制鼻背

在过去的 8 年中，鼻腔移植的最大进步是鼻背垫高。偏硬的鼻背移植物很少使用，因为它们容易显形，有锋利边缘或翘曲的内在风险。有 3 种类型的移植物可用于矫正鼻背缺陷。筋膜用于填充鼻背皮肤罩并可以精细地增加鼻背（0.5~1.5mm）。而筋膜包裹颗粒软骨（DC-F）几乎适用于 1~8mm 范围内的所有情况。它既可以单独插入，也可以作为复合材料重建的一个美学层次插入。骨软骨移植物（OC）用于治疗挛缩的可卡因鼻，这种情况下支撑力是至关重要的。接下来我将对可卡因鼻部分进行进一步讨论。

骨软骨移植物（Osseocartilailaginous Grafts，OC）：取材好骨软骨移植物后，使用 11# 刀片雕刻软骨部分，并使用电钻磨头打磨骨性部分（图 7.20）。将移植物反复放在受体床中，并重铺至皮肤上观察，直至达到理想的形状。在大多数情况下，移植物中骨与软骨的比例为 60 ：40。然后将移植物插入并紧紧地贴附在鼻侧壁上，同时将 2 根经皮克氏针穿过移植物向下钻至鼻骨，并在第 7~10 天拆除克氏针。鼻小柱支撑杆的基底部分固定在前鼻棘上。然后使用榫槽技术将支撑连接到背侧移植物的软骨部分。随访 MRI 扫描显示骨性融合和存活均有发生。骨软骨移植物中很少出现翘曲的问题，而错位则是主要问题。

筋膜（F）：每当鼻背皮肤太薄或需要小于 1.5mm 的细微垫高时，我就会使用筋膜作为背侧移植物（图 7.21）。将筋膜固定在一个硅橡胶块上，修剪宽度为 8mm，然后将 4-0 普通肠线用直针（SC-1）固定在头侧。针在鼻根水平处穿过皮肤将其引导到囊袋中，然后将尾端缝合到软骨穹隆上。当需要双层时，将筋膜折叠，固定在任一端，并沿着其开口边缘用连续缝合线封闭。其植入和固定方式类似于单层移植物。注意：双层筋膜移植物基本上与用于 DC-F 移植物中的"容器"的技术相同。

筋膜包裹颗粒软骨（DC-F）：切成颗粒的软骨已经彻底改变了鼻背移植的面貌。基本概念是将软骨切成小块（< 0.5mm），将其放入一个筋膜囊袋中，以滑入的方式植入鼻背部缺损区。接下来我将详细描述该技术，并深入分析在过去 7 年中从 300 多个此类 DC-F 移植物中获得的经验。再强调一次，本书的视频在展示实际技术方面具有不可估量的价值。

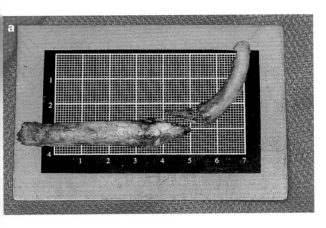

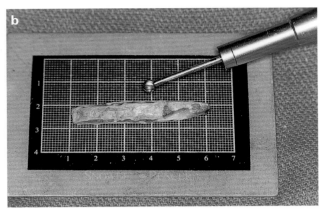

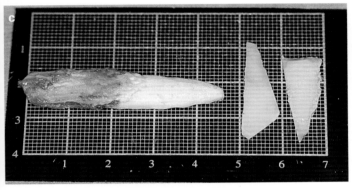

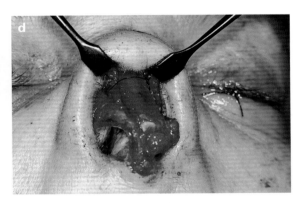

图 7.20 （a~d）骨软骨鼻背移植物　视频 ⬤

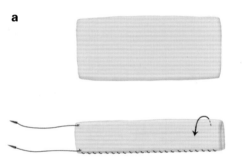

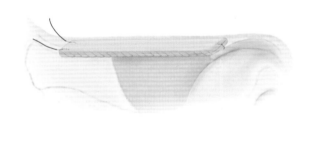

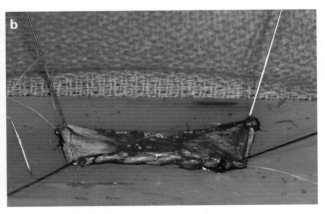

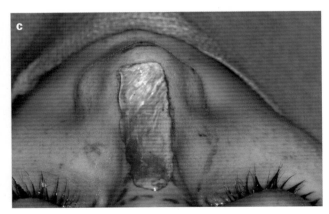

图 7.21 （a~c）筋膜鼻背移植物　视频 ⬤

第 1 步：采集筋膜，最有可能采集的是颞深筋膜。切除范围延伸到骨膜交界处，向前延伸到颞深筋膜，然后在下方朝向外耳，并且尽可能向后延伸。

第 2 步：切割软骨，切除的鼻背的软骨、鼻翼的软骨、鼻中隔软骨、耳甲软骨或肋软骨都可使用，将软骨切成 < 0.5mm 的小方块。一般情况下，当外科医师继续自己的手术操作时，让巡回护士戴上无菌手套将软骨切成 < 0.5mm 的小方块。关键点是用 2 个 11# 刀片切割软骨而尽量不损伤软骨——不要过度粉碎或碾压软骨。用 1.0mL 皮试注射器填充切碎的软骨。插入针筒柱并最大限度地压缩软骨。软骨应该切得很细，以至于它可以穿过针头接合处——这是个喷射测试。由于软骨切割得很精细，因此不必用 10# 刀片将较细的针头座从注射器上切下。

第 3 步：构建筋膜套，测量鼻背缺损以确保能在后台上制作精确的 DC-F 构造并插入缺陷中。将筋膜固定在硅橡胶块上，折叠成 8~10mm 宽、20~35mm 长的套管。使用带 SC-1 直针的 4-0 普通肠线缝在其两角缝合头端引线上。然后修剪游离边缘，并用 4-0 普通肠线锁边闭合游离缘。注意：这就类似于双层背侧筋膜移植物。

第 4 步：填充结构，将注射器插入筋膜套的开口侧并填充至所需厚度。其关键点是要达到非常精准的尺寸：厚度（1~8mm）、长度（10~40mm）和形状（锥形或粗细均匀的形状）。用优势手将填充结构缓慢地注入套筒中同时通过使用非优势手来塑形，或者我们也可以用一个剥离器帮助"填充"这个袖套，因为我们想要一个坚实的形态。将鼻背移植物的长度修剪至所需的精确长度。此时重点是在器械台上就要确定好移植物的精确尺寸而不能过度填充鼻子。

第 5 步：插入移植物，将经皮缝合线插入鼻根水平，并将成形的移植物滑入受体床。在大多数情况下，移植物已经制得非常精确，因此只需要原位进行些许塑形。如果我担心形状不够好，我会毫不犹豫地拿出移植物在后台上进行修改。必要时，可以从筋膜套中挤出来一些颗粒软骨。最后将其闭合，并用 4-0 普通肠线缝合使其固定到软骨穹隆上（图 7.22）。

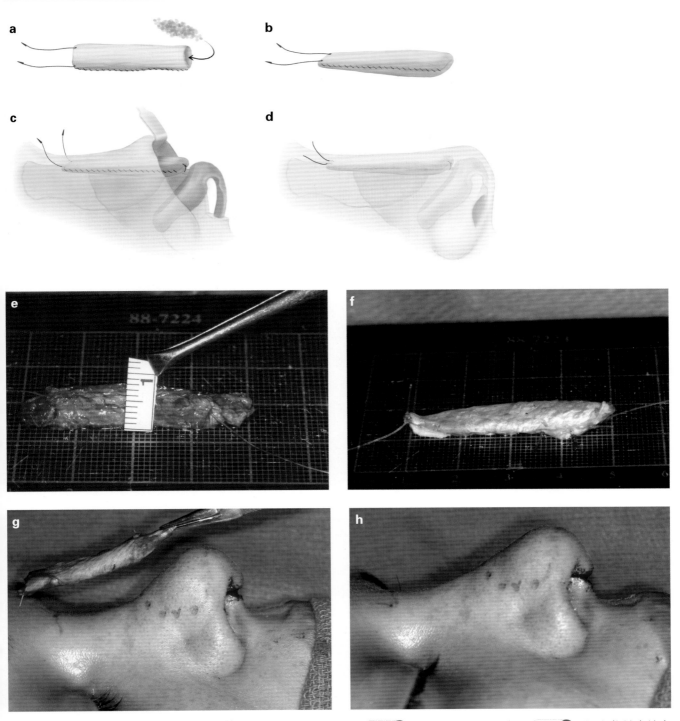

图 7.22（a）筋膜中的颗粒软骨。 视频 ◉ （b）制备颗粒软骨。 视频 ◉ （c）构建筋膜袖套。 视频 ◉ （d）将袖套填充到适合的尺寸。 视频 ◉ （e~h）植入移植物 视频 ◉

手术后步骤：一旦鼻子闭合，就会用胶带轻轻地粘贴鼻背。在第 6 天取掉夹板时，我会检查鼻子并且进行温和的塑形以确保得到平滑的鼻背。如果需要，每 2 天要观察 1 次患者，并将移植物塑形保留长达 14 天。患者 6 周内不应该戴眼镜。如果在 1 年之内存在任何不对称性，可以使用 15# 刀片进行修边来轻松塑形。当进行复杂的修改时，得移除现有的固体移植物，修形并重新植入。

筋膜覆盖颗粒软骨（DC+F）

当需要过渡极为平滑或在局部位置植入移植物时，就要进行筋膜覆盖颗粒软骨（DC+F）的移植。基本上，首先插入标准的筋膜鼻背移植物，单层或双层均可。然后将颗粒软骨置于筋膜下方以获得其贴合的形状。随后就得马上关闭切口，以避免任何分散的情况发生。

为什么要用颗粒软骨

DC-F 移植物有许多优点而缺点较少。其十大优点如下：①这些移植物都是活体软骨的自体移植物，没有排斥的风险。②可以使用任何切除的组织的组合，鼻中隔、耳软骨或肋软骨的任何组合。与固体移植物相比，人们不必收获完美的、难得一遇的像 35mm×8mm 这么大的鼻中隔软骨片，也不必费力将 2 片弯曲的耳甲软骨合在一起。③既不存在翘曲的风险，也不存在异物（K-Wire 克氏针）的需求。④让巡回护士或初级助手切碎软骨并装入注射器，以方便快捷地制备移植物。⑤形态方面很容易对厚度（1~8mm）、形状（边缘有坡度或均匀的）和长度进行定制（图 7.23）。为特定缺陷塑造具有独特形状移植物的能力是非凡的。⑥手术中和术后早期都可以塑形移植物。⑦使用经皮 16# 针可以轻松修整移植物以去除锋利的边缘，或使用 15# 刀片轻松修掉任何突出物。⑧感染一直不是什么问题。⑨ 300 多例患者未见吸收，最长随访时间为 7 年。⑩几个月时间内，颗粒软骨就"凝固"了。颗粒软骨的间隙充满了筋膜套内的纤维组织（图 7.24a、b）。取出来后，移植物也非常坚固呈半刚性。以成形为目的而削掉的部分也都足够坚固，甚至可以用于鼻尖移植。组织学研究证实所有软骨片均存活而且提示筋膜已成为新生软骨膜（图 7.24c、d）。

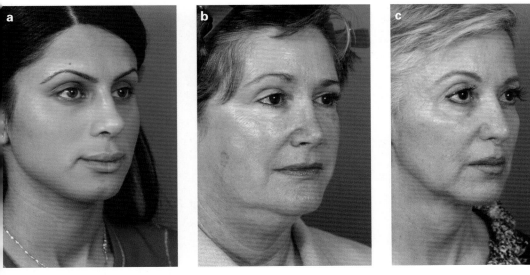

图 7.23 筋膜覆盖颗粒软骨移植物的长度和时间。（a）2mm，2 年。（b）4mm，6 年。（c）6mm，3 年

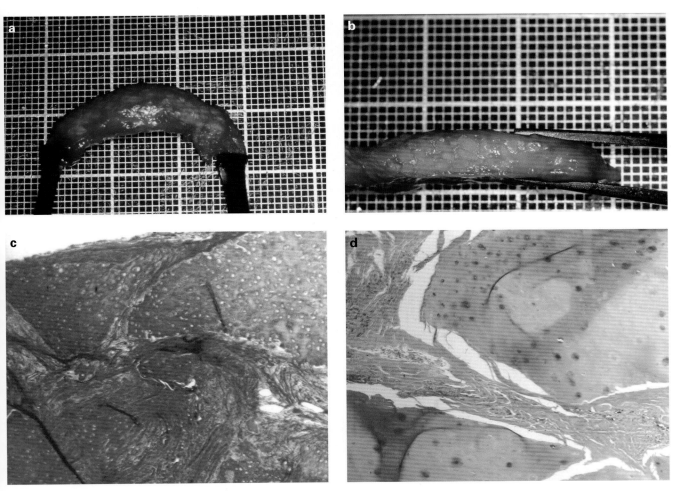

图 7.24 （a~d）1 年后的筋膜覆盖颗粒软骨移植物：硬实，正常结构和组织学形态

鼻翼缘支撑移植物（ARG）和鼻翼缘结构移植物（ARS）

对于具有已缩回的鼻翼缘或具有较大这种可能性的患者，鼻中隔软骨的鼻翼缘支撑移植物非常有效且技术上操作很简单。鼻翼缘支撑移植物（Alar Rim Grafts，ARG）和鼻翼缘结构移植物（Alar Rim Structure Grafts，ARS）（译者注：作者原文为结构 Structure，其他上下文多为 Support）基本上是相同的移植物，但是以两种不同的方式沿着鼻翼缘放置。鼻翼缘支撑移植物（ARG）是要插入皮下囊袋中的，然而 ARS 则是缝合到沿着鼻孔全长的边缘切口中的。一般而言，鼻翼缘支撑移植物（ARG）用于轻微的薄弱和轻微的鼻翼边缘回缩。相比之下，ARS 用于大的回缩问题及从根本上改变鼻孔形状的情况。

技术（鼻翼缘支撑移植物，ARG）：移植物的长度为 10~14mm，宽度为 2~4mm，最薄的末端逐渐变细（图 7.25）。我要标记鼻翼缘的轮廓，尤其是鼻翼缘边缘的高点，其通常对应于鼻翼基底 / 鼻小叶连接区。然后，在鼻翼基底的后部和横向于鼻翼缘的水平处形成短的鼻孔内 4mm 切口。解剖出一皮下口袋，距鼻翼缘 2~3mm 并平行。首先将移植物推入口袋锥形末端，然后关闭切口。鼻翼缘边缘应该立即就有改善。然而，重要的是从仰视图检查鼻孔形状并触摸穹顶附近的移植物。如果有任何变形，得将移植物抽出来，削短并重新插入。必须平衡降低鼻翼缘效果与避免鼻孔形状的扭曲这两个问题。

技术（鼻翼缘结构移植物，ARS）：这是一对完全相同的移植物，可以沿着鼻翼边缘缝合，而不是放在皮下囊袋中（图 7.26）。在大多数情况下，真正的鼻翼缘切口是从鼻翼边缘向后让出 2mm，从侧方起始止于中线侧的软骨下切口。在切口后面切开 1 个"口袋"——我们一定不要展开鼻翼缘。将移植物放入"口袋"中。切口用 4-0 铬肠线缝合，但每针都要贯穿移植物。必须检查移植物的头端，并确保它不会超过穹顶。术后鼻孔撑管要在夜间使用 2~3 周。

问题：鼻翼缘支撑移植物的大多数问题都很轻微。如果使用厚软骨，则容易在软组织的某个面上显形。主要的失败原因其实是对其期望太多。这种类型的移植物非常适用于鼻翼缘支撑或最多只降低边缘 2mm。任何超过 2mm 的降低都需要使用复合移植物。

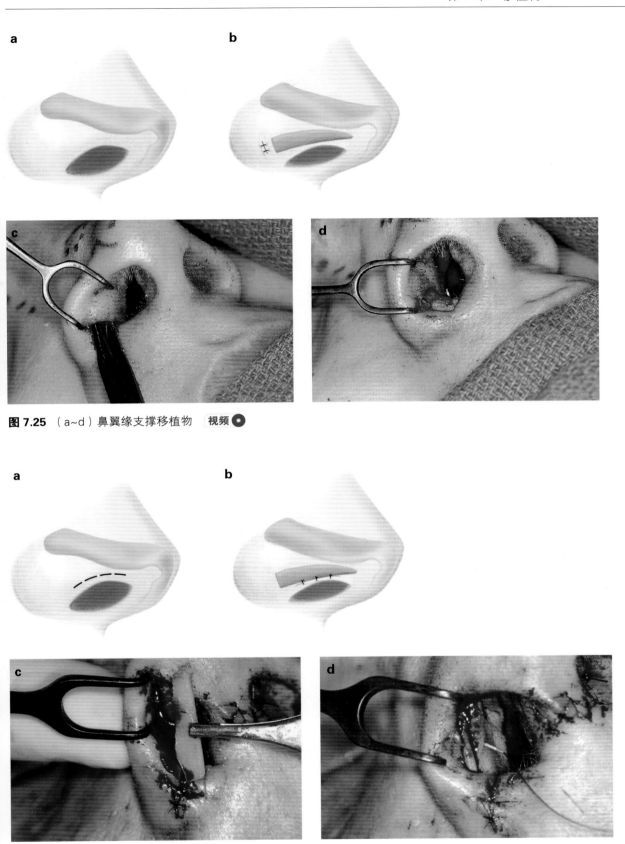

图 7.25 （a~d）鼻翼缘支撑移植物　视频 ⊙

图 7.26 （a~d）鼻翼缘结构移植物　视频 ⊙

侧方支撑移植物

　　侧方支撑移植物是由 Gunter（1997）发明的，用于重塑、复位或重建外侧腿，同时为外鼻阀提供支撑。基本上这些移植物是直而强的软骨片，宽 3~4mm，长 14~20mm。尽管以不同方式使用，但都是将移植物的中间部分缝合到鼻翼软骨的下表面，同时将远端放置在外侧囊袋中。我根据不同的指征将侧面部分插入下列 3 个位置之一：梨状孔、鼻翼基底区和鼻孔边缘（图 7.27）。只要可以的话，我尽量使用鼻中隔软骨。

　　技术：塑形或挽救鼻翼软骨，变形或损坏的鼻翼软骨可以通过在其下方放置短的外侧腿支撑移植物并用几根 5-0PDS 缝合线将移植物固定到鼻翼上来实现矫直和成形。这种操作特别适用于严重凹陷的外侧腿。这些移植物的厚度是趋于均匀的。

　　延伸型外侧支撑移植物：在初次鼻整形病例中，一旦鼻尖缝合手术完成，就会增加外侧支撑移植物。基本上，所需的"口袋"在下列位置中 3 选 1 潜行游离：Ⅰ型，在附件软骨下面；Ⅱ型，在鼻翼基底处；Ⅲ型，沿着鼻孔边缘。这些移植物在头端细致地修边打薄以避免在穹隆区域扭曲，然而在侧方是较厚的。将移植物插入囊袋中，如有必要，侧方上可以缩短，然后取两个点缝合到外侧腿。应该避免将外侧支撑移植物放置在鼻翼沟的下方或头侧，因为它可能会显形。

　　鼻翼转位移植物和外侧腿支撑移植物：人们如果希望对鼻尖形状进行根本性改变并为外鼻阀提供支撑，那将是非常复杂的（图 7.28）。鼻翼转位意味着在与 A-1 附件软骨的交界处分开外侧腿，游离整个外侧软骨直至穹隆节段，然后将其从头侧位置移位到与鼻孔边缘平行的更尾侧位置。在这些情况下，我发现在插入鼻小柱支撑之前移动鼻翼是很重要的。转移鼻翼后，手术顺序如下：①鼻小柱支撑移植物操作。②鼻尖缝合可选的鼻尖精细化移植物（TRG）操作。③将外侧腿支撑移植物缝合到外侧腿。④沿着鼻孔边缘放置外侧腿支撑移植物或放入鼻翼基底的囊袋中。在某些二次修复性的情况下，可能需要额外的复合移植物。

　　问题：当医师还处在学习曲线的非技术成熟期间时，最常见的问题是鼻翼边缘的扭曲、鼻翼沟中的移植物显形和可触摸。这些移植物必须与鼻翼轮廓"流畅地"融合，同时提供支撑。所以内侧的末端修窄是至关重要的。在手术前标记鼻翼沟，并将梨状孔的延长部分尽可能向尾侧放置。事先要宣教警告患者，他们可能会摸到移植物。

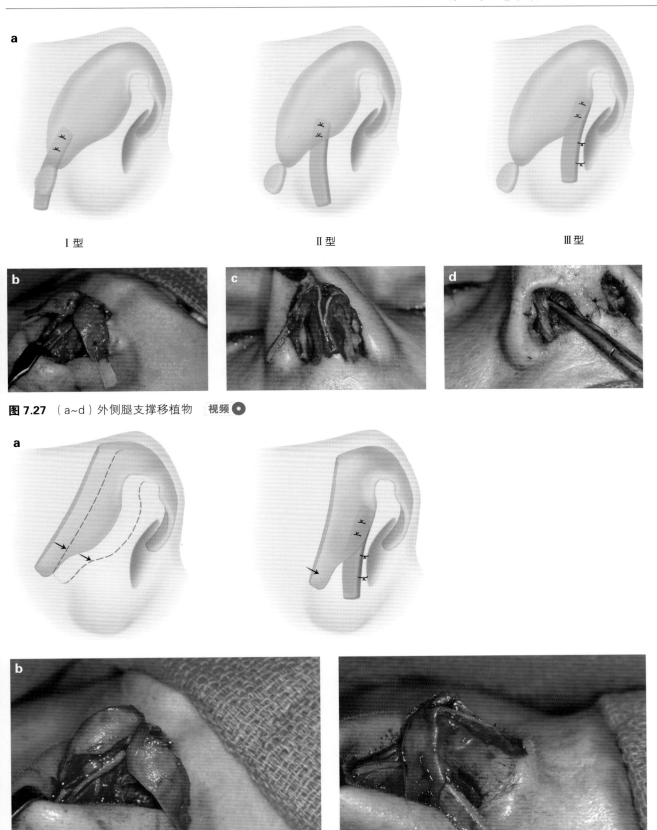

Ⅰ型　　　　　　　　　Ⅱ型　　　　　　　　　Ⅲ型

图 7.27 （a~d）外侧腿支撑移植物　视频 ◉

图 7.28 （a、b）鼻翼转位移植物和外侧腿支撑移植物　视频 ◉

复合耳甲移植物

复合移植物适用于 3 种情况，同时也代表了尺寸和难度的递进：①鼻翼缘下降。②鼻前庭狭窄的矫正。③内鼻阀狭窄。基本上操作的顺序都是确定缺损，采集移植物，关闭供体部位，并在移植物中缝合。

降低鼻翼缘：为了能够降低回缩的鼻翼边缘，要在距鼻翼边缘 2mm 处做一鼻内切口并平行于凹迹边缘。用肌腱剪刀垂直切口撑开。我们不是要尝试"创造"一个囊袋，而是要在外侧腿的尾侧边缘撑开，并向下推动展开的鼻翼缘。永远不要破坏鼻翼缘本身，因为那样会使边缘扭曲或增厚。移植物经过修剪以适应缺陷。一个要点是将复合移植物的软骨表面削薄，直到它薄得像鼻翼软骨一样。在大多数情况下，我首先使用 3~4 根 5-0 快吸收肠线将相对靠外的移植物缝合到鼻翼边缘侧。然后我在鼻孔内将移植物塞到缺损处。在原位调整软骨，直到鼻翼缘被向下推到所需的距离。

鼻前庭狭窄：这些问题在二次修复性病例中最常见，并将在第 9 章中进行深入讨论。对于占比为 15% ~40% 的 Ⅱ 级阻塞，我发现应用以内侧为底的皮瓣成形加复合移植物是一种很有用的办法（图 7.29）。我使用以下技术：①从外侧到内侧切开狭窄部分，从而形成基于内侧的黏膜瓣。②将瘢痕组织切除。③将黏膜瓣向上推进到鼻中隔上。④侧壁用复合材料覆盖表面。⑤将鼻内夹板缝合在适当位置保持 2 周，然后每天佩戴鼻孔撑子 2 个月。

内鼻阀塌陷：复合移植物在治疗黏膜瘢痕所致的固定性内鼻阀塌陷方面具有确切的价值（图 7.30）。其第一步是松解瘢痕黏膜并将其向上、向外的头侧游离到鼻阀。如图 7.30 所示，复合移植物可以设计成覆盖鼻中隔的部分仅保留皮肤，但是横向部分有具有结构性强度的软骨复合材料组分。必须将凸起的软骨置于上外侧软骨和下外侧软骨之间的缺损中。通常，需要宽 10mm、长 15mm 的较大软骨组件。先缝皮肤，打结于鼻内。将移植物缝合到背侧鼻中隔上找平以避免凸起。移植物的宽度则可以迫使回缩的鼻翼缘向下移动。

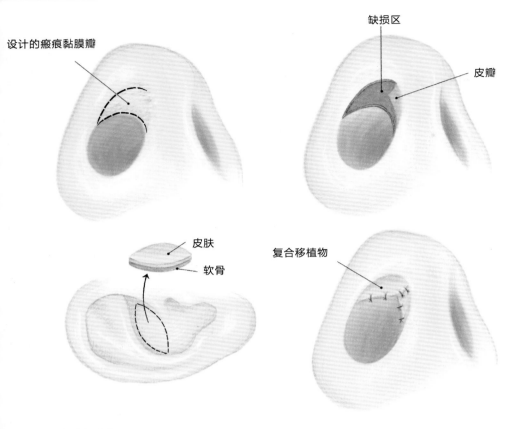

图 7.29　鼻前庭狭窄

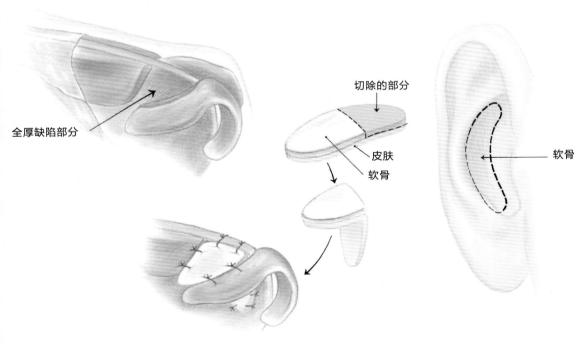

图 7.30　内鼻阀塌陷

特殊移植物   某些移植物很少使用或几乎仅用于二次修复性病例。

侧壁移植物：侧壁移植物常见于不对称的鼻子或需要用大的鼻背移植物的场合（图7.31a、b）。为了避免显形，移植物应该有精确的解剖形态以矫正特定问题并放置在具有缝合线固定的囊袋中。侧壁移植物的形状类似于上外侧软骨，直接将其放置在上外侧软骨（ULC）上方的"口袋"中。背侧边缘与鼻背精确对齐。我不使用全长侧壁移植物，因为它往往容易显形。

鼻翼撑开移植物：这种移植物我更愿意称之为鼻翼板状移植物（Alar Bar Graft），它由 Gunter（1992）设计，可以为鼻底视图上的夹捏鼻尖提供支撑（图7.31c、d）。虽然在概念上很简单，但技术要求很高。如果外侧腿宽为2mm或更多，就得把软骨从前庭衬里上游离出来。在塌陷最大的点外用25#针穿1针。鼻翼软骨沿着针滑动，直到达到所需的矫正程度。然后取1块通常尺寸为14mm×4mm的鼻中隔软骨，适当缩短以适合所需的长度。用5-0 PDS缝合线将移植物缝合在鼻翼软骨下面。移植物不得过长，否则会出现鼻孔外扩。我发现三角形撑开移植物不够理想，因为它们会产生过多的鼻尖上丰满度。

真皮移植物：我发现真皮移植物在恢复真皮缺失导致的缺陷方面非常有价值（图7.31e、f）。对于小的缺陷，供体部位在耳后；对于大的缺陷，供体部位来自耻骨上。重点是要从移植物的下表面切除皮下脂肪和毛囊。对于严重瘢痕化的鼻尖，要游离整个鼻小叶，然后用真皮移植物填充，其用量可以达9cm×2.5cm。供体部位瘢痕将类似于耻骨上区的剖宫产瘢痕。较小的缺损可以用切成比缺损稍大的两层皮堆叠，并且使用SC-1直针经皮缝合线引导到位。

暂存和回收：剩余的任何大块软骨都可以储存在头皮下（图7.31g、h）。如果需要采集筋膜，则放在颞部区域，否则就放在耳后乳突下部区域。任何多余的肋骨软骨都放置在肋季区肋骨供体部位，但唯独不能放回到乳房下部位。在最后一种情况时，可将小块肋软骨放置在颞区。我曾经回收了再植入后长达6年的移植物，整个移植物均保持了原有刚性、形状和体积。就组织学而言，这些细胞是活的，软骨细胞活性染色呈阳性。

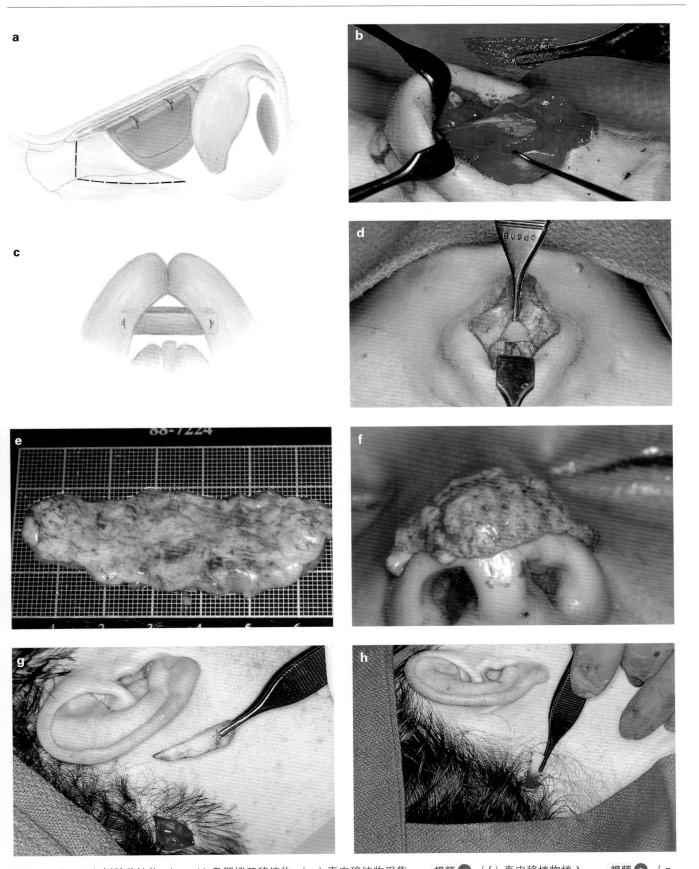

图 7.31 （a、b）侧壁移植物。（c、d）鼻翼撑开移植物。（e）真皮移植物采集。 视频 ⊙ （f）真皮移植物植入。 视频 ⊙ （g、h）暂存 / 采集

参考文献

[1] Aiach G. Atlas of Rhinoplasty. St. Louis: Quality Medical Publishing, 1996.

[2] Anderson JR, Ries WR. Rhinoplasty: Emphasizing the External Approach. New York: Thieme- Stratron, 1986.

[3] Baker TM, Courtis EH. Temporalis grafts in open secondary rhinopasty. Plast Reconstr Surg 93: 802, 1994.

[4] Becker H. Nasal augmentation with calcium hydroxyapatite in a carrier-based gel. Plast Reconstr Surg 121: 2142, 2008.

[5] Beekhuis GJ. Saddle nose deformity. Etiology, prevention and treatment: Augmentation Rhinoplasty with Polyamide. Laryngoscope 84: 2, 1974.

[6] Byrd HS, Andochick S, Copit S, Walton KG. Septal extension grafts: A method of controlling tip projection and shape. Plast Reconstr Surg 100: 999, 1997. Six year follow-up. Plast Reconstr Surg. 112: 1929, 2003.

[7] Byrd SH, Meade RA, Gonyon DL. Using the autospreader flap in primary rhinoplasty. Plast Reconstr Surg 119: 1897, 2007.

[8] Constantian MB. Indications and use of composite grafts in 100 consecutive secondary and tertiary rhinoplasty patients; introduction of the axial orientation. Plast Reconstr Surg 110: 1116, 2002.

[9] Daniel RK (ed). Aesthetic Plastic Surgery: Rhinoplasty. Boston: Little, Brown, 1993.

[10] Daniel RK. An Atlas of Surgical Techniques. Berlin: Springer-Verlag, 2002.

[11] Daniel RK. Rhinoplasty and rib grafts: Evolving a flexible operative technique. Plast Reconstr Surg 94: 597, 1994.

[12] Daniel RK. Discussion of ARS & ARS in Constantian MB. Plast Reconstr Surg 114: 1582, 2004.

[13] Daniel RK, Brenner KA. Saddle nose deformity: A new classification and treatment. Facial Plast Surg Clinics 14: 301, 2006.

[14] Daniel RK. Rhinoplasty: Dorsal grafts and the designer dorsum. Plast Clin N. Amer vol 37, November 2, 2010.

[15] Daniel RK. Rhinoplasty: Septal saddle nose deformity and composite reconstruction. Plast Reconstr Surg 119: 1029, 2007.

[16] Daniel RK, Calvert JC. Diced cartilage in rhinoplasty surgery. Plast Reconstr Surg 113: 2156, 2004.

[17] Daniel RK. Diced cartilage grafts in rhinoplasty surgery: Current techniques and applications. Plast Reconstr Surg 122: 1883, 2008.

[18] Daniel RK, Velidedeoglu H, Demir Z, Sahin U, et al Discussion of block and surgical-wrapped diced solvent-preserved costal cartilage homograft application for nasal augmentation. Plast Recosntr Surg 115: 2081, 2005.

[19] Daniel RK. Tip refinement grafts the designer tip. Aesth Surg J. November, 2009.

[20] Dayan SH, Bassichis BA. Facial dermal fillers; selection of appropriate products and techniques. Aesthet Surg J 28: 335,2008.

[21] Erdogan B, Tuncel A, Gokhan G, Deren O, Ayhan M. Augmentation rhinoplasty with dermal graft and review of the literature. Plast Reconstr Surg 111: 2060, 2003.

[22] Flowers RS. Rhinoplasty in oriental patients: Repair of the East Asian nose. In: Daniel RK (ed) Aesthetic Plastic Surgery: Rhinoplasty. Boston: Little, Brown, 1993.

[23] Guerrerosantos J. Temporoparietal free fascial grafts to the nose. Plast Reconstr Surg 76: 328, 1985.

[24] Gruber RP, Park E, Newman J, et al The spreader flap in primary rhinoplasty. Plast Reconstr Surg 119: 1903, 2007.

[25] Gryskiewicz JM, Rohrich RI, Reagan BJ. The use of AlloDerm for the correction of nasal contour deformities. Plast Reconstr Surg 107: 561, 2001.

[26] Gunter JP, Rohrich RJ. Correction of the pinched nasal tip with alar spreader grafts. Plast Reconstr Surg 90: 821, 1992.

[27] Gunter JP. Secondary rhinoplasty: The open approach. In: Daniel RK (ed) Aesthetic Plastic Surgery: Rhinoplasty. Boston: Little, Brown, 1993.

[28] Gunter JP, Friedman, RM. The lateral crural strut graft: Technique and clinical applications in rhinoplasty. Plast Recosntr Surg 99: 943, 1997.

[29] Gunter JP, Yu YL. Secondary rhininoplasty: Using autologous cartilage. http://links.lww.com/A398 (24 part video showing Dr. Gunter's rib harvesting technique).

[30] Gunter JP, Friedman RM, Hackney Fl. Correction of alar rim deformities: Lateral crural strut grafts. In Gunter JP, Rohrich RJ, Adams WP. Dallas Rhinoplasty: Nasal Surgery by the Masters. QMP, 757–772, 2007.

[31] Jackson IT, Yavuzer R. AlloDerm for dorsal nasal irregularities. Plast Reconstr Surg 108: 1827, 2001.

[32] Jansen DA, Graivier MH. Evaluation of a calcium hydroxyapatie-based implant (Radiesse) for facial soft –tissue augmentation. Plast Reconstr Surg 118: 22, 2006.

[33] Johnson CM Jr., Toriumi DM. Open Structure Rhinoplasty. Philadelphia: Saunders, 1990.

[34] Juri J. Salvage techniques for secondary rhinoplasty. In: Daniel RK (ed) Aesthetic Plastic Surgery: Rhinoplasty. Boston: Little, Brown, 1993.

[35] Kamer FM, McQuown SA. Revision rhinoplasty. Arch Otolaryngol Head Neck Surg 114: 257, 1988.

[36] Lovice DB, Mingrone MD, Toriumi DM. Grafts and implants in rhinoplasty and nasal reconstruction. Otolaryngol Clin North Am 32: 113, 1999.

[37] Marin VP, Landecker A, Gunterr JP. Harvesting rib grafts for secondary rhinoplasty. Plast Reconstr Surg 121: 1442, 2008.

[38] Miller TA. Temporalis fascia grafts for facial and nasal contour augmentation. Plast Reconstr Surg 81: 524, 1988.

[39] Onsley TG, Taylor CO. The use of Gore-tex for nasal augmentation: A retrospective analysis of 106 patients. Plast Reconstr Surg 94: 241, 1994.

[40] Ortiz-Monasterio F, Olmedo A, Oscoy LO. The use of cartilage grafts in primary aesthetic rhinoplasty. Plast Reconstr Surg 67: 597, 1981.

[41] Peck GC. Techniques in Aesthetic Rhinoplasty (2nd ed.) Philadelphia: JB Lippincott, 1990.

[42] Rorhrich RJ, Raniere J, Ha RY. The alar contour graft: Correction and prevention of alar rim deformities in rhinoplasty. Plast Reconstr Surg 109: 2495, 2002.

[43] Schuller DE, Bardach J, Krause CJ. Irradiated homologous cosral cartilage for facial contour restoration. Arch Otolaryngol 103: 12, 1977.

[44] Sheen JH, Sheen AP. Aesthetic Rhinoplasty (2nd ed.) St. Louis: Mosby, 1987.

[45] Sheen JH. Tip graft: A 20-year retrospective. Plast Reconstr Surg 91: 48, 1991.

[46] Sheen JH. Spreader graft: A method of reconstructing the roof of the middle nasal vault following rhinoplasty. Plast Recosntr Surg 73: 230, 1984.

[47] Sheen JH. The ideal dorsal graft: A continuing quest. Plast Reconstr Surg 102: 2490, 1998.

[48] Tardy ME. Rhinoplasty: The Art and the Science. Philadelphia: Saunders, 1997.

[49] Tebbetts JB. Shaping and positioning the nasal tip without structural disruption: A new systematic approach. Plast Reconstr Surg 94: 61,1994.

[50] Toriumi DM, Josen J, Weinberger M, Tardy E. Use of alar batten grafts for correction of nasal valve collapse. Arch Otolaryngol Head Neck Surg 123: 802, 1997.

[51] Toriumi DM. Caudal septal extension graft for correction of the retracted columellar. Op Tech Otolaryngol Head Neck Surg 6: 311, 1995.

[52] Toriumi DM, Josen J, Weinberger M, et al Use of alar batten grafts for correction of nasal valve collapse. Arch Otolaryngol Head Neck Surg 123: 802, 1997.

[53] Toriumi DM. Autgoenous grafts are worth the extra time. Arch Otolryngol Head Neck Surg 126: 562, 2000.

[54] Welling DB, Maues MD, Schuller DE, Bardach J. Irradiated homologous cartilage grafts: Longterm results. Arch Otolaryngol Head Neck Surg 114: 291, 1988.

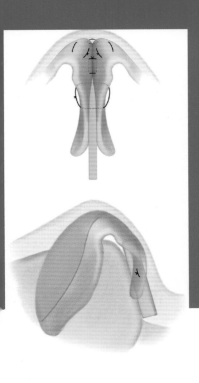

第 8 章　初次鼻整形：决策

在本章中，外科医师应该理解并且对基本鼻整形手术中的每一步都感到舒适。现在医师们面临的挑战是如何从 1 级病例诊疗发展到更复杂的畸形病例诊疗，这需要掌握更广泛的手术技术。什么是合乎逻辑的进展方向？令人惊讶的是，许多 2 级鼻畸形患者仅仅是 1 级病例，只是其中一部分明显更加困难一些。例如，对于许多鼻尖突出度不足的患者，需要对鼻子的其余部分使用标准术式，但对鼻尖需要使用鼻小柱支撑移植物和附加移植物的复杂手术方法。幸运的是，外科医师诊疗 1 级病例掌握的基本技能可以进展到 2 级病例。本章将重点强调鼻尖手术，因为私人诊所的实际情况是，对于患者和外科医师来说，"鼻整形术是随着鼻尖整形发展的"。此外，外科医师将最终学习如何识别 3 级病例。迟早每位外科医师都将为 1~3 级病例开发出自己的分级系统，这将有助于选择适合的病例和技术，从而扩大其鼻整形技能舒适区。

鼻尖表现点

鼻尖表现点的概念很难定义，但它基本上是穹隆表现点与鼻翼软骨其余部分的可见性或独特的分界（图 8.1）。其解剖学概念其实更容易确定——穹隆段与外侧腿之间的穹隆交界线。如果穹隆段突出而外侧腿凹陷可以产生最有吸引力的鼻尖，则这就是我试图通过穹隆成形缝合实现的结构。

决策：鼻尖表现点是要据所有 4 个视图仔细评估并征询患者意见的。鼻尖突出度与皮肤厚度是至关重要的。厚的皮肤会令细微的矫正毫无效果，而薄皮肤会使任何异常表现得更明显。比如皮肤薄的患者不喜欢在下小叶出现明显的双尖（当然这是很容易通过切除的鼻翼软骨来源的掩饰移植物来矫正的问题）。相反，对于大多数鼻整形患者来说，鼻尖表现点太少是很常见的主诉，我们接下来将会深入讨论。

1 级：在轻微的缺陷中，鼻尖还 "Ok"，但缺乏从斜位图上的鼻尖小叶与侧位图上的鼻背线之间的高度差。人们可以通过鼻尖缝合技术轻松矫正这些缺陷。首先，插入一个鼻小柱支撑移植物以确保有足够的支撑。在穹隆切迹处收紧穹隆段以确定穹隆成形缝合的位置。将这些缝合线从双侧进针，然后进行穹隆间缝合。如果需要，将皮肤罩复位并添加鼻尖定位缝合。

2 级：当鼻尖缝合还不够充分时，可以使用切除的鼻翼软骨来源的附加移植物（鼻尖精细化移植物，TRG）创建所需的穹隆表现点。这要么是盾牌形以填充下小叶从而形成鼻尖线，要么形成圆顶形与鼻背线形成高度差。这些下小叶移植物被设计成适合缝合在鼻翼，同时越过穹隆切迹。将移植物制成短（8mm）而窄（4mm）的形状，然后缝合到穹隆上。它可以用单层或双层。我们要从相邻的外侧腿上突出穹隆区。

3 级：这些畸形包含着多种因素，包括畸形或薄弱的鼻翼软骨，突出度明显不足且有厚皮肤包膜。许多特殊种族人群的鼻子都属于这一类。即使是最有创意的缝合技术也不能透过厚厚的皮肤显示，也无法提供必要的突出度。在这些案例中，需要有强大的外侧腿支架和鼻中隔软骨来源的结构性鼻尖移植物。一种选择是缝合或切除穹隆，使用坚固的鼻尖移植物，将锐性的边缘放置在突出的位置，并由帽状移植物支撑。切除的鼻翼软骨根本不够坚硬，无法通过厚厚的皮肤显现出来。为了避免下小叶悬垂，在缝合鼻尖移植物之前，必须拆掉任何 "缩窄性的缝合"，无论是穹隆间缝合（ID）还是穹隆均衡缝合（DE）。

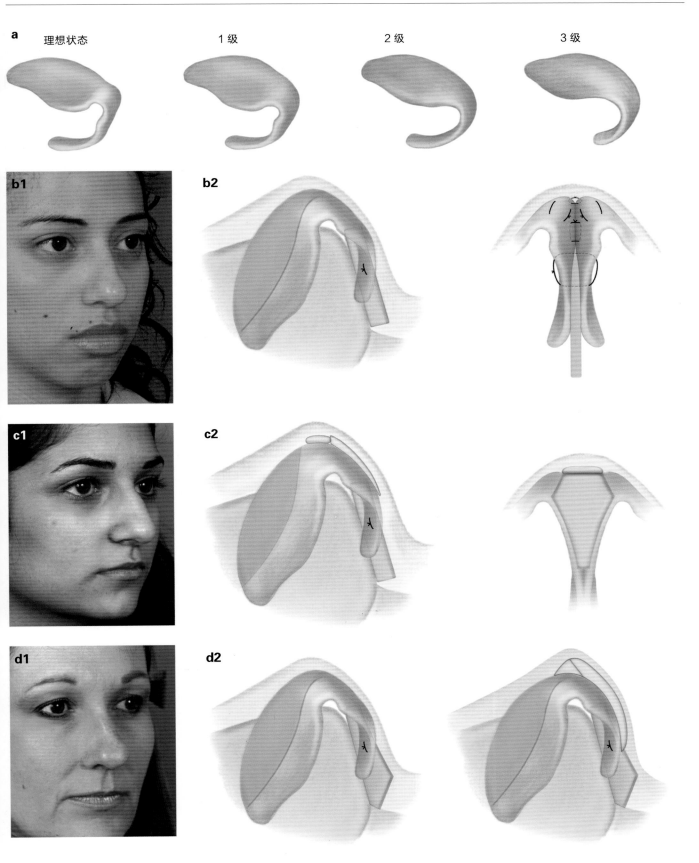

图 8.1 （a）矫正鼻尖表现点不足。（b）1级。（c）2级。（d）3级

案例研究：
鼻尖表现点

分析

一名 30 岁的学生要求她的鼻子有显著改善，特别是鼻尖（图 8.2）。当外科医师强调组织局限性时，她却强调想要一个小而精致的鼻尖。我们讨论了皮肤罩的大小和厚度，以及鼻基底的宽度。我们的目标是在对鼻背采取平衡方式的情况下同时实现鼻尖和鼻基底的最大变化。切除鼻中隔尾侧端的头侧收窄，部分地改善了鼻尖上旋。使用鼻小柱支撑移植物可防止术后鼻尖下垂。盾牌形附加移植物保证了鼻尖表现点和较长的下小叶。

（2 级）。

手术技术要点

（1）采用口内切口植入额部假体及采集筋膜组织。

（2）采用开放式入路并将鼻翼软骨修成 6mm 的边缘条。

（3）增加鼻背降低（骨性：0.5mm；软骨：1.5mm）。

（4）鼻中隔尾侧端上部切除 2.5mm，采集鼻中隔。

（5）从低到高截骨术，放入筋膜鼻根移植物。

（6）内侧腿支撑和鼻尖缝合：鼻小柱支撑移植物缝合（CS），穹隆成形缝合（DC），穹隆间缝合（ID），穹隆均衡缝合（DE）。

（7）使用切除的外侧腿头侧做盾牌形附加移植物。

（8）双侧撑开移植物和鼻甲向外骨折。

（9）联合鼻槛 / 鼻翼基底切除（右：1.5mm/2.0mm，左 3.0mm/3.0mm）。

（10）将鼻翼缘支撑移植物缝合至边缘切口。

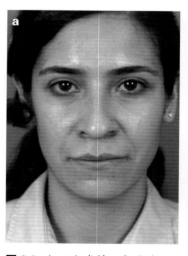
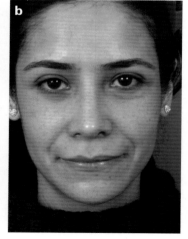
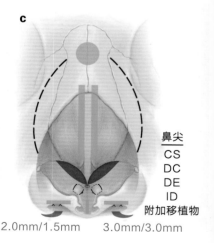

图 8.2（a~j）术前、术后对比

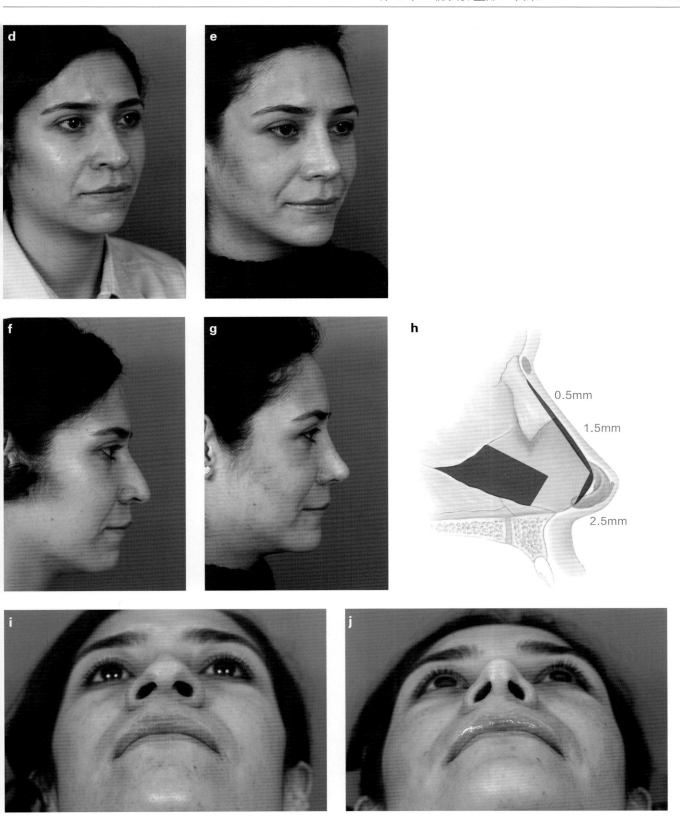

图 8.2（续）

鼻尖宽度

鼻尖宽度通常被认为是穹隆表现点之间的距离（图 8.3）。对于大多数初鼻患者来说，鼻尖宽度过窄很少成为问题。我认为它与相邻的外侧腿的严重凹陷或异常的鼻尖形状相关。处理方法包括矫正外侧腿整个结构并可能要添加鼻小柱支撑移植物将穹隆分离。相反，过宽的鼻尖宽度是初鼻患者的常见诉求。通常，它还伴有鼻尖表现点缺失。

决策：首先必须分析鼻尖宽度以及表现点和突出度的相关特征。在解剖学上，鼻尖宽度是鼻尖清晰表现的鼻尖点之间的距离，其通过凹陷而不是凸起的外侧腿来强化。我经常会标记鼻尖宽度并将其在术前展示给患者看。大多数患者要求进行鼻尖手术是由于鼻尖宽度过宽和鼻尖表现点不明显。触诊对于确定鼻翼软骨的硬度及对鼻尖缝合的效果非常重要。

1 级：在美学上，鼻尖表现点太宽（6~10mm），但表现点是合理的。减少鼻尖宽度的常用方法是穹隆间缝合，可选择性地增加穹隆均衡缝合。在软骨水平，重要的是保持穹隆 3~4mm 的距离。这是使用单个统一的贯穿穹隆缝合时要小心的一个原因，那会造成"单点"鼻尖。在极少数情况下，另一个解剖学原因是邻近的中间腿的宽度。这个罕见的问题可以通过切除穹隆后面挨着中间腿的头侧居中的一部分"腿"来解决。

2 级：在美学上，这些畸形既有宽度过宽又有缺乏表现点的问题。在视觉上，人们往往看到鼻尖宽度接近 14~18mm，且表现点不佳。在解剖学上，它与太平的穹隆区和凸起的下外侧软骨外侧腿相关。这些病例很容易用从鼻小柱支撑、穹隆成形缝合和穹隆间缝合开始的鼻尖缝合技术来改善。接下来，使用外侧腿凸起缝合来矫正外侧腿凸起的问题。鼻尖定位缝合确保了鼻尖上转折。可以添加附加移植物以进一步改进鼻尖。

3 级：主要鼻尖畸形代表了我们如何从美学角度体会鼻尖宽度的转变。通常情况下，真正的鼻尖是存在的，但我们的视线会关注在由外侧腿凸起（20~24mm）的侧向边界的逆行弧线产生的更外侧的"伪鼻尖"。这些问题常常由于软骨过硬或过度突出而变得更加复杂。鼻尖缝合存在只是形成原生版本较小鼻尖的风险，因此根本解决方案可能就是穹隆切除加上植入结构鼻尖移植物。

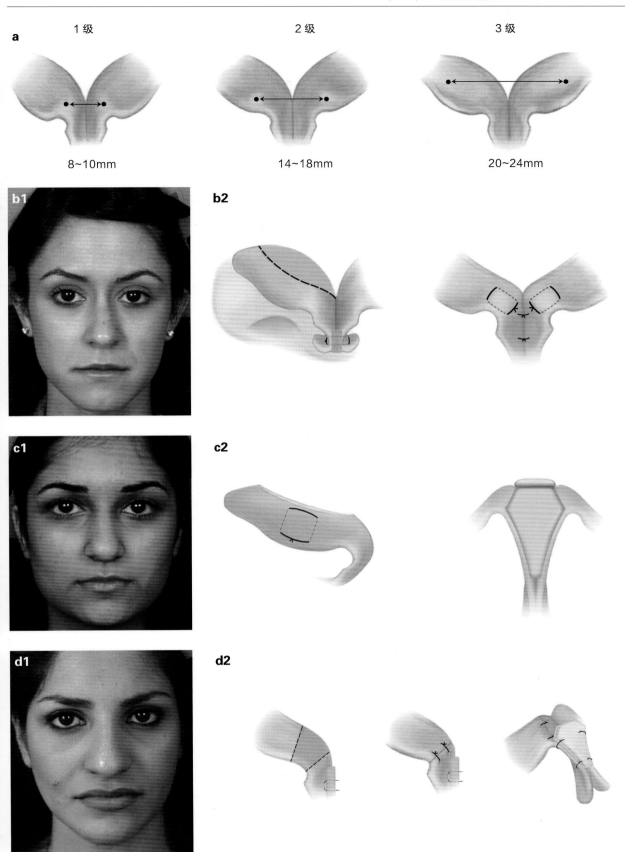

图 8.3 （a）宽鼻尖。（b）1 级。（c）2 级。（d）3 级

案例研究：宽鼻尖

分析

　　一名 35 岁的女性认为她的鼻子太宽且偏斜（图 8.4）。我曾向她强调，与偏斜的鼻中隔相比，她有更明显的发育不对称问题。表面测量如下：内眦间距宽度（29.5mm），鼻翼外扩宽度（32mm）和鼻尖宽度（25mm）。她的鼻尖宽度与内眦间距宽度的差在 4.5mm 范围内——这是一个非常宽的鼻尖，特别是在斜位图上看。该轮廓图揭示了第 3 个大问题——鼻根和骨性鼻背非常低。关键的一步是将鼻尖宽度减小到理想值，然后垫高鼻背直到鼻背轮廓平衡。进行广泛的鼻尖缝合，然后添加附加的盾牌形移植物以产生精致的鼻尖。我们提醒过患者，最好别太完美主义，有可能改善非常有限。

　　这属于 3 级病例，关于这个鼻子的每一处操作都很难，每个区域都需要进行手术。

手术技术要点

　　（1）采用开放式入路，将鼻翼修剪成 6mm 宽的边缘条。

　　（2）采集筋膜和鼻中隔软骨。鼻中隔尾侧端从右侧（R）移位至左侧（L）。

　　（3）双侧进行从低到高截骨。

　　（4）仅在左侧插入 2.5mm 的支撑移植物。

　　（5）插入外侧腿支撑，然后行鼻尖缝合：鼻小柱支撑移植物缝合 ×2（CS×2），穹隆成形缝合（DC），穹隆均衡缝合（DE），穹隆间缝合（ID），鼻尖定位缝合（TP）。

　　（6）在两侧使用外侧腿凸起缝合 ×2 以减小鼻尖宽度，然后增加附加移植物。

　　（7）插入筋膜覆盖颗粒软骨（DC+F）的眉间移植物，然后将筋膜包裹颗粒软骨（DC-F）的移植物（0.8mL）用于鼻背。

　　（8）双侧联合鼻槛 / 鼻翼楔形切除。

　　（9）鼻翼缘支撑移植物。

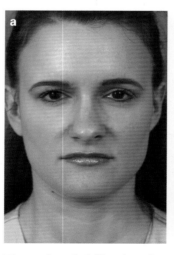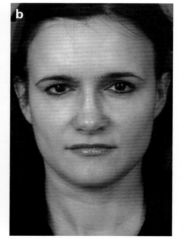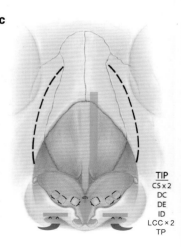

图 8.4 （a~j）术前、术后对比

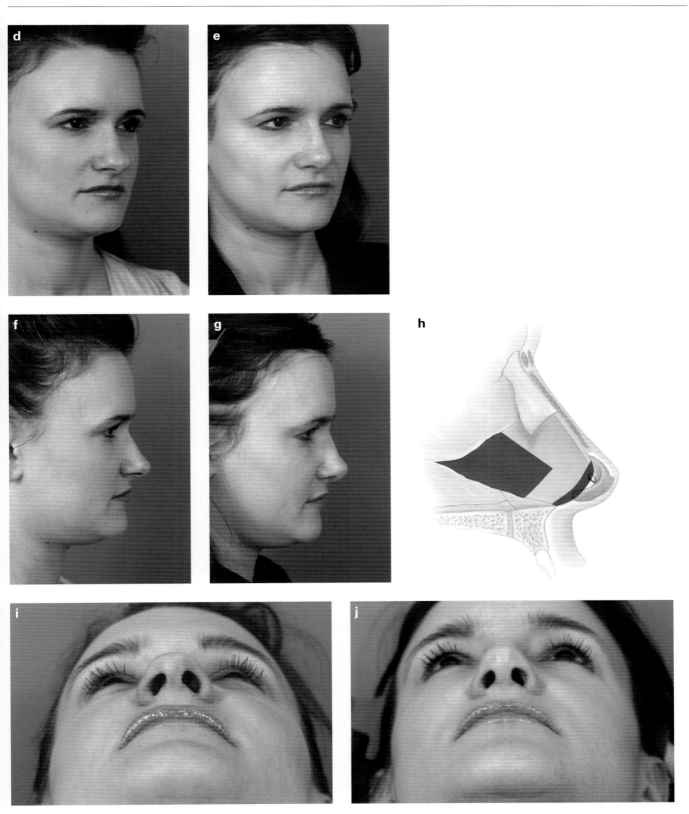

图 8.4（续）

宽鼻子　　　有趣的是，患者在鼻尖以外的多处感知到与"宽鼻子"相关的因素——鼻骨宽度、鼻背宽度和鼻翼基底宽度（图 8.5）。宽度因素占大多数患者寻求进行鼻整形术的 3 个原因中的 2 个：①鼻尖表现点不清晰的过宽鼻尖。②骨软骨穹隆过宽。③侧面轮廓突出。

　　决策：本质上，必须决定最佳类型的侧方截骨术以缩小基底鼻骨宽度，以及是否需要进行除了复位以外的任何鼻背调整。最常见的问题包括：超出内眦线的 X 点宽度，侧壁的固有突出度，过宽的骨穹隆，或宽鼻子和正常轮廓高度的组合。通常，对于较宽基底部，将需要联合鼻槛和鼻翼基底切除与使用适当的鼻翼缘支撑移植物。

　　1 级：随着基底骨宽度（X 点）的增加，横向截骨和从低到低的截骨术成为正确的解决方案。要能将直骨凿顶着侧鼻壁旋转，同时还能保持骨凿抵着上颌骨，这样就可以确保其最终有效变窄。随着鼻背降低超过 6mm，由此产生的"开放式屋顶"通常延伸到内眦水平以上。在这些情况下，支撑移植物必须向上延伸到骨性穹隆以避免产生倒 V 形畸形。

　　2 级：当鼻背降低后，鼻部在骨 – 软骨交界处的鼻背较宽会变得更加明显。确保得到平行的鼻背线的最有效方法是内侧斜向截骨术。用弯的骨凿放置在敞开的"屋顶"中并向外和向下以 45° 走行。它通常与从低到低的截骨术相结合，以确保整个复合体变窄。而另一种常见的宽鼻畸形是其宽度由突出的侧壁显得格外加重。一个简单的解决方案是"双平面"截骨术。本质上讲是在打破外侧鼻的墙壁的中段，并将其从凸起状态变为直线或甚至略微凹陷状态。它由以下几个步骤组成：①先沿鼻骨融合线和上颌骨前缘使用 2mm 骨凿，行穿孔式截骨术。②标准横向截骨。③从低到低截骨术。

　　3 级：外形高度正常的宽鼻是最有趣的畸形。本质上，必须在不改变外形高度的情况下缩窄鼻背。这种挑战很容易通过将鼻背正中变窄来解决。该技术如下：①通过开放式入路显露鼻背并打通黏膜外隧道。②标记中线。③在骨软骨穹隆上标记理想的鼻背宽度（5~8mm）。④沿着软骨穹隆的虚线向上直到键石区域进行近中线切开。⑤使用直柄骨凿一直凿开骨质。⑥外侧的截骨术通常包括横向截骨和从低到低的截骨术。⑦在骨折后，过高的上外侧软骨被修低（通常为 3~6mm）。⑧上外侧软骨可以缝合在 T 形鼻中隔上或其下方。

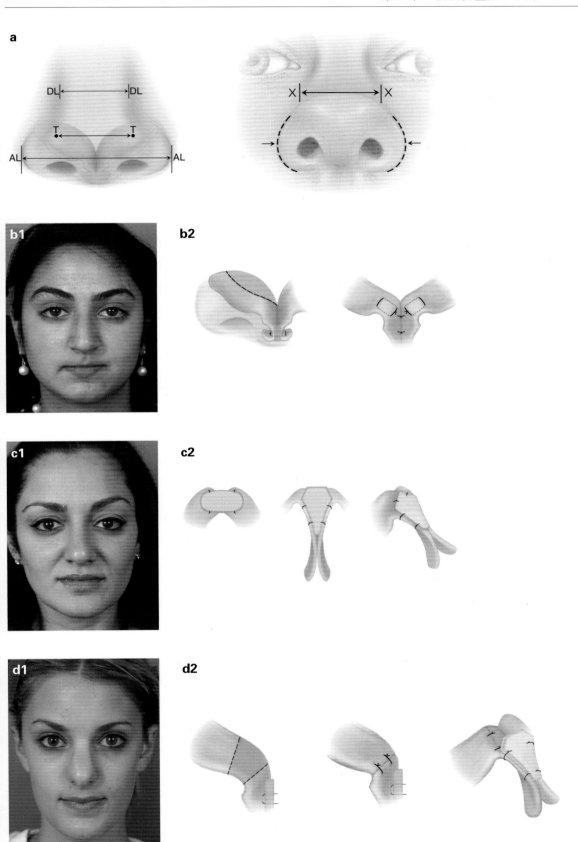

图 8.5 （a）宽鼻。（b）1 级。（c）2 级。（d）3 级

案例研究：宽鼻 / 宽鼻头

分析

一名 20 岁的学生要求进行鼻整形术，因为她的鼻头宽，鼻子没有吸引力（图 8.6）。显然她想要一个细小的、精致的鼻尖。分析后我发现更复杂的情况是，她的外轮廓线基本上是理想的，因此她需要缩小鼻子而不改变外轮廓。我使用旁正中骨切开术进行可控的鼻背缩窄，距离中线标记为 2.5mm，在键石区从 19mm 减少到 5mm。一旦完成所有六步截骨术后，我发现上外侧软骨（ULC）在鼻背上方高 3mm，必须切除。鼻尖缝合加上两层小叶下附加移植物植入可有效缩小鼻尖且使鼻尖看起来更呈三角形。而鼻翼缘结构移植物（ARS）用于将鼻孔形状从圆形改变为水滴形。

（3 级）这个鼻子的每个解剖学部分都是宽而形态模糊的。分析很复杂，手术技术要求很高。

手术技术要点

（1）采集筋膜和鼻中隔。

（2）仅切除"卷轴区连接"的开放式入路。

（3）使用锉刀对键石区进行最小平滑处理。

（4）从旁中线 2.5mm 的鼻背正中截骨。进行横向截骨和从低到低截骨术。

（5）切除 3mm 的重叠上外侧软骨（ULC）及用缝线固定上外侧软骨（ULC）到鼻中隔上。

（6）外侧腿支撑和鼻尖缝合：鼻小柱支撑移植物缝合（CS），穹隆成形缝合（DC），穹隆间缝合（ID），穹隆均衡缝合（DE）。双层盾牌形附加移植物。

（7）插入筋膜鼻根移植物和鼻翼缘结构移植物（ARS）。

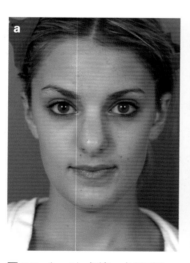
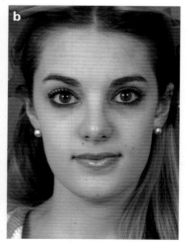
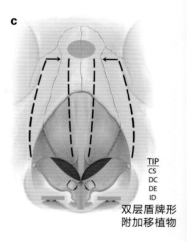

图 8.6 （a~j）术前、术后对比

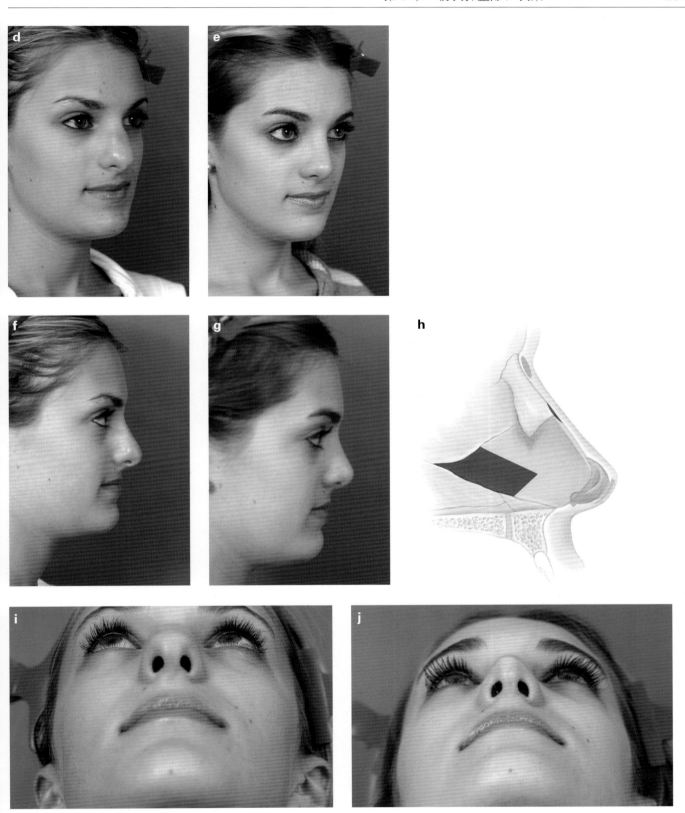

图 8.6（续）

突出度过高的鼻子

决策：评估突出度通常要考虑两个因素：鼻尖突出度和理想的鼻背轮廓线。鼻尖突出度表现点为从鼻翼沟到鼻尖的距离（图 8.7）。它由鼻翼固有成分和骨软骨穹隆的外在支撑组成。对于那些喜欢进行图像分析的人来说，很容易使用 Byrd（1993）测量中面部高度（MFH）的比例法，将其 2/3 的值用于表示理想的鼻背长度（N–Ti）和 2/3 的 N–Ti 用于表示理想的鼻尖突出度（AC–Ti）。我们还可以绘制两个角度：鼻翼沟的鼻尖角和理想的鼻根点的鼻面角。两条线相交的位置决定了鼻尖突出度、鼻背长度和理想的鼻背轮廓。在大多数情况下，我将最大的重点放在鼻尖突出度和鼻尖角上。

1 级：这些病例通常有一个"强势的鼻子"，患者希望将整体突出度降低 2~3mm，而病因主要是外在的。本质上，鼻尖在鼻背和鼻中隔尾侧端向外伸展。因此，渐进性的鼻背降低可以得到理想的轮廓线并且降低了鼻部和鼻尖的突出度。通过双侧贯穿切口（额外丢失 1~1.5mm 突出度）还可以实现鼻尖突出度的细微减小。

2 级：这些病例代表了一个挑战，因为降低突出度量更大（3~6mm），并且病因通常是多个。我的目标是首先消除外部力量（鼻背），它其实也决定了剩余的内在（鼻尖）成分。适当降低鼻背 / 鼻根，直到获得理想的轮廓线。此外通常还要切除鼻中隔尾侧端 / 前鼻棘。此时，影响鼻尖的所有外力都已消除，我会重新评估手术计划：我可以进行下外侧软骨的节段切除来降低鼻尖突出度？还是需要切除穹隆？在 2 级病例中，我会使用缝合来形成理想的鼻尖结构，然后通过下外侧软骨的节段切除减小鼻尖突出度。由于它们非常不稳定并且并发症的发生率高，所以我不做中间腿的单独切除。

3 级：在这些病例中，突出度非常大（＞ 6mm），多是受到包括鼻翼软骨畸形等内在因素的显著影响。在这些情况下，通过缝合调整几乎是不可能的，我更喜欢使用开放式结构鼻尖移植物。进行多余的外侧腿头侧切除，然后插入外侧腿支撑移植物。接下来，标记在小柱转折上方 6~7mm 的点。通过横向切口穿过中间腿，并且在黏膜下剥离外侧腿。切除适当的穹隆节段（4~8mm）能显著降低突出度。用 5–0 PDS 缝合线关闭切口。将鼻尖移植物塑形，然后缝合到位。这是一种非常灵活的手术技术，在需要多达 12mm 的鼻尖降低突出度的情况下效果依然很好。

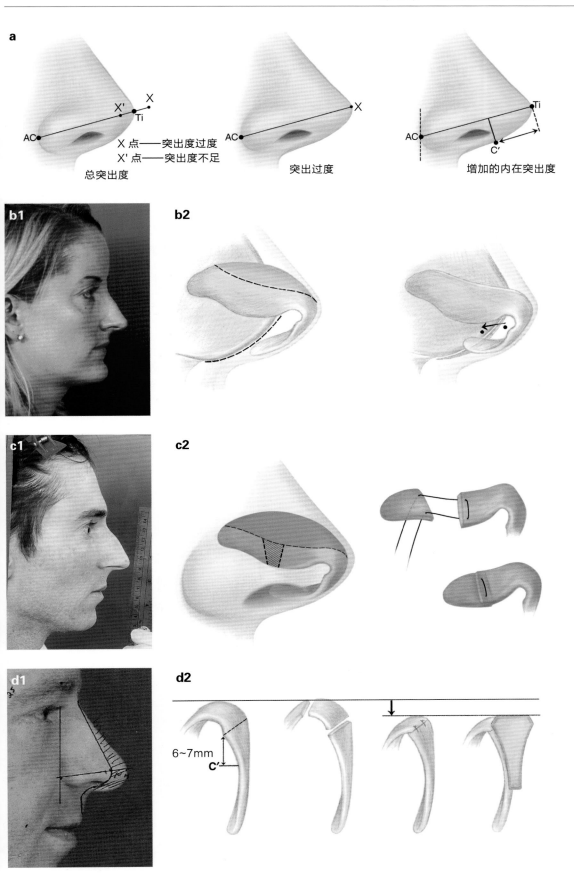

图 8.7　过度突出鼻尖。（a）鼻尖突出度分析。（b）1 级。（c）2 级。（d）3 级

案例研究：
过度突出鼻尖

分析

这个约 170cm 高的患者想要一个明显变小的鼻子。他的侧方照片分析表明，10mm 的鼻尖降低突出度量是必要的（图 8.7d）。外科上的选择是：可以使用外侧腿切除，还是需要切除穹顶？这个案例是按顺序完成的。首先，通过降低鼻背和缩短尾侧鼻中隔来消除外部力量（图 8.8a、b）。其次，通过细致的鼻翼分析表明，单纯外侧节段切除术怕是不够，因此需要切除穹隆（图 8.8c）。因此，中间脚直接切除 6mm 以降低突出度（图 8.8d）。最后，需要使用盾牌形移植物加帽状移植物创建鼻尖。总的鼻尖降低接近 10mm（图 8.8）。

（3 级）这是一种真正的功能性减少——消除外在力量，然后是内在的因素。难点在于减少的幅度。

手术技术要点

（1）闭合-开放式入路。鼻背减少（骨 1.5mm，软骨 7mm）。

（2）尾侧鼻中隔切除 5mm。

（3）采用开放式入路和修剪鼻翼软骨至 6mm。

（4）收获鼻中隔体。从低到高截骨。

（5）插入撑开移植物。

（6）插入鼻小柱支撑移植物。在鼻小柱转折点之上 6mm 做中间脚切除。

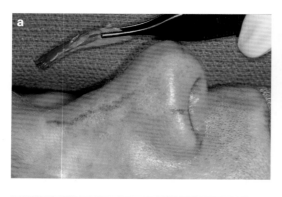
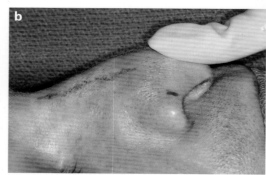
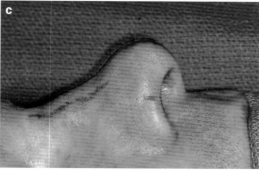
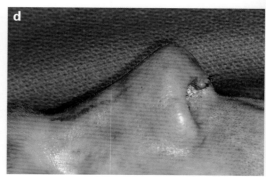

图 8.8 过度突出鼻尖案例。（a、b）外因。（c、d）内因

（7）插入盾牌形鼻尖移植物和帽状移植物。

（8）关闭所有切口，加鼻槛切除。

（9）植入单边左边的鼻翼缘支撑移植物（ARG）。

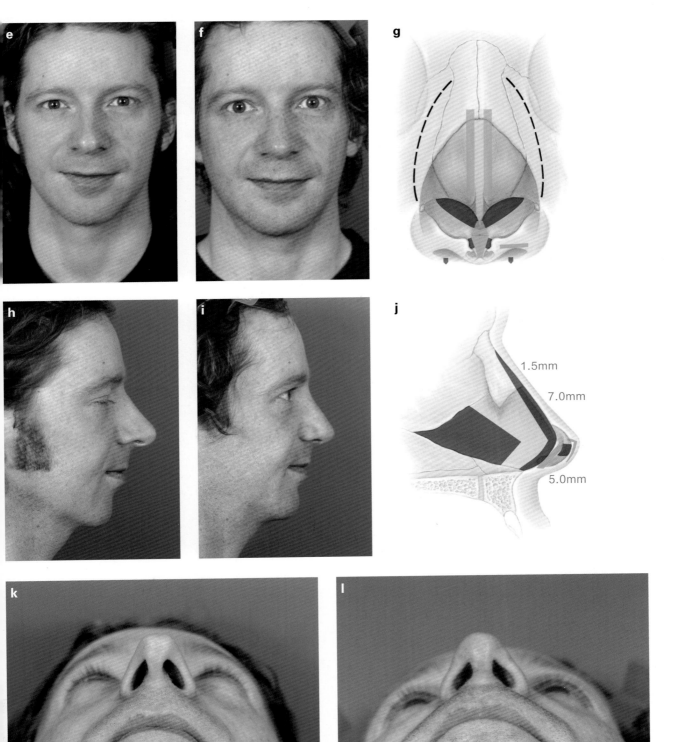

图 8.8（续）（e~l）术前、术后对比

突出度不足的鼻子

决策： 鼻尖突出不足通常有一个范围，从有轻微缺陷但还有吸引力的鼻尖到宽的凹陷性鼻尖等是更常见的问题（图 8.9）。鼻尖突出度不足通常由厚皮肤中柔弱张开的鼻翼软骨引起。与过度突出的鼻尖相比，鼻翼软骨存在固有的弱点，但外部力量通常占主导地位。因此，关键是为鼻翼软骨提供结构，并且必要时进行刚性鼻尖移植物移植。在突出度不足的鼻子中，鼻背很少是一个因素，除了一些特殊种族的人群，通过筋膜包裹颗粒软骨（DC-F）鼻背移植物进行鼻背填充是解决方案。

1 级： 使用鼻小柱支撑移植物和鼻尖缝合技术可以显著改善大部分这类鼻尖。支撑移植物应足够长（20mm）以提供支撑。一旦鼻小柱支撑移植物就位，在用 25# 针固定之前，将鼻翼抬高并转动 90°。这种操作可以确保延长下小叶。"腿"的支撑移植物缝合稳定鼻尖单元。背侧定位缝合通常会增加 2~3mm 的突出，并形成鼻尖上转折的高度差，鼻尖突出度更明显。也可通过贯穿切口增加鼻中隔小柱缝合线以获得额外的 1mm 高度。

2 级： 当进行大量缝合或鼻翼软骨发育不良难以实现有吸引力的固有鼻尖时，则需要使用"附加"移植物来实现所需的鼻尖。重要的区别是这些移植物增加了鼻尖的体积和精细度。最常见的移植物由切除的鼻翼软骨组成。该结构通常是附有帽状移植物的盾牌形移植物或"有转折的"鼻尖移植物的组合。目标是微调固有鼻尖的突出度、表现点和内在鼻尖的体积。最具戏剧性变化的应用是在患有大鼻孔 / 小鼻尖比例失调的患者上。

3 级： 在多数情况下，会出现最糟糕的情况：一个没有吸引力的鼻尖、厚厚的皮肤加上扁平张开的鼻翼软骨。该解决方案中需要使用鼻小柱支撑移植物和鼻尖移植物的结构。通常，必须以保守的方式对皮肤罩进行去脂肪处理。鼻小柱支撑移植物必须相当长（25mm），在鼻小柱上唇区要宽（4~6mm），并且刚性非常强。鼻翼在鼻小柱支撑移植物上垂直拉伸，固定在 1~2 个点。然后，做穹隆成形缝合，再将鼻尖移植物放置在高于穹隆的位置。如果将鼻尖移植物缝合到中间腿上，可以实现额外的 2~3mm 的鼻尖突出。移植物的形状和边缘的锐度将由皮肤厚度决定。将帽状移植物放置在鼻尖移植物后面的穹隆上。帽状移植物是必须用的，以避免鼻尖移植物向后卷曲且丢失突出度。

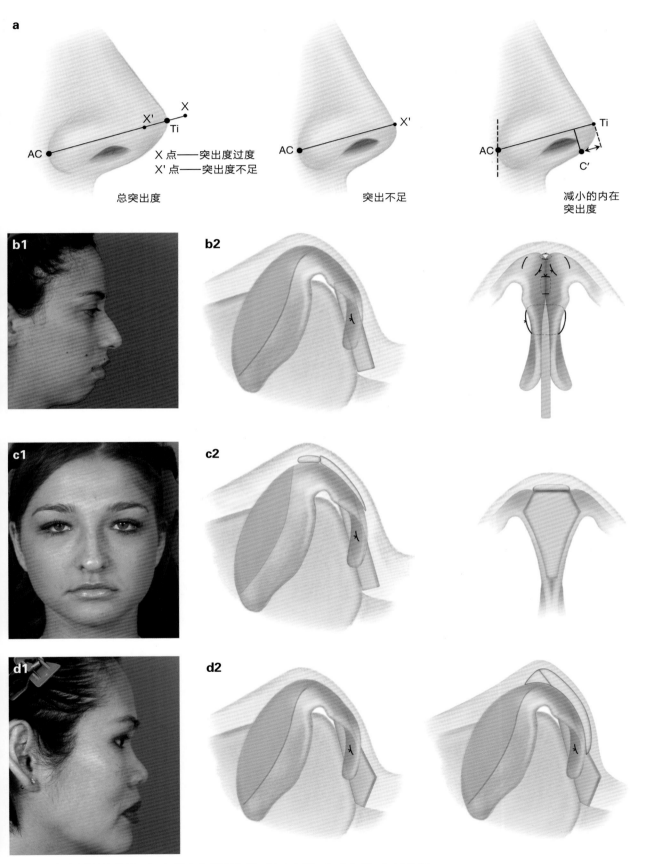

图 8.9　突出不足的鼻子。(a)鼻尖突出度分析。(b)1 级。(c)2 级。(d)3 级

案例研究：突出度不足的鼻子

一名17岁的学生提出了一个简单的抱怨——"我讨厌我的鼻尖。"由于她的鼻背只需要最低限度的降低，所以有必要增加鼻尖体积和突出度（图8.10）。她鼻尖宽，向下旋转，发育不良，本质上突出度不足。鼻小柱支撑移植物可提供突出度并防止术后下垂。鼻背降低量很小，不需要使用撑开移植物。穹隆间缝合使鼻尖变窄。双层附加移植物提供了固有表现点、鼻尖体积和穹隆表现。在基底面视图上，鼻尖的三角在仰视图上变得明显。鼻尖精细化移植物的功效不能忽视。

（等级：2级）这是一个经典的例子，"鼻整形术随着鼻尖整形发展"。

手术技术要点

（1）进行鼻翼软骨分析后使用开放式入路。

（2）鼻背降低（骨性0.2mm，软骨＜1.0mm）。

（3）采集鼻中隔和颞筋膜。

（4）从低到高截骨。插入鼻根筋膜移植物。

（5）插入外侧腿支撑和进行鼻尖缝合：鼻小柱支撑移植物缝合（CS），穹隆成形缝合（DC），穹隆间缝合（ID），穹隆均衡缝合（DE）。

（6）植入双层穹隆附加移植物（6mm×3mm）。

（7）植入鼻翼缘结构移植物（ARS）以降低鼻翼缘。

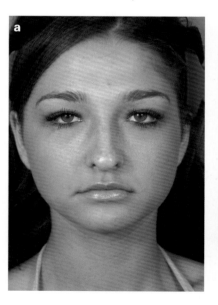
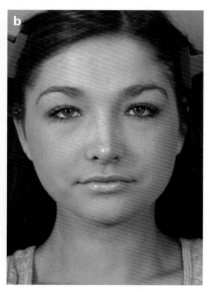
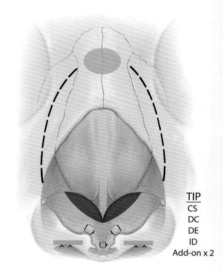

图8.10 （a~j）术前、术后对比

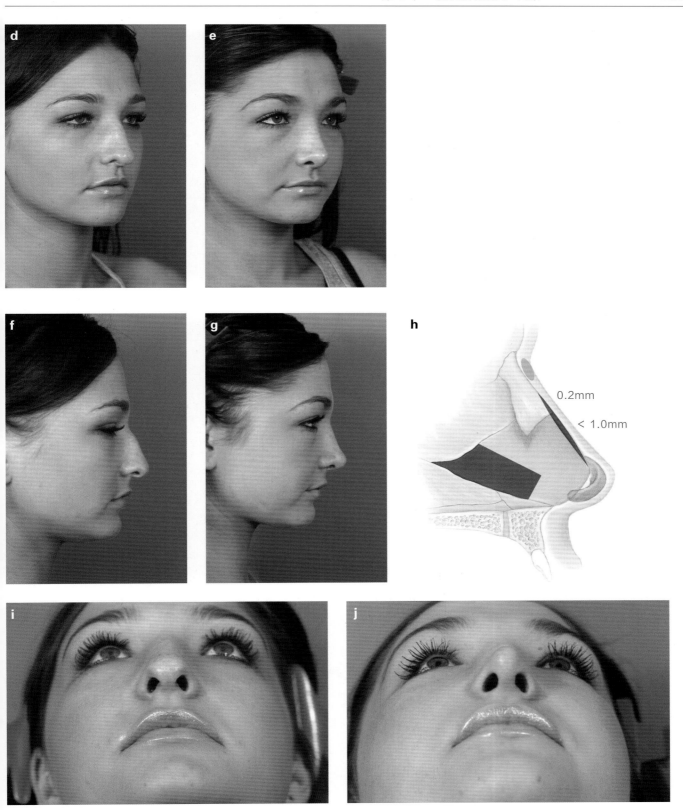

图 8.10（续）

下旋长鼻

决策：由于外在因素（延长的鼻中隔尾侧端／前鼻棘）和（或）内在因素（外侧腿或中间腿长）的影响，鼻尖可能会向下旋转（图 8.11）。虽然每个人都认得出长鼻，但分类却非常困难。分析长鼻的第一步是标记当前的鼻根点（N）和理想的鼻根点（Ni）。标记 3 个远端点（T、C'、SN）并测量。显然，N–T 是鼻背长度，理想的鼻背长度 N–Ti=0.67×MFH。通常，N–SN 比 N–T 长 5~6mm，而 N–C' 比 N–SN 短约 2mm。每当 N–C' 长于 N–SN 时，就会出现鼻小柱悬垂。此情况的关键因素是上唇被鼻子"挤"到什么程度，而鼻中隔尾侧端缩短会导致上唇变长吗？此外，还需要在静态和微笑状态进行评估以及触诊。临床上，我根据其严重程度将向下旋转的鼻尖分类为依赖型、悬垂型和悬垂"加（+）"型。

1 级：大多数具有下旋鼻尖的相对较长的鼻子可通过以下顺序进行矫正：①切除多余的外侧腿头侧。②保守切除鼻中隔尾侧端（3~4mm），偶尔进行前鼻棘切除。③鼻尖缝合包括用于旋转和突出的鼻尖定位缝合。还可以考虑对上外侧软骨的尾侧边缘进行审慎地切除（2~3mm）。

2 级：当缝合不充分时，则要增加软骨外侧腿切除术。为了向上旋转，从穹隆处大约 10mm 处切除基于头侧的三角形。在头侧基底边切除约 5mm，锥形修边至尾侧缘，或者事实上的三角形，即是 1~4mm，这样也可以降低突出度。然后用 5–0 PDS 缝合线将边缘缝合在一起。我认为从外侧腿到上外侧软骨或鼻中隔软骨的缝合是非常危险的，我不推荐这样操作。

3 级：在某些情况下，开放式结构鼻尖移植物操作是唯一的解决方案，包括穹隆部分切除，其中包括鼻翼软骨的固有畸形。切下的边缘用 5–0 PDS 缝合线修复，然后加入开放式结构鼻尖移植物。

注意：在初鼻中向下旋转鼻尖的相对罕见的原因是鼻中隔尾侧端／前鼻棘的后缩（图 8.12）。临床上表现为鼻小柱上唇角为锐角及鼻小柱的向下倾斜，特别是在老年患者中。包括触诊在内的仔细检查至关重要。矫正时需要插入大的鼻小柱支撑移植物以下拉鼻小柱以及 SN 点。结果是将鼻小柱下唇角从锐角转变得圆滑。我们还可以在 SN 区域添加移植物。

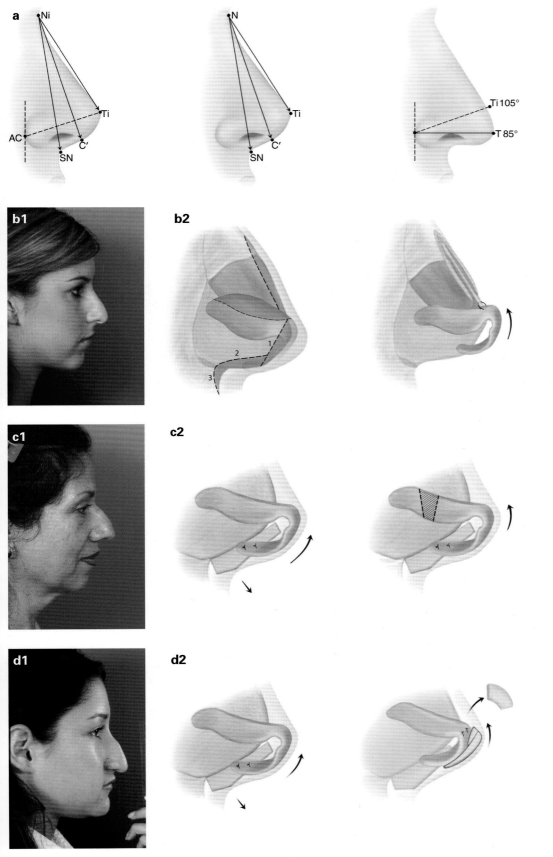

图 8.11 （a）下旋长鼻。（b）1 级。（c）2 级。（d）3 级

案例研究：下旋

分析

一名 55 岁的女性寻求改善外貌，特别是她的鼻子。显然，她的鼻子需要做得更小，但真正的挑战是侧位上的鼻尖（图 8.12）。回缩的鼻小柱强化了这种畸形。人们必须了解"长鼻"的不同概念。外科手术有效地缩短了在 N–T（鼻根点 – 鼻尖点）测量的鼻子长度，但是在 N–SN（鼻根点 – 鼻下点）处延长了它。鼻尖角度从 90° 升高到 100°，并且鼻小柱上唇角从锐角 80° 开始得以增加。采用"跷跷板"的方法——鼻小柱支撑移植物还能向下推压鼻小柱上唇段，鼻尖定位缝合向上旋转鼻尖。为了进一步去除衰老的迹象，她还接受了下睑成形术和隆颏术。

（2 级）术前分析和制订手术计划是至关重要的，而实际上手术是简单直接的，除了必不可少地植入 7mm 宽的鼻小柱支撑移植物稍显不同。

手术技术要点

（1）进行中等大小的假体隆颏术和下睑成形术，采集筋膜。

（2）在开放式入路下将鼻翼减少为 6mm 的边缘条。

（3）渐进性鼻背降低（骨性 1.5mm，软骨 7.5mm）。

（4）切除鼻中隔尾侧端上部 1mm，然后是鼻中隔采集。

（5）从低到高截骨术，然后再插入撑开移植物。

（6）在鼻小柱上唇角（CLA）处插入一个 7mm 的结构性鼻小柱支撑移植物。

（7）鼻尖缝合：鼻小柱支撑移植物缝合（CS），穹隆成形缝合（DC），穹隆均衡缝合（DE），穹隆定位缝合（DP）。

（8）植入联合的"球和围裙"鼻根 / 鼻背筋膜（F）移植物。

（9）鼻翼楔形切除 3.5mm 和在鼻孔边缘放置 ARG 移植。

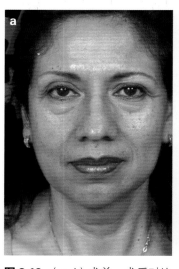
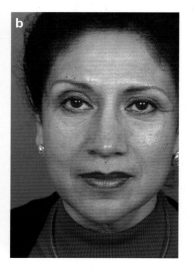
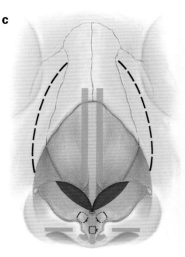

图 8.12 （a~j）术前、术后对比

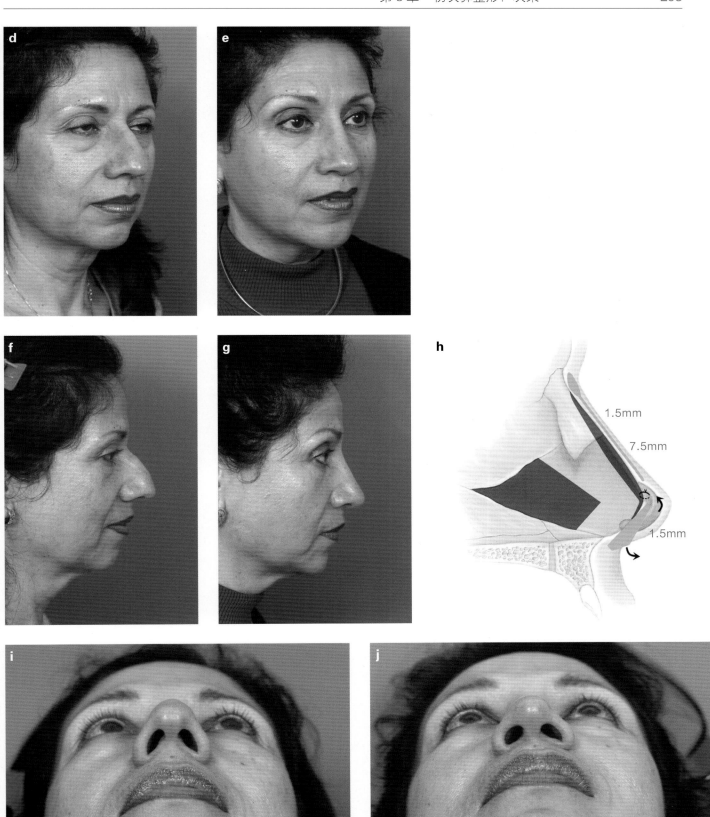

图 8.12（续）

上旋短鼻

决策： 本质上，任何鼻尖角 > 105°，而且由鼻小柱倾角明确提示鼻子向上旋转的情况（图 8.13）都属此类。在大多数具有向上旋转鼻尖的短鼻子中，存在三联征：①鼻尖角 > 110°。②具有鼻面角 > 40° 的突出鼻背。③由突出的鼻中隔尾侧端形成的鼻小柱上唇角为钝角。而更复杂的病例里鼻面角基本上是正常的，但是鼻尖向上旋并且鼻背长度不足。

1 级： 简而言之，没有所谓的 1 级却短而向上旋转的初鼻。所有这些病例要求都很苛刻，需要复杂的移植物插入操作。刚开始的时候，避免接这种患者是最佳选择。

2 级： 这些鼻尖向上旋转是由于鼻中隔长度不足或鼻翼软骨畸形。鼻中隔的背侧延长对于使鼻尖下旋是必要的。通过开放式入路使用"上下"的背侧劈裂法采集鼻中隔软骨，这还能使鼻中隔软骨膜保持完整。对于大多数外科医师来说，最简单的延长鼻子的方法是使用延长的撑开移植物与"三角旗"形状的鼻小柱移植物相结合。其概念是在鼻中隔前角处延长背侧软骨 6~10mm。撑开移植物长 20~25mm，尾侧延伸超过鼻中隔前角 6~10mm。将鼻小柱支撑移植物置于延长型撑开移植物之间并缝合到位，这将迫使鼻小柱向下。然后，将常规鼻尖缝合到三角旗形鼻小柱支撑移植物上。

3 级： 这些病例的操作非常困难，因为这类患者鼻中隔尾侧端和鼻翼软骨的挑战都很大。在高加索人群中，这种畸形很罕见，但它通常是亚洲患者的常态。在这种情况下，在鼻翼软骨之间插入一个巨大的（20mm×20mm）鼻中隔鼻小柱移植物并与鼻中隔尾侧端重叠。目标是延长鼻中隔背侧，同时提供刚性支撑移植物来支撑鼻翼软骨。使用 25 # 针头固定在鼻中隔尾侧端上。重要的是确定目标是否是单纯的旋转（在 SN/ANS 以下不需要鼻小柱的延长）或者需要下旋和延长（支撑移植物延伸到 SN/ANS 之外）。插入后，使用 4–0 PDS 缝合线在 3 个点——背侧、中隔角和尾侧鼻中隔，将移植物缝合到鼻中隔上。然后背侧的部分形成一个在鼻背线的上方高 6~8mm 的穹隆。切除的鼻中隔软骨通常用作下小叶的鼻尖移植物，其进一步令鼻尖下旋。

4 级： 这些病例是鼻部重建，需要用肋骨移植物来延长。只要软组织柔韧，就可以进行复合移植物重建。然而，当整个鼻子衬里坚韧挛缩时，需要通过卯榫式肋骨固定来延长。

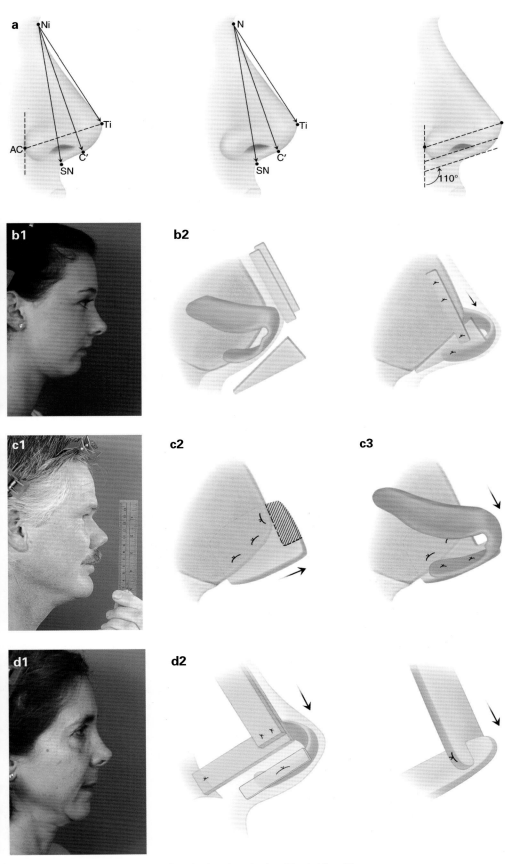

图 8.13 短的上旋鼻。(a) 分析。(b) 2 级。(c) 3 级。(d) 4 级

案例研究：
短的上旋鼻

分析与评论

一名约 193cm 高的承包商抱怨他的鼻子太上仰了，每个人都能抬起头来看到他的鼻孔（图 8.14）。这是他天生的鼻子，没有创伤史。根据照片分析，也需要将鼻尖角从 115° 减到 95°，鼻背长度从 37mm 延长到 45mm。我使用鼻中隔鼻小柱移植物来延长他的鼻子并为厚重的软组织罩提供强有力的支撑。还使用一个大的鼻根 / 鼻背移植物，其下方的颗粒软骨（DC）抬高了鼻根。这种平衡的方法解决了这个非常难的问题。

（3 级）一切操作都很困难，这让我想起了一个唇裂鼻子的病例，其中比较大的鼻中隔鼻小柱移植物的植入是必不可少的。

手术技术要点

（1）术前鼻尖分析显示凹陷的穹隆段严重向内折叠，只需要切下 3mm 的卷轴区。

（2）键石区被削平（< 0.5mm）和少量地切除软骨（1.5mm）。

（3）插入一个 22mm × 15mm 的鼻中隔小柱移植物。

（4）加一个 25mm × 8mm 的三角旗形移植物，使鼻背在鼻背平面延长了 15mm。

（5）将鼻翼软骨推进并缝合固定到三角形支撑移植物上。

（6）用颗粒软骨（DC）增大垫高鼻根 / 鼻背半长移植物。

（7）联合鼻槛 / 鼻翼楔形切除。

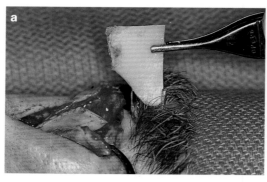
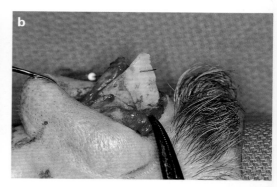
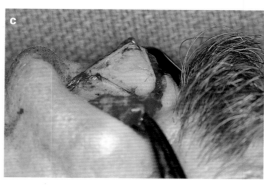
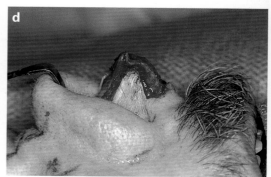

图 8.14 （a~l）术前、术后对比

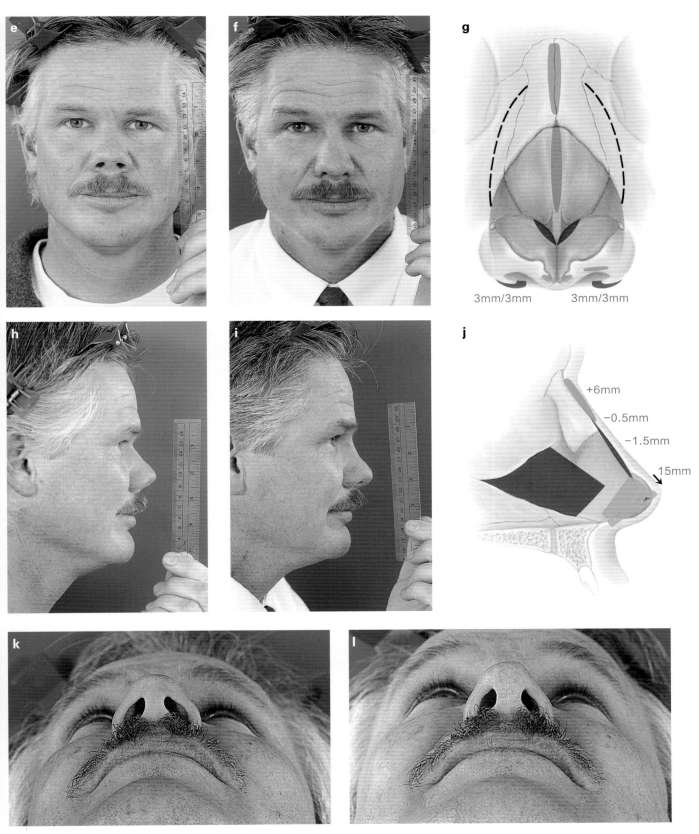

3mm/3mm　　3mm/3mm

+6mm
−0.5mm
−1.5mm
15mm

图 8.14（续）

宽鼻尖、球形鼻尖和球茎状鼻尖

从技术上和分析上来说，异常鼻尖形状对鼻整形外科医师来说是一个巨大的挑战（图8.15）。准确地将其定义是不可能的，因为对于同一个鼻尖有的外科医师认为是球茎状的，而另一个医师可能认为它是盒形的。我在这个部分将尝试根据其内在解剖结构、外鼻阀支撑力和手术治疗方案来区分这些鼻尖。

宽鼻尖：在斜位视图中最容易区分这一点，其中鼻翼软骨鼻尖的体积是明显的。在解剖学上，穹隆部分是扁平的，并继续延伸成宽的、凸的外侧腿。从美学上讲，人们看到鼻尖表现点不在穹隆处，而是在外侧腿的凸处。在鼻尖缝合技术中，关键的外科操作步骤如下：①通过外侧腿头侧切除术减小体积。②通过穹隆成形缝合增加穹隆表现点。③通过外侧腿褥式缝合减少外侧腿凸起。这种方法非常有效，代表了1级鼻尖病例到2级鼻尖病例的正常延伸。

球形鼻尖：这在正位视图中最容易诊断，因为鼻翼软骨的外侧边缘使鼻尖具有圆形外观或球形外观。解剖学上，鼻尖表现点位于卷轴形成附近的外侧腿上，而不是在穹隆处。如果外侧腿具有延展性，外侧腿褥式缝合可以有效地缝合矫正许多球形鼻尖。如果鼻翼刚性非常强或过度突出，那么就需要应用开放式结构鼻尖移植物并做穹隆段切除。鼻小柱支撑移植物缝合到位后，在鼻小柱转折点上方6~7mm处标记切除线。节段切除可以有3种位置：垂直的，可以减少突出度；中心的，减少突出度和宽度；外侧的，主要减少宽度。切除穹隆段消除了外侧腿的宽度，而开放式结构鼻尖移植物可以创造出新的鼻尖表现点。

球茎状鼻尖：这种问题在任何视角中都会是明显的，因为鼻尖看起来像"球"，这在很大程度上归因于患者有非常厚的皮肤罩。没有任何潜在的解剖结构显现或任何美学鼻尖特征。首先，就是要确保患者了解自己的解剖学局限并接受只能有限改善。在外科手术中，第一步就是使软组织罩变薄。取软骨下缘切口并且在皮下层次中将小叶皮肤剥离。然后，将皮肤罩经鼻小柱贯穿切口剥离。从下面的鼻翼软骨上剥离整个中间纤维脂肪层。其次，在鼻翼之间插入一个大的鼻小柱支撑移植物，它们带着张力向上推进并用25#针固定。通常，需要进行两针的"腿"支撑移植物缝合——1个在鼻小柱转折点下方，1个在上方。再根据需要修改穹隆和外侧腿。最后，插入全长结构鼻尖移植物，通常在其突出位置上还要加一个支撑性的帽状移植物。我们是让"鼻尖"通过厚厚的皮肤显现出来。通常，要留一个7Fr的引流管来帮助收缩新鼻尖周围的皮肤。

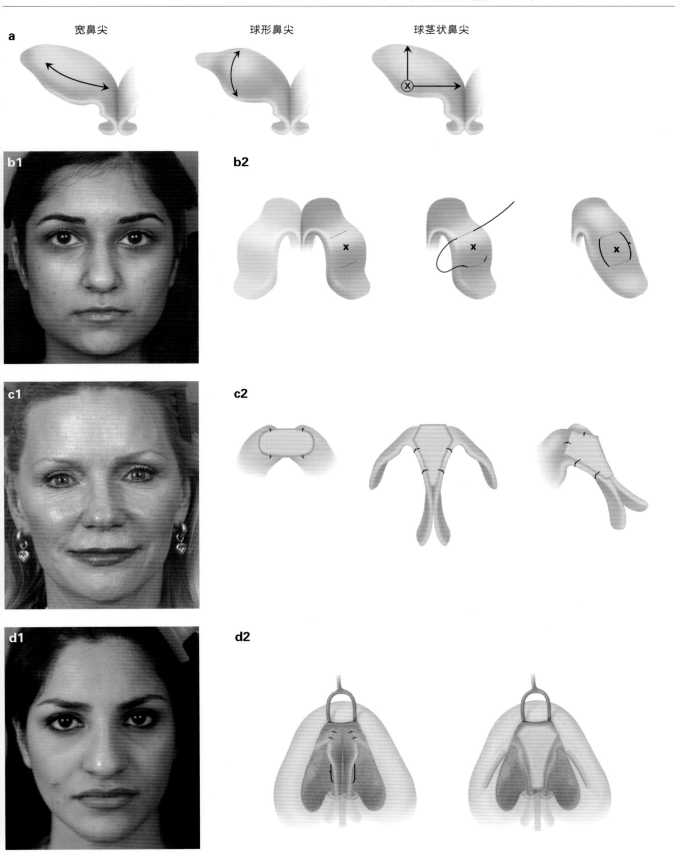

图 8.15 （a）宽鼻、球形鼻尖、球茎状鼻尖。（b）宽鼻尖。（c）球形鼻尖。（d）球茎状鼻尖

案例研究：
球形鼻尖

分析

　　一位行政管理人员想要进行鼻整形美容术，以缩小她的球形鼻尖（图 8.16）。她没有呼吸道疾病。鼻翼软骨较硬，但鼻翼侧壁非常脆弱，当让她通过鼻子进行深吸气时，她的外鼻阀就坍塌了。鼻翼软骨是很大的，无论怎样缝合，鼻尖仍然会看起来像一个"球"。我直接切除变形的圆顶并显著缩小鼻尖。用掩饰性鼻尖移植物掩盖了缝合线修复的痕迹并防止所有边缘的显现。将外侧腿撑开移植物缝合到外侧腿的尾侧边缘，然后沿着真正的边缘切口进行缝合，以矫正外鼻阀塌陷。在术后 1 年，患者呼吸良好，没有鼻孔塌陷，但其鼻小柱上的红血丝同术前一样保持不变。

　　（3 级）穹隆切除和同时进行外侧腿撑开移植物操作，是要求比较高的技术的。这是需要真正的外形和功能兼具的病例。

手术技术要点

　　（1）采用开放式入路和进行鼻中隔暴露。

　　（2）鼻背减少（骨修平滑，软骨 2mm），尾侧中隔 2.5mm。

　　（3）采集鼻中隔体部。

　　（4）从低到高截骨和撑开移植物。

　　（5）采用鼻小柱支撑重建法创建出 6mm 的边缘条。

　　（6）在鼻小柱转折点上方 6mm 处（实际上是右侧 4.5mm，左侧 6mm）做鼻背节段切除。用 5-0 PDS 缝合线修复切除部分（术中情况参见图 8.17c）。

　　（7）将切除下来的鼻翼软骨制成钻石形状掩饰性鼻尖移植物。

　　（8）将外侧脚支撑移植物（3 型）缝合到边缘切口中。

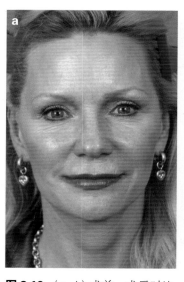
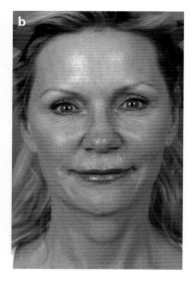
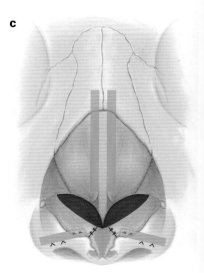

图 8.16　（a~j）术前、术后对比

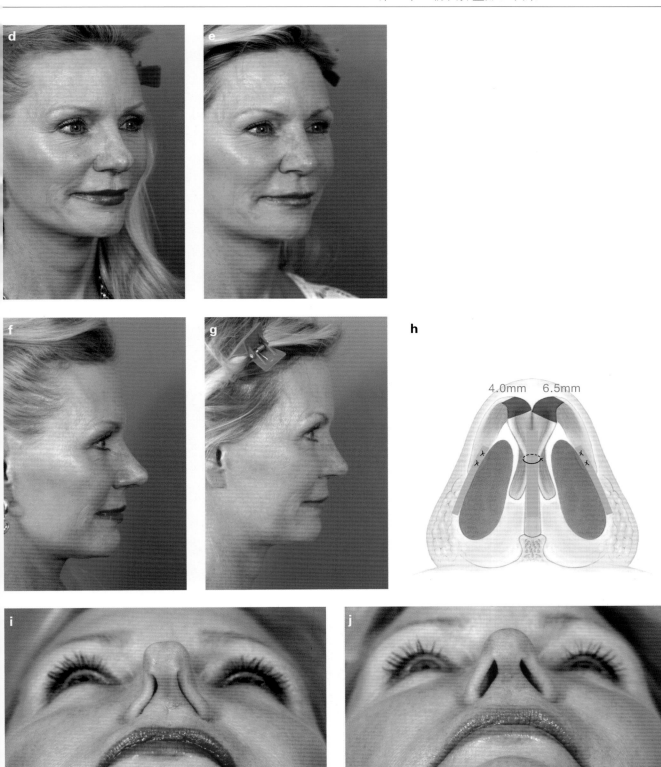

图 8.16（续）

盒形鼻尖和
鼻翼异位

这些鼻尖的特征在于缺乏对外鼻阀的支撑，这在很大程度上是由于外侧腿从鼻孔边缘向头侧的移位造成的（图 8.17）。软骨移植物对于提供鼻孔边缘支撑至关重要。

盒形鼻尖：在基底仰视图上最容易诊断，其中基底周边是方形的且鼻孔边缘是凹的，而不是直的或凸的。然而鼻翼软骨形态可以是高度可变的，从张开的小小的鼻翼到需要切除的宽的较硬鼻翼都有。等鼻尖手术接近完成时，还要用软骨移植物支撑鼻孔边缘。虽然鼻翼缘支撑移植物（ARG）更简单，但这些病例通常需要用鼻翼缘结构移植物（ARS）。这些理想的移植物由鼻中隔软骨制成，尺寸为 14mm×3mm，具有锥形的头端。由于外鼻阀极度薄弱，我经常会在鼻孔边缘 2mm 区做一个真正的边缘切口。我会在头侧做皮肤剥离，但鼻孔边缘一侧从不分离。继续向侧面解剖进入鼻翼基底部。将移植物的较厚一端插入鼻翼基座囊袋中，然后沿着鼻翼缘行两点缝合移植物。最后检查 ARS 的头侧端，确保它不与鼻翼软骨重叠。鼻孔夹板要在夜间使用 1~2 周，以保持所需的形状。

鼻翼异位（Alar Malposition，AMP）：这些病例代表了 3 个解剖学和美学问题：鼻头括号样畸形（鼻翼缘弓状畸形）、鼻孔形状异常和外鼻阀塌陷。定义鼻翼异位是很困难的，许多外科医师只是说"你一看到就能认出来了。"问题是在厚皮肤患者中，AMP 可以没有任何明显的特征性存在。Sheen 将 AMP 定义为："任何不同于正常的与鼻孔边缘关系的外侧腿错位……通常情况下，外侧腿的尾侧边缘与鼻翼边缘平行，长度为鼻孔的一半。"在 50 例的一系列初鼻整形中，我测量了外侧腿远离鼻孔中点的距离，发现 7mm 似乎是临界距离。通常，我只需要这种简单的测量就能提示 AMP 的诊断。在严重的情况下，手术治疗需要鼻翼转位加外侧腿支撑移植物。有几次，我试图在原位缝合 AMP，只要皮肤罩重新扣上，美学上畸形就没有任何改进。如果想使畸形的鼻尖发生持久的改变，将鼻翼软骨从下方黏膜上剥离出来至关重要。我建议采用以下手术操作：①将外侧腿修剪至 6mm 宽的边缘条带形。②将下外侧软骨从下方黏膜上掀起。③插入并缝合鼻小柱支撑移植物。④根据过度突出的程度采用鼻尖缝合或应用结构性鼻尖移植物对鼻尖进行修饰。⑤加上外侧腿支撑移植物。⑥临时性闭合皮肤。⑦根据指征做鼻翼基底切除。⑧确定外侧腿支撑移植物"LCSG"的位置，通常是沿着边缘放置的（第 3 型）。⑨闭合切口并插入临时性鼻孔夹板。患者将在夜间使用鼻槛夹板 2~3 周。鼻尖过度突出是非常真实的，并且可能需要进行穹隆切除术和植入结构化的鼻尖移植物。在皮肤薄的患者中，将使用"筋膜层"覆盖整个鼻尖。永远不要低估这些病例的操作难度。

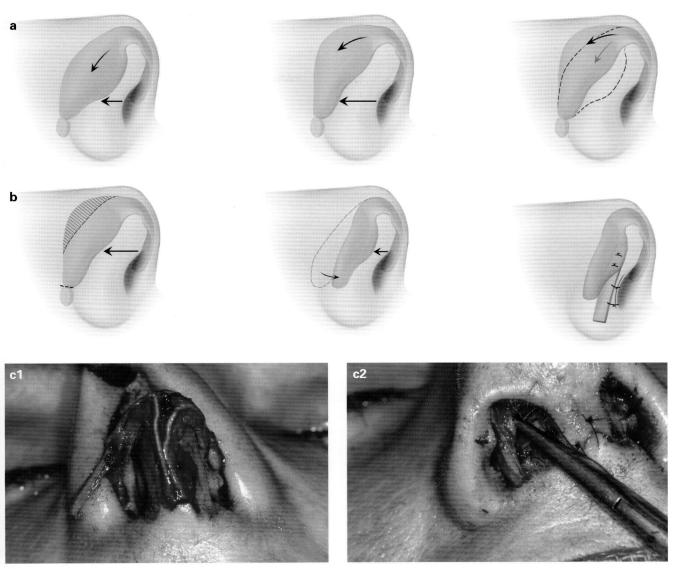

图 8.17 （a）正常的解剖结构，鼻翼异位和重叠图。（b）使用鼻翼转位加植入第 3 型外侧腿支撑移植物（LCSG）来治疗鼻翼异位。 [视频 ⊙] （c）鼻翼转位加植入第 3 型外侧腿支撑移植物（LCSG）的术中照片 [视频 ⊙]

案例研究：鼻翼异位

分析

一名 31 岁的女性患有罕见和严重的鼻尖畸形三联征（图 8.18）。该鼻尖过度突出呈盒形和鼻翼异位。更复杂的挑战是她有严重的长脸综合征。显然，她应该进行 LeForte Ⅱ 型截骨和下颌前移，但她对此并不感兴趣。她却同意做一个大的下颌植入物。该患者的基底视图证实了她的盒形鼻尖畸形和鼻孔边缘无力的严重程度。由于计划进行鼻翼转位和植入外侧腿支撑移植物，因此我改变了正常的手术入路。选用边缘切口而不是传统的软骨下切口。外侧腿的剥离使得鼻尖能够从根本上得以改变。这是一种非常严重的鼻尖畸形，是一种非常激进的鼻尖手术，但其鼻孔形状发生了明显的变化。

（3 级）这也许是可以想象到的最困难的初鼻鼻尖手术——包括矫正美学畸形、过度突出、鼻翼异位和外鼻阀塌陷。

手术技术要点

（1）确认术前鼻翼异位（10mm/19mm）。

（2）使用真正的鼻翼边缘切口而不是软骨下切口进行显露。

（3）鼻背降低（骨性：1mm；软骨：5mm）。无鼻中隔尾侧或前鼻棘（ANS）切除。

（4）采集鼻中隔软骨。做低到高截骨。

（5）形成 6mm 宽的边缘带。进行外侧腿的释放和转位。

（6）插入外侧腿支撑移植物。穹隆切除减少突出量 5mm。然后修整切除的区域。

（7）应用鼻中隔软骨来源的开放式结构鼻尖移植物。

（8）将外侧腿支撑移植物缝合到外侧腿上。

（9）鼻甲向外骨折。

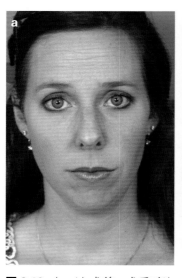
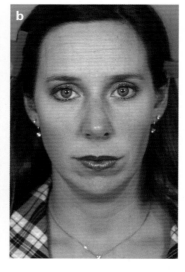
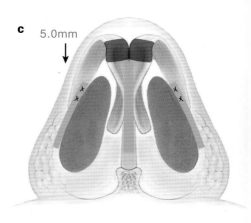

图 8.18 （a~j）术前、术后对比

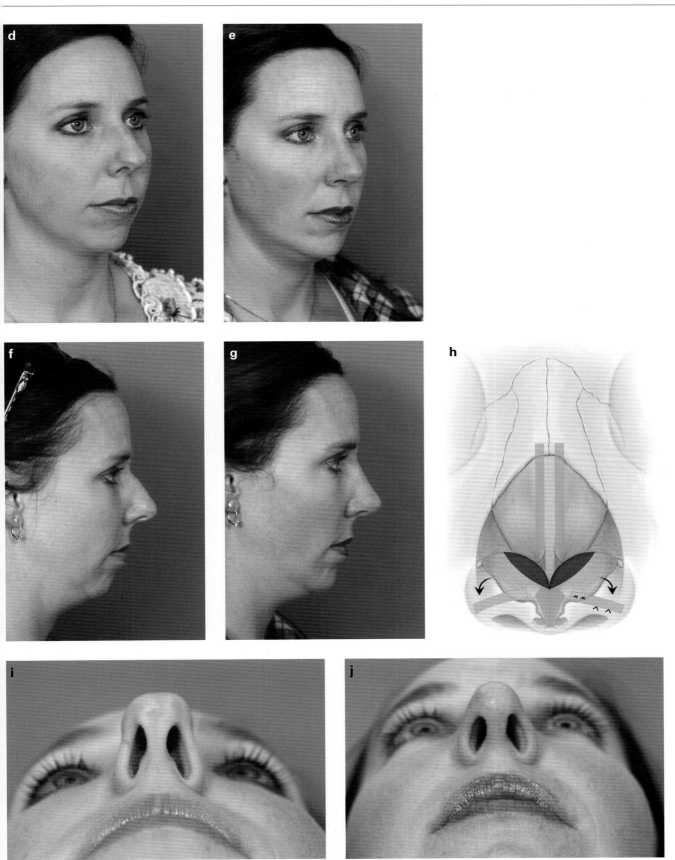

图 8.18（续）

参考文献

[1] Byrd HS, Hobar PC. Rhinoplasty a practical guide for surgical planning. Plast Reconstr Surg 91: 642, 1993.

[2] Byrd HS, Andochick S, Copit S, Walton KG. Septal extension grafts: a method of controlling tip projection shape. Plast Reconstr Surg 100: 999, 1997.

[3] Cole P. Nasal and oral airflow resistors. Arch Otolaryngol Head Neck Surg 1: 18, 1992.

[4] Constantian M. The boxy nasal tip, the ball tip, and alar cartilage malposition: variations on a theme – a study in 200 consecutive primary and secondary rhinoplasty patients. Plast Reconstr Surg 116: 268, 2005.

[5] Constantian MB. Functional effects of alar cartilage malposition. Ann Plast Surg 30: 487, 1993a.

[6] Constantian MB. Experience with a three-point method for rhinoplasty. Ann Plast Surg 30: 1, 1993b.

[7] Constantinides M, Adamson PA, Cole P. The long-term effects of open cosmetic septorhinoplasty on nasal air flow. Arch Otolaryngol Head Neck 122: 41, 1996.

[8] Daniel RK. Rhinoplasty: Creating an aesthetic tip. Plast Reconstr Surg 80: 775, 1987.

[9] Daniel RK. Anatomy and aesthetics of the nasal tip. Plast Reconstr Surg 89: 216, 1992.

[10] Daniel RK. Analysis and the nasal tip. In: Daniel RK (ed) Aesthetic Plastic Surgery: Rhinoplasty. Boston, MA: Little, Brown, 1993.

[11] Daniel RK. Rhinoplasty: nostril/tip disproportion. Plast Reconstr Surg 107: 1874, 2001.

[12] Foda HM. Management of the droop tip: a comparison of three alar cartilage – modifying techniques. Plast Reconstr Surg. 112: 1408, 2003.

[13] Gorney M. Patient selection rhinoplasty: practical guidelines. In: Daniel RK (ed) Aesthetic Plastic Surgery: Rhinoplasty. Boston, MA: Little, Brown, 1993.

[14] Gunter JP, Rohrich RJ. Lengthening the aesthetically short nose. Plast Reconstr Surg 83: 794, 1989.

[15] Gruber RP, Friedman GD. Suture algorithm for the broad or bulbous nose. Plast Reconstr Surg 110: 1752, 2002.

[16] Guyuron B. Precision rhinoplasty. Part 1: The role of life-size photographs and soft tissue cephalometric analysis. Plast Reconstr Surg 81: 489, 1988.

[17] Johnson CM, Toriumi DM. Open Structure Rhinoplasty. Philadelphia, PA: W.B. Saunders, 1990.

[18] Peck GC. Techniques in Aesthetic Rhinoplasty, 2nd ed. Philadelphia, PA: JB Lippincott, 1990.

[19] Rees TD, La Trenta OS. Aesthetic Plastic Surgery, 2nd ed. Philadelphia, PA: W.B. Saunders, 1994.

[20] Rorhrich RJ, Adams WP Jr. The boxy nasal tip: classification and management based on alar cartilage suturing techniques. Plast Reconstr Surg 107: 1849, 2001.

[21] Sheen JH. Spreader graft revisited. Perspect Plast Surg 3: 155, 1989.

[22] Sheen JH, Sheen AP. Aesthetic Rhinoplasty, 2nd ed. St. Louis, MO: Mosby, 1987.

[23] Tardy ME. Rhinoplasty: The Art and the Science. Philadelphia, PA: W.B. Saunders, 1997.

[24] Tebbetts JB. Shaping and positioning the nasal tip without structural disruption: a new systematic approach. Plast Reconstr Surg 94: 61, 1994.

[25] Toriumi DM. Structural approach to primary rhinoplasty. Aesthetic Surg J 22: 72, 2002.

第9章　进阶初次鼻整形术

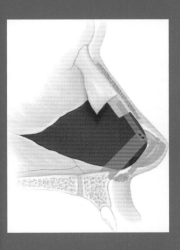

如何界定有难度的鼻整形术？传统的观念认为，当你实施鼻整形术时，迫使你离开所谓鼻整形技能舒适区的手术均在此范围内。

引言

客观来讲，我认为2级手术和3级手术的主要区别内容如下：①形变的严重程度。②手术技术的复杂性。③术中随机应变的要求程度。从本质上讲，这些病例要求对鼻部的所有部位进行处理，必须修饰和整合整个鼻部，而不是简单地降低轮廓或使鼻尖精细化。手术方案通常比较复杂，包括植入数个鼻部移植物、非常规手术技巧以及非对称性设计等。术中所见可能需要医师对手术的初步方案做较大调整。那医师如何从2级手术进阶到3级手术呢？对许多鼻整形手术医师来说，挑战来自不同种族人群的鼻整形术式的差异，以及对2级手术进阶到3级手术的一系列畸形的处理。此外，有时术中我们会意识到问题比预期的更加严重，从而将手术难度分级从2级提高到3级。刚开始做手术时，33%的鼻整形咨询病例可能是3级手术。当你获得足够的经验后，你的鼻整形技能舒适区也会随之扩大，那么3级手术的百分比将逐步减少。最终，你将享受这些手术案例所带来的挑战和自身技术的不断累积。

非对称鼻和鼻尖

与创伤后病例相比，这些患者的鼻部不对称往往是先天性的，在解剖学上二者会有不同（图 9.1）。医师必须在术前让患者对着镜子观察自己的鼻部形态，将结果告知患者，并强调手术只会带来"有限的改善"，以提高患者对现实的认知度。同样，必须对患者的内鼻进行仔细检查，因为这类患者常常伴有鼻中隔偏曲和内鼻阀塌陷。

狭义而言：尽管患者的鼻骨和双侧鼻基底可能存在轻微差异，但最明显的不对称通常位于鼻背和鼻尖。不对称性可能始于骨软骨交界区的关节拱，沿鼻背走行逐渐加重。加之两块上外侧软骨的凹 / 凸度对比性的差异，凹陷的上外侧软骨和凸起的下外侧软骨外侧腿并置在一起，使得不对称性看起来会格外严重。对于轻度畸形和中度畸形，明智的做法是采用非对称性的撑开移植物加以矫正，我常同时还采取鼻背降低和下外侧软骨头侧切除的手术方式。

广义而言：大约 25% 的鼻整形手术患者存在不同程度的非对称性先天发育性歪鼻（Asymmetric Developmental Deviated Nose, ADDN）。我提出此术语用来区分先天性歪鼻和创伤后歪鼻。在此类病例中，患者没有明显的鼻部外伤史，但几乎整个面部和鼻部均有显著的不对称性：面部发育较强 / 较宽的一侧与发育较弱 / 较长的另一侧相比，通常鼻子的直度和宽度在视觉上均有所不同。最常见的组合是，在面部短而宽的一侧鼻子看上去宽而大，而在面部长而窄的另一侧鼻子在视觉上直而窄。如果术前患者手持镜子面诊时对其能够指出这些差异，那么术后患者的抱怨就会少得多。

对于不对称的鼻子，需要首先矫正潜在的鼻中隔偏曲。医师需要根据不对称情况采取个性化手术步骤：①从切除组织的数量差异上。②采取单侧手术步骤。③采用不同的手术步骤。例如，在联合鼻翼基底切除术中，一侧切除 2.5mm，另一侧切除 3.5mm，两者在数值上存在差异。单侧手术的例子，如在上外侧软骨的凹侧放置移植物，而不是在两侧同时放置。而步骤不同的手术相对较少实施，如果要举一个例子的话，比如像手术中可以造成鼻骨面凹侧的外骨折和凸侧的内骨折来达到调整至双侧对称的目的就是此类了。

绝大部分鼻尖的不对称处理起来是相当困难的，常需要从腿间置入支撑物。同时植入鼻尖的掩饰性移植物并加以缝合技术。通常情况下，外侧腿支撑移植物会被置于凹陷或变形的外侧腿下方。最坏的情况则需要切除穹隆，同时插入一个开放式结构鼻尖移植物。

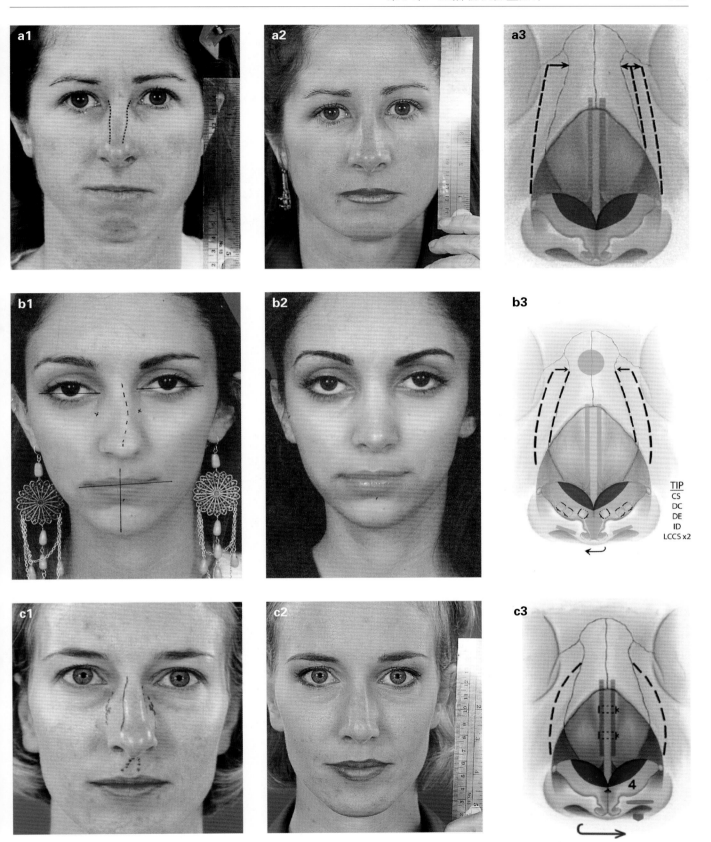

图 9.1　（a）鼻子不对称。（b）鼻子不对称 / 面部不对称。（c）非对称性先天发育性歪鼻（ADDN）

案例研究：不对称性歪鼻

分析

　　一名 28 岁的女性患者要求矫正她的歪鼻和鼻塞症状。此患者无外伤史（图 9.2）。术前诊断为严重非对称性先天发育性歪鼻（Asymmetric Developmental Deviated Nose, ADDN），伴随严重的人中脊偏曲。解剖上的阻塞包括左侧鼻中隔偏曲、内鼻阀阻塞及鼻甲肥大。在美学上，她只是想要自己的鼻子更挺直、鼻背更低、鼻尖的体积略有缩小。手术方案原计划采取闭合式入路，但我在术中发现她的鼻中隔不连续，行进一步处理时转为必要的开放式切口。我将鼻中隔夹在撑开移植物与上外侧软骨之间，提供了刚性支撑，以防止术后鼻背鞍鼻化。在术后第 1 年和第 7 年随访患者时我发现，此操作既保持了鼻部的支撑效果，又维持了正常的呼吸功能。

手术技术要点

（1）采用闭合式入路进行下鼻尖体积缩小。

（2）通过建立黏膜外隧道暴露鼻中隔软骨。

（3）渐进性地鼻背降低（骨：2mm；软骨：4mm）。

（4）尾侧鼻中隔缩短（5mm）；鼻中隔采集；鼻中隔尾侧换位，左侧改右侧。

（5）尝试矫正骨性鼻中隔偏曲导致的骨与软骨鼻中隔分离。

（6）转换为开放式入路。

（7）采用撑开移植物和五层缝合固定法稳定鼻中隔。

（8）从低到高截骨。

（9）左侧鼻槛切除 2.5mm，左侧应用鼻翼缘支撑移植物。

（10）双侧下鼻甲部分切除，含左侧的骨性部分。

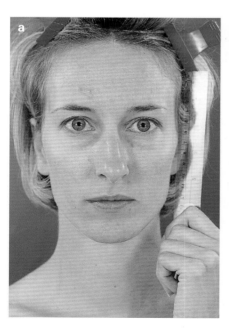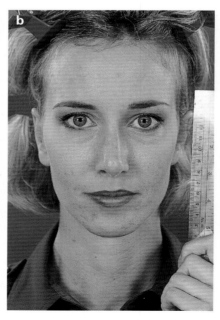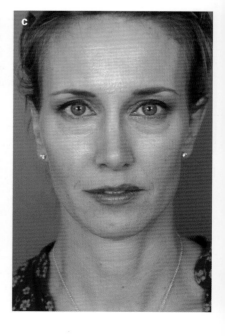

图 9.2　非对称性先天发育性歪鼻。（a）术前。（b）术后 1 年。（c）术后 7 年

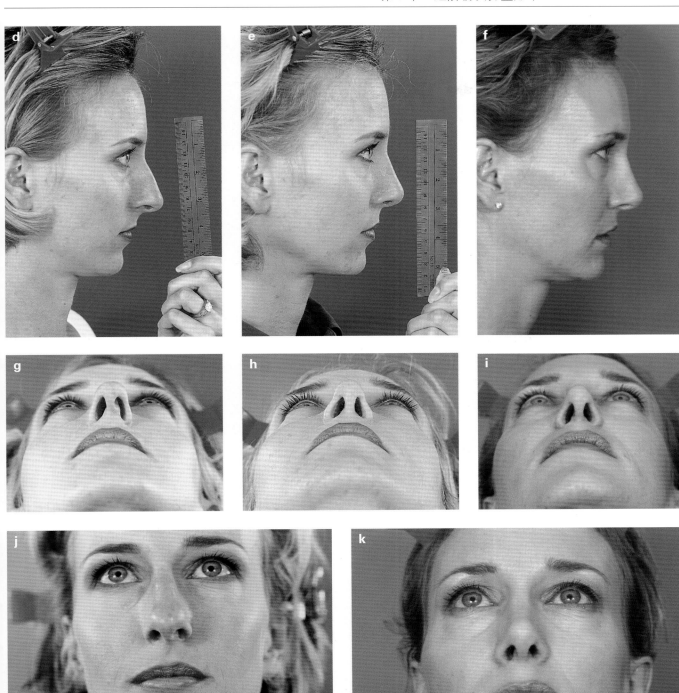

图 9.2（续）（d~k）

创伤性歪鼻

创伤性歪鼻畸形非常复杂。手术医师必须熟练掌握复杂的鼻中隔手术和多种骨软骨拱修复技术。详细的病史采集包括受伤情况及年龄，最初的手术治疗方式，随访情况，以及当前存在的问题等。一般来说，我从外部形态将它们分为 3 种类型：直线形、C 形和 S 形。我会毫不犹豫地对患者行鼻部 CT 扫描，以帮助厘清残存畸形情况。

直线形：此类歪鼻患者通常存在潜在的鼻中隔偏曲，从而导致尾侧鼻中隔 / 前鼻棘（ANS）向一侧移位（图 9.3a~d），即印证了 Cottle 的格言中的典范——鼻中隔什么样，鼻子就什么样。从本质上讲，鼻中隔尾侧复位的标准术式针对此类患者能取得良好的效果，这些情况与非对称性先天发育性歪鼻非常相似。

C 形：C 形歪鼻畸形需要分别分析骨性鼻拱和软骨鼻拱以及鼻中隔。我们必须判定好骨切除术的类型及软骨畸形的严重度。如果手术方案包含切除步骤，则须在鼻中隔操作前完成。最重要的是分离上外侧软骨并加以分别调整。一旦设计好鼻背美学轮廓线，紧随其后要进行明确的鼻中隔矫正。然后是外侧截骨术，此操作可以使原本向内侧移位的骨面向外侧重新定位。通常情况下，截骨后向外侧偏曲的一侧高过轮廓曲线以上，就需要进一步降低。通过矫直和采用非对称性撑开移植物来加固 L 形鼻中隔支撑物来矫正软骨性鼻拱。

S 形：S 形歪鼻畸形则更为复杂，骨性鼻锥凸向一侧，而软骨拱则凸向另一侧，鼻中隔尾侧交叉到对侧，从而出现中线处的两次穿越（图 9.3e~h）。当然，必须考虑到某些 C 形歪鼻患者也存在类似变化。手术操作中处理这类患者鼻中隔是非常具有挑战性的，通常需要进行鼻中隔成形术。骨性鼻锥很可能需要不对称地锉削，在长而成角的一侧操作多一些，在短而垂直的一侧操作少一些。医师通常需要对此类患者行不对称性的截骨。要进行 2 次从低到低的截骨术以缩短较宽的骨性基底，并进行双平面截骨矫正在软骨鼻拱上固定的凹陷的骨性外侧壁。全部鼻中隔软骨切除后，插入 L 形鼻中隔替代支撑物。通过应用适当的撑开移植物来稳定重建的 L 形移植物的背侧部分，还要将其固定在前鼻棘上，以保证鼻中隔尾侧端正常解剖复位。鼻小柱放置支撑物会对鼻翼产生支撑作用，帮助提供理想的鼻尖突出度。我个人并不主张用 L 形置换移植物支撑鼻翼缘。

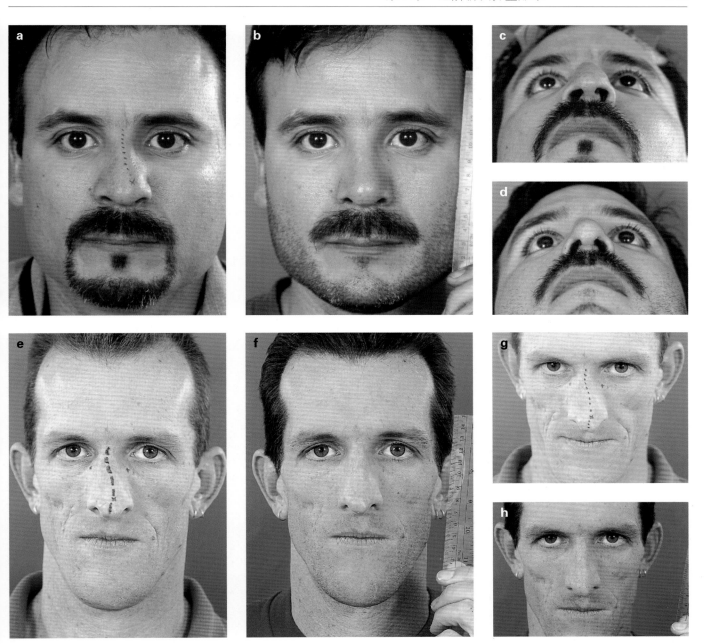

图 9.3 （a~d）歪鼻，直线形。（e~h）歪鼻，S 形偏斜

案例研究：
创伤后歪鼻

分析

　　该患者在儿童期遭受创伤后出现严重的鼻畸形，损伤可能直达左侧上颌骨面（图9.4）。该患者鼻塞很严重，鼻中隔出现纵向塌陷从而使鼻中隔尾侧失去所有支撑。由于鼻中隔的严重破坏，无法单独使用鼻中隔软骨来完成鼻中隔成形术，使得切取肋软骨成为获得鼻中隔结构性移植材料的唯一方法。使用撑开移植物和鼻中隔支撑移植物使鼻子获得了必要的支撑。使用鼻小柱支撑物和多个鼻尖移植物后，可以使鼻尖突出于经筋膜包裹颗粒软骨重建的鼻背平面以上。另外，双平面截骨术也可以有效地使鼻骨变窄。

手术技术要点

　　（1）暴露鼻中隔并确认既往的广泛破坏。

　　（2）切取第8肋骨和第9肋骨的软骨部分。

　　（3）采用开放式入路，从两方向暴露鼻中隔，保留长15mm、高10mm的软骨背侧部分后切取余下的整个鼻中隔软骨。

　　（4）进行横向截骨及双平面截骨。

　　（5）经牙龈切口暴露前鼻棘并钻孔。

　　（6）基础层植入：插入鼻中隔支撑移植物固定于前鼻棘，延长型撑开移植物固定于骨拱，撑开移植物与鼻中隔支撑移植物呈阶梯形叠瓦固定。

　　（7）植入及缝合固定鼻小柱支撑移植物。鼻尖移植物：有盾牌形的，也有帽形的。

　　（8）应用筋膜包裹颗粒软骨移植物（0.6mL）抬高鼻背。

　　（9）应用大的鼻翼板条状移植物以矫正鼻翼缘。

　　（10）将颗粒软骨（4.0mL）移植至梨状孔周围和左侧上颌骨区域。

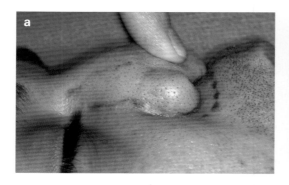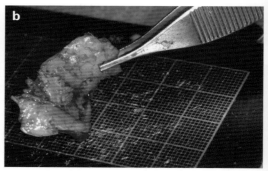
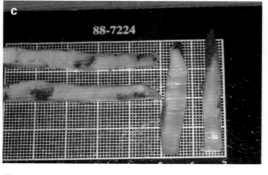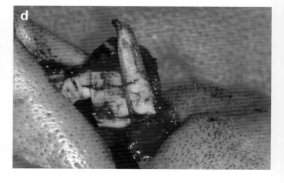

图9.4 （a~m）术前、术后对比

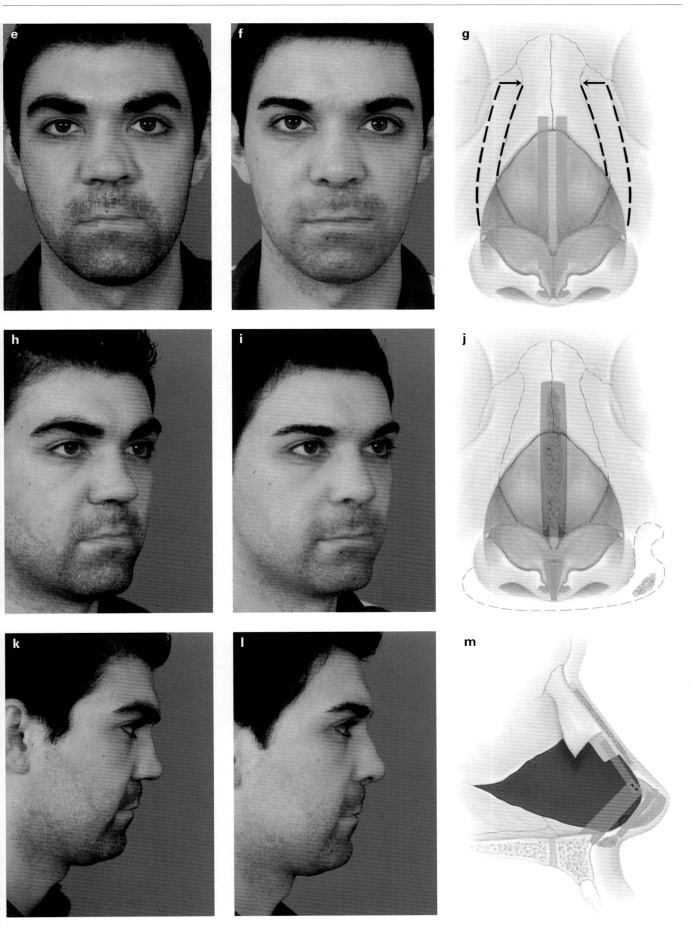

图 9.4（续）

鼻背 / 鼻基底比例失调

在分析比例失调的病例时，最重要的是要认识到一部分组织可能过多，而另一部分组织可能正常或有缺失（图9.5）。其基本处理原则是"多则减，少则增"。虽然此方法应用于二次修复性鼻尖上区畸形，但实际上这种"平衡法"更适用于基底宽大而鼻背发育正常或发育不全的初鼻病例。这种情形在高加索人种的初次鼻畸形中相对少见，但它也是许多非高加索的少数族裔人群鼻整形术中的常见畸形。手术会依次尽可能地缩窄鼻基底，增加鼻背高度，最终达到理想的美学曲线。医师不要受"不可减少的皮肤套"的概念束缚，而应最大限度地缩小鼻小叶体积，积极地行鼻翼基底缩窄。一旦最大限度地缩窄了鼻基底，再进行鼻背加高就可以达到最终的效果。

修薄皮肤罩：先用局部麻醉药撑大鼻尖下小叶，从软骨下缘切口进行潜行游离。再经由开放式入路切除鼻翼软骨上多余的软组织，但不要在皮下层直接去除过多脂肪，此操作有可能造成皮肤缺损或瘢痕增生。

结构鼻小柱和鼻尖移植物：用切取的鼻中隔软骨雕刻成鼻小柱支撑移植物、鼻尖和鼻翼缘结构移植物。在这些病例中，鼻唇角常因鼻小柱回缩而为锐角。因此，作为鼻小柱支撑移植物需要6~8mm的宽度，可以下推鼻小柱形成合适的鼻唇角。鼻翼被推进至支撑移植物上，在两个点将两侧穹隆缝合到移植物上。然后将结构鼻尖移植物与鼻翼缝合，我还常常在鼻尖突出度处再植入支持性帽状移植物。

鼻翼基底缩窄和鼻翼缘结构移植物：鼻翼基底宽大的主要原因是鼻翼间过宽和鼻孔张开幅度过大。如果不能缩窄鼻翼基底，鼻子看起来总是很大。最好的方法是联合鼻槛的鼻翼楔形切除术，通常鼻槛切除2~3mm，鼻翼楔形切除3~5mm。在某些严重情况下，鼻槛切去部分皮肤后把鼻翼基底与前鼻棘缝合。由于许多此类病例中存在"隐性鼻翼异位"，因此放置鼻翼缘支撑移植物尤为重要，通常术前就要计划好采用鼻翼缘切口，而不是更常见的软骨下切口。切口的位置也是闭合切口时鼻翼缘支撑移植物缝合的位置。包扎之后还需要患者在接下来的几周里每天晚上用鼻孔夹板固定矫形。

鼻背降低和抬高：通常在增高骨性鼻背的同时必须降低软骨拱的凸度，一般需要切除1~2.5mm的软骨拱才能得到较为平直的鼻背形态。紧随其后需要打造笔直的鼻背美学轮廓线，可以考虑选取多种形状的鼻背移植物——鼻根形、鼻根 / 半长鼻背形或全长鼻背形。这些"结构"移植物是为了填充特定缺陷而制造的，由筋膜和颗粒软骨组成。单独的鼻根移植物通常选取筋膜覆盖颗粒软骨（DC+F），而更长的移植物则选用筋膜包裹颗粒软骨（DC-F）。

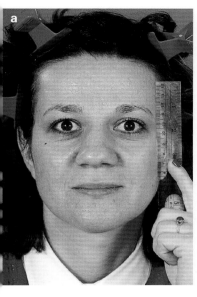
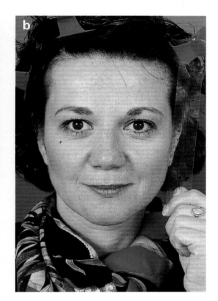
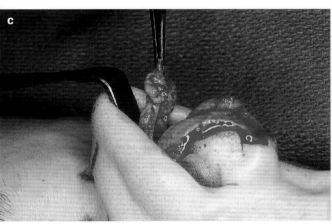
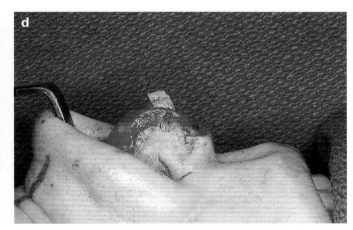
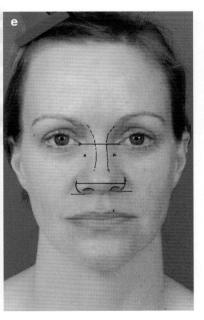
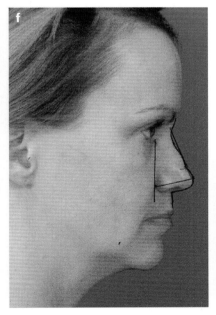
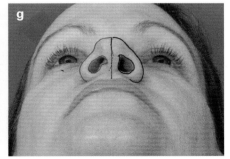

图 9.5　鼻背 / 鼻基底比例失调。(a~d) 手术技巧。(e~g) 病例分析 (图 9.6)

案例研究：鼻背/鼻基底比例失调

分析

此病例非常复杂，患者鼻尖相当宽，鼻基底比例严重失调（图 9.6）。面部测量数据如下：内眦间距宽度（EN-EN）32mm，鼻翼宽度（AC-AC）27mm，鼻翼外扩宽度（AL-AL）38mm，微笑时 AL-AL 达 43mm（译者注：参见图 5.3），患者 AC-AC 与 AL-AL 之间差距达 11mm 以上，这令人震惊，同时基底面观鼻部存在的严重不对称。这种情况较为常见，需要尽量缩窄鼻基底然后重建鼻背。首先要显著缩小鼻尖，幸运的是，此患者通过鼻翼软骨缝合技术即可达到不错的效果。然后用筋膜包裹颗粒软骨（DC-F）移植物构建鼻根和鼻背，其中锥形鼻背移植物的锥形要指向头侧。积极的基底部切除可以进一步加强鼻翼缘结构移植物的效果。我在术前已告知患者，她的鼻孔不对称可以通过手术改善但不能消除，遗憾的是，事实也的确如此。

手术技术要点

（1）切取筋膜，通过贯穿切口暴露鼻中隔。

（2）采用开放式入路修剪出 6mm 长的鼻翼边缘条带。

（3）暴露鼻背，发现鼻缝点处的凹陷，骨性鼻背降低 0mm，软骨降低 <1mm。

（4）采集鼻中隔软骨，将鼻中隔尾侧从右侧推向左侧。

（5）既不截骨，也不放置撑开移植物。

（6）植入鼻小柱支撑移植物，采用鼻尖缝合技术：鼻小柱支撑移植物缝合（CS），穹隆成形缝合（DC），穹隆间缝合（ID），穹隆均衡缝合（DE）。

（7）植入鼻根筋膜移植物，然后植入头侧收窄为锥形的鼻背移植物［筋膜包裹颗粒软骨（DC-F）移植物：0.3mL］。

（8）采集耳后真皮移植物，在"过敏线（Allergic Line）"以下横向植入。

（9）进行双侧鼻槛/鼻基底联合切除后缝合切口（左侧：3mm/3mm；右侧：3mm/3mm）。

（10）插入鼻翼缘支撑移植物。

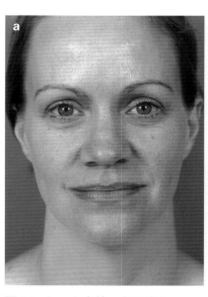
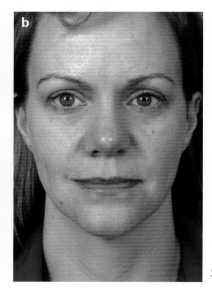
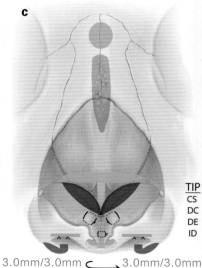

图 9.6 （a~j）术前、术后对比

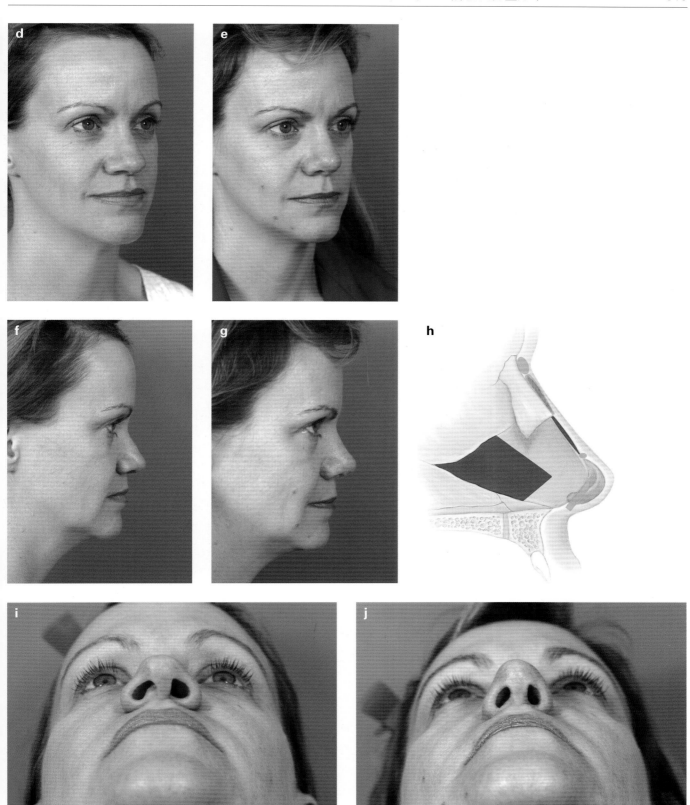

图 9.6（续）

西班牙裔人鼻整形术

Daniel 在西班牙裔人的鼻整形术方面有丰富的经验，并在之前的出版物中总结了他的方法。基于该人群各种问题的多样性并需要采用多种手术技巧来解决，我可以说这个种族群体有一个难度水平为 1~3 级的鼻整形术自己的"小宇宙"。西班牙裔人鼻整形术根据技术难度的不同，可以分为 4 种类型（图 9.7）。

I 型：卡斯蒂利亚人，这些患者与青春期大鼻畸形患者非常相似，手术需要"三大"步骤，包括缩小鼻部整体轮廓、缩窄鼻骨宽度、细化鼻尖形态等。患者做了功能性鼻缩小成形术，鼻根未放置移植物，鼻背降低缩小了 1~3mm，同时进行了外侧截骨术，鼻尖采用缝合技术加以细化。

II 型：墨西哥裔美国人，医师在分析和制订这类患者的手术方案时颇具挑战。典型病例通常是需要降低突出的鼻背。唉！可惜这是一个假驼峰，是由发育不全的鼻根和突出度不足的鼻尖映衬出的假象。精细的鼻整形术需要在鼻根区域应用筋膜覆盖颗粒软骨（DC+F）移植物，另外通过鼻小柱支撑移植物缝合技术增加鼻尖突出度。如果需要增加鼻翼体积，则插入经过修剪的鼻翼附加移植物。中间的鼻背是否需要降低取决于鼻背自身与鼻根鼻尖的协调度。而此类患者鼻基底缩窄可能需要所有 3 种类型的术式。

III 型：梅斯蒂索混血人，此类患者最根本的问题是皮肤罩厚、鼻尖表现点不明显、鼻基底宽大。通常鼻小叶情况因鼻背 / 鼻基底比例失调而更加复杂化。解决方案是放置开放式结构支撑物和鼻尖移植物。关键的第一步是使鼻小叶的皮肤变薄。在鼻小叶内注射局部麻醉药物后，行双侧软骨下切口，并在真皮下层分离皮肤，然后经鼻小柱切口打开鼻子。从下外侧软骨切除纤维脂肪 SMAS 层组织，修平鼻背。切除鼻翼软骨头端以保留 6mm 长的边缘条带。上下暴露并切取适量鼻中隔软骨。我从切取的鼻中隔软骨上雕刻出大一些的鼻小柱支撑移植物和鼻尖移植物。切除的鼻翼软骨被切碎，可能用来做筋膜覆盖颗粒软骨（DC+F）移植物。植入鼻小柱支撑移植物后，将鼻翼推进到支撑移植物上后需要缝合 2 针固定。盾牌形鼻尖移植物在穹隆间与双侧穹隆缝合，根据患者对鼻尖突出度要求的程度可能还需要应用帽状移植物。根据情况适当进行截骨。通常我会选取比较大的 3mm/3mm 鼻槛 / 鼻翼联合楔形切口，并在鼻翼缘插入适当的支撑移植物。

IV 型：克里奥尔人种，这些患者类似于非裔美国人或非裔人，其鼻翼间宽度很夸张（＞45mm），极其需要做收窄处理。需要增高非常平坦的鼻背，突出的鼻尖需要通过开放式入路植入鼻尖移植物。患者通常需要一个全长的鼻背移植物来增加鼻背高度，这一点与 III 型的混血人种有所区别。这些病例的手术方法与本章后面要讨论的非裔人鼻整形手术相类似。

Ⅰ型：卡斯蒂利亚人

关键步骤：功能性减少

1. 降低鼻背（鼻骨：2mm；软骨：4mm）

2. 鼻尖缝合

3. 鼻中隔尾侧端复位

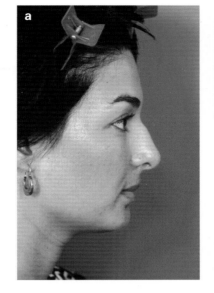
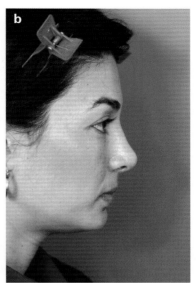

Ⅱ型：墨西哥裔美国人

关键步骤：技巧

1. 有限的鼻背降低（鼻骨：0mm；软骨：0.5mm）

2. 增加鼻尖突出度

3. 将筋膜覆盖颗粒软骨移植物（0.2mL）放置到鼻根／上段鼻背上

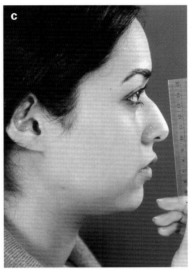
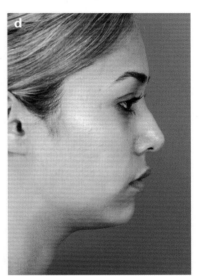

Ⅲ型：梅斯蒂索混血人

关键步骤：平衡方法

1. 软组织去脂肪

2. 应用开放式入路放置结构鼻尖移植物

3. 鼻背降低（1mm）

4. 鼻根移植物

5. 联合鼻槛／鼻翼楔形切除

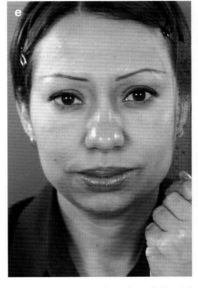
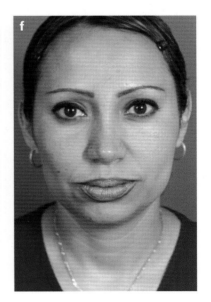

图 9.7 （a~f）西班牙裔人鼻整形术

案例研究：西班牙裔人鼻整形术

分析

　　一名 26 岁的西班牙裔女性抱怨她的鼻尖宽大重，前视图鼻尖悬垂（图 9.8）。但技术上我认为，患者存在的倒 V 形畸形和鼻背上段发育不全反而是更严重的问题。通过延长鼻小叶间的鼻小柱支撑物，可以很大限度上改变鼻孔、鼻尖比例。截骨术可使鼻骨缩窄。通过垫高鼻骨区域来整合鼻背部。将切碎的 0.2mL 的软骨置于鼻背筋膜下，制成筋膜覆盖颗粒软骨（DC+F）移植物，然后塑形以填充缺损。当然，半长形鼻背移植物在鼻缝点处显形的危险是众所周知的。患者术后照片显现出鼻背部完美融合，证实了手术方案的正确性。

手术技术要点

（1）切取筋膜，暴露鼻中隔。

（2）最少量的软组织去脂，修剪出 6mm 边缘条带。

（3）逐步降低鼻背：鼻骨 <0.5mm，软骨 2mm。

（4）从低到高截骨。

（5）内侧腿间放置支撑物以及鼻尖缝合：鼻小柱支撑移植物缝合（CS），穹隆成形缝合（DC），穹隆间缝合（ID），穹隆均衡缝合（DE）。

（6）用球状和裙摆状筋膜包裹颗粒软骨移植物 0.2mL，放置在鼻背上段处。

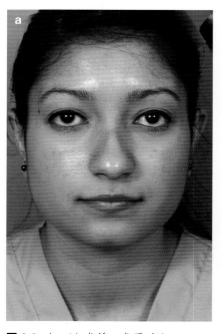
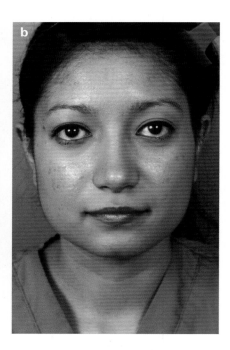
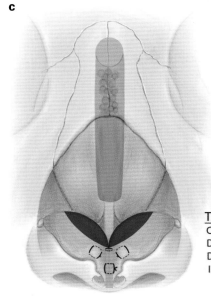

图 9.8 （a~j）术前、术后对比

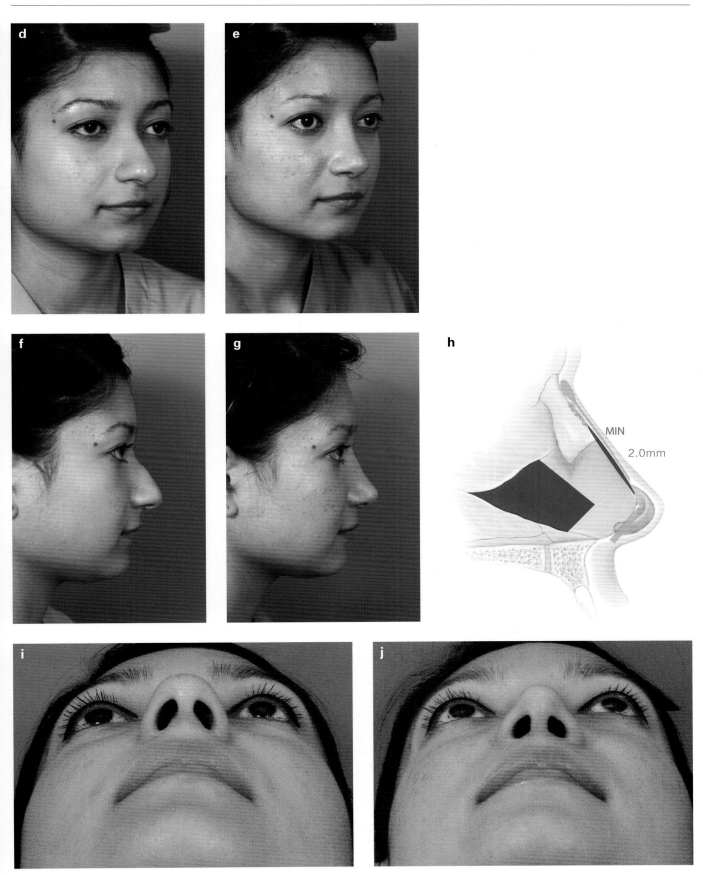

图 9.8（续）

中东人
鼻整形术

我大约20%的临床实践源自中东的患者，特别是波斯血统患者。这些患者展现出医师要接受有趣的挑战，即如何协调手术目标与解剖现实的问题。在美国，他们的目标已经从手术后要变成"整容后的可爱"的需求变成了"自然"的需求进而到现在的"自然可爱"的需求。只要有可能，这些患者都希望他们的鼻子看起来像没有经历手术那样自然，但是他们希望鼻梁稍微有一些弧度，鼻尖微翘，轮廓分明（可爱的）。显然，难度的增加与皮肤厚度和鼻翼软骨的薄弱程度呈正比。我在包括鼻翼软骨在内的所有解剖组分中发现了多样性的问题。

1级：大约1/3的患者鼻部皮肤薄，鼻尖向下旋转，呈鸟嘴样外观（图9.9b）。选取开放式入路可以非常有效地将鼻尖表现点从鼻小柱转折点上抬升至105°。要逐步降低鼻背，注意软骨情况，要切除鼻中隔软骨尾侧端上部并加以上旋。鼻尖缝合包括穹隆切迹处的穹隆成形缝合和穹隆间缝合，以缩窄鼻尖。鼻尖定位缝合可以旋转鼻尖，并增加鼻尖突出度来形成鼻尖上转折。

2级：大多数患者的鼻子较宽，有骨性驼峰，鼻尖较宽，柔弱，无明显表现点（图9.9c、d）。鼻背可以通过磨锉渐进性降低。需要切除相应的软骨性鼻中隔鼻背。鼻中隔尾侧和前鼻棘通常需要切除来短缩鼻长度。截骨术一般是从内侧斜向截骨加从低到低截骨。无论是在鼻小叶下还是横跨穹隆区域，鼻尖缝合还要进行大量的附加移植物来实现在中等厚度的皮肤条件下创建鼻尖表现点。鼻翼基底部的调整通常包括扩大的鼻槛基底部切除范围，还包括用鼻翼缘支撑移植物来塑造鼻孔形态。

3级：这些病例中比较突出的表现是异常增厚的皮肤罩、宽大的鼻骨和宽泛而缺乏表现点的鼻尖（图9.9e、f）。然后可以从鼻根到鼻尖，从皮下两侧同时剥离起整个皮肤罩，切除SMAS间的组织来达到使皮肤罩变薄的目的。术毕留置2个7FR的引流管做鼻部引流，以促进皮肤罩"收缩包裹"来固定其下的鼻支架。各种骨切除术式均应纳入考虑，组合术式常常可以最大限度地缩窄鼻背。处理鼻尖通常采用开放式入路，使用鼻小柱支撑移植物和鼻尖移植物进行鼻尖重建。鼻翼缩窄常需要进行激进的鼻槛/鼻翼联合楔形切除，外加鼻翼缘结构移植物（ARS）。即使采用这种方法，鼻子也只会"看起来"更好，而不是非常好。患者必须在思想上对这种结果有所准备。

1 级

关键步骤

1. 降低鼻背（骨性：1.5mm；软骨：4mm）

2. 鼻中隔尾端：4mm

3. 鼻尖缝合：鼻小柱支柱移植物缝合（CS），穹隆成形缝合（DC），穹隆间缝合（ID），鼻尖定位缝合（TP）

4. 非对称性截骨

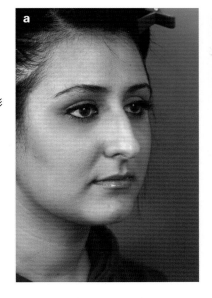
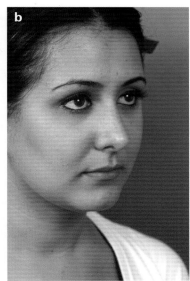

2 级

关键步骤

1. 鼻小叶区去脂肪

2. 鼻背降低（骨性：2.5mm；软骨：6mm）

3. 从低到低截骨

4. 鼻尖缝合，附加移植物

5. 鼻翼楔形切除和植入鼻翼缘支撑移植物

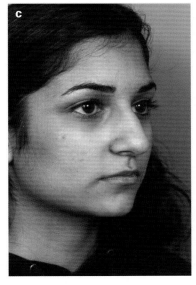
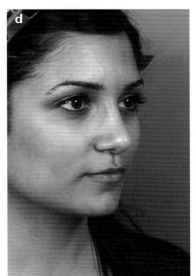

3 级

关键步骤

1. 皮肤罩去脂肪

2. 鼻背降低（骨：2mm；软骨：4mm）

3. 6 条截骨线

4. 采用开放式入路植入鼻尖移植物

5. 鼻翼楔形切除和植入鼻翼缘支撑移植物

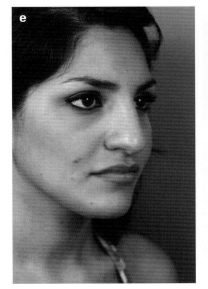
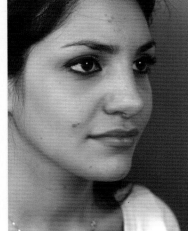

图 9.9　（a~f）中东人鼻整形术

案例研究：中东人鼻整形术

分析与评论

一名 18 岁的波斯血统女孩要求进行鼻整形手术，这将使她的鼻部形态发生巨大的变化（图 9.10）。她想要一个更女性化、更可爱的鼻子。当然我跟她强调了，她的皮肤很厚，收缩性无法预测。为了确保让她的愿望明晰化，我们根据患者侧面照片来勾画她想要的鼻形。手术 1 年后，患者想要进一步缩小她的骨性鼻背并做了相应调整。初次从低到低的截骨术缩小了她的鼻骨宽度，但并没有改变鼻部本身固有的骨性突出度，于是再次手术时施行了双平面截骨术。患者术后 2.5 年的情况如图 9.10 所示。

手术技术要点

（1）采用开放式入路将鼻翼软骨缩窄至 6mm 的边缘条状。

（2）渐进性降低鼻背（骨 2.5mm，软骨 6mm）。

（3）切取鼻中隔软骨，制作撑开移植物。

（4）进行横向截骨与从低到低截骨。

（5）内侧腿间支撑移植物和鼻尖缝合：鼻小柱支撑移植物缝合（CS），穹隆成形缝合（DC），穹隆间缝合（ID），鼻尖定位缝合（TP），CSp（译者注：参见表 4.2）。

（6）将切除的鼻翼软骨制备成双层穹隆上盖板移植物来增强鼻尖表现点。

（7）鼻翼楔形切除（3.5mm）和植入鼻翼缘支撑移植物（ARG）。

注：1 年后，患者希望进一步缩窄她的鼻骨，并且施行了双平面截骨术。

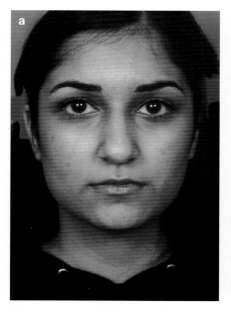
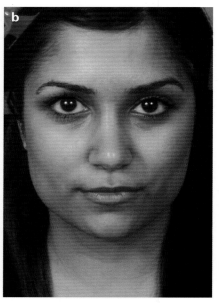
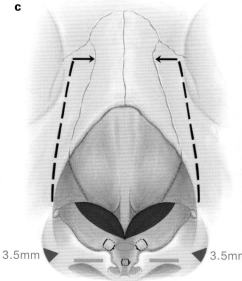

3.5mm　　　　3.5mm

图 9.10 （a～j）术前、术后对比

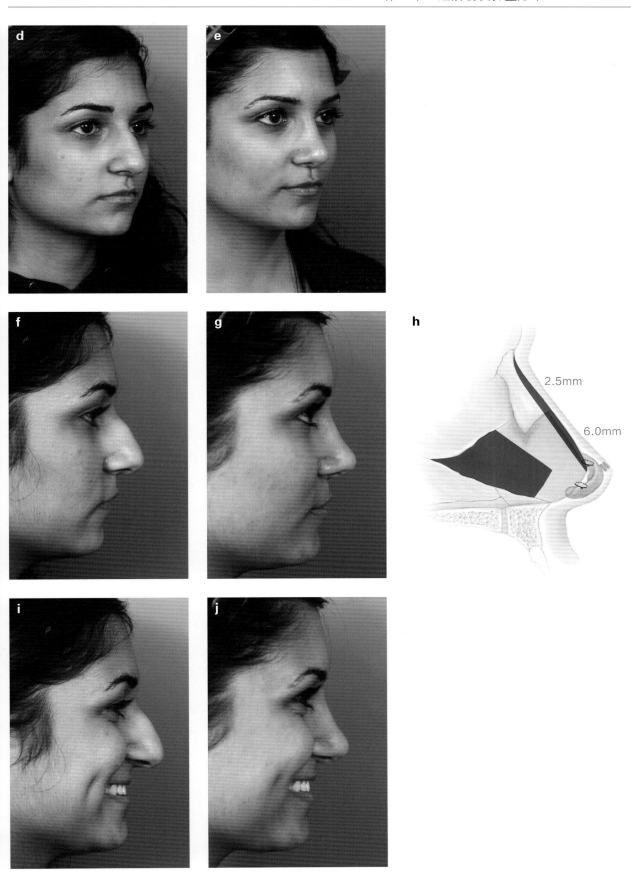

图 9.10（续）

亚裔人鼻整形术

亚裔患者的情况颇为复杂，他们面临着两难境地。他们既希望通过使用硅胶植入物来改善鼻形，又不接受其并发症。在我从医的早期生涯中，与一位经验丰富的同事为亚裔患者做了超过 75 例硅胶植入手术。在看到术后的结果以及处理过歪鼻和其他不满意的病例之后，我发誓再也不做硅胶假体鼻整形术了。15 年来，我一直面临着一个难题——硅胶植入物会比自体组织提供更好的美观度，但其并发症是不可接受的。当我开始做颗粒软骨移植物时，获得了非常好的美学效果，形态自然，甚至优于硅胶植入物。与西班牙裔和中东裔患者鼻子在解剖学上存在着巨大的差异不同，亚裔人的鼻整形手术具有一定的相似性（表 9.1、图 9.11a）。增加或删减某些步骤取决于患者的解剖情况和求美需求。从柬埔寨到韩国（想想鼻背高度的变化），从菲律宾到越南（想想皮肤罩厚度的差异），亚裔患者的差异巨大，不过手术效果很好，当然需要注意细节的把控。

手术顺序

获取移植物：手术伊始，我会通过一个 3cm 的切口切取一大片颞深筋膜，并通过耳后切口切取耳甲软骨。切取部分碗状耳甲软骨制作鼻尖移植物和鼻翼缘支撑移植物。剩余的耳软骨交给护士切碎。

软组织去脂：大多数病例中，在局部麻醉药物广泛浸润后，开始对鼻尖下小叶的软组织罩进行去脂肪操作（图 9.11b）。通过软骨下切口，在真皮下平面掀起皮肤。经由鼻小柱切口切开并掀起整个皮肤罩。小心分离软骨上的 SMAS 和脂肪组织。保留双侧对称的宽约 6mm 的条带状鼻翼软骨，多余的鼻翼软骨切成颗粒备用。

获取鼻中隔软骨：从亚裔患者身上获取一块大而坚硬的鼻中隔软骨尤为关键，同时在技术上也提出了更高要求。与只采集鼻中隔软骨相比，亚裔患者手术需要一大块骨——软骨性鼻中隔片（图 9.11c）。手术采用自上而下的顺序和"鼻尖劈开"的办法。避免贯穿切口可以保留完整的膜性鼻中隔，从而使随后植入的鼻中隔鼻小柱支撑物更可靠地居中。完全暴露鼻中隔，尤其是在后方。亚裔患者的鼻中隔软骨通常比较薄弱，因此需要应用 8~10mm 的 L 形支撑物加固鼻中隔尾侧端。切开鼻中隔软骨后，将鼻中隔剪刀平行于鼻背插入，跨越骨软骨鼻中隔交界区。然后垂直剪开直达犁骨，松动鼻中隔。再次平行于犁骨插入鼻中隔剪刀，在后方跨越骨软骨交界区剪开。用鼻中隔抓取器移除剪下的大片骨软骨鼻中隔。

鼻中隔鼻小柱移植物：鼻中隔移植物如果够大，可以雕琢成 20mm×20mm 的鼻中隔鼻小柱移植物、全长 15mm×8mm 的鼻尖移植物以及 2 片鼻翼缘支撑移植物。通常情况下，鼻中隔鼻小柱移植物是由软骨部分和骨性部分组成的，固定时软骨部分位于鼻中隔上部，骨性部分则倚靠在前鼻棘上（图 9.11d）。由于采用"鼻尖分离"方式暴露鼻中隔，移植物的插入相对简单，定形直接在原位完成。移植物位于鼻翼软骨之间，并在鼻中隔尾端向下延伸 2~8mm，这取决于患者想要获得的"鼻小柱显露"程度。术者一旦满意，用 25# 针头贯穿鼻中隔软骨和移植物加以固定。移植物的尾侧缘应比鼻中隔角高 6~10mm，尾侧向下延伸 6~10mm。这种刚性支撑移植物可以满足亚裔患者所需的鼻延长效果，以及合适的鼻尖突出度。鼻中隔与移植物的重叠区域用 4-0 PDS 缝合线缝合 3 针，将支撑移植物固定于鼻中隔尾端和背侧。最后成形时保留一条宽 5~6mm 的鼻小柱移植物，既可作为刚性的鼻尖移植物也可切碎备用。最后的移植物看起来很像"战斧"。

鼻尖移植物：理想情况下，鼻尖移植物是由长而呈倒角的刚性鼻中隔软骨制成的。它被放置在穹隆上方的突出位置，其背侧放置一个帽状移植物加以支撑（图 9.11e、f）。事实上它可能是半长形鼻中隔软骨或耳甲软骨，使用帽状移植物对于维持鼻尖突出度是十分必要的。

鼻背移植物：鼻背移植物为筋膜包裹颗粒软骨移植物，一般取 0.7~1.0mL，置入皮试注射器中（图 9.11g、h）。大多数亚裔患者需要应用厚度均匀的鼻背移植物。目前，我在鼻根部常使用单独的筋膜移植物，在鼻梁上构建鼻背移植物。移植物形状既可以是上下一致的，在鼻尖也可以是呈锥形的，这取决于患者原来鼻背缺陷的程度。重要的是，在获得最大的鼻尖突出度之前不要放置鼻背移植物。而且鼻背移植物不应过短，以免形成明显的鼻尖上凹陷。

截骨术（可选）：如果患者鼻骨宽，我会施行外侧截骨术。但是因为鼻骨不是很高，尽管我用的是弯曲的骨凿，从技术上来讲还是进行从低到低截骨术。截骨术的目标是缩小骨拱的 X 点横轴方向的宽度。尽管亚裔患者鼻骨相对较短，也没有开放的顶板，但还是可以根据指征来操作的。

鼻翼基底调整和鼻翼缘支撑移植物 / 鼻翼缘结构移植物（通常）：亚裔患者进行鼻翼楔形切除时，需要注意两个解剖学特点（图 9.11i）。第一，鼻翼错位是亚裔患者的"常态"而不是个例。第二，这些患者的鼻孔轴线差异较大，从上扬到横向甚至倒转向下的情况都有。手术的目的之一是改变鼻孔形状（圆形到椭圆形），另外要应用鼻翼缘支撑移植物改善鼻孔轴线。更为复杂的是，鼻槛 / 鼻翼联合楔形切除术进一步增加了鼻翼缘塌陷的风险，而且有瘢痕明显的风险。术前与患者的讨论必须强调缩窄鼻翼宽度的局限性，即使这是大多数患者所追求的，还要讨论大多数患者术前未曾预料的术后瘢痕的风险性。只要有可能，我会采用扩大的鼻槛切除术。实际上我用成角度的鼻槛切除术，切口从 3~4mm 的宽度逐渐变窄直至隐没入鼻翼沟，从侧面来看很难发现。

表 9.1 亚洲鼻整形术——自体组织手术

步骤 1	获取筋膜和耳甲软骨
步骤 2	鼻小叶的软组织去脂肪化
步骤 3	获取骨软骨鼻中隔
步骤 4	植入鼻中隔鼻小柱移植物
步骤 5	采用开放式入路放置鼻尖结构移植物
步骤 6	鼻背移植物筋膜包裹颗粒软骨（DC-F）
步骤 7	截骨术（可选择）
步骤 8	鼻翼基底修饰（可选择）

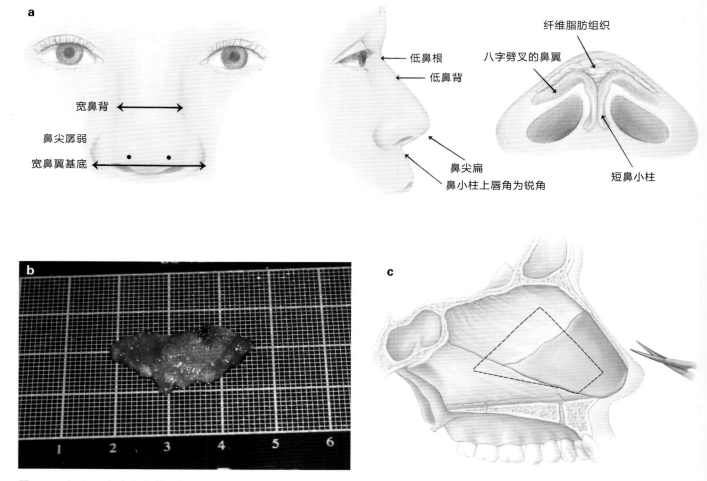

图 9.11 （a）亚裔患者鼻整形解剖。（b）软组织去脂肪化。（c）获取鼻中隔

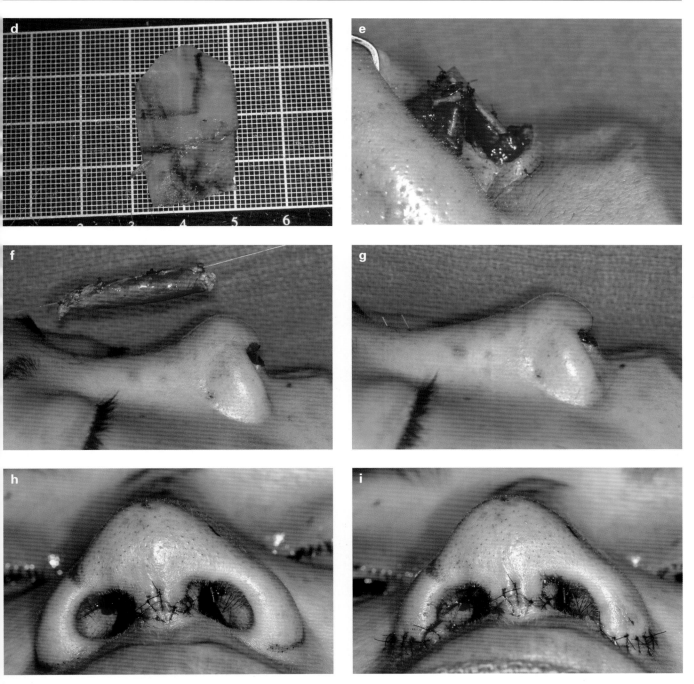

图 9.11（续）（d）鼻中隔小柱移植物。（e）鼻尖移植物。（f、g）鼻背加高（DC-F）。（h、i）鼻翼基底切除

案例研究：亚裔人鼻整形术

分析

一名 32 岁的华裔女性要求做鼻整形术（图 9.12）。她不希望用假体，因为她的几个朋友都因假体而出现了问题。她的手术的关键是塑造更为精致的、突出的鼻尖，增高鼻背，缩窄鼻翼基底。刚性的鼻尖支撑极其重要，因此我设计了"战斧样鼻中隔鼻小柱支撑移植物"。在大多数亚裔人群中，筋膜包裹颗粒软骨移植物的使用，在构建非常自然的鼻背的同时避免了对肋软骨的需求——想想你得多久才能做一次超过 8mm 的鼻背增高手术呢？鼻翼错位现象在亚裔患者中很常见，鼻翼支撑移植物的使用对于支撑鼻翼边缘和改善鼻孔方向很有必要。术后 6 年随访时，患者恢复良好，未行修复手术。

手术技术要点

（1）获取筋膜和耳甲软骨。

（2）采用开放式入路进行鼻小叶软组织去脂。

（3）分离鼻尖，获取最大量的骨软骨鼻中隔组织。

（4）鼻小柱插入三角形移植物和双侧"加固捆扎"移植物（短的撑开移植物）。

（5）在鼻小柱支撑杆上缝合鼻翼软骨，然后覆盖结构鼻尖移植物。

（6）用筋膜包裹完全来自耳软骨颗粒软骨（0.7mL）的移植物垫高鼻背。

（7）鼻槛 / 鼻翼楔形联合切除（2mm）。

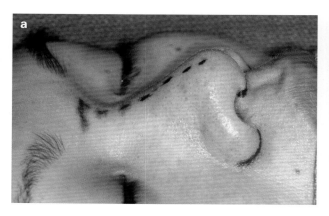
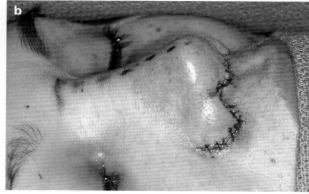
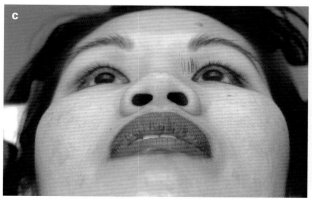
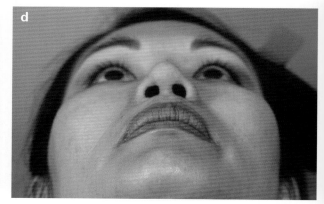

图 9.12 （a~l）术前、术后对比

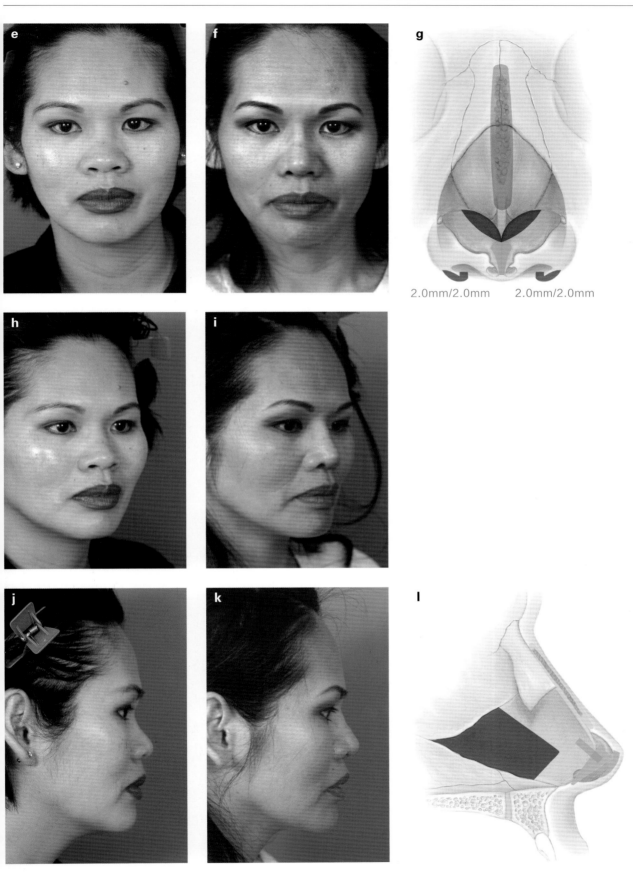

2.0mm/2.0mm　　　　2.0mm/2.0mm

图 9.12（续）

**非裔人
鼻整形术**

　　尽管存在广泛的个体差异，但非裔人的鼻形通常是低鼻，突出度不足的鼻尖，宽大的鼻翼基底，以及退缩明显的鼻小柱鼻唇角。此类病例在技术上有很高要求，为了取得良好的手术效果，必须对患者做出重大承诺。非裔人鼻整形术会用到亚裔人的所有手术步骤，但程度更甚（图9.13）。必须最大化延长鼻小柱，将鼻翼软骨固定在鼻小柱支撑物上，进行两点固定而不是一点固定。在不使用硅胶假体的情况下，可能需要用真正的"复合移植物"重建鼻背，复合移植物的下方是坚实的鼻中隔移植物，上方则是筋膜包裹颗粒软骨（DC-F）移植物。同时必须进行鼻槛/鼻翼楔形联合切除术。

　　注意： 外科医师必须敏锐地洞察患者手术要达成的意愿，以及他们的种族认同感和对保留种族面部特征的关注度。某些患者需要最小限度的改善，另一些患者需要适度的改变，而少数患者则需要最大限度的改变。我们可以回顾一下 Matory 1998 年的关于不同种族鼻整形术的精彩文章。

手术技术

　　软组织的去除脂肪操作： 鼻尖下小叶的标准去脂方式是通过开放式入路采取软骨下切口切除鼻翼表面的软组织。

　　鼻小柱支撑： 在大多数情况下，先插入一个大的鼻小柱支撑移植物，将内侧腿/中间腿向上推进，有效地延长鼻小柱，然后缝合2针。支撑移植物就位后，鼻小柱基底从上唇向上推进，在鼻小柱分叉点处用25#针头固定。插入鼻小柱支撑固定缝合线，然后取掉针头，尽可能地推高鼻翼，再将第2个鼻小柱支撑移植物置于鼻小柱分叉点之上。

　　鼻尖移植物： 将边缘锐利的鼻中隔软骨置于鼻尖突出的位置作为鼻尖移植物，透过较厚皮肤来获得鼻尖表现点。通常要在其后放置较坚实的软骨作为"背部支撑（Backstop）"，以迫使鼻尖移植物向下压迫来提供与帽状移植物类似的对抗力。如果整个鼻尖下小叶很平坦，我会在下小叶上增加一个短的鼻尖移植物。

　　鼻背移植物： 我们通常需要找到一个平衡点，切除少许软骨拱（＜2mm），然后使用筋膜包裹颗粒软骨移植物进行全长形鼻背增高。严重低鼻患者，首先放置一个薄的（1~2mm）全长形软骨移植物，然后在其上放置筋膜包裹颗粒软骨的轮廓移植物。软骨移植物为皮肤罩提供了支撑，还改善了骨性鼻拱与软骨鼻拱之间视觉上的分离感。

　　鼻基底： 鼻翼基底部的异常宽大使得鼻翼扩张和鼻槛暴露无遗。如果鼻小柱支撑移植物效果明显，则鼻孔形状会由圆形变为椭圆形，轴向由横向变为45°。在非裔人患者中，我会毫不犹豫地施行 3mm/6mm 和 4mm/8mm 的鼻槛/鼻翼楔形联合切除。一般认为中面部三角区很难会出现瘢痕疙瘩。

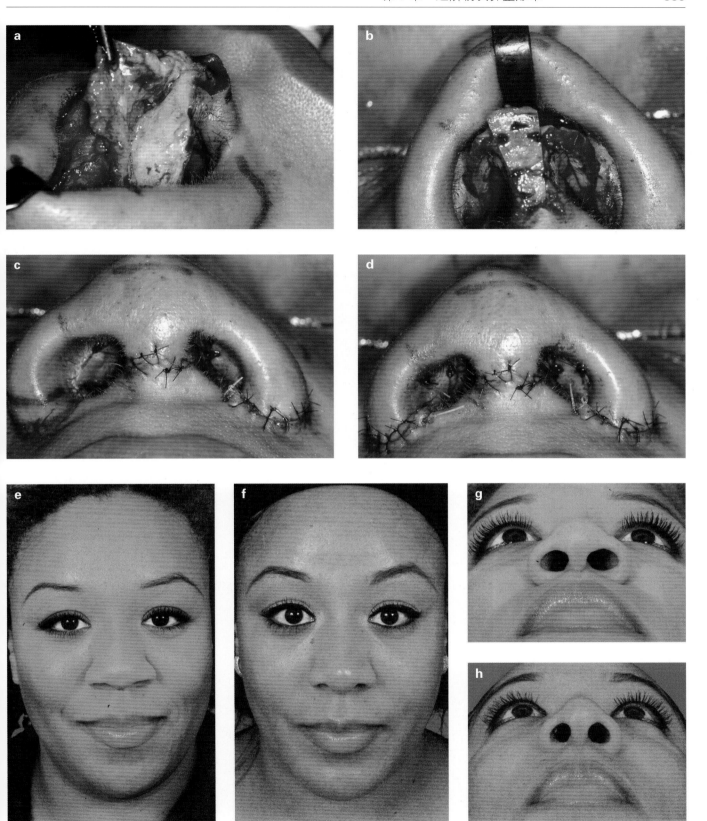

图 9.13 （a）去除软组织的脂肪。（b）鼻尖移植物。（c、d）鼻槛/鼻翼楔形联合切除重建。（e~h）一位 35 岁的女性想要她的鼻子有明显改善

分析

一名 18 岁的学生觉得她的鼻子太大，太没有吸引力（图 9.14a~d）。她想要得到明显改善，但又不能影响她的种族特征。手术要点：①软组织罩去脂肪。②鼻中隔支撑移植物。③鼻尖结构移植物。④鼻背放置 0.8mL 筋膜包裹颗粒软骨移植物。⑤鼻槛 / 鼻翼楔形联合切除（3mm/4mm）。1 年后随访患者很满意，但她也说自己接受度很高，当时手术可以再激进一些，会带来更大的改善。

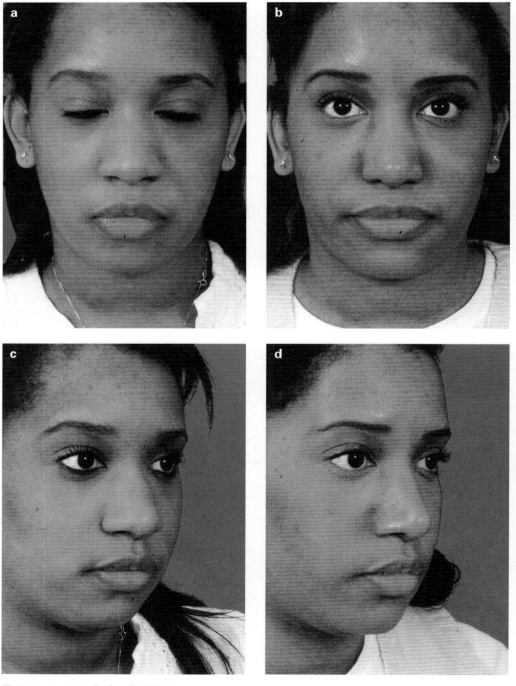

图 9.14（a~h）术前、术后对比

分析

　　一位 54 岁的女士想知道怎样才能修复她扁宽的鼻子（图 9.14e~h）。她的鼻翼间宽度为 55mm，鼻背长度（N–T）为 28mm。手术方案包括隆颏术、颏下吸脂术和内镜下额部提升术。鼻整形术方案包括以下几点：①少量去脂。②获取肋软骨。③获取鼻小柱支撑移植物和结构鼻尖移植物。④鼻背为 6mm 厚肋软骨移植物，上覆 4mm 厚的筋膜包裹颗粒软骨（DC–F）移植物。⑤鼻翼缩窄切除 4mm/6mm，双侧植入鼻翼缘移植复合材料。术后，患者说她有生以来第一次感觉自己很漂亮。

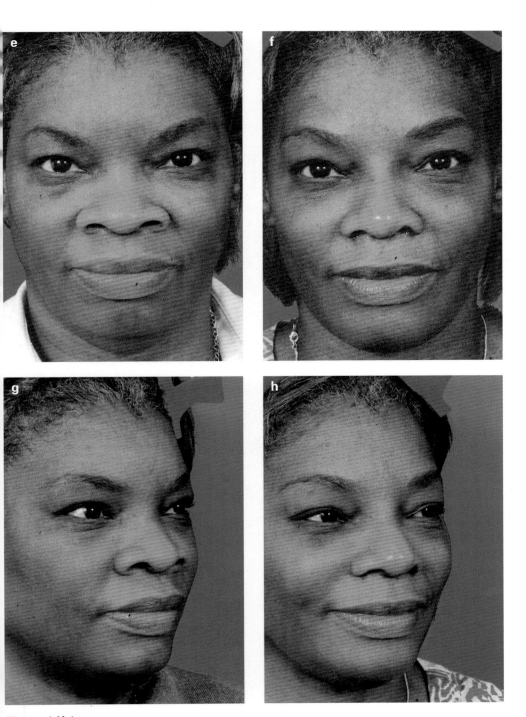

图 9.14（续）

修复
鼻整形术

作为外科医师，他们不喜欢修复自己的患者，这会令其经常觉得这代表他们的手术失败了，没有达到最初的预期。而我已经学会了接受修复手术并努力从中汲取经验。在术前访视时我会向患者说明，我的手术 3 年修复率为 5%~7%。再次修复时大部分的手术费用我不收取，但要求患者支付使用手术室的费用和（或）麻醉费。为什么我的修复率会这么高呢？首先，我认为我更喜欢接诊其他整形外科医师介绍的更为困难的初次手术病例，而且在大多数情况下，我试图从审美上最大限度地改善患者。其次，我不会试图避免修复手术，也不会让患者感到为难。我宁愿让一个快乐的患者推荐我，也不愿让一个失望的患者贬低我。最后，我在最初的手术中已经竭尽全力但是依然存在问题，我总是很想知道到底是哪里出了问题。记住：只有你能够帮自己找到手术失败的原因，修复自己做过的手术肯定能让你更加全身心投入。以下是两个病例带给我的经验。对于鼻根移植物，粉碎后的鼻中隔软骨总是会显形，所以我转向使用切除的鼻翼软骨，但仍然有 10% 的患者会出现问题，然后我又开始使用筋膜包裹颗粒软骨，终于鼻背不再显形——显形率为 0。对于撑开移植物来说，由于移植物的头端穿过开放的顶板，偶尔会出现鼻背隆起现象，我的解决办法是采用两点头侧重叠缝合法固定缝合移植物。

在写这个章节的准备过程中，我连续回顾了自己的 100 例鼻整形手术，平均随访 18 个月。我的发现令自己非常吃惊，但也极具实用性。在这 100 例中共计施行 7 次修复手术，我分类如下：① 1 例患者在开放式入路进行鼻整形术后出现鼻尖上区过于饱满。② 2 例患者行闭合式入路手术后鼻尖形态改善不充分。③ 2 例出现鼻背驼峰，其中 1 例源于骨性鼻拱磨锉不足，另外 1 例可能是由于支撑移植物的问题。④ 2 例出现"大笑支撑杆现象"（支撑物在患者不由自主大笑时由于支撑移植物跨越前鼻棘弹跳发出咔嗒声，而正常谈话或微笑时并不出现此现象）。总体来说，手术返修率不高，再次手术难度不大也不复杂。修复起来也比较有趣。开放式入路可以改为闭合式入路，而闭合式入路则可能改为开放式入路。通过软骨间切口切除鼻尖上区瘢痕组织是一种简便易行的方法。闭合式的鼻尖需要放置一个内侧腿间支撑移植物，另外还要缝合之前制作好的对称性鼻翼缘条带（图 9.15）。鼻小柱支撑移植物经由贯穿切口底部短缩。经过审慎考虑后，我确信我能够在处置室里用 16# 针头把支撑移植物的底部分开。通过软骨间切口用锉刀磨平鼻背部。我为什么要费尽心思找出 100 例患者制成表并分析每一例患者呢？因为我开始从审美角度逐渐观察到了手术不够完美的原因。具体来说，我发现自己没有充分地降低驼峰的骨性鼻背，而且可能在处理长而下垂的鹰钩鼻时，在前鼻棘交界处过度地切除了鼻中隔尾侧端。虽然意识到自己的不足并进行修复手术是一个痛苦的过程，但每年回顾性分析自己的手术病例更是一个重要的学习过程，在此我强烈推荐你要这样做。

分析与评论

　　这位患者要求做鼻整形手术，但希望得到完全自然的鼻子。她主要关心的是鼻部侧面轮廓整形，而不是鼻尖（图 9.15a、d）。1 年后她又来院，想让鼻尖向上旋转一些，变得更为精致。手术采取开放式鼻尖缝合技术，缝合方法包括：鼻小柱支撑移植物缝合（CS），穹隆成形缝合（DC），穹隆间缝合（ID），鼻尖定位缝合（TP）（图 9.15c、f）。对我个人而言，此次修复手术展示了开放式鼻尖缝合技术对突出度、表现点和鼻尖位置的所有优势。

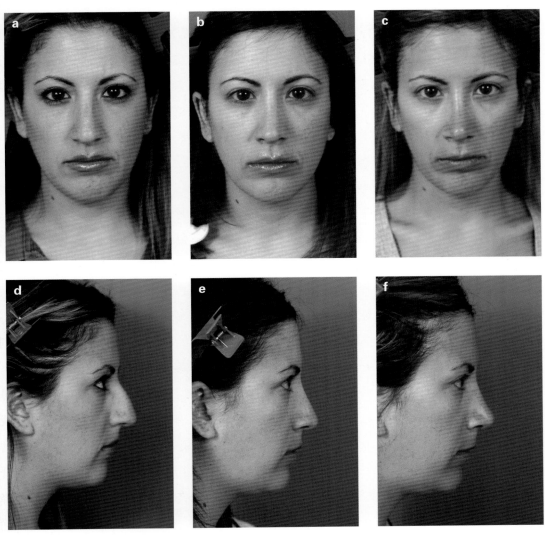

图 9.15　（a~f）术前、术后对比

毫无疑问，错误的患者选择和过度的缝合可能会产生复杂的问题，包括"咆哮犬样的 Snarlip"鼻尖上旋。再次警告大家不要过度收紧所有的缝合线，要刚好达到预期的效果就停止，这一点必须遵守。比如说，在薄的皮肤下收紧穹隆缝合线会产生尖锐的鼻尖表现点，而不是一条微妙的曲线。鼻尖定位缝合的风险最大，因为它会使鼻尖过度旋转而导致患者不开心。虽然希望她们耐心等待 1 年再次手术，但这种情况下我可能会不得不选择在几周内进行手术。过多的鼻小叶下长度可能是由"外侧腿软骨窃取"现象造成的，在这种技术中，穹隆缝合是在外侧腿软骨上而不是在穹隆处，不经意间可能会增加 4~6mm 的鼻小叶下长度。手术出现失败通常是术前分析失误导致的疏忽，也可能源自未行截骨术或鼻翼切除术。

开放式入路鼻尖移植物技术已经彻底改变了鼻整形术，但对于先行者和追随者来说，是存在不同的学习曲线的。首先要避免在插入内侧腿支撑移植物时过度收窄鼻小柱或穹隆。如果内侧腿间距太过靠近，那么鼻尖的移植物就会顶在下小叶上，形成鼻小柱悬垂，而不是和谐统一的鼻尖形态。此外，突出的鼻尖移植物必须使用帽状移植物或刚性鼻背支撑物，来抵抗术后来自瘢痕组织的折叠收缩力。

那么我选择什么时间来做修复手术呢？答案是通常不超过 1 年。唯一的例外是鼻背移植物或鼻尖移植物发生明显移位时。我曾为出现鼻背移植物移位的患者在第 10 天就做调整手术，我愿意这样做。同时，我还在术后第 6 周的时候修复了 1 例采用复合移植物后出现鼻尖挛缩的患者，以满足这位患者的苛刻要求。每一例修复手术都必须给患者带来美学上的收益，同时希望为外科医师带来可以汲取的经验。

随着时间的推移，鼻整形医师应该会看到手术复杂性和修复频率的双重降低。基本上，修复指征应局限于某一区域（鼻尖、鼻孔等）或某一主要问题（不对称）而不是多个问题并存。鼻整形术不是一个静态的手术，随着新技术的应用，一定会有相应的学习曲线和新的问题出现。我有一句忠告，永远不要主动向患者建议进行修复，要让他们自己去要求进行修复。修复手术只会让事情变得更好，但永远不可能变得完美。

分析与评论

　　这是我在过去 6 年里做过的最糟糕的一次初次鼻整形手术。在最初的手术中，我尝试采用闭合式入路，但由于无法控制鼻尖软骨的形态，我转为开放式入路（图 9.16a、d）。术中插入鼻小柱支撑移植物，进行鼻尖缝合：鼻小柱支撑移植物缝合（CS）、穹隆成形缝合（DC）和穹隆均衡缝合（DE）。术后 1 年时患者尚感满意。然而 6 年后患者鼻部出现明显不对称，右斜位鼻尖塌陷尤其明显（图 9.16b、e），必须行修复术（图 9.16c、f），步骤如下：

（1）从左侧颞区像之前取颞肌筋膜一样取出暂存的软骨。

（2）重新打开鼻尖，切除 L 形撑开移植物的头侧端。

（3）在抬起的皮肤罩下铺上"筋膜毯"。

（4）将颗粒软骨（DC）植入鼻尖上区的筋膜下。

（5）将外侧腿支撑移植物（LCSG）沿鼻孔缘走向缝于外侧腿。

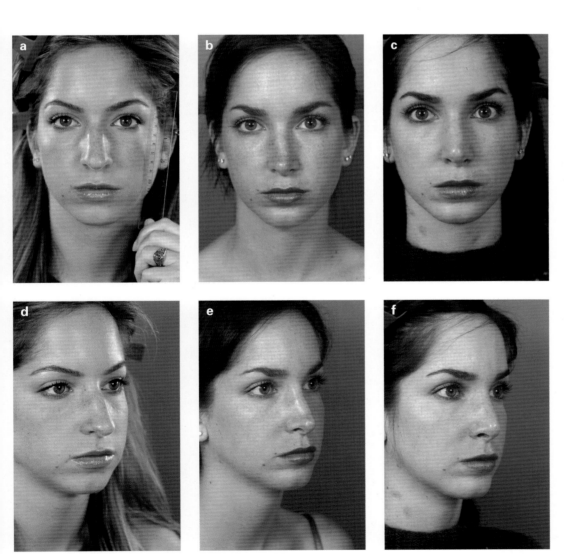

图 9.16　（a~f）术前、术后对比

鼻部填充物：瑞蓝（Val Lambros[1] 医师）

向鼻内注射填充物来调整鼻部轮廓的做法由来已久。20 世纪早期流行使用石蜡，20 世纪 80 年代开始广泛使用胶原蛋白。在过去的 10 年中，面部和鼻子的注射填充物越来越流行。截至目前，这些材料包括：①自体脂肪。②透明质酸产品，如瑞蓝（Restylane）和乔雅登（Juvederm）。③含钙产品，包括钙羟基磷灰石（CH）、微晶瓷（Radiesse）。它们可以用来矫直鼻形，掩盖鼻尖移植物的边缘，填充分裂的鼻尖，并可覆盖显形的鼻骨（图 9.17）。成功填充的效果令人印象深刻，使得看上去平庸的鼻子变得美丽，且不需要进行复杂的二次手术。

个人偏好

在各种注射填充物中，我更喜欢透明质酸产品，这是因为它们的持久性、可逆性以及膨胀性状。在鼻根处注射脂肪效果尚可，除此之外的地方脂肪注射隆鼻的效果欠佳。因为脂肪材质黏稠难以注入有限的空间内，因此脂肪的二次注射十分常见。一些医师认为钙羟基磷灰石、微晶瓷注射可以维持更长时间，但在我的临床经验中并非如此。此外，微晶瓷注射一旦失误后是不可逆的。

透明质酸（瑞蓝，Restylane）填充物最开始是用于鼻唇沟的治疗，预估持续时间为 6~8 个月。对面部无运动区的进一步研究表明，透明质酸的持续时间具有部位特异性。下睑与眉部可以超过 3 年。当注射在鼻内时，持续时间是取决于注射位点的。透明质酸在鼻尖和鼻翼基底部位的紧密组织内，似乎比近端鼻背和鼻根的松散组织内维持时间更长。我已经观察到透明质酸注射在鼻尖的维持效果甚至可超过 3 年，而注射在鼻根则大约维持 1 年。

注射技巧：第一，要在鼻子上做标记。我发现这是注射过程中最有趣的步骤。要仔细研究鼻部形态，找到那些增加些许体积就能显著改善鼻部轮廓的位点。第二，使用利多卡因麻醉，不要使用肾上腺素。避免使用肾上腺素的原因是为了评估注射时血管损伤的蛛丝马迹，譬如皮肤发白等现象，如果使用肾上腺素，则在已发生血管收缩的皮肤区域难以发现这些迹象。麻醉药膏也容易引起皮肤表面血管收缩，因此要避免使用。我通常会在注射的部位冰敷 5s，然后注射少量的局部麻醉药，浸润到所需范围。第三，注射填充剂。我通常会选取 30# 针头，回抽确认后注射少量瑞蓝。如果看到产品从邻近的皮肤孔流出，则需要降低注射压力并更换针头。产品本身难以在产生瘢痕的鼻尖扩散，所以通常需要 4~5 个注射点位。令人惊讶的是，鼻尖需要的填充剂量会很少，通常为 0.1~0.2mL，另外鼻背部也不适合过量填充。

要注意的点：虽然过量填充可以修饰鼻部缺陷，这一点极具吸引力，但出现问题

---

[1] Dr. Val Lambros lambrosone@aol.com. Dr. Lambros has no financial conflict of interest and is not a paid consultant for any product.

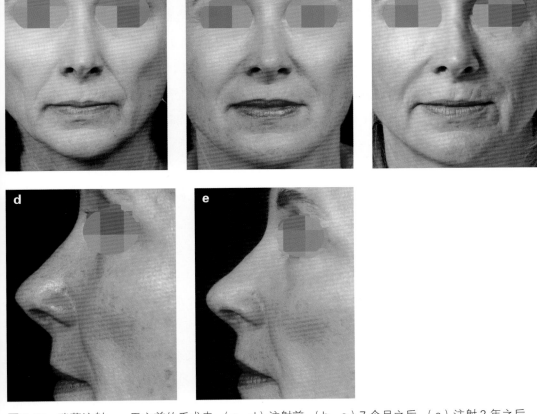

图 9.17　瑞蓝注射——无之前的手术史。（a、d）注射前。（b、e）7 个月之后。（c）注射 2 年之后

的可能性也会随之增加。分阶段治疗严重瘢痕增生的鼻尖要安全得多。如果发现皮肤发白，可以轻轻按摩几分钟。如果现象持续存在，则需要用透明质酸溶解酶注射溶解该区域。透明质酸溶解酶通常提取于牛肉。使用前需要询问患者是否对牛肉产品过敏，或者是否对蜜蜂叮咬高度过敏，因为蜜蜂叮咬也会释放透明质酸溶解酶。患者过敏现象比较罕见，若仍有疑问，可以在手臂注射几个单位透明质酸溶解酶做皮试。透明质酸溶解酶常规用生理盐水配置为浓度 150U/mL 的溶液。如果在像鼻尖这样的小区域出现血管栓塞问题，则在 1mL 生理盐水中注入 20U 的透明质酸溶解酶局部注射就可以解决问题。此外，无论何时注射透明质酸溶解酶，均能消除透明质酸注射导致的轮廓畸形。如果轮廓畸形是由其他填充剂引起的，如微晶瓷（Radiesse），则注射透明质酸溶解酶没有效果。

注射后管理

　　我会告诉患者注射后会存在局部肿胀以及减轻肿胀的方法。淤青通常不是大问题，会持续几周。离开诊室的时候，患者通常都很高兴，因为肿胀本身就能让他们的鼻部形态看起来更好。透明质酸产品在吸收水分的作用下会膨胀约 30%，其轮廓在第一天后就会改善。大多数患者反馈说鼻形在第 1 周左右有了很大改善。我会告知多数注射透明质酸的患者，他们的鼻子不建议行二次手术，因此他们对任何鼻部改善都会感觉很满意。

鼻部填充剂（Dr. Miles Graivier[2]）

可注射填充剂提供了一种非手术方法来矫正鼻子的局部缺陷。选择可注射填充剂的主要因素是有效性、安全性和持久性。目前，在美国没有任何一种皮肤填充剂被特别地批准用于鼻部缺陷或鼻部轮廓矫正。在失去支撑和功能损伤的情况下，开放式入路鼻整形术是必要的。微晶瓷是一种可注射的填充材料，由羟基磷灰石钙微球（Calcium Hydroxylapatite, CH）合成，悬浮于含水的载体凝胶中，配方中微球含量为 30%，凝胶为 70%。这些均匀的微球（直径 25~45μm）十分光滑，与人体骨骼和牙齿的矿物质组分相同。由于在体内有天然生成的 CH 成分，因此 CH 具有生物相容性、无毒无刺激性以及无抗原性。对面部美容矫形的维持时间为 10~18 个月，完全矫形期平均为 1 年。在美国食品药品监督管理局（FDA）用于注射鼻唇沟安全性的研究中，40% 的鼻唇沟（87 例患者中的 35 例）在最初注射后 30 个月的效果为"改善"。

适应证

鼻部填充物的选择对预后及避免并发症至关重要。在最初使用填充剂塑形鼻子时，应考虑使用作用时间更短、非动物源性、稳定的透明质酸凝胶（瑞蓝、乔雅登、Pre-velle Silk）。通过注射透明质酸溶解酶（Vitrase 20~30U）能使这些填充剂的注射效果变得可逆。这种可逆性为医师和患者提升了安全感，尤其在鼻尖、鼻小柱和鼻翼这样的瘢痕粘连和血管损害更易发生的部位。在这些区域，我始终建议首先使用透明质酸产品。我个人较喜欢的品牌是瑞蓝。我发现瑞蓝较少发生外扩现象，这样在凹陷区或要填充垫高局部特定区域时就更容易。如果用透明质酸可以获得良好的矫形效果，而且没有不良反应发生，那么下一次就可以使用更持久的填充物。

鼻部填充物可以改善鼻背、鼻侧壁、鼻尖、鼻小柱、鼻翼的缺陷和轮廓。它可以在鼻背和鼻侧壁广泛使用而无明显并发症。除了填充特定的缺损和凹陷外，羟基磷灰石钙微球还可以在注射后塑形。注射量按照 1∶1 比例进行矫形，然后手工塑形顺滑鼻部形态，以达到预期的效果。在鼻背和鼻侧壁以及鼻基底畸形的塑形中，可以一开始就注射更持久的药物，如微晶瓷，同时不会增加损害血管的风险。

注射技术

注射微晶瓷时加入利多卡因可以使操作相对无痛，使用 28~30G 针头推注时更为顺畅。在我的临床实践中，微晶瓷的注射量通常为每次 0.1~1.3mL。如果患者皮肤很薄，有瘢痕增生或粘连明显，则应谨慎操作。

2　Dr. Miles Graivier, North Atlanta Plastic Surgery（Private Practice, Roswell, GA,），e-mail address: mgraiviermd@mindspring.com.
信息披露 Graivier owns 医师持有 BioForm Medical 公司股份。他还是临床顾问委员会的医学教育人员。

使用并执行序列治疗。瘢痕和皮肤较薄的区域血管更容易受到损害。在每个瘢痕区域进行 0.1mL 的小剂量填充剂注射将使皮肤逐渐扩张。可以每隔 4~6 周重复注射 1 次，直到完全矫正为止。即使采用连续注射方法，也可能无法完全矫正所有缺陷。将填充剂注射在真皮下方，但刚好在骨膜或软骨膜上方。将针头置入所需的平面中，然后在缓慢拔出针头时呈线形进行扇形注射。注射材料散布到整个区域。沉积后，进行手动成型以对轮廓进行塑形。应该避免注射到太浅的水平，尤其是真皮层。鼻部皮肤具有较高的抵抗力，与面部其他部位相比，其拉伸的可能性较小。此外，填充物注入鼻孔会导致材料从毛孔中露出。可能会出现可见的填充物和结节，但更可能出现皮肤变白的现象，这表明毛细血管闭塞。

特殊区域

鼻背 / 鼻侧壁：为了矫正鼻背或鼻侧壁，患者需采取坐位标记注射区域。局部麻醉后，将微晶瓷呈扇形以多条细线注射，由深及浅向鼻子的高点推进。分层次交叉注射可以增加突出度，有利于凹陷区域的抬升。切记要避免将微晶瓷注射到真皮层。

鼻尖轮廓：可以使用微晶瓷改善鼻尖和鼻尖上区的形态。在皮肤薄和鼻尖移植物清晰可见的患者中，需要在移植物与真皮层之间注射微晶瓷。需要着重强调的是，鼻尖的抬高和突出度的增加可以通过鼻尖下小叶和鼻小柱的延长来实现。要垂直线状注射填充到鼻小柱的上半部分，位于中间脚前面的鼻尖区，并少量注入鼻尖上区域。所需的微晶瓷总量很少超过 1mL。填充物可以使下外侧软骨不对称的鼻尖趋于平衡，更加对称。

鼻小柱：僵硬的瘢痕组织以及缺乏有效的骨性支撑使得鼻小柱存在的缺陷难以矫正。在注射填充物之前使用局部麻醉药拉伸瘢痕区域可能会有所帮助。注射量要少，单次很少超过 0.1mL，如果需要完全矫正，可以每个月重复 1 次。

治疗后的护理和不良反应

一般不需要进行特殊的注射后护理，冷敷和应用非甾体消炎药就足够了。患者可能有轻微肿胀或红肿持续 1~2 天，这通常是暂时性的。其他反应包括注射部位的疼痛、变色和压痛。太过浅表的注射可能会在皮肤上出现色素沉着，这可用磨皮术或激光去除。如果产生结节或注射了过多产品，则可以保守性地将少量类固醇（0.1mL 的 Kenalog10）注入结节。如有必要，可以在 4 周内重复注射。如果注射剂为透明质酸，则用透明质酸溶解酶代替类固醇来缩小结节。如果保守治疗失败，可能需要通过手术切除。

将任何填充物注入鼻子，都存在损伤血管的潜在风险。如果发现皮肤变白，建议立即用手指进行有力的按摩以分散注射材料，直到出现毛细血管再通迹象。按摩几分钟后，如果毛细血管灌注依然孱弱，则应使用硝酸甘油贴剂、热敷、口服血管扩张剂等，甚至使用高压氧疗法。如果使用的是透明质酸，必须注射透明质酸溶解酶加以溶解。

患者满意度

大多数来就诊的患者会抱怨自己的鼻子不对称，存在凹陷或有轮廓畸形，他们都很乐意接受填充类的非手术治疗方式，来矫正鼻整形术后不满意的外观。与外科手术相比，很短的恢复期、轻微的肿胀和极少的费用对大多数患者来说都极具吸引力。由于填充类操作可以使患者的鼻子产生立竿见影的效果，所以满意度非常高。我会建议对患者在 4~6 周内回访进行评估，如有必要则再次注射。

综上所述，我们已经证明注射微晶瓷可以作为一种非手术方法，具有矫正鼻子局部的、非连续性、功能性美学缺陷的价值。它可以提供 1∶1 比例的矫正，即刻塑形效果立竿见影。

填充剂：结论性的思考

填充物注射对鼻子的整形效果令我印象深刻，但是，我认为必须仔细选择病例。一部分存在鼻部畸形的患者可以用填充物暂时加以矫正。如图 9.17 所示，该患者获得了极好的结果，但填充物在 3 年后完全消失了。如图 9.18 所示，该患者通过注射微晶瓷，几乎奇迹般地矫正了一种非常困难的计划进行二次修复的鼻畸形。但它本质上是一个补充解决方案，而不是一个结构调整方案。这两者有什么区别呢？首先，她的呼吸功能几乎没有改善。其次，由于鼻整形术后鼻翼边缘塌陷导致鼻尖夹捏现象，鼻尖的外观没有改善。然而，当微晶瓷代谢后患者怎么办？是接受逐渐下降的趋势抑或通过手术进行彻底的矫正？外科医师如何处理这种联合鼻畸形？如何最终判断皮肤罩情况或结构性复位的要求？材料是否好取？在注射时，皮肤罩受到了多大程度的损伤？有多少填充物无意中被注射在了真皮层中？很少有外科医师愿意谈论填充材料注射后的真正并发症。如图 9.19 所示，填充剂会对皮肤罩造成真正的损伤，尤其在二次填充注射病例中。此患者注射瑞蓝后效果极佳，随后希望得到更持久的效果，然后注射微晶瓷后出现了难以纠正的并发症，留下了终身遗憾。对此我有两点忠告：①永远不要成为第一个吃螃蟹的人，最好让先行者去弄清什么可行，什么不可行。②注射材料的选择宜从瑞蓝开始，只有在你具有丰富经验的前提下才去使用微晶瓷。

注：除本节中提到的注射填充物的患者外，本书中所有其他患者均未使用填充物注射鼻部以增强其效果。这可能是最后一本"没有填充物"的鼻整形手术参考书了。

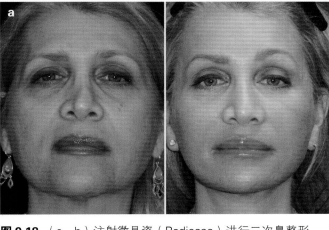
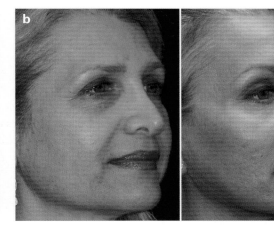

图 9.18　（a、b）注射微晶瓷（Radiesse）进行二次鼻整形

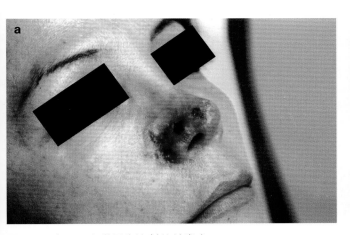
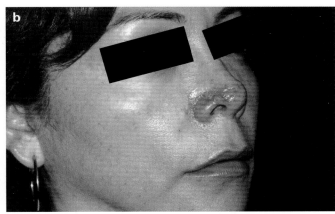

图 9.19　（a、b）微晶瓷注射的并发症

[1] Becker H. Nasal augmentation with calcium hydroxyapatite in a carrier-based gel. Plast Reconstr Surg 121: 2142, 2008.

[2] Bizrah MB. Rhinoplasty for Middle Eastern patients. Facial Plast Surg Clin N Am 10: 381, 2002.

[3] Byrd HS, Salomon J, Flood J. Correction of the crooked nose. Plast Reconstr Surg 102: 2146, 1998.

[4] Constantian MB. An alternate strategy for reducing the large nasal base. Plast Reconstr Surg 83: 41, 1989.

[5] Daniel RK. Surgical techniques for bulky, boxy, and ball tips. In: Operative Techniques in Plastic and Reconstructive Surgery. Philadelphia: WB Saunders, 2001a.

[6] Daniel RK. Rhinoplasty: Large nostril/small tip disproportion. Plast Reconstr Surg 107: 1874, 2001b.

[7] Daniel RK. Hispanic rhinoplasty in the United states with emphasis on the Mexican American nose. Plast Reconstr Surg. 112: 224, 2003a.

[8] Daniel RK. Asian Rhinoplasty (Video). Alexandria, VA: American Academy of Facial Plastic and Reconstructive Surgery, 2003b.

[9] Daniel RK. Middle Eastern update Plast Reconstr Surg 124: 1630, 2009.

[10] Dayan SH, Bassichis BA. Facial dermal fillers; selection of appropriate products and techniques. Aesthet Surg J 28: 335, 2008.

[11] Jansen DA, Graivier MH. Evaluation of a calcium hydroxyapatite-based implant (Radiesse) for facial soft-tissue augmentation. Plast Reconstr Surg 118: 22, 2006.

参考文献

[12] Flowers RS. Surgical correction of the East Asian nose. In: Daniel RK (ed) Aesthetic Plastic Surgery: Rhinoplasty. Boston: Little, Brown, 1993.

[13] Gruber RP, Friedman GD. Suture algorithm for the broad or bulbous nose. Plast Reconstr Surg 110: 1752, 2002.

[14] Guyuron B, Ghavami A, Wishnek SM. Components of the short nostril. Plast Reconstr Surg 116: 1517, 2005.

[15] Hamra ST. Repositioning the lateral alar crus. Plast Reconstr Surg 92: 1244, 1993.

[16] Matory WE Ethnic Considerations in Facial Aesthetic Surgery. Philadelphia: Lippincott-Raven, 1998.

[17] McCullough EG, Fedok FC. The lateral crural turnover graft: correction of the concave lateral crus. Laryngoscope 103: 463, 1993.

[18] Neu BR. Suture correction of a nasal tip cartilage concavities. Plast Reconstr Surg 98: 971, 1996.

[19] Nishimura Y, and Kumoi T. External septorhinoplasty in the cleft lip nose. Ann Plast Surg 26: 526, 1991.

[20] Ortiz-Monestaerio F, Olmedo A, Iscoy LO. Rhinoplasty in the Mestizo nose. Clin Plast Surg 4: 89, 1977.

[21] Porter JP, Toriumi DM Surgical management of the crooked nose. Aesth Plast Surg 26: 1, 2002.

[22] Romo T III, Sclafani AP, Falk AN, et al A graduated approach to the repair of nasal septal perforations. Plast Reconstr Surg. 103: 66, 1999.

[23] Roofe SB, Murakami CS. Treatment of the posttraumatic and postrhinoplasty crooked nose. Facial Plast Surg Clin North Am 14: 279, 2006.

[24] Rorhrich RJ. External approach to Black rhinoplasty. In: Daniel RK (ed) Aesthetic Plastic Surgery: Rhinoplasty. Boston: Little, Brown, 1993.

[25] Rorhrich RJ, Ghavami A. The Middle Eastern nose. In: Gunter JP, Rohrich RJ, Adams WP (eds) Dallas Rhinoplasty: Nasal Surgery by the Masters. QMP, 757–772, 2007.

[26] Rorhrich RJ, Gunter JP, Deuber MA, et al The deviated nose: optimizing results using a simplified classification and algorithmic approach. Plast Reconstr Surg 110: 1509, 2002.

[27] Sclafani AP, Romo T, Barnett JG, Barnett CR. Adjustment of subtle postoperative nasal defects: Managing the "near-miss" rhinoplasty. Facial Plast Surg. 19: 349, 2003.

[28] Toriumi DM. Structural approach in rhinoplasty. Facial Plast Surg Clin North Am 13: 93, 2005.

[29] Toriumi DM, and Ries WR. Innovative surgical management of the crooked nose. Facial Plast Clin 1: 63, 1993.

第 10 章　二次修复性鼻整形术：手术技术

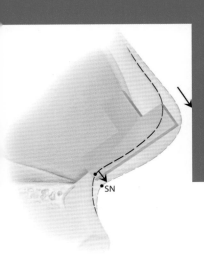

引言 二次修复性鼻整形术是可以被教会的吗？据以下 3 个不可避免的事实可说"不！"：①变化极为丰富的正常鼻腔解剖结构常被早期手术破坏并被瘢痕挛缩扭曲。②当术中发现情况与术前预期明显不同时，手术计划必须要做根本改变。③病例的多样性使得学习外科诊疗思路变得困难。最终，二次修复性鼻整形术必须基于初次鼻整形术的基本原则。根本没有人能提供出处理二次修复性鼻整形术的统一做法。正如从医学院学生到住院医师再到主治医师的进展一样，大多数外科医师应该在 3~5 年从施行初次鼻整形术演进到施行自体二次修复性鼻整形。注意：二次修复性鼻整形术定义为初次鼻整形术由另一位外科医师进行的情况，而修复调整性手术是指你再次修复自己做过的初次手术。

在本章中，我已经强调了二次修复性鼻整形术与初次病例和所需的进阶手术技术的区别。在第 11 章中，我回顾了决策过程以及如何选择合适的技术。无论如何强调都不算过分——这里没有 1 级病例或 2 级病例。在接受二次修复性病例之前，你必须是一位称职的鼻整形外科医师，而且在初次病例方面具有丰富的经验。外科医师必须能够熟练地采集和使用肋骨移植物，因为许多患者将不能获得足够的鼻中隔软骨并且外耳也不具有结构上的足够量。如第 12 章所述，美容重建鼻整形已成为一个独特的存在。其情况格外复杂，需要掌握比二次修复性鼻整形术更强的手术技巧。

概论

是什么因素让二次修复性鼻整形术如此困难？在写这本书时，我试图设计一个术前"评分表"来确定 2 级病例的难度。某些因素是显而易见的——先前手术的次数、先前手术是由几位术者施行的、鼻中隔的可用性、皮肤厚度等。我开始认为患有早期单次闭合鼻整形术且可触及鼻中隔的女性患者应该是一个容易操作的二次修复性病例。然而当我对这样的一位患者进行手术后却发现她的整个鼻翼软骨已经从腿踏板以上被切掉了，从而迫使我重建了整个鼻尖。问题的关键是，在打开它们之前，你不知道在 2 级病例中哪些结构被动过了，哪些结构还可以用。因此，每一个二次修复性鼻整形术都很复杂，你必须为任何可能的情况做好准备（图 10.1）。

先做好初次鼻：从外科医师的角度来看，这样的手术其实就是最简单的二次手术。患者经常抱怨自己的鼻尖没有足够的表现力，鼻梁看起来很有夹捏感，鼻孔太大，还有呼吸不好。如果初次手术是通过闭合式入路来完成的，那么通常可以使用对称的边缘条进行操作，并且可以通过开放式方法完成鼻尖缝合技术。通常我必须要用鼻小柱支撑移植物和撑开移植物。

消除负面因素：这些患者中的许多人具有较高程度的鼻部复杂性并且经常被原来的外科医师修改过。对于新的外科医师来说，重要的是要有"重新审视"的态度，同时患者必须能够清楚地表达他们想要改进的部分。我的大多数患者都觉得自己的鼻子仍然太大而且不够女性化。他们经常认为鼻子只需要做到原版的稍小版本而不是进行显著的改进。从技术上讲，外科医师必须为任何问题做好准备。

从手术样外观转换为自然款鼻子：通常，这些患者感觉自己的鼻子看起来"是有做过的痕迹"，导致这种情况的原因是过度切除的鼻梁、向上旋转过度的鼻尖、回缩的鼻孔或鼻尖突出。我们的挑战是为鼻子创造坚实的基础并改善呼吸。这需要使用从鼻中隔到筋膜到外耳再到复合物甚至是肋骨等许多移植物。鼻尖手术的范围可以从鼻尖缝合到鼻尖重建，但直到鼻子被打开才能最终知道。所有这些病例手术都是开放式的，因为这样的话我们可以选择使用各种软骨残留物，直接观察也有助于采用各种技术。不幸的是，皮肤罩通常是一个重要的考量因素，同时筋膜移植物在薄皮肤患者中也被广泛使用。我们必须对鼻背垫高和各种类型的颗粒软骨移植物非常熟悉。患者的鼻孔收缩或前庭鼻阀瘢痕可能非常严重，而必须使用复合外耳道移植物。处理这些病例没有什么捷径可走。

美学重建鼻整形术：根据定义，这是二次修复性手术里最困难的，并且需要使用许多移植物，通常包括肋骨移植物。而目标是在没有任何先前手术指征的情况下调整到自然迷人的鼻子。我们实际上是通过"美学重建鼻整形术"来挽救鼻子。这些案例将在第 12 章中进行深入讨论。

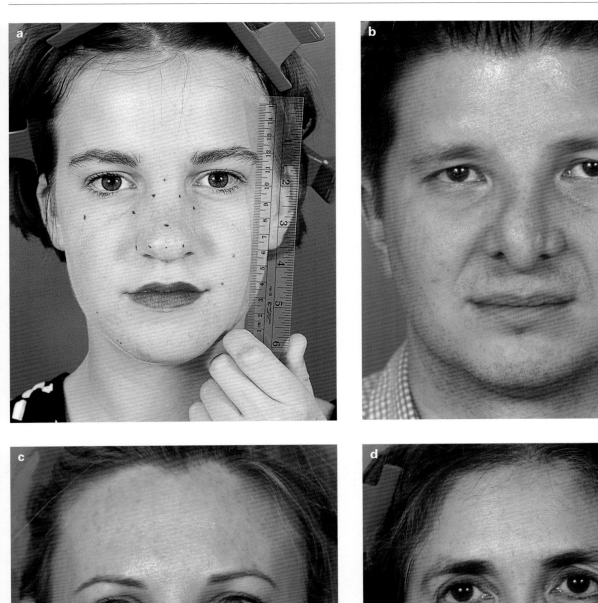
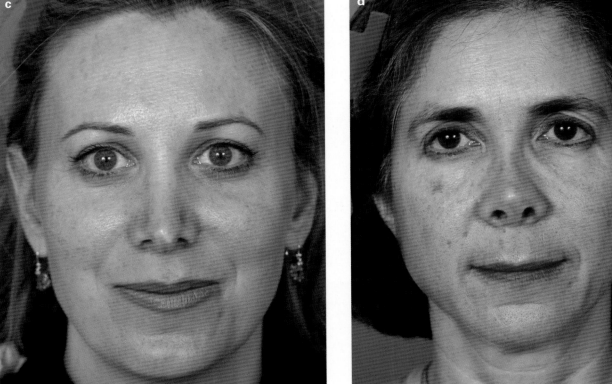

图 10.1　二次修复性病例范围。（a）完成初次鼻整形病例。（b）消除负面因素。（c）达到自然的手术外观。（d）美学上重建鼻整形术

**案例研究：
二次修复性
鼻整形术**

分析

一名 22 岁的女孩在 2 年前做了鼻整形手术，但她不喜欢术后结果（图 10.2）。她特别不喜欢改善有限的宽球形鼻尖和夹捏的鼻梁。她曾就鼻子问题去多家诊所进行过咨询，都被告知她需要进行应用肋软骨的重建手术。她的目标仍然是要小巧可爱的鼻子，这是她进行鼻整形术的初始诉求。我告诉她，供体部位怕是要从鼻中隔改到肋骨了。幸运的是，她的鼻中隔被证明是足够的，结果她的鼻子变得更精致，鼻尖也更小。她的最终结果更多是初次手术时追求的"自然可爱的鼻子"的操作所致，而不是复杂的 2 级病例经常需要接受的"重建鼻子"所致。

手术技术要点

（1）采集颞筋膜。贯穿切口，可以见到完整的鼻中隔。

（2）开放式暴露后，看到了原来手术经软骨切除后的鼻翼缘条带。

（3）软骨鼻背下降 1.5mm。用锉刀修平骨性鼻背。

（4）鼻中隔成形术——采集鼻中隔体。尾部鼻中隔从右向左重新定位。

（5）插入双侧撑开移植物。

（6）鼻翼转位。

（7）插入鼻小柱支撑移植物加鼻尖缝合：鼻小柱支撑移植物缝合（CS），穹隆成形缝合（DC），穹隆间缝合（ID），穹隆均衡缝合（DE），鼻尖定位缝合（TP）。还有切除的鼻翼软骨的附加移植物的植入。

（8）将外侧腿支架移植物缝合到外侧腿。

（9）在鼻背和鼻尖上植入"筋膜毯"。

（10）将外侧腿支架移植物植入鼻翼基底（2 级），而不是鼻孔边缘（3 级）。

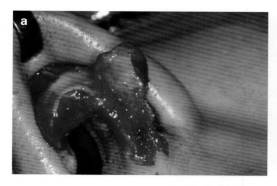
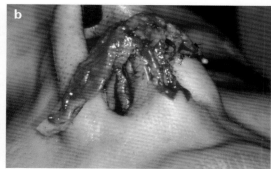
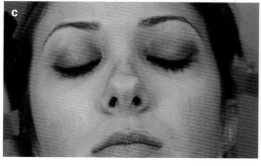
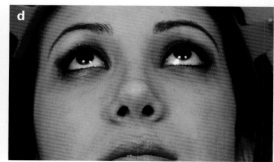

图 10.2 （a~l）术中及术前、术后对比

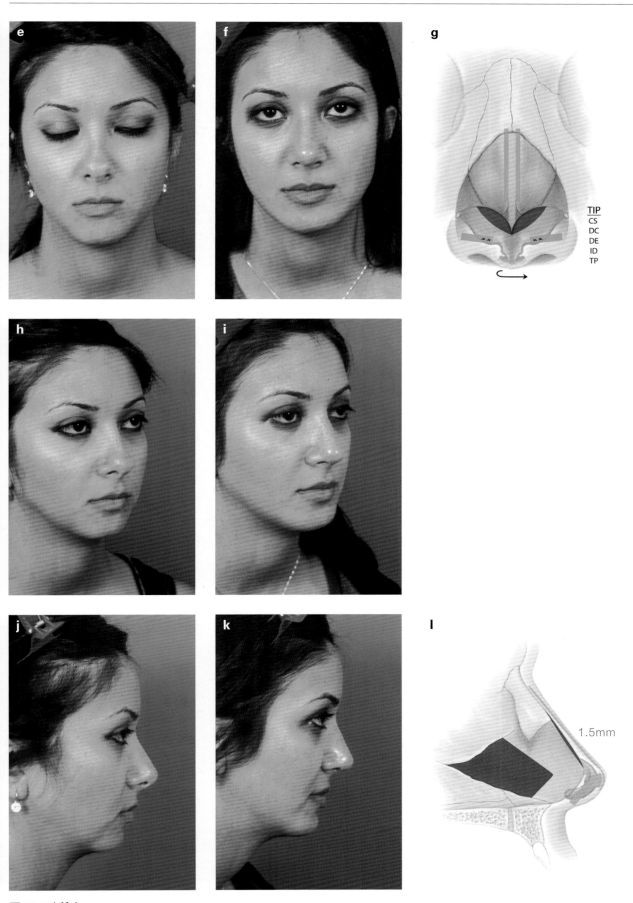

图 10.2（续）

咨询

　　为什么患者会要求做二次修复性鼻整形术呢？我认为他们这样做有 3 个原因：①存在明显的显形和（或）功能问题。②结果差，因为医师对错误的解剖结构进行了很有执行力的操作。③结果不是患者想要或想得到的。最后当然是患者很失望或不快乐，但很少会发展到诉讼。一般来说，二次修复性鼻整形术患者咨询的第一部分与初次病例非常相似。我会给患者递一面镜子，让他们告诉我他们对鼻子不喜欢的 3 个方面。通常情况下，患者会希望通过一系列的照片和手术报告向医师说明他之前的鼻子手术操作是如何完成的。我会告诉他们我稍后会想要看这些信息，但首先要"告诉我你鼻子有哪些问题，最重要的是你想要什么"。我试图让患者表达出一套具体的审美目标。然后我彻底检查一下鼻子，并考虑到基于现有的组织状况和我的专业知识是否能实现他们的目标。我不会强求必须实现我的美学目标，也不会无视患者现有的组织条件限制。我也许可以实现患者想要的目标，但也许觉得这手术不值得做。同时，我也在评估患者的性格和心理稳定性。最后，我会问自己两个关键问题：这名患者在心理上是一个好的手术候选人吗？如果换作是我，我会做该患者的初次鼻整形术吗？如果任何一个问题的答案都是否定的，那么无论如何我都不会做这个手术。由于心理不适合的原因，我一直都会拒绝 25% 的二次修复性患者。两个最常见的因素就是患者的心理不稳定性和强迫性。许多患者，尤其是男性，都会仔细关注自己的鼻子并追求矫正每一个小小的不完美。毫无疑问，衡量患者畸形问题的最佳方法是 Gorney 图（图 10.3）。我经常在患者的病历图表中绘制这个图表。如果我决定不对患者进行手术，那么我告诉他们风险对回报的比例对他们不利，并在技术细节中解释原因。如果患者继续强求，那么我会给他看畸形图与期望图。如果患者仍然强求，那么我最后会说："我根本没有能力来解决你的问题。"这通常会有效果。当然从乐观的角度来看，二次修复性鼻整形术通常比初次鼻整形术还容易，因为患者更现实，更愿意接受改善而不是完美。

图 10.3　Gorney 图。绘制患者对畸形的客观关注，对比外科医师对畸形进行的客观评估。最差的手术候选人是那些有很小的畸形但是有最大的担忧（左上角）患者，而最理想的候选人是有严重的畸形，却几乎没有关注和焦虑（右下角）的患者。对于任何超出界限的患者，都应该在第二次咨询时重新评估

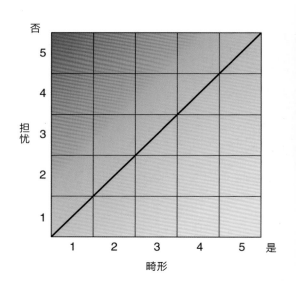

对于有经验的外科医师来说，分析过程在二次修复性病例中可能更为重要，其原因有 3 个：①变量的范围不在"正常"范围内，而是包括了各种异常。②缺陷与过多的理想并存。③我们通常必须创造一种理想的外观而不仅仅是消除不正常的部分。我们使用在初次鼻整形术中学到过的这些流程：①完善病史，然后进行外部和内部鼻腔检查。②局部检查包括鼻根、鼻背、鼻尖、基底和皮肤。③重复内部检查鼻中隔、鼻甲、去充血剂后的 4 个鼻阀。④初步的手术计划。⑤摄影分析。⑥术前访视时的完整重新评估。

初步检查：对于大多数二次修复鼻的关键问题是这个鼻子有什么问题，它为什么看起来"像做过的"，我需要做些什么才能让它看起来更自然。我们要经常不断思考哪些手术是必做的，以及如何使手术计划与可用的组织协调一致。功能评估至关重要，因为你操作起来就一定得受制于这些限制。区分真正的解剖学阻塞和黏膜疾病很重要。此外，必须不断为患者和自己评估风险 / 回报率。

检查和分析：皮肤罩在二次病例中比在初次病例中更具限制性。外科医师必须评估其厚度、大小、顺应性、成分和先前的手术损害，包括瘢痕、皱纹以及甾体水平的变化。3 个关键的鼻背因素是高度、直度和完整度。从侧面看，鼻背高度和相对于鼻尖和基底的倾斜度影响鼻部外观。令人惊讶的是，这里面最常见的问题是软骨穹顶的高度过高，反而相对容易矫正。从前视图来看，患者的鼻背偏离是明显的，并且通常是源自长期存在的鼻中隔偏曲。将骨骼切开的截骨术通常是矫正不对称和缩小鼻子的必要条件。关于鼻尖，我们必须在表现点、宽度和突出度的常见不足之外还要关注到扭曲、畸形的问题。基本上，我们要评估所有可用的结构和可能需要的移植物，以确定可实现的目标。患者很少会对基底表达出具体的不满，但他们很快就会注意到鼻小柱弯曲、鼻孔不对称和过大的鼻翼宽度。通常，人们可以将这些问题归因于先前存在的解剖学不对称，小的疏忽（过大的鼻翼宽度、尾部鼻中隔偏差）或者明显出问题了（缩回的鼻小柱、带切迹的鼻翼边缘）。在前视图中，通常是"海鸥翼"和鼻翼间宽度的综合表现会提示出问题了。对基础的全面检查需要在静态和动态的状态下以及触诊下全面评估。

许多外科医师不愿意进行摄影分析，因为他们觉得这会损害他们的艺术家般的声誉——我认为这纯是无稽之谈。以下 3 个步骤对于已经读过我原来图书的读者来说已经足够清晰了。这 3 个步骤是：①分析畸形。②叠加理想图。③评估替代的手术计划，最后选择最适合的方案以适合个体患者。具体怎么做？通常，我使用一组简化的角度测量和在侧面视图上绘制的线条来实现。

参考点：3 类关键的组分是，3 个点［鼻根点（Nasion, N）、鼻尖点（Tip, T）、鼻下点（Subnasale, SN）］、3 个角（鼻面角、鼻尖角度、鼻小柱倾斜度）和 3 个长度［鼻根高（突出）度、鼻背长度、鼻尖突出度］。标记以下几点：鼻根点（N）、鼻尖点（T）、鼻下点（SN）和鼻翼沟（Alar Crease, AC）。绘制以下参考线：①法兰克福平面。②通过鼻翼沟的垂直线。绘制并测量以下角度：鼻面角、鼻尖和鼻小柱倾角。测量以下长度：鼻根高（突出）度（C–N）、鼻背长度（N–T）和鼻尖突出度（AC–T）。绘出参考线后，再叠加上理想的图线。

理想图的叠加：从 Leonardo 到 Wyeth 这样的大艺术家都使用网格和经典作品来定义面部关系。鼻子长度与中面部高度有关。红色铅笔用于绘制理想图，这反过来又明确了患者的畸形程度。鼻根点（Nasion, N）是鼻额角的最深点。它介于睫毛和眼皮褶皱之间，而它的高度大概是 0.28 × 中面部高度（MFH）。此外，N 应位于印堂后 4~6mm 处。从侧面看，鼻尖点（T）是鼻小叶上最突出的点。鼻下点（Subnasale, SN）是连接鼻小柱和上唇的鼻小柱上唇角中的最深点。鼻面角（NFA）是穿过鼻根的垂直参考线与从鼻根到鼻尖的直线之间的交角（而 N–T 决定了鼻背长度），理想情况是女性为 34°，男性为 36°。鼻尖角度（TA）是通过鼻翼沟的垂直参考线与从鼻翼沟到鼻尖的直线（AC–T 测量鼻尖突出度）的交点，对于女性而言理想角度的是 105°，对于男性来说理想的角度是 100°。在通过鼻翼沟的垂直参考线和与鼻小柱相切的线之间测量鼻小柱倾斜度（CIA），其具有与鼻尖角相同的理想值。这种斜线在重要性上已经取代了经典的鼻小柱上唇角和鼻唇角。鼻背长度（N–T）是从鼻子到鼻尖的线测量的，该线会截过任何突出的驼峰部分，理想的鼻背长度 N–Ti = 0.67 × 中面部高度（MFH）。鼻尖突出度（AC–T）是从垂直基准线通过鼻翼沟到鼻尖测量的，理想的鼻尖突出度 AC–Ti = 0.67（N–Ti）。从与角膜相切的垂直参考线到理想的鼻根高（突出）度 C–Ni = 0.28 ×（N–Ti）（参见表 2.3）。

手术的替代方案：在大多数情况下，实际与理想之间的差异非常明显。然而，手术现实中可能需要接受较有限的变化，这种情况最适合用替代手术解决方案。例如，大量的鼻根垫高可能对患者来说很难接受，并且必须考虑其对计划中的鼻背缩小和鼻尖突出度的影响。同样，较钝的鼻小柱上唇角可以是源自初始的软组织，但要排除尾侧鼻中隔切除的原因。这正是个评估具有重要价值的不同手术治疗方法的好机会。

　　显然，手术计划的第 1 步是通过整合患者的愿望和外科医师的意见制订的（图 10.4）。一旦检查完成，就应该对目标、必要的方法、4 个区域中每个区域的必要变化、可用的移植物材料和功能因素做出最佳决策。拍摄照片并进行表面测量。然后深入研究从实际到理想再到最终实际变化的步骤，最终达成手术计划的第 2 步。在下一次回访时，我会检查患者，问自己这些问题——鼻子有什么问题？需要矫正什么？有什么可能性？在完成最后的逐步规划之前，我基本上能设定一个总体目标（手术计划第 3 步）。我会录入并审视患者可能携带的所有照片。然后，我再做一次鼻内部检查，以确认其功能要求，并参考最初始评估。再次评估鼻子的每个部分，这样来到了手术计划的第 4 步，该手术计划将被带到手术室。我们必须将此仅仅视为一个计划，而且可以根据实际可用组织量的实际变化做出巨大调整。在二次修复性鼻整形术中，从"手术计划"到"手术"的转换通常是现实手术中的一段痛苦经历。

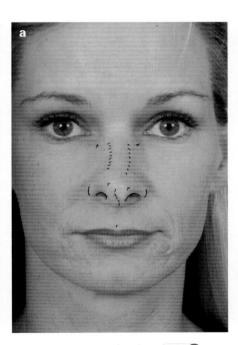
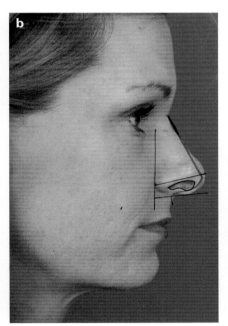
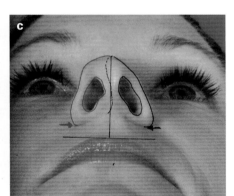

图 10.4　（a～c）二次分析　视频 〇

皮肤罩

皮肤罩是二次修复性鼻整形术的主要因素，不仅决定了解剖平面，而且常常决定了鼻尖手术的类型。

厚皮肤：厚皮肤的皮肤罩一直被认为是实现鼻尖表现点和所需轮廓线的主要限制因素。我们必须认清皮肤罩的 3 个特征：厚度、尺寸和顺应性。我的基本概念是，我们不要害怕皮肤收缩，而是要用它来揭示出在二次手术中打造的强结构性鼻尖和鼻背。

当鼻尖上区区域有严重的瘢痕时，我倾向于在皮下平面解剖而不是与鼻翼软骨紧密接触（图 10.5）。其优点是允许我在确定正确的皮肤包膜厚度的同时切除或修剪鼻尖上区里的瘢痕。这样在大多数情况下，我们可以切除鼻翼软骨顶部的软组织，而不需要对皮肤包膜的下表面进行切除——这种操作有可能导致皮肤变薄、变形甚至蜕皮。在仅存少许鼻翼残余物的严重情况下，我会将鼻尖上区瘢痕剔除并将鼻尖移植物直接缝合到瘢痕组织上。在大多数情况下，我会在软骨穹隆上广泛剥离鼻部皮肤，这使得皮肤能够横向重铺，避免了在闭合式入路的情况下发生鼻尖上区堆积。我们甚至可以剥离每个上颌骨的前表面，进行极大范围的游离。在严重的情况下，我会在皮肤外罩下方插入 1 个 7Fr 引流管以抽空血液并将皮肤抽真空紧贴下面的美学结构，维持 3~5 天。

薄皮肤：虽然医师们讨论了很多厚厚的皮肤问题，但薄皮肤才是令整形医师最为心惊肉跳的因素。原因很简单：任何缺陷都会显现出来，没有任何东西可以隐藏。我对此的基本策略就是先解剖出平面，然后做填充。在皮肤薄的患者中，切开与下层软骨的紧密接触至关重要（图 10.6）。如果可能，我们应该看到白色闪亮的软骨。解剖必须缓慢而细致地进行，以避免发生任何皮肤穿孔。我会毫不犹豫地反复注射局部麻醉液来促进水分离。如果发生明显的皮肤穿孔，请用皮肤缝合线小心地将其关闭，以获得最佳的修复效果。千万不要假装它没有发生，并允许其以可怕的瘢痕形式进行二次愈合。

通常我们需要应用额外的软组织填充物。单层或双层的深颞筋膜是首选材料。对于鼻背，将筋膜折叠，沿其游离边缘缝合，包括使用鼻根区的经皮缝合，以及在尾侧直接缝合，将其置于鼻背皮肤下方。当鼻尖非常薄时，在鼻背下方和整个鼻尖小叶上方放置"筋膜毯"。在某些极度瘢痕化的鼻尖中，我会将真皮移植物缝合在鼻尖上或先前发生过蜕皮的病损区域中。

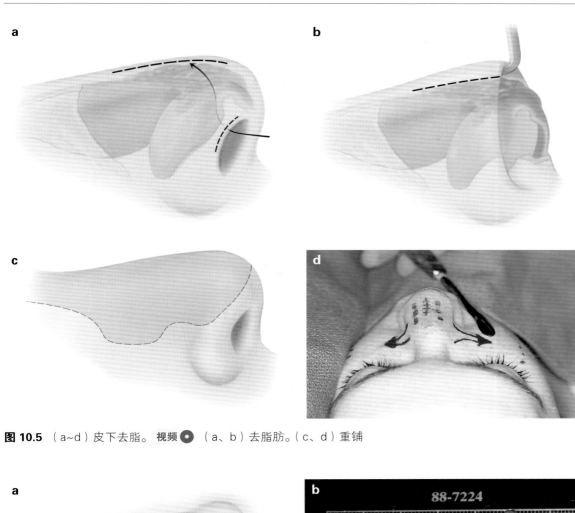

图 10.5　（a~d）皮下去脂。**视频** ⊙　（a、b）去脂肪。（c、d）重铺

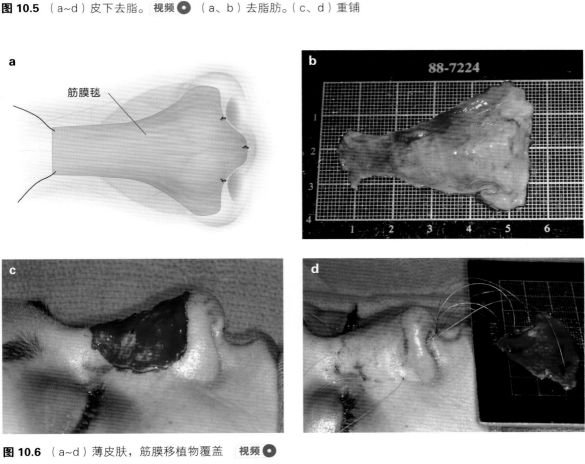

筋膜毯

图 10.6　（a~d）薄皮肤，筋膜移植物覆盖　**视频** ⊙

开放式入路和鼻中隔暴露

对于绝大多数复杂的二次手术，开放式方法是唯一合理的方法（表 10.1）。如果采用了先前的开放式入路，则使用预先存在的经鼻小柱切口，否则尽量选在鼻小柱中点处倒置的 V 形切口。重新打开先前的开放式鼻整形术入路并不是一个太大的问题。而更大的问题是来自类固醇注射或过于肤浅的解剖的皮肤损伤。无论先前的切口如何，都使用标准的软骨下切口。鼻小叶要大量注射局部麻醉液以促进解剖。使用 3 点牵引法将皮肤从切口向上抬起，并且非常小心地对待穿隆鼻尖。除了厚皮肤患者外，要在外侧腿上进行紧密接触地仔细解剖。在必要时要特意增加局部麻醉液的注射量，然后转向鼻背解剖。再通过完整的单侧贯穿切口暴露鼻中隔，并根据需要添加对侧贯穿切口。在大多数情况下，尾侧鼻中隔可以"清晰地"暴露出来，然后在直视下继续进入鼻背。由于先前鼻背切除造成的瘢痕，在二次修复性病例中从鼻背进行经典的"自上而下"解剖可能非常困难。要使用可行的"双向方法"，暴露出整个鼻中隔。然后检查鼻中隔在何处偏斜以及偏离得有多严重，移植物取材需要保留多少鼻中隔，以及可以安全地降低多少量的鼻背。

鼻中隔的考量

（1）在注射局部麻醉液期间，可以评估注射阻力和探测先前鼻中隔切除状况。内镜检查对于记录先前的鼻中隔穿孔是有价值的。

（2）在鼻背降低之前评估准鼻中隔的状态是很重要的。如果前一位外科医师留下 7~8mm 的 L 形支撑移植物，而有人计划将软骨穿隆再降低 3~4mm，那么鼻中隔塌陷的风险是极大的。

（3）解剖平面的状况可能会随着从容易剥离的尾部逐渐进入瘢痕区域而发生显著变化，特别是如果先前有碎裂的情况。同样，人们还可能会遇到伴有软骨膜融合的鼻中隔重叠的区域。

（4）在先前切除的区域中，必须将两个软骨黏膜瓣小心分开还不能将它们撕裂。有时，鼻中隔会有瘢痕层甚至假性软骨再生。

（5）如果先前切除过软骨还要再采集软骨，通常在低位犁骨区以及在鼻背支撑区下方的垂直板附近是最有可能成功的（图 10.7）。

（6）显然，必须能够矫正以前未治疗的每个初次的鼻中隔畸形。此外，人们可能会在 L 形支撑移植物的尾部和鼻背都遇到完全中断的情况，而且通常没有可用的鼻中隔移植物。最终，外科医师必须有能力用耳甲或肋软骨制作鼻小柱支撑移植物和鼻背移植物！

表 10.1　连续的 100 例患者二次修复鼻整形术的开放式入路

切口	之前切开	旧的经鼻小柱切口
		新的软骨下切口
皮肤	薄	水剥离
		软骨剥离
	厚	经软骨下的皮下剥离
		经鼻小柱的向上剥离至鼻翼上的瘢痕组织的切除区域
鼻尖分析	每片鼻翼软骨的状态如何？	
	软骨的切除、切割或损坏状况？	
	原来鼻尖如何手术的？	
	我将如何规划手术？	

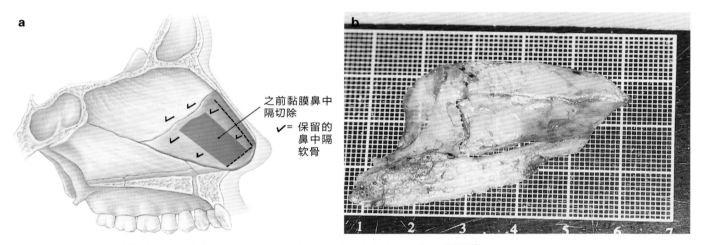

图 10.7　（a、b）之前做过黏膜下鼻中隔切除（SMR）情况下的二次鼻中隔采集　　视频 ◉

鼻尖分析

二次修复性鼻尖手术的范围很广，从简单到复杂。在大约 15% 的情况，内在鼻尖还算是理想的，并且变化仅仅是稍微改善。一旦剔除掉这些病例，二次修复性鼻尖手术就变得非常困难。

分析：与以鼻翼软骨的形状开始的初次病例相比，对于大多数困难的二次病例得从基底向上、皮肤向下开始，然后才轮到鼻翼软骨的处理。一个典型的例子是先前手术后的软弱鼻尖。其问题既有先前的尾侧鼻中隔切除、软骨体部分的分裂，还有厚皮包膜。其解决方案通常是包括应用支撑鼻翼软骨的大的鼻小柱支撑移植物，通过厚皮肤也能显示的刚性鼻尖移植物，以及用于形成鼻旋转的鼻小柱缝合。鼻翼软骨和"固有鼻尖"的作用被降格为支撑卷。打开鼻子后，关键步骤是使手术计划与暴露出的解剖现实相协调。对手术计划进行重大改变也是很常见的。

切除 / 重新定位：经典的切除技术基本上是通过切除鼻翼软骨或瘢痕组织来实现内在鼻尖（Intrinsic Tip）"体积减小"的。我将设计线绘制在鼻尖上，用标记物转印到黏膜侧，然后通过软骨间切口切除。分享一个通过开放式入路完成的有趣变通方法，当时我们通过切除多余的组织，甚至可以将下面的"瘢痕球"塑造成一个有表现点的鼻尖。

鼻尖缝线：如有可能，可缝合鼻翼残余物（45%）加上使用附加移植物（25%），这意味着占 70% 的二次性鼻尖整形可以基本上采用初次鼻整形技术（图 10.8a）。显然，能够缝合意味着可以像初次鼻一样使用体积减小或其他的切除方法。分裂的穹顶可以用缝合线修复和成形，穹顶的"指关节样畸形"或波浪（Bossa）被切除并缝合成"哥特式拱形"结构。然后添加一个盾牌形或横向附加移植物，它有两个好处：隐藏修复过的软骨腿的区域，同时创建一个鲜明的鼻尖。

结构鼻尖移植物：结构鼻尖移植物在组成（鼻中隔、耳软骨或肋骨）、边缘形状（圆形、尖锐）和位置（突出型、整合型）方面各不相同（图 10.8b）。其手术指征包括在厚皮肤罩下面想要更强的表现点，以及隐藏变形的圆顶。

全鼻尖置换：在某些情况下，圆顶已被切除，则必须进行全部鼻尖更换，通常由带有鼻翼支撑的移植物加独立的鼻尖移植物组成（图 10.8c）。不同于初次手术，其难度只是要执行特定技术而已，外科医师现在被剩余的解剖结构逼入角落。选择很少，替代品很少，但目标还是保持不变——塑造有吸引力的像是未操作过的鼻尖外观。

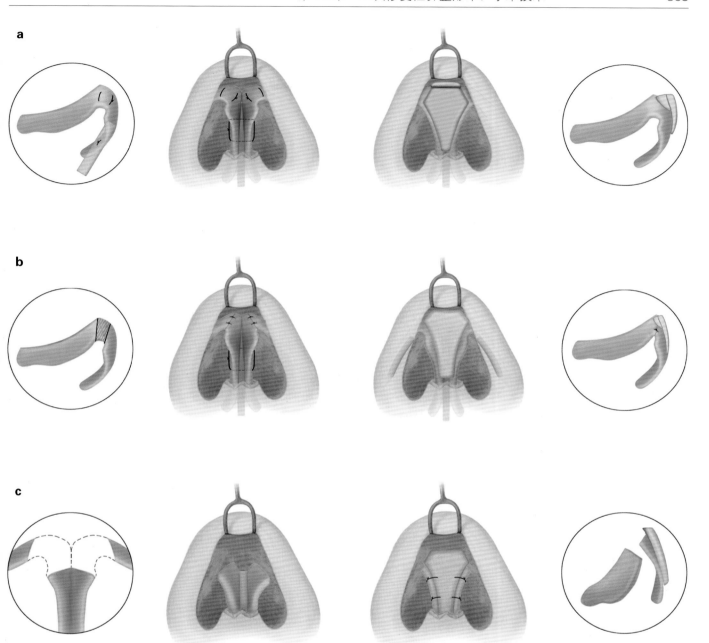

图 10.8　二次修复性鼻尖手术。(a) 二次修复性鼻尖：附加移植物。(b) 二次修复性鼻尖：结构鼻尖移植物。**视频 ◉**　(c) 二次修复性鼻尖：孤立的鼻尖移植物

鼻背修改

在规划鼻背的二次手术时，必须考虑这些重大抉择：鼻背的矫直、平滑化和掩饰、降低、增大或平衡。通常，在二次修复性情况下分析更为复杂，因为没有任何主要标记点都是符合理想值的，并且每个标志都会产生相互关联的新变化。同样地，鼻背的皮肤包膜也成为一个重要问题，通常其表现为鼻根点上的薄度或鼻尖上区不柔顺地增厚。使问题进一步复杂化的是先前截骨的数量、极其多变的位置及有效性。此外，先前使用自体移植物和同种异体移植物可以产生一些非常困难的术中"意外"。缺乏足够的鼻中隔材料可能导致鼻背移植的大问题。幸运的是，大多数病例需要进行鼻背细化和适当的截骨术，进行鼻背移植需求的不多。

二次修复性骨软骨鼻拱手术：根据对 100 例二次修复性鼻整形术的回顾，过去 8 年发生了很多改变（表 10.2）。从这一组数据中我排除了美学重建鼻整形术（其需要肋骨移植物），以及种族鼻子。在 6% 的病例中，基底区域有移植，如纯筋膜移植物或"球加裙摆"式的筋膜移植物。鼻背的总体方法是减少（75%）、增加（21%）和微小变化（4%）。减少的情况方面，基本软骨和组合的骨加软骨五五开。截骨术则由从低到高截骨（42%）、从低到低截骨（21%）、不对称截骨（12%）、微创截骨（6%）、双平面截骨（3%）和不需要截骨（16%）组成。撑开移植物经常用于双侧（45%）、单侧（39%）和无（16%）。垫高则是用 DC−F 或 DC+F。重要的是，垫高的选择表明既不需要侧向截骨术也不需要撑开移植物。也许最令人吃惊的变化是使用筋膜。我通过以下方式在 81% 的病例中使用筋膜：鼻背筋膜鼻背移植物（36%），DC+F（15%），DC−F（6%），以及在鼻结构和整个皮肤间衬垫的"筋膜毯"（24%）。

鼻背细化：许多二次修复性鼻背的操作是三部曲：降低、不对称矫正和撑开移植（图 10.9）。一般来说降低收窄是用锉处理骨性穹隆并用 11# 刀片削软骨穹隆。这些减少量大部分为 1~3mm，重点在于修整平滑不规则的部分。一个有趣的观察结果是，在 42% 的减少病例中，仅进行了"软骨性鼻背"的减少。该发现表明，在初次手术中骨性复位做的没有什么问题。还有一个关键的发现是在 65% 的病例中使用了筋膜来填充薄皮肤罩。鼻背筋膜移植物可以是一个孤立的鼻背移植物或延伸到鼻尖上作为"筋膜毯"或与基底移植物结合作为"球和裙摆移植物"。当摸不到鼻背什么问题时，显然就表明原来的外科医师已经实现了理想的鼻背线，我们的目标就是修改鼻尖并矫正鼻孔畸形。

表 10.2　连续 100 例患者的二次修复性骨软骨穹隆手术

鼻根	无	93%
	增大	6%
	减少	1%
鼻背	微小变化	4%
	增大	21%
	减少	75%
减少	骨及软骨	58%
	仅有软骨部分	42%
鼻背移植物	筋膜毯	24%
	筋膜鼻背	36%
	DC−F	6%
	DC+F	15%
截骨	从低到高截骨	42%
	从低到低截骨	21%
	不对称截骨	12%
	微创截骨	6%
	双平面截骨	3%
	不需要截骨	16%
撑开移植物	双侧	45%
	单侧	39%
	无	16%

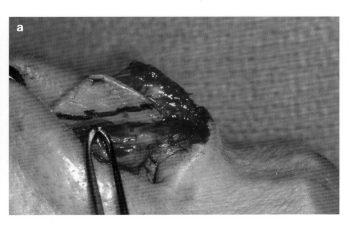
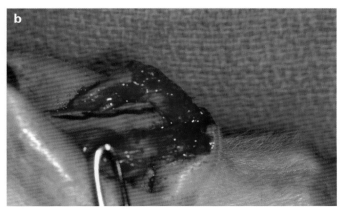
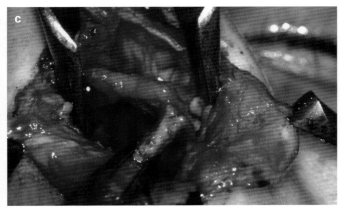
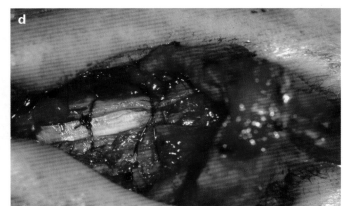

图 10.9　（a~d）鼻背修饰　视频 ◉

二次修复性
鼻中隔成形术
和前庭鼻阀

二次修复性鼻中隔手术比初次手术更困难的原因有 3 个：①结构经常因先前的操作而扭曲并留下瘢痕。②先前的切除可能削弱了已达临界状态下的 L 形支撑移植物。③需要大量移植材料。鼻中隔手术的实际适应证其实没怎么变——解剖性阻塞的矫正和（或）移植物材料的收获，但还有先前手术失败和扭曲的可能性。我在 85% 的二次修复病例中进行了鼻中隔手术，其中 33% 仅为了取移植材料，67% 用于功能性原因且同时收获移植材料。非常重要的是，75% 的这些二次修复病例先前进行了鼻中隔成形术，包括一些切除术！黏膜皮瓣的剥离范围可能从简单到噩梦般的复杂。此外，18% 或几乎 20% 需要进行全部鼻中隔成形术来矫正鼻中隔畸形。那些认为可以在不管困难的鼻中隔的情况下进行二次修复鼻整形术的想法太天真了。一如既往地，我们必须准备好处理所有类型的鼻中隔畸形，包括尾侧鼻中隔、鼻背偏斜和全部鼻中隔成形术。显然，先前的错误（过度切除、破坏稳定的切口、削弱力量的碾锉）带来的麻烦不可低估。我们必须恢复持久的结构支持。

尾侧鼻中隔：通常，由于先前的切割或切除，必须更换或加固尾侧鼻中隔（图 10.10a）。只要有可能，在切除变形的尾侧鼻中隔之前将替代性的移植物缝合到位。这样可以在不损失支撑的情况下进行准确更换。

背侧鼻中隔偏曲：与往常一样，首先将鼻中隔矫正，然后根据需要使用不对称的撑开移植物（图 10.10b）。偶尔，我会先用单侧撑开移植物支撑鼻背，接下来再将 L 形支撑移植物的鼻背部分分开，并在另一侧用撑开移植物再次用夹板样固定。

前庭鼻阀：这些问题通常细分为前庭小阁区和侧方前庭塌陷，仔细评估黏膜和结构损失状况（图 10.10c）。前庭小阁的粘连问题被分类为几种情况。薄的，可以用 Z 成形术处理；厚的，需要复合材料移植物来处理。就侧方前庭而言，必须回答 3 个问题：①衬里是否缺乏，因此需要复合移植物？②外侧腿附件软骨连接处是否突出到气道中，从而需要切除？③外侧前庭有多薄？结构多薄弱？大多数情况下，它可以归结为一个简单的问题：我是否必须用复合移植物替换衬里，或者耳廓软骨移植物也足以支撑？

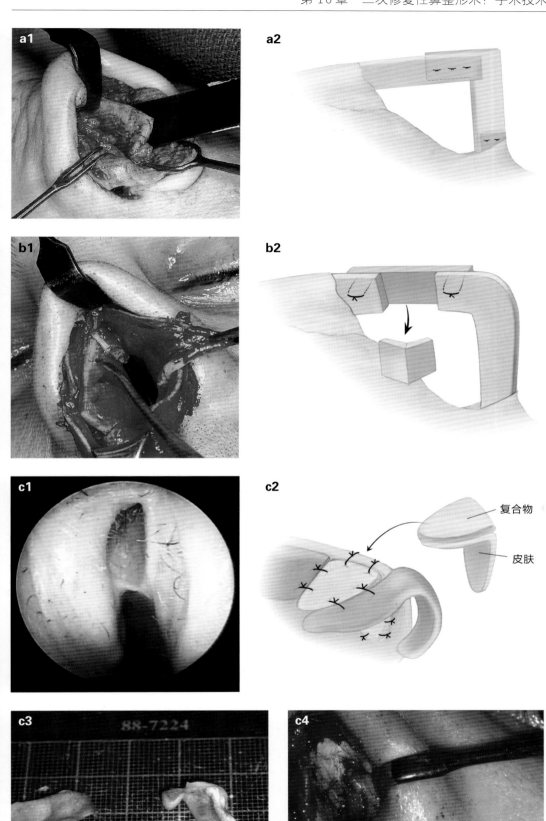

复合物

皮肤

图 10.10 （a）尾侧鼻中隔置换。 **视频** ⊙ （b）背侧鼻中隔偏曲。(c）前庭鼻阀瘢痕和塌陷

截骨术和撑开移植物截骨

截骨术：我发现大多数二次修复性病例还是需要进行截骨术的，尽管它们在初次鼻整形术期间就已经完成过了。我需要进行截骨术是因为：①骨的宽度过大。②不对称。③骨性畸形。虽然通常的问题是存在宽的不对称骨性穹隆，但标准对称的从低到高或从低到低的截骨术通常可以解决大多数问题。很容易推测初次截骨术由于缺乏充分的活动而失败。当遇到特别宽的鼻背时，则使用内侧斜向截骨、横向截骨和从低到低截骨术（图 10.11a）。局限于键石区的小的骨性不对称可以用微创截骨术治疗（图 10.11b）。通过使用双层截骨术可以将突出的侧壁变成直的。二次修复性病例的主要挑战之一是鼻子有夹捏型骨穹顶。为了解决这个问题，我设计了一种新的手术方法，将其中鼻骨完全动员，然后稳定在其正常位置（图 10.11c、d）。通常，要进行内侧斜向和从低到低截骨术的组合。然后使用 Boyes 剥离器将侧壁向外推，这两侧都横向移动侧壁并将垂直的侧壁转变成倾斜的侧壁。然后将超长的撑开移植物放置得尽可能高，以使骨骼稳定在靠外的位置。将扁平的上部切掉过的 Doyle 夹板在气道中缝合得很高。夹板迫使侧壁顶出，并在 2 周后移除。

撑开移植物：我发现不到 5% 的二次修复性手术中先前有撑开移植物（图 10.11e~h）。这种缺失导致内鼻阀坍塌并且中间穹顶被挤压或不对称。在第二种情况下，必须首先完成鼻背修改，然后在可能的情况下进行鼻中隔成形术和鼻中隔收集术。此外，必须在移植物插入之前完成所有截骨术和侧壁的动员。不对称的撑开移植物几乎可以用于所有二次修复性手术。当你必须切除和修复鼻背偏移时，刚性的鼻中隔移植物是必不可少的。如果移植材料稀缺，外耳材料也可以制成优质的撑开移植物。在初次情况下，撑开移植物用于打开内鼻阀并避免挤压中间隔。而在二次修复性情况下，撑开物往往更长、更宽，并且在骨穹顶内插入更高的位置。这些移植物必须能够对抗在初次鼻整形术后发生的畸形和挛缩。有很大可能，我们要将侧面的鼻骨壁对准并依靠在这些移植物上。如果未使用撑开移植物导致如此明显的外观和功能上的问题，为什么外科医师不在初次病例中使用它们？我的结论是，大多数外科医师都希望避免进行任何额外的操作，并找理由说撑开移植物实际上是不必要的——这是一个错误的假设。

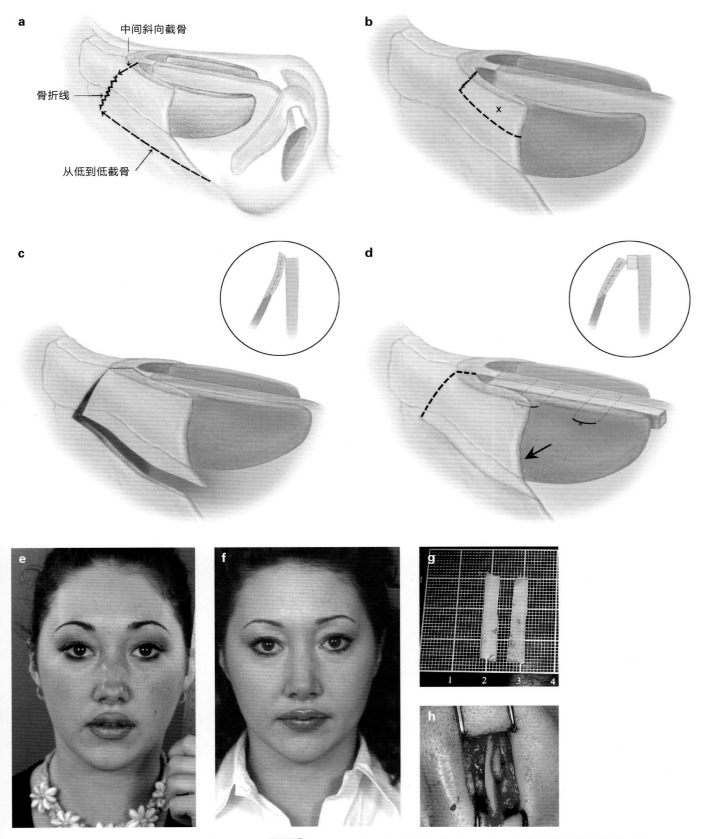

图 10.11（a）内侧斜向截骨。（b）微创截骨。 视频 ◉ （c、d）矫正塌陷侧骨壁。（e~h）二次修复性病例中的撑开移植物　 视频 ◉

鼻尖手术

在二次修复性病例中，鼻尖手术可能差别很大，从完全没有到悉数重建。然而，过去 10 年中最大的惊喜是 75% 的鼻尖可以在有或没有附加移植物的情况下进行缝合处理。这种方法取代了固体或多层鼻尖移植物作为选择的技术。因此，二次修复性手术现在更接近初次手术。鼻尖手术将按照实际用于 100 例二次修复性鼻整形术的鼻尖技术的顺序在表 10.3 中逐一进行讨论。值得注意的是，该系列不包括美学重建鼻整形术，其通常具有最复杂的鼻尖并且需要更高百分比地进行开放式结构鼻尖移植物植入和全鼻尖重建。

鼻小柱支撑移植物

鼻小柱支撑移植物毫无疑问是所有二次修复性手术的重要组成部分（图 10.12a）。鼻翼软骨通常会有高度瘢痕化或扭曲，往往需要加强。或者，它们可能持续突出过高，需要直接切除，但要在去稳定化之前插入支撑移植物。如有可能，鼻中隔软骨也是可选择的供体材料，当然还可以选择筛骨。刚性和结构支撑至关重要。第二个要确定的是移植物的尺寸，如长度和形状。结构化的鼻小柱支撑移植物支撑部分在基底附近较长并且通常较宽，这可以向下推动鼻小柱上唇角。插入方法与初次病例相当，但必须避免过长以防止移植物穿过前鼻棘（ANS）。对于鼻小柱短小的，需要考虑在鼻小柱转折点上方和下方进行双缝线固定。一旦鼻尖手术完成，通常要使用透明的 4–0 PDS 缝合线缝合以缩小鼻小柱并使其更加向头侧旋转。

鼻翼软骨的制备

与初次病例的原封未动相比，二次修复性病例中的鼻翼软骨经常扭曲，被切开或切除过并包裹在瘢痕组织中。这可不是创建对称边缘条那么简单的操作了，准备用于缝合的鼻翼软骨也要复杂得多并且需要做许多抉择了。

瘢痕组织的释放

显著的瘢痕组织总是发生在二次修复性鼻尖原来有无效腔在残留空间中的情况下（图 10.12b），位于上外侧软骨的尾端。瘢痕挛缩也存在于上部区域并且在穹顶和前鼻中隔角之间向下延伸。使用锋利的剪刀松解释放这种瘢痕组织并将其向下牵引到鼻翼上。接下来，分离中间腿间区域。在封闭的主要步骤之后，这种松解释放在闭合式初次鼻整形手术后是很典型的。如果初次手术曾是开放式缝合的怎么办？我几乎看到了缝合线的各种组合。通过分开鼻小柱缝合线并释放穹隆间缝合线和外侧脚跨度缝合线来完成中线收窄缝合线的释放。穹隆成形缝合线要拆除，但效果可能很有限。

表 10.3　连续 100 例患者的二次修复性手术

开放式入路	100%	（注意：5% 的案例是闭合式完成的，但没有做鼻尖手术）
鼻小柱支撑	100%	（更强、更宽、更长）
鼻尖技术：	100%	
只做了缝合	49%	
缝合和附加移植物	29%	
开放式结构鼻尖移植物	19%	
孤立的鼻尖移植物	3%	
筋膜鼻尖覆盖	44%	
鼻孔缘	61%	
鼻翼缘支撑移植物	5%	
鼻翼缘支持移植物	28%	
外侧腿跨度移植物	20%	（外侧转位占 10%）
复合移植物	8%	

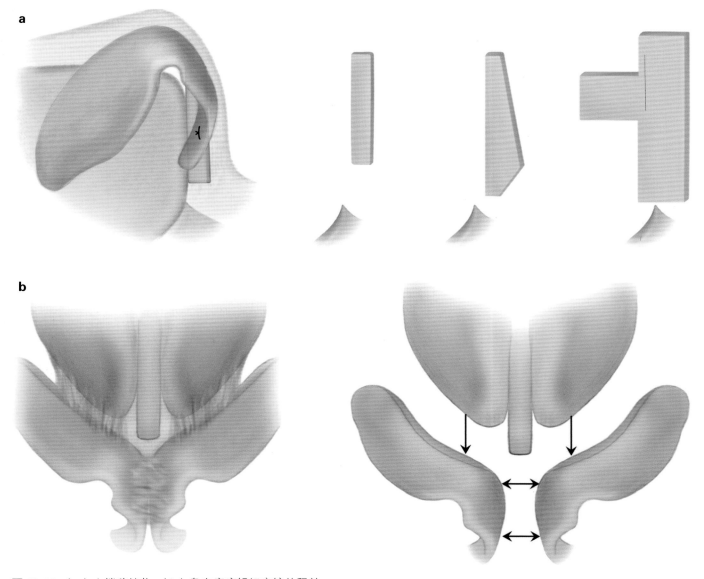

图 10.12　（a）支撑移植物。（b）鼻尖瘢痕组织挛缩的释放

切口、分割和波浪鼓包

在外侧腿和穹隆上做切口以减弱它们的突出度仍然是闭合鼻整形术的一个组成部分，尽管它们不可避免地会形成突出和扭曲。柔弱的外侧腿通常需要一个深层的侧向支撑移植物来稳定和重塑它们。出于某种原因，尽管其效率低下，特别是在厚皮肤或薄皮肤情况下，穹隆分割操作在内路鼻整形外科医师中仍然很受欢迎。幸运的是，这些分割可以通过插入鼻小柱支撑移植物和穹隆段的缝合进行修复。尖锐的鼓包突出或顶出，通常要切除，边缘用 5-0 PDS 缝合线缝合。为确保有光滑的鼻尖，通常需要使用掩饰移植物进行覆盖。

鼻尖缝合

二次缝合鼻尖有点类似于初次鼻尖使用的技术（图 10.13a~c）。第一步是释放瘢痕挛缩，然后分析鼻翼残余量。通过适当切除所有过度或不对称来创建对称边缘条带。我一般不急于修复先前的横切或切除变形段，直到鼻小柱支撑移植物到位才会这么做。在插入鼻小柱支撑移植物后，完成穹隆成形缝合。通常，软骨保持足够的延展性，我们可以造出收紧后的穹隆凸起和相邻的外侧腿凹陷。用穹隆间缝合以缩小鼻尖宽度并平衡高度。将皮肤重铺之后评估鼻尖状况。在二次修复性情况下，常常有必要添加鼻尖定位缝合以实现所需的鼻尖上转折。增加外侧腿突出缝合对于减弱外侧的过度凸起或过度的鼻尖宽度是必要的。

鼻尖缝合加上附加鼻尖精细化移植物

一旦鼻尖缝合完成，可以使用附加的鼻尖精细化移植物来增加表现力和突出度（图 10.13d~f）。切除下来的外侧腿是其首选材料。而皮肤厚度将决定层的数量，而美学目标决定移植物的位置。在薄皮肤情况下只需要单层下小叶来掩饰移植物，而在较厚的皮肤下常见用双层加盖的移植物。

外侧腿畸形

在二次修复病例中，外侧腿的畸形是非常真实的。它们可能需要切除、缝合或移植，偶尔需要转位。令人惊讶的是，关于外侧腿的决策与穹顶一样复杂，并且一再强调外侧腿支撑移植物（LCSG）的作用也不为过。

结构鼻尖移植物

在大多数二次修复性情况下，结构鼻尖移植物不是为表现点或突出度的细微变化而设计的（图 10.13g~i），是为了使鼻尖有明显变化并克服瘢痕化的皮肤或厚皮肤包膜的。
坚固的硬性盾牌形鼻尖移植物是首选的移植物。鼻尖移植物要固定在较高的突出位置，
其后面有一个帽状移植物。第一步是为结构鼻尖移植物准备鼻翼软骨。固定畸形的切除
和平衡缝合的组合对于产生必要的穹隆形态是必要的。在某些情况下，穹隆段的形态变
得无关紧要，因为它是形成固有鼻尖移植物被隐藏的基础。鼻尖移植物在下列所有方面

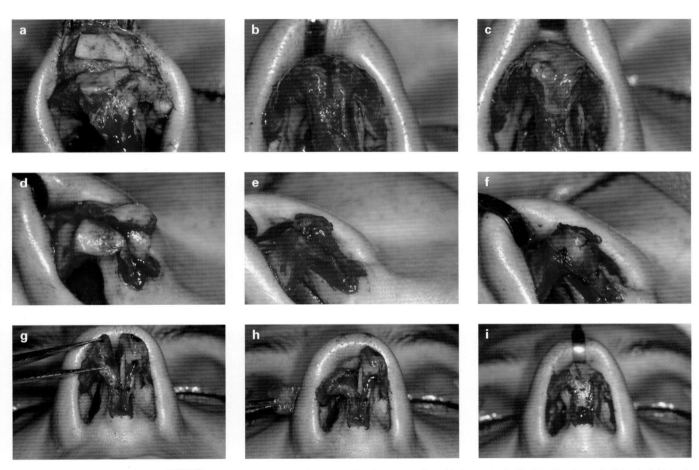

图 10.13 （a~c）筋膜覆盖。 视频 ⊙ （a）原先是薄皮肤的鼻尖移植物。（b）鼻尖缝合后。（c）筋膜覆盖。（d~f）附加鼻尖精细化
移植物。 视频 ⊙ （d）之前的状况。（e）鼻翼缝合。（f）钻石形附加鼻尖精细化移植物。（g~i）结构鼻尖移植物。 视频 ⊙ （g）持
续稳定的鼻尖突出。（h）6mm 穹隆节段切除。（i）刚性鼻尖移植物

都存在巨大差异：构成、形状和放置的位置。在初次病例中，鼻尖移植物总是可以由鼻中隔软骨制成，而在二次修复性手术的情况下，可能需要使用耳软骨或肋骨软骨。鼻背穹隆边缘随着皮肤厚度要相应调整：光滑的圆形（薄皮）、有成角的边缘（正常）和很尖的角（厚皮）。移植物逐渐变细以适应"腿"的分叉。根据所需的鼻尖表现点，移植物放置可以从融合型到高突型等各种变化。当移植物上升到鼻翼穹隆上方时，必须添加坚固的"后支撑"移植物或帽状移植物。

全鼻尖

人们总是会遇到穹隆段被部分切除的情况，甚至更糟糕的是，鼻翼软骨被整个从"脚板"以上切除了。因此，全鼻尖重建成为必要。基本上，有 3 种可能的重建方法：独立的鼻尖移植物、鼻小叶鼻尖移植物和全鼻翼置换移植物。其中许多概念都是 Juri（1993）对《令人痛苦的鼻尖手术》中的手术方法的修改。

独立的鼻尖移植物

在二次修复性手术的情况下，穹顶和外侧腿可能在先前的切除中完全丢失。令人相当惊讶的是，其实通常没有必要更换掉外侧腿。在某些情况下，通过中线的裂缝将"腿"支撑移植物放置在内侧腿之间（图 10.14a）。将长的刚性修边的鼻尖移植物缝合到稳定的鼻小柱上。在鼻尖闭合后，通常用鼻翼缘结构移植物（ARS）或鼻翼板条（Alar Battens）支撑鼻翼缘。显然，这种"帐篷杆"的概念在较厚的皮肤下效果最佳。在更不稳定的情况下，需要更换整个外侧腿。

全鼻翼替换

如果患者有严重的外鼻阀塌陷或鼻翼缘退缩，则提示需要置换全外侧腿（图 10.14b）。最简单的重建方法是采集整个耳窝软骨。然后将软骨在其长轴上对角切开，产生两个相对的移植物。移植物不是设计成外侧腿的解剖学替代物，而是设计成沿着鼻翼缘从穹顶向下一直进入鼻翼基底的一个移植物。其目的是支撑鼻翼边缘和前庭。

波浪（Bossa）和鼓包（Bump）

许多二次修复性手术患者抱怨他们的鼻尖有轻微的突出，从轻微的突出到很尖的点。大多数患者想要一个简单的解决方案——把包削掉。在少数情况下这可能实现。但不幸的是，更常见的结果是将一种畸形换成另一种畸形而患者仍然感到失望——这个包确实是消失了，但现在穹隆顶与对侧相比却变平了。通过开放式入路进行正式的二次修复性鼻整形术通常才是正确的选择。

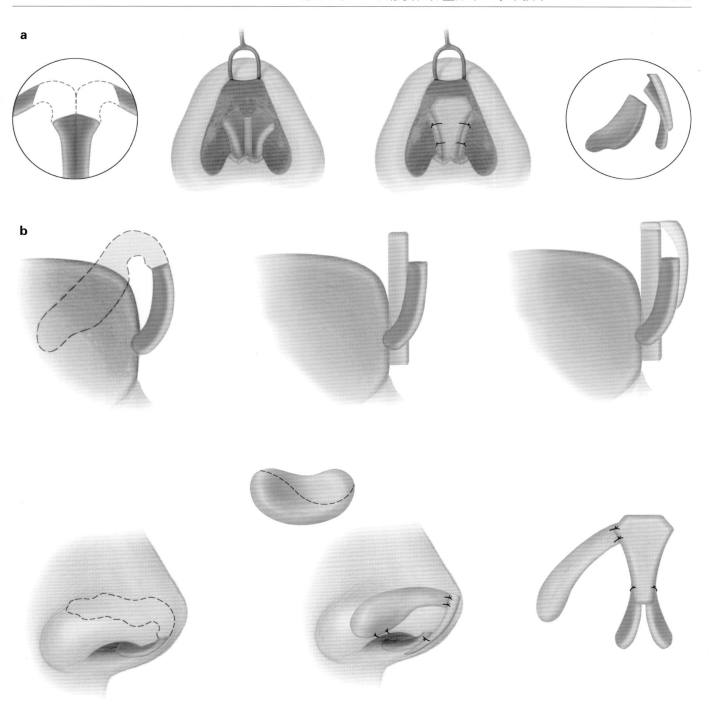

图 10.14 （a）独立的鼻尖移植物。（b）全鼻尖移植重建

鼻孔和
鼻翼基底

二次基础性的手术范围可以从简单到复杂，从孤立到联合。最常见的如孤立的鼻翼基底／鼻槛畸形可与初次鼻相似。然而，恰恰是挛缩鼻孔和挛缩鼻需要详细的分析和精确的手术矫正。

鼻翼基底／鼻槛：孤立的鼻翼基底／鼻槛问题可能类似于初次病例状况，或者由于先前的切除而相当具有挑战性。最好的情况是在原手术中没有做切除，而指征如果仍然存在，我们就做常规的切除。通常，我们会遇到以前的切除做得太少抑或是瘢痕错位。如果有可能，先前的瘢痕会被纳入我们计划的切除中，但要注意保守一点儿。当出现扭曲时，最好要切开旧瘢痕，重建缺损，然后重新评估。尽管如此，从复合移植和转位皮瓣的那些图上可以看得出来，就矫正鼻槛挛缩而言，即使在最好的条件下效果也是很有限的。

退缩鼻孔：由于鼻翼边缘／鼻孔／小柱的组合畸形（Combined Alar Rim/Nostril/Columella Deformity，ARNC）存在，许多二次修复性病例呈现"退缩外观"（图 10.15a）。这个三联征包括退缩的鼻翼边缘，暴露过度的鼻孔，而这又被突出的悬垂型鼻小柱所反衬强调。分析鼻尖、鼻翼缘、鼻孔、鼻小柱在侧视图上的 4 条斜线，通过二分法评估鼻孔的孔洞大小和进行鼻翼缘和（或）鼻柱的病因学研究来评估鼻孔是非常有必要的。在这 3 种可能性中，最常见的是通过切除尾侧鼻中隔来矫正该复合畸形，其次是通过鼻翼缘支撑移植物或复合移植物降低鼻翼缘，还有就是适当地切除鼻翼基底／鼻孔基底。鼻小柱畸形往往是由于尾侧鼻中隔过长和（或）内侧腿固有畸形所致。切除尾侧鼻中隔前评估上唇长度和倾斜度是非常重要的。在二次修复性病例中，鼻孔边缘畸形意味着鼻孔边缘的收缩，从鼻翼缘支撑移植物（ARG）到鼻翼缘结构移植物（ARS），最后是复合移植物。修边了的复合"条带"移植物宽 2~4mm，长 8~10mm，对降低鼻缘高度有效。

挛缩鼻：这些复杂的病例通常是有被过度切除后的短而向上旋转的鼻子，有的还产生了严重的瘢痕挛缩（图 10.15b）。从本质上讲，必须能够用一个大的鼻中隔小柱移植物迫使鼻尖和鼻小柱向下。关键点是要判断鼻小叶是否应该向下旋转和延长，还是整个鼻子应该延长。区别在于鼻下点（SN）——该点是应该向下旋转还是延长。如果 SN 保持原样，那么通常可以用三角旗形移植物向下旋转鼻尖。要伸展膜性鼻中隔而不是收缩是至关重要的。当瘢痕挛缩严重或 SN 需要降低时，要放置一个大的鼻中隔小柱移植物在鼻翼间，还要加上一个鼻小叶下的鼻尖移植物，迫使鼻尖下移。另外前庭瘢痕往往需要有一个大的复合移植物延长鼻内衬。

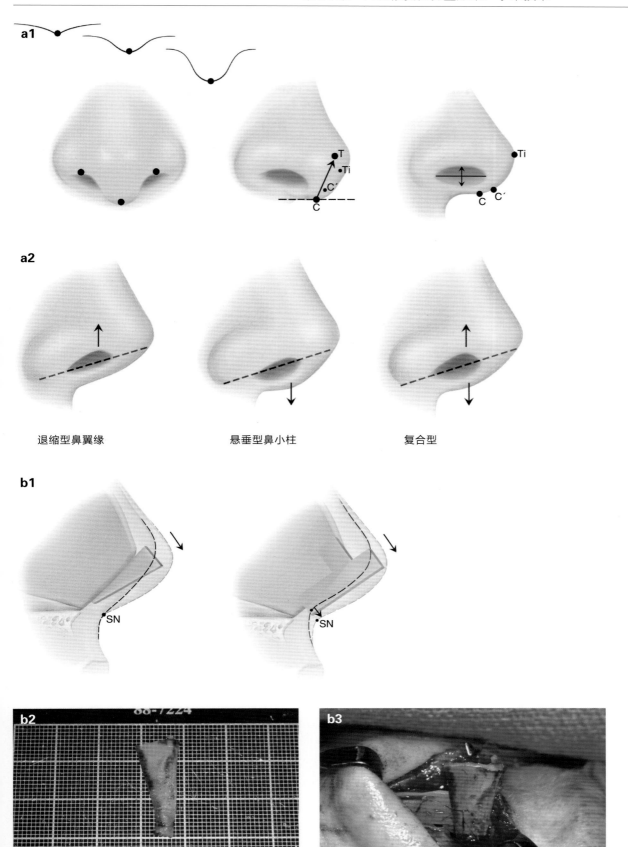

图 10.15　（a）鼻柱 / 鼻孔关系和畸形。（b1）用三角旗形或鼻中隔小柱移植物延长。（b2、b3）用三角旗形移植物延长

参考文献

[1] Constantian M. Four common anatomic variants that predispose to unfavorable rhinoplasty results. Plast Reconstr Surg 105: 316, 2000.

[2] Constantian MB, Clardy RB. The relative importance of septal and nasal valvular surgery in correcting airway obstruction in primary and secondary rhinoplasty. Plast Reconstr Surg 98: 38, 1996.

[3] Daniel RK. Rhinoplasty: Creating an aesthetic tip. Plast Reconstr Surg 80: 775, 1987. Followup: Daniel RK. Rhinoplasty: A simplified, three-stitch, open tip suture technique. Part I: Primary rhinoplasty, Part II: Secondary rhinoplasty. Plast Reconstr Surg 103: 1491, 1999.

[4] Daniel RK (ed). Aesthetic Plastic Surgery: Rhinoplasty. Boston: Little, Brown, 1993.

[5] Daniel RK. Rhinoplasty and rib grafts: Evolving a flexible operative technique. Plast Reconstr Surg 94: 597, 1994.

[6] Daniel RK. Secondary rhinoplasty following open rhinoplasty. Plast Reconstr Surg 96: 1539, 1995.

[7] Daniel RK. Rhinoplasty: Septal saddle nose deformity and composite reconstruction. Plast Reconstr Surg 119: 1029, 2007.

[8] Daniel RK. Diced cartilage grafts in rhinoplasty surgery: current techniques and applications. Plast Reconstr Surg 122: 1883, 2008.

[9] DeRosa J, Watson D, Toriumi D. Structural grafting in secondary rhinoplasty. In Gunter JP, Rohrich RJ, Adams WP (eds) Dallas Rhinoplasty: Nasal Surgery by the Masters. QMP, 719–740.

[10] Gunter JP. Secondary rhinoplasty: The open approach. In: Daniel RK (ed) Aesthetics Plastic Surgery: Rhinoplasty. Boston: Little, Brown, 1993.

[11] Gunter, JP, Rohrich, RJ. The external approach for secondary rhinoplasty. Plast Reconstr Surg 80: 161, 1987.

[12] Gunter JP, Rohrich RJ, Friedman RM. Classification and correction of alar-columellar discrepancies in rhinoplasty. Plast Reconstr Surg 97: 643, 1996.

[13] Juri J. Salvage techniques for secondary rhinoplasty. In: Daniel RK (ed) Aesthetic Plastic Surgery: Rhinoplasty, Boston: Little, Brown, 1993.

[14] Kim DW, Toriumi DM. Nasal analysis for secondary rhinoplasty. Facial Plast Surg Clin North Amer 11: 399, 2003.

[15] Kridel RW, Konior RJ. Controlled nasal tip rotation via the lateral crural overlay technique. Arch Otolaryngol 117: 441, 1991.

[16] Meyer R. Secondary and Functional Rhinoplasty – The Difficult Nose. Orlando: Grune and Stratton, 1988.

[17] Peck GC. Techniques in Aesthetic Rhinoplasty. (2nd ed.) Philadelphia: JB Lippincott, 1990.

[18] Rohrich RJ, Sheen JH. Secondary rhinoplasty. In: Grotting J (ed) Reoperative Plastic Surgery. St. Louis: Quality Medical Publishing, 1994.

[19] Rohrich RJ, Sheen JH, Burget O. Secondary Rhinoplasty. St. Louis: Quality Medical Publishing, 1995.

[20] Sheen JH. Achieving more nasal tip projection by the use of a small autogenous vomer or septal cartilage graft. A preliminary report. Plast Reconstr Surg 56: 35, 1975.

[21] Sheen JH. A new look at supratip deformity. Ann Plast Surg 3: 498, 1979.

[22] Sheen JH, Sheen AP. Aesthetic Rhinoplasty (2nd ed.) St. Louis: Mosby, 1987.

[23] Sheen JH. Tip graft: A 20-year retrospective. Plast Reconstr Surg 91: 48, 1993a.

[24] Sheen JH. Balanced rhinoplasty. In: Daniel RK (ed) Aesthetic Plastic Surgery: Rhinoplasty. Boston: Little, Brown, 1993b.

[25] Tabbal N. The alar sliding graft for correcting alar collapse and expanding the nasal tip. Aesth Surg J 20: 244, 2000.

[26] Toriumi DM. New concepts in nasal tip contouring. Arch Facial Plast Surg 8: 156, 2006.

[27] Toriumi DM. Augmentation rhinoplasty with autologous cartilage grafting. In Park JL, ed. Asian Facial Cosmetic Surgery, Philadelphia: Elsevier, 2007, pp. 229–252.

[28] Toriumi DM, Johnson CM. Open structure rhinoplasty: featured technical points and longterm follow-up. Facial Plast Clin North Am 1: 1, 1993.

[29] Toriumi DM, Hecht D. Skeletal modification in rhinoplasty. Facial Plast Surg Clin North Am 4: 413, 2000.

第 11 章　二次鼻整形术：决策

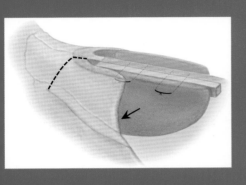

在初次鼻整形术中，手术计划中要做大量的决策，然后在 90% 的病例中稍加变化来执行。当需要修改计划时，通常只需向上或向下调整一个步骤；比如联合进行鼻槛基底切除而不是单纯进行鼻槛切除。相比之下，二次修复性病例的执行计划是复杂的，也是一个挑战。在术中，最好的构思计划也仅能作为指导，其执行中需要不断调整决策，并且经常对其基本组成部分进行彻底改变。不断调整决策的一个典型例子是剥离皮肤罩——这在初鼻中相对简单直接的步骤，但这在瘢痕累累的薄皮患者的二次修复性病例中令人压力颇大。操作计划的根本改变可以是打造对称的边缘条移植物。在初鼻情况下，我们都知道可以使用 6mm 的鼻翼边缘条，只有在极少数情况下，外侧腿才需要重新定位（鼻翼异位）或翻转（严重凹陷）。无论外科医师有多少经验，没有人确切知道在二次修复性病例中鼻翼软骨会是什么样的，而且对于鼻中隔也是如此。因此，每次二次鼻整形术都会带来一次惊讶，而且通常还是不太好的意外，医师必须为术中的巨大压力做好准备。对于进行二次鼻整形术最重要的 3 个要求如下：①确切地知道患者不喜欢他们鼻子的哪些地方以及他们想要什么。②要进行拍照分析并写下手术计划，但需要保持重大变化的灵活性。③掌握越多越好的手术技巧。本章试图指导你完成二次鼻整形术的决策过程，这有助于读者提前认识到挑战并在术中处理它们。

**决策：
皮肤罩**

多数二次修复性病例中，皮肤罩可以使用在 3 级初鼻病例中学到的技术来处理——控制厚皮肤去脂以及薄皮肤的筋膜覆盖。关键的区别在于，在初鼻病例中，未能矫正皮肤问题只会让最终结果大打折扣。在困难的二次修复性病例中，皮肤罩的问题就可能导致失败，最终结果就是鼻子看起来就像是一个较小的、更加扭曲的术前版本鼻子，而患者非常不高兴。

厚皮肤

二次修复性病例中的两个关键部分是皮肤罩的去脂肪和为鼻小叶提供强大的结构支撑。在这些病例中，要完成鼻小叶区皮肤的广泛去脂，有时甚至是整个皮肤罩去脂（图 11.1）。鼻小叶区要注射足够的局部麻醉药以利于解剖。皮肤通过软骨下切口首先在皮下层次中剥离。然后，经鼻小柱切口朝向穹隆区剥离皮肤。在浅表层次中完成剥离，并将皮下组织留在下面的鼻翼软骨上，而不像初鼻病例那样在软骨上层次剥离皮肤。接下来，通过与软骨接触的层面解剖切除皮下和瘢痕组织。广泛切除时术中要引流（7Fr 引流管），特别是在鼻根区切除肌肉时。连续用夹板固定 2~3 周，包括在 1 周后用有柔软泡沫衬里的夹板替换丙烯酸夹板，继续保持 1 周。虽然皮肤罩去脂很重要，但结构支撑是必不可少的。鼻小柱支撑移植物既长（25~35mm）又有刚性（鼻中隔软骨或肋软骨，不是耳软骨）。使用固体结构鼻尖移植物而不是附加移植物并将其置于突出向前顶的位置。通常，由于先前的外侧腿羸弱或被切除，孤立的鼻尖移植物也是必须要用到的。

薄皮肤

二次修复性手术如前所示，60％的二次修复性病例使用筋膜作为游离的鼻背移植物或作为"筋膜毯"来重衬整个鼻部皮肤罩（图 11.2）。鼻背的筋膜移植物可以是单层的，也可以是双层的。在薄的鼻背下方使用双层筋膜来衬垫皮肤并防止产生"收缩"的效果。如果鼻尖上的皮肤也很薄，则用于鼻背和鼻尖覆盖的连续筋膜片就成为"筋膜毯"重衬整个较薄区域。如果一个凸起已经损坏了真皮，我则会特意准备一个筋膜球直接缝在其穹顶上。"间隔插入式筋膜移植物"用于严重甾体药物引起的损伤或早期再次手术以松解由金属夹板产生的皮肤皱褶等情况。将松解的皮肤剥离起来，然后再用多根经皮引导缝合线帮助植入筋膜移植物。在严重的情况下，我们必须决定是否使用真皮或筋膜移植物。答案应该是，由真皮的损失决定。小的真皮移植物放置在凹陷区域或先前皮肤受损的部位之下。大的沟槽则要通过大范围剥离和修剪好的真皮移植物来处理，其真皮移植物经皮固定在沟槽下方。某些病例会有极其严重的受损破坏的皮肤，因此无法采取开放式入路，应采用分阶段的方法。首先是剥离皮肤并在受损区域下方放置真皮移植物。然后等待 6~9 个月，再剥离皮肤或切除小瘢痕区域。

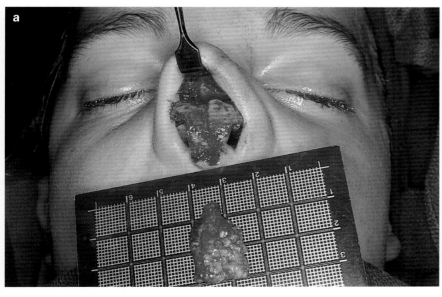
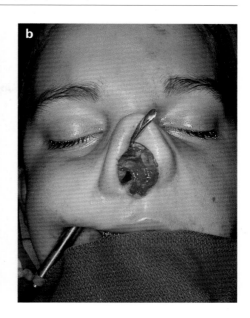

图 11.1 （a、b）厚皮（参见以下案例研究中的结果）

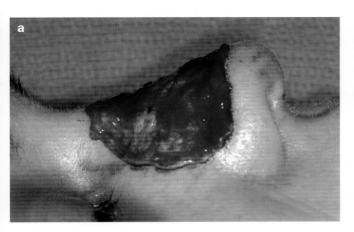
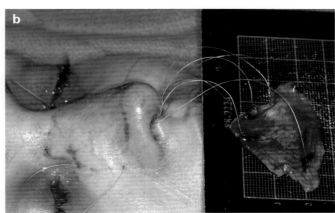
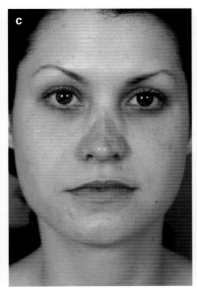
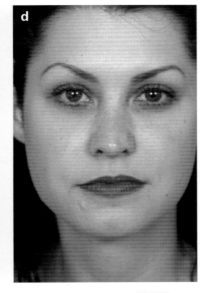

图 11.2 （a~d）薄皮肤，仅植入了筋膜移植物后 1 年的效果　视频 ◉

案例研究：
厚皮肤

分析

　　一名 15 岁的孩子在她初鼻整形术后 1 年进行了二次鼻整形术。她觉得她的鼻子仍然太宽，鼻尖圆钝（图 11.3）。她的皮肤罩非常厚，鼻尖确实很宽。由于她的轮廓还是可以接受的，骨软骨穹隆将只需要背部变窄而在基部骨性宽度上的轮廓不变。在术后 1 年，患者对结果感到满意。其鼻尖变化是通过皮下解剖对皮肤罩进行激进的去脂，然后直接切除鼻翼软骨而不是通过皮肤的直接变薄来实现的（术中过程参见图 11.1）。术后 15 年（图 11.3c、f、i、l）皮肤罩显示只有相对较小的变化，从而证实没有发生皮肤损伤。

手术技术要点

（1）通过软骨下切口进行皮下切除。广泛地去脂和切除鼻尖上区的瘢痕组织。

（2）采集鼻中隔。

（3）使用 6mm 宽的旁中线截骨术缩窄鼻背宽度。

（4）横向截骨和从低到低截骨术收窄基底骨性宽度。

（5）切除多余的上外侧软骨及缝合修复鼻背。

（6）在鼻下点（SN）插入 7mm 宽的鼻小柱支撑移植物。

（7）外侧腿支撑缝合，然后进行 4mm 穹隆节段切除术。

（8）插入刚性而弯的结构鼻尖移植物。

（9）从鼻腔和口腔内切口对鼻子和上颌骨进行广泛的皮肤剥离。

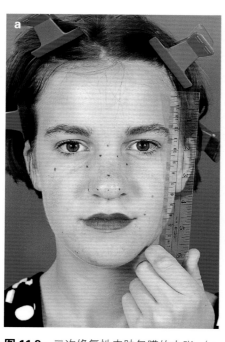
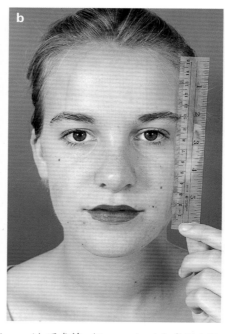
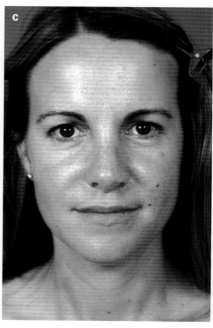

图 11.3　二次修复性皮肤包膜的去脂。（a、d、g、j）手术前。（b、e、h、k）术后 1 年。（c、f、i、l）术后 15 年

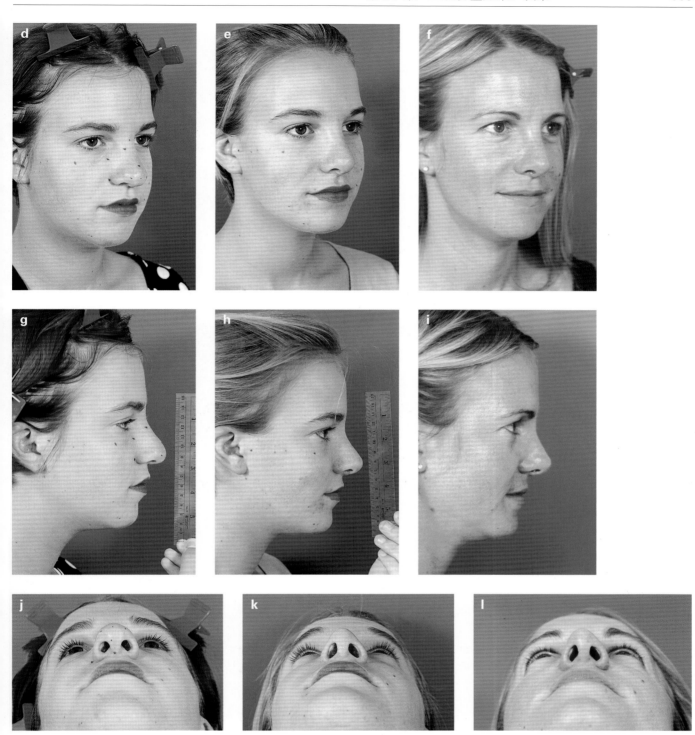

图 11.3（续）

案例研究：薄皮肤

分析

　　一名 39 岁的女性在 15 岁时进行了鼻整形术。最后，她受够了无法呼吸并且能看得出来的整容鼻（图 11.4）。她的鼻孔在深吸气时会完全塌陷。鼻中隔偏向左侧气道。在美学上，她觉得她的鼻子过尖、过长、手术过的痕迹太重了。从技术上讲，皮肤像纸一样薄，软骨很容易透视出来。我用双侧不对称撑开移植物打开内鼻阀，而外侧腿支撑移植物支撑起外鼻阀。切除 5mm 的外侧腿关节段和 A1 附籽软骨是消除深处的侧方凹陷所必需的。外侧腿支架移植物提供其他支撑。将"筋膜毯"放置在剥离起来的皮肤之下，一直延伸并整合入经鼻小柱切口的闭合缝合之中。

手术技术要点

（1）暴露鼻中隔并确认鼻中隔严重偏向左侧气道。

（2）通过开放式入路，可直视到先前的双侧穹隆段分裂。

（3）暴露鼻背。鼻中隔的双方向入路。修平滑软骨鼻背。

（4）鼻中隔体部切除以矫正偏斜并提供移植材料。

（5）撑开移植物的插入：右侧，2mm；左侧，2.5mm。

（6）剥离外侧腿的同时切除外侧腿的节段及 A1 附籽软骨连接处。

（7）外侧腿支撑移植物朝向梨状孔（I 形）缝合。

（8）插入腿支撑移植物加鼻尖缝线（鼻小柱支撑，加上穹隆部分修复）。

（9）应用切除的鼻翼软骨做的"掩饰移植物"来隐藏用于修复的缝合法。

（10）插入"筋膜毯"以覆盖所有被游离的区域，尤其是鼻小叶区域。

（11）注意：没有做骨性鼻拱手术或截骨术。

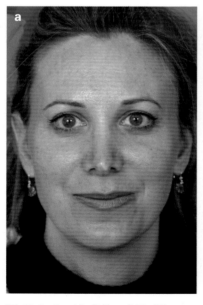
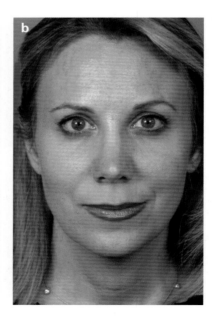
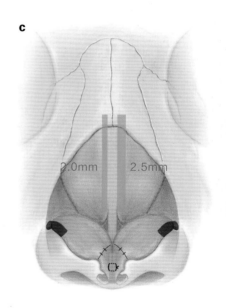

图 11.4　（a~j）术前、术后对比

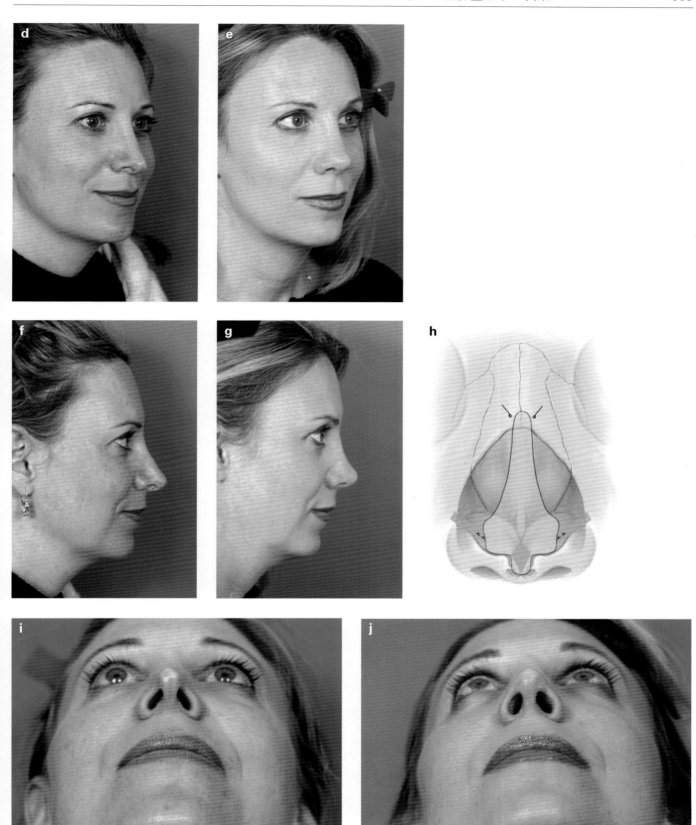

图 11.4（续）

**决策：
鼻背调整和
截骨术**

如前所述，在许多情况下，使用骨锉使骨性鼻背平滑，降低软骨鼻背，并用撑开移植物矫正倒 V 形畸形这 3 步可以改善二次修复的鼻背。许多修复鼻仍然很宽，需要高比例的从低到低截骨术。所有这些步骤都是常规初鼻整形术的一部分，并不代表更大限度的复杂性。最具挑战性的是矫正偏斜的不对称鼻背，抬高鼻背，并重新调整骨性基底部。

歪鼻： 矫正偏斜的不对称鼻子始于鼻中隔——检查尾侧和背侧的偏斜。尾侧偏斜是明显的，但是只有当上外侧软骨与背侧鼻中隔分离时，才能显露鼻背在本质上是否是直的。不对称截骨术通常有各种可能。我们遇到的问题可能是由于疏忽或严重的错误以及固有的骨性不对称造成的。在键石区正下方的鼻骨微创截骨通常是必要的。一旦截骨完成，则通过夹板将未偏斜的一侧固定，切除偏斜和放置另外的撑开移植物来解决鼻中隔支撑的鼻背偏斜。不对称的撑开移植物通常是必不可少的（图 11.5a~d）。

掩饰和抬高鼻梁： 尽管我们尝试过能找到的最好的方法去矫正鼻背，但鼻背可能仍然保持不对称，掩饰是一种解决方案。显然，在诉诸掩饰之前，我们尽一切努力实现真正的结构直线。筋膜包裹颗粒软骨（DC-F）移植物是恢复自然鼻背轮廓和掩饰任何持久畸形的最简单方法。一种情况是插入双层鼻背筋膜移植物，然后可以在缺失的区域放置少量精细切碎的软骨。另一种情况是被过度降低了的鼻背，需要部分或全长地垫高增大。在这些案例中，必须在 DC-F 或 DC+F 移植物之间进行选择。我更喜欢将 DC+F 移植物用于局部垫高或者要求边缘过渡地很好的情况。随着鼻背增高超过 2mm 并变得不那么容易平滑过渡，那么 DC-F 移植物成为好的选择。基本上，筋膜袋与双层筋膜移植物相同，但此时切碎的软骨被放置在囊袋内而不是在其下方。

重新调直骨性基底： 很多二次修复性病例有由于之前截骨术导致的双侧骨性基底显著差异（图 11.5e~h）。最常见的是，一个侧壁向外移位而另一个向内移位。此时两侧均要采用从低到低截骨和横向截骨术。把向外移位的骨壁向中线移动，通常我使用骨凿对上颌骨施加力量使骨壁向内移动。外推内移位的骨壁时我通常将 Bois 锭子放置在鼻孔中并将骨壁向外带出到骨性基底之外。然后仔细触诊以确认移动是否成功。重点的是还要将全长的撑开移植物植入到之前凹侧的开放式骨拱中以进一步稳定骨壁（图 10.11d）。

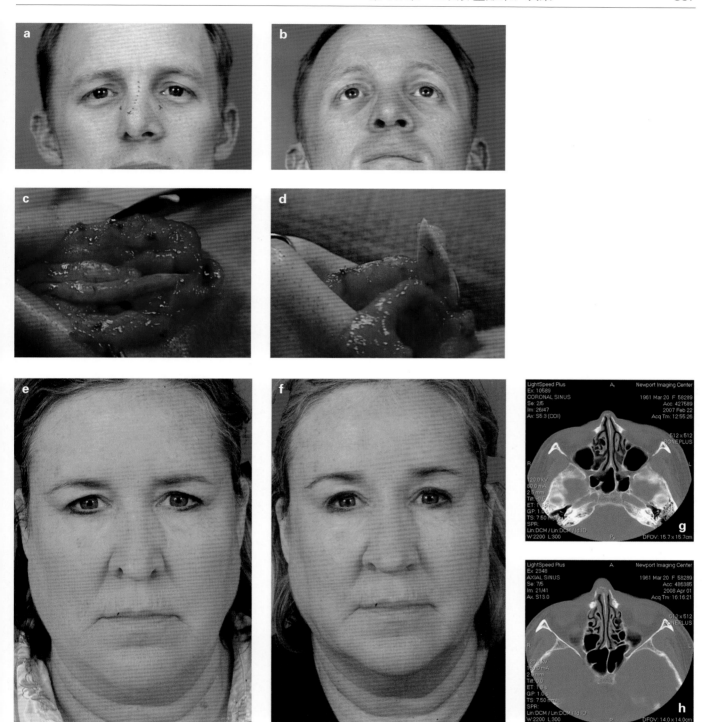

图 11.5　（a~d）二次修复性歪鼻手术。（e~h）偏斜二次修复性鼻手术，重新调整骨性基底并打开骨拱

案例研究：二次修复性鼻背偏斜手术

分析

一名 27 岁的男性患者，有过鼻部创伤病史，先前鼻子做过调直手术，包括鼻中隔成形术（图 11.6）。内部检查表明，鼻中隔尾侧严重偏向左侧，但头侧偏向右侧。有许多粘连，加上下鼻甲肥大。鼻背部偏差在"低头位置"最明显。先前既有创伤又有鼻子手术导致了不可预测的困难。鼻中隔暴露后，可以显见已经有部分切除和完全移位的"摆动门"鼻中隔成形术。可考虑构造一个 L 形置换移植物，或者考虑取肋软骨移植物。幸运的是，本例患者使用全鼻中隔成形术就可以实现对鼻子的刚性支撑了。

手术技术要点

（1）使用电刀分开粘连部分。

（2）鼻中隔黏膜能够剥离开，但广泛的破碎化使其仍具有挑战性。

（3）采用双向鼻中隔暴露的开放式入路。看到有部分先前的切除痕迹。

（4）先前的"摆动门"鼻中隔成形术导致两个气道的"交错"阻塞。

（5）不对称截骨术。右侧：横向和从低到低截骨。左侧：从低到低截骨。

（6）降低软骨鼻背 3mm。

（7）进行全鼻中隔成形术。重新插入两片式 L 形支撑移植物。

（8）植入鼻小柱支撑移植物，随后在支撑移植物上推进鼻翼软骨。

（9）附加移植物：跨穹隆的移植物看起来有点不足，然后又用了盾牌形的附加移植物。右侧有鼻翼缘支撑移植物（ARG）。

（10）进行双侧部分下鼻甲切除术。

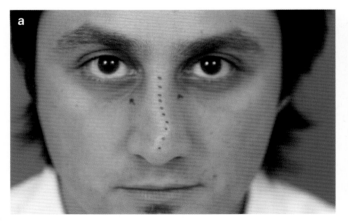
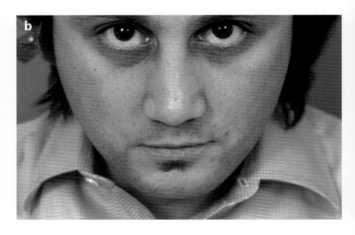

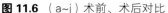

图 11.6 （a~j）术前、术后对比

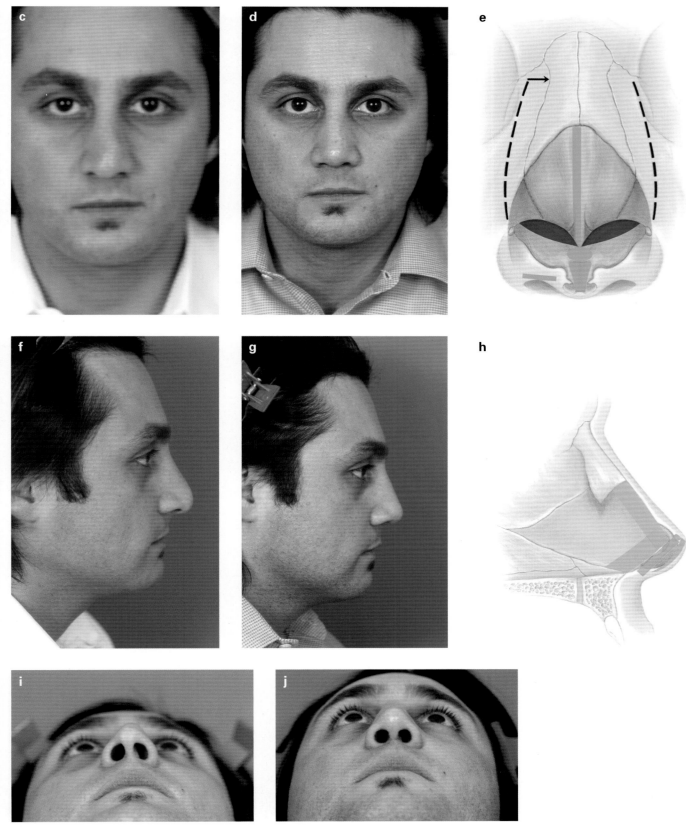

图 11.6（续）

案例研究：鼻背垫高

分析

一名 52 岁的女性对她 30 年前的初次鼻整形术一直不满意（图 11.7）。鼻内检查显示有严重的前庭瘢痕（>66%），需要双侧植入复合移植物。鼻中隔偏向左侧气道。外部检查，由于过度切除过鼻背，可能是因为曾经使用骨凿降低驼峰，鼻子呈典型的骨性鞍鼻畸形。开放式入路显示，已经没有鼻翼软骨残余了——这令我无计可施，因此全鼻尖重建成为优先事项。鼻尖移植物由肋软骨外层的"刨花"制成。我通过使用双侧复合移植物减少前庭狭窄。术后 4 年，患者感觉非常好，并且还维持了 6mm 的鼻背垫高。认为 DC–F 移植物无法产生"鼻背线"的观点看起来是不成立的。

手术技术要点

（1）取材第 9 肋骨和第 8 肋骨的软骨部分。还采集了筋膜。

（2）开放式入路下显示之前的手术全部切除了鼻翼软骨，没有留下任何东西。

（3）由于严重瘢痕形成而导致的鼻中隔双向暴露。采集了鼻中隔。

（4）做了前庭的劈开分离，还做了大范围的前庭黏膜缺损的重建。

（5）插入"鼻中隔支架"以支持尾侧鼻中隔。

（6）左侧的单侧从低到低截骨术。

（7）鼻小柱支撑移植物插入再加上植入肋骨来源的盾牌形鼻尖移植物。

（8）取材复合移植物。用复合移植物缝补上前庭缺损。

（9）将 DC–F 移植物（0.8mL）置于鼻背以帮助撑开内鼻阀。

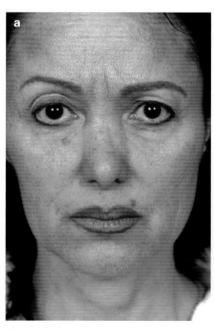
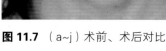
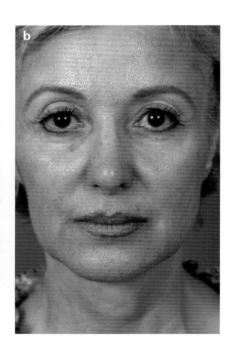
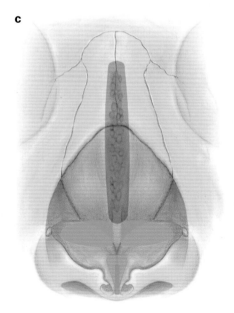

图 11.7 （a~j）术前、术后对比

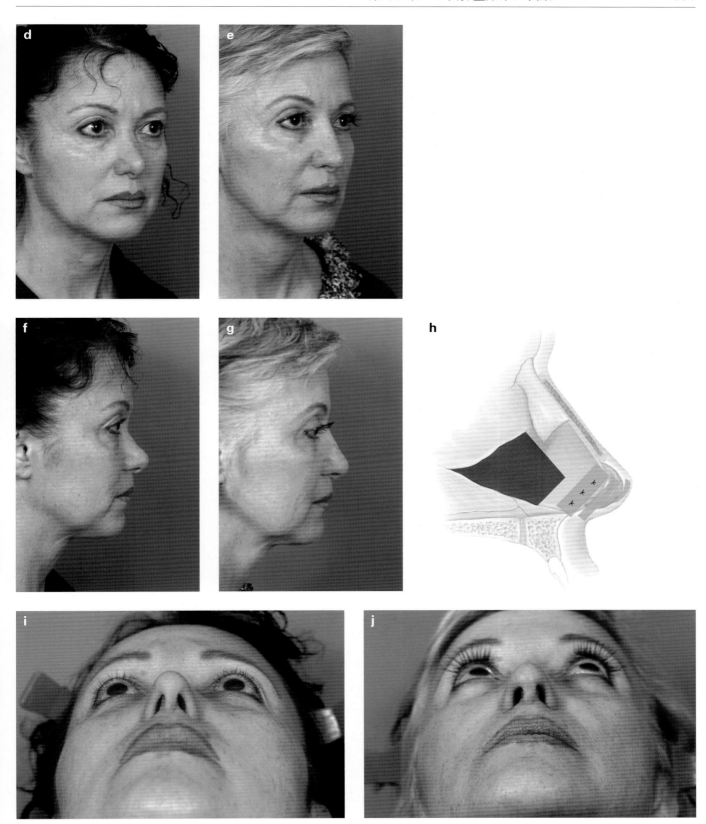

图 11.7（续）

决策：
二次修复性
鼻中隔和鼻阀
手术

二次鼻中隔手术需要通过更高的技巧来显露和管理持续性偏斜和手术后遗症。其软骨黏膜瓣的剥离可能很困难，因为75%的二次修复性病例已经进行过鼻中隔手术。尽管最初的外科医师尝试修复偏斜，但结果常常是发生持续的尾侧偏斜和骨性偏转。我们最大的挑战是之前的切口使L形支撑移植物不稳定。从频率上看，在初鼻病例中，内鼻阀的问题占主导地位，而鼻孔和前庭鼻阀在二次修复性病例中构成了最大的技术挑战。

二次鼻中隔手术：使二次鼻中隔手术操作困难的原因是结构丧失导致的不稳定，以及用于重建的鼻中隔组织不足，因此需要进行肋骨移植（图11.8a~d）。外部检查和内部检查常常看到持续的偏斜加上鼻中隔体上的缺失，并且最应该警惕的是，鼻尖缺乏鼻中隔支撑。当确认缺乏鼻中隔支持和很可能做过鼻中隔切除术时，肋软骨移植就是必不可少的。手术以开放式入路加上贯穿切口开始，该方案允许我们进行双向鼻中隔显露。鼻中隔损伤的程度和可用的移植物材料是显而易见的。如果需要肋软骨移植物，则此时采集并且雕刻出适当的撑开移植物和支撑移植物。将移植物置于盐水中以允许其发生充分的翘曲。继续手术，完成截骨术。如果任何部分的鼻中隔仍然偏斜或结构上有薄弱，肯定都要进行矫正。接下来我要插入撑开移植物和鼻中隔支撑移植物以重建基本的L形支撑。

鼻中隔穿孔：开放式入路可以很方便地动员黏膜衬里将穿孔边缘直接缝合在一起。如果黏膜不能正常愈合，接下来我会在黏膜之间放置一个大的筋膜片，在4个角处缝住用作愈合的基础。一般来说，我只关闭2cm以下的穿孔。

二次鼻整形术的鼻阀手术：鼻阀问题通常是手术疏忽（如前庭蹼状粘连）或手术错误（外鼻阀）或两者（内鼻阀）共同导致的结果（图11.8e~g）。只要有可能，解决方案就是提供结构性支撑，同时需要恢复黏膜衬里。我在85%的情况下都会使用撑开移植物，大部分是不对称的。外鼻阀由鼻翼缘支撑移植物（ARG）、鼻翼缘结构移植物（ARS）和外侧腿支撑移植物（LCSG）支撑。如果不确定，二次修复性病例的重度瘢痕组织尽量使用ARS，它会优于ARG。由于其技术的复杂性，大多数外科医师可能希望尽可能逃避对前庭狭窄进行治疗。该技术首先是要求先重建缺陷，从外侧到内侧剥离衬里。该步骤允许将较厚的移植物复合部分放置在外侧。然后将较薄的皮肤部分缝合到鼻中隔缺损处，从而避免在狭窄的鼻阀角中发生臃肿。

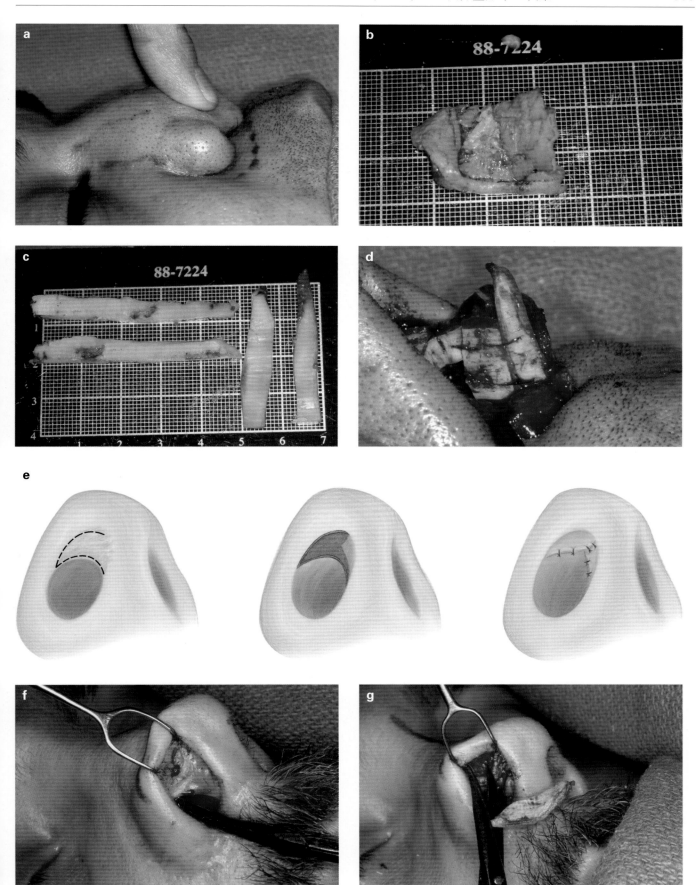

图 11.8（a~d）二次修复性鼻中隔手术。（e~g）二次修复性鼻阀手术

案例研究：二次修复性鼻中隔手术

分析

一名 33 岁的患者做过功能性鼻中隔成形术，之后她注意到她的侧面观鼻子下垂，同时鼻尖也有下坠（图 11.9）。她原来的外科医师告诉她，她有 1 个 2cm 的鼻中隔穿孔。与大多数鞍鼻患者一样，她的外表眼睁睁地急剧恶化，这驱使他们产生接受肋骨重建的愿望。但我们不会试图关闭鼻中隔穿孔。由于其软骨穹隆是完整的，可以将其抬高到刚性的鼻小柱支撑移植物上。将撑开移植物向头侧方向固定到软骨穹顶，然后"向上"移动鼻小柱支撑移植物，直到达到所需的轮廓线。鼻小柱支撑移植物固定在前鼻棘上，支撑着鼻尖和软骨穹隆。

手术技术要点

（1）采集第 9 肋骨和第 8 肋软骨部分。

（2）通过正常鼻翼软骨的开放式方法开始手术并暴露。

（3）暴露鼻中隔，在 L 形支撑移植物的鼻背部分显露出垂直劈开。

（4）采用牙龈切口，暴露前鼻棘，然后通过前鼻棘钻孔。

（5）插入鼻小柱支撑移植物，垂直分开以匹配前鼻棘，并将其缝合到前鼻棘上。

（6）将撑开移植物叠瓦式固定到鼻小柱支撑移植物上。

（7）通过鼻尖缝合将支架推进到支撑移植物上方：鼻小柱支撑移植物缝合（CS），穹隆成形缝合（DC）。

（8）植入球形和裙形筋膜移植物，在鼻根区域放置 DC（0.1mL）（DC+F）。

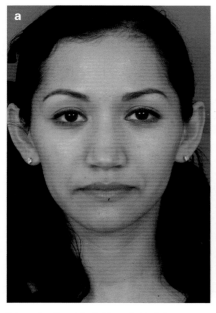
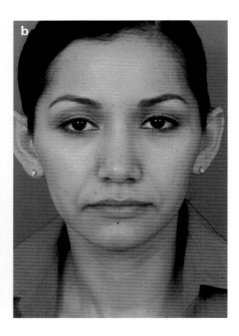
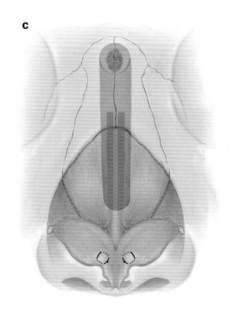

图 11.9 （a~j）术前、术后对比

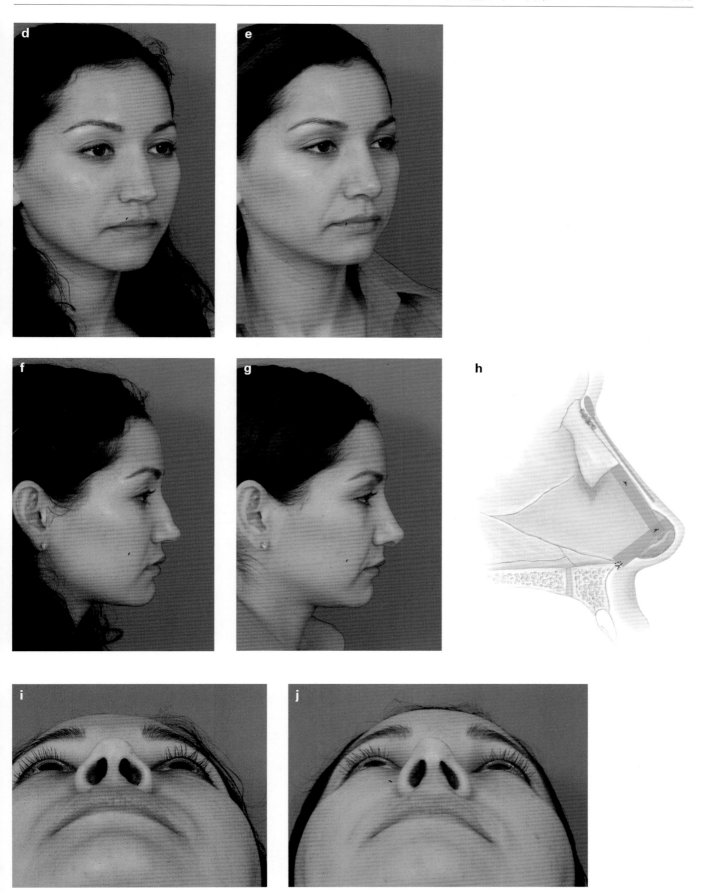

图 11.9（续）

决策：
二次修复性
鼻尖手术

在二次修复性手术中，如何选择合适的鼻尖手术方案取决于鼻翼软骨的剩余部分、鼻小柱支撑的程度和皮肤罩的厚度。术前，外科医师和患者必须回答两个问题：①我们不喜欢鼻尖的哪个方面？②我们想要得到什么样的鼻尖？如果决定了指导原则，则需要为鼻尖和整个鼻子提供结构支撑。本节将以问答的方式对一系列连续的术中问题进行讨论。

（1）解剖平面可选什么？ 在薄皮肤患者中，我选择直接接触软骨的平面并注射大量局部麻醉液以利于解剖。而在厚皮肤患者中，我将在皮下层次进行解剖，尽可能在鼻翼软骨上留下尽可能多的皮下组织和瘢痕组织。

（2）鼻中隔的状态是什么？ 鼻中隔为鼻小叶提供支撑并影响鼻小柱。通过显露鼻中隔，我们可以了解4件事：①鼻中隔阻塞的程度如何？②我可以安全地降低软骨性鼻背吗？③可以采集多少移植物材料？④对鼻中隔尾侧端需要做什么吗？

（3）鼻翼软骨的状态是什么？ 一旦显露完成，人们应该"叫个暂停"来分析鼻翼软骨的残余。显然，其范围可能是从少量切除到完全切除。然而，现实情况是，如果使用附加移植物，缝合技术可以修复75%的二次修复性鼻尖。问题主要出在两个极端——有5%的缺陷情况几乎没有剩下中间腿或外侧腿，还有一个是最初的外科医师不敢降低过度突出的鼻尖。此外在这两者之间也存在一系列困难的鼻尖，其中有外侧腿在穹隆处被分开或者过度缝合而被损坏的。下面这个问题就很有意义——原来做过什么鼻尖手术操作，我能做些什么来完成最初的鼻手术操作或消除其后果？

（4）我原来的手术计划是否有效？ 这是一个至关重要的问题，必须实事求是地回答。必须保持灵活性，随时准备切换到替代方案。此时也是要考虑准备其他供区以进行最终的移植物采集的时候了。最重要的问题是——我可以缝合这些鼻翼还是我必须切除它们的一部分并插入鼻尖移植物？令人惊讶的是，外侧腿通常是有问题的，并且必须决定要加强、转位或重建的程度。在许多情况下，必须将鼻翼动员出来，这是通过松解鼻小柱中的外侧腿之间、穹隆和鼻中隔角之间以及外侧腿和上外侧软骨之间的瘢痕组织来实现的。必须做出决定并决定具体的鼻尖手术方案。此时，二次修复性鼻中隔成形术的其余部分要从鼻背轮廓处理到鼻中隔成形术到截骨术，再到撑开移植物，然后返回到鼻尖。

（5）用什么样的鼻小柱支撑移植物？ 鼻小柱支撑移植物是鼻尖的基础，并且在所有情况下都会使用。由于它们需要抵抗挛缩力，因此这些支撑移植物往往比初鼻时使用的略大且更坚固。常常使用两个支撑移植物（一个在鼻小柱转折点之上，一个在鼻小柱转折点之下）的缝合线来将鼻翼残余固定到支撑移植物上。通常，如果鼻小柱上唇角为锐角，可以用更宽的鼻小柱支撑移植物或填充移植物，或结合两者来矫正。

（6）**二次修复鼻对比初鼻中的鼻尖缝合有差异吗**？在 50% 的情况下，最初的外科医师做了对称的边缘条，也就是从这一点开始缝合的鼻尖。在我们松解瘢痕组织之后，唯一的变化恐怕就是鼻翼可能变得更加僵硬，而缝合线可能需要更紧密地绑扎。本质上，鼻尖钻石形态的形成与初鼻情况非常相似。一旦达到理想的鼻尖形态，就需要重新铺回皮肤评估鼻尖形状。我们可能还需要在经鼻小柱切口中缝入单根缝合线。在较厚的挛缩皮肤下，将更需要鼻尖定位缝合以实现理想的突出度以及植入用于表现点的附加移植物。薄皮肤通常要想办法增加顺滑度，也许要靠筋膜移植物。

（7）**可以对穹隆区做些什么**？穹隆段包括可用缝合线塑形、用缝合线修复或切除。如果初始手术是闭合的，则用缝合线塑造穹隆段是首选。偶尔会先行穹隆切开术，可以修复后用掩饰移植物覆盖。如果鼻尖有过度突出，则先完成穹隆的直接切除，修复分开的边缘，并插入开放式结构鼻尖移植物。

（8）**必须对外侧腿做些什么处理**？这里有一个简单的测试，鼻尖的哪一部分操作最频繁？外侧腿是明显正确的答案。理想情况下，外侧腿要么是正确的宽度，要么切除不足。过度切除或横断是常见的临床发现。两种畸形都需要使用外侧腿支撑移植物进行支撑。通常将鼻翼缘结构移植物（ARS）缝合到切口处，再用复合移植物加强鼻翼缘，以降低回缩的鼻翼缘。外侧腿转位的操作则是留给矫正持续性鼻翼错位时使用的。

（9）**附加鼻尖精细化移植物（TRG）的作用是什么**？通过修剪外侧腿获得的切下的鼻翼软骨可以用作遮盖移植物以覆盖下小叶或增加下小叶体积。横向移植物还可以覆盖穹隆段的缝合修复区域。这些移植物通常在薄皮肤下是必需的。然而，在试图实现表现点或突出度时，它们在厚皮肤下的二次修复性病例中通常是无效的。

（10）**你什么时候进行结构鼻尖移植物的植入**？在切除变形或过度突出的穹隆之后或甚至在没有穹隆的情况下进行结构性鼻尖移植以产生新的鼻尖。它们还用于在厚的不柔顺皮肤罩下实现突出度。

（11）**游离的鼻尖移植物有什么意义**？当完全切除外侧腿时，将独立的鼻尖移植物（首选鼻中隔软骨）缝合到插入在外侧腿残余之间的鼻小柱支撑移植物上。在这些罕见的病例中，可以沿着鼻孔边缘缝合大的 ARS 或耳软骨鼻翼条，并形成有吸引力的鼻尖。在薄皮肤患者中，可能有必要用耳软骨做成的真的鼻翼替换移植物（Alar Replacement Grafts），以避免周围皮肤罩收缩包裹鼻尖移植物。

**案例研究：
二次修复性
提示**

分析

这名 39 岁的患者先前做过两次鼻整形术（图 11.10）。这个鼻子的问题数量是可怕的，但它的治疗基本上可以归结为打造一个正常的鼻尖。患者的皮肤很厚，有先前手术撕裂的瘢痕。在术后 3 年，结果远远超过我和患者的初始预期。导致这种成功的原因是我们创建了一个清晰的鼻尖点（T）。在术前斜位照片上，从鼻小柱转折点（C'）到鼻尖点（T）的距离接近 15mm，鼻尖表现点不明确。而在术后斜位照片中，我们看到鼻尖成为盖在鼻子上的一个独特的个体。在前视图中，三叶草畸形消失了，鼻子看起来更均衡，甚至降低了患者面部不对称的感觉。

手术技术要点

（1）采用开放式入路。鼻翼的分析提示有先前的穹隆分裂和"垂直化"的问题。

（2）暴露鼻中隔。之前做过黏膜下鼻中隔切除（SMR），所以没有软骨可用。

（3）暴露并移除先前的鼻背移植物。鼻背减少（骨骼：1mm；软骨：3mm）。

（4）3.5mm 尾侧鼻中隔切除术。

（5）取材耳廓软骨。插入耳廓撑开移植物。

（6）将由切除的鼻背移植物制成的鼻小柱支撑移植物用缝合线固定到鼻翼残余物上。

（7）修复先前的穹隆分离。缝合：鼻小柱支撑移植物缝合（CS），穹隆成形缝合（DC），鼻尖定位缝合（TP）。

（8）耳廓鼻尖移植物：鼻小叶下由全长移植物铺盖。

（9）用于支撑鼻孔边缘的双侧复合移植物。

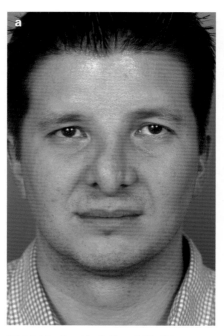
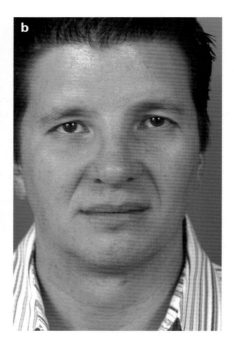
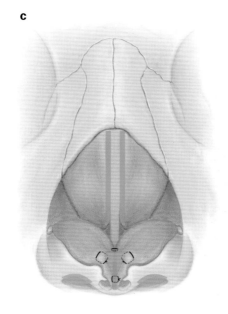

图 11.10　（a~j）术前、术后对比

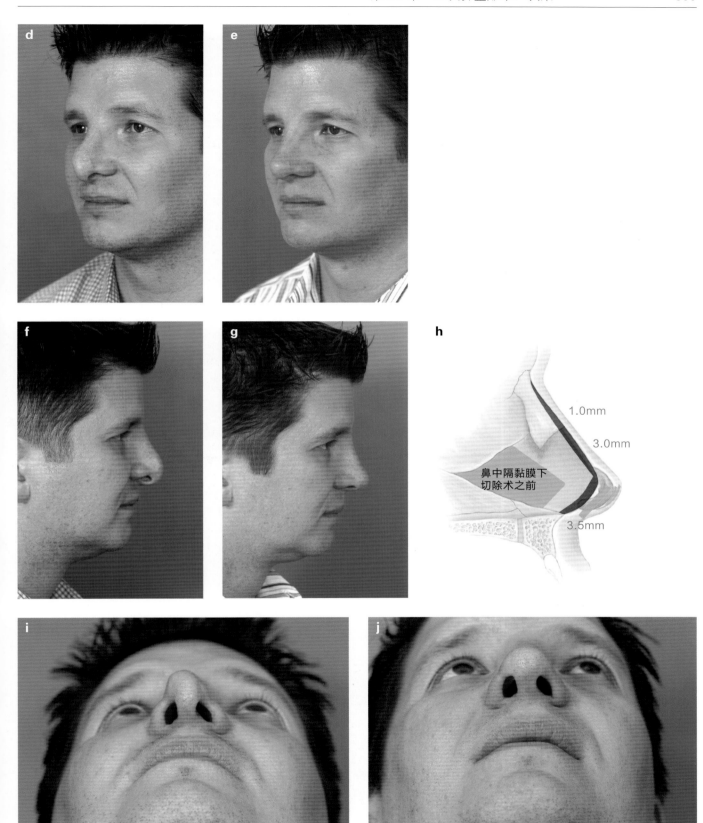

图 11.10（续）

案例研究：二次修复性鼻整形术

分析

一名 52 岁的女性在 17 岁时进行了隆鼻手术并立即就不喜欢其结果。1 年后的修复并没有改善它（图 11.11）。她的呼吸严重受损。前庭和内鼻阀塌陷。鼻尖非常尖，有一很尖锐的鼓包，鼻背呈滑雪坡样的曲线。在术中，每次二次修复性鼻整形术都有意外，需要我们有很大的灵活性。我使用了必要的反向鼻尖并用掩饰移植物覆盖了修复缝合线。我用外侧腿支撑移植物提供前庭支撑。供体移植材料的缺乏，使得要取材于肋骨。正如术后 4 年所见，没有任何修改迹象，鼻背看起来很自然，而且有"鼻背线条"，还从第 1 天开始就保持了 4~5mm 的垫高，她的 DC-F 没有任何吸收（见相关视频）。

手术技术要点

（1）鼻中隔评估和先前做过部分黏膜下鼻中隔切除（SMR）。

（2）开放式入路。反复注射鼻尖，以确保皮肤能安全地剥离。

（3）鼻尖部分我们做了中场暂停分析，分析揭示了之前的反向鼻尖。

（4）软骨鼻背缩小（3mm）。采集鼻中隔。

（5）插入鼻小柱支撑移植物。在穹隆区修复分裂的鼻翼。

（6）外侧腿支撑移植物（LCSG），采用 2 型的位置插入鼻翼基底。在左侧有鼻翼缘支撑移植物（ARG）。

（7）将掩饰移植物移植到鼻小叶下面的位置。

（8）取材于第 5 肋骨的软骨部分。构造筋膜包裹颗粒软骨（DC-F）移植物（1.0mL）。

（9）插入鼻背移植物（DC-F）。

（10）2mm 鼻槛切除。将"脚板"移植物放到鼻小柱基底。

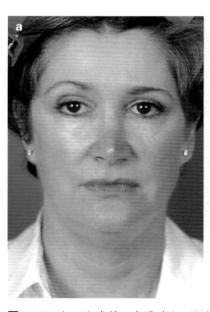
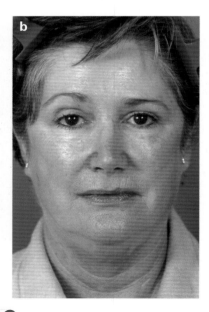
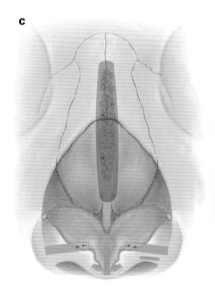

图 11.11 （a~j）术前、术后对比　视频 ⏺

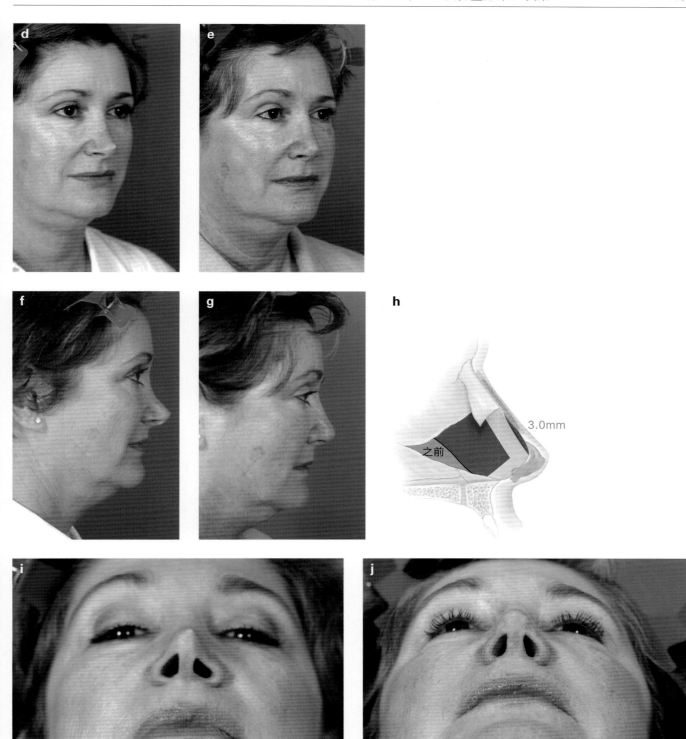

图 11.11（续）

决策：
二次修复性
鼻基底和鼻孔
手术

二次修复性病例中，鼻孔变形可能就代表之前鼻整形术有明显缺陷，并且它们的矫正是必需的，而不是可选项。同样，所需的手术类型在技术上要求很高，并且通常需要切除和替换掉瘢痕组织。二次修复性案例中基底畸形的分析可能非常复杂（图 11.12a）。我们必须回答以下问题。

常用的技术会起作用吗？ 鼻孔基底手术其实在二次修复性手术中非常常见，因为绝大多数外科医师不愿意做鼻孔切除，并且在手术过程中执行并不到位。他们总是想找到不做切除的理由，而不是在初鼻手术时实现最优化的结果。从本质上讲，只要看到在以前的手术时有遗漏，就应该考虑使用鼻槛、鼻翼楔形和联合切除。显然，鼻整形之后继发的鼻基底改变也可能产生这种切除的必要。此外，还必须仔细检查鼻子是否有过切除，并在设计未来的切除时将其考虑在内。非常常见的是沿着之前的鼻孔切除切口设计组合切口。切开鼻槛的瘢痕，但要延续形成新的楔形切口。缝合过程还应该矫正鼻槛的回缩性瘢痕，同时减少鼻翼外扩。

鼻孔缘怎么样？ 最常见的后遗症是鼻孔缘的"视觉上不连续性"或切迹，可能导致鼻尖具有"三叶草"样外观。沿着鼻孔缘缝合 ARS 在恢复对边缘的支撑方面非常有效。在二次修复性病例中，ARS 优于 ARG。最重要的是要意识到鼻中隔的厚度其实是鼻翼软骨的 2~4 倍。因此，ARS 必须在缝合到边缘切口之前雕刻好并修薄。放置在囊袋中的ARG 则用于鼻翼缘术中无力而不能是用于矫正挛缩的继发性问题。

如何处理缩回的鼻孔缘？ 当鼻孔缘畸形延伸超出薄弱点或切迹之外达到真正回缩的鼻孔缘并且还露鼻孔时，该解决方案是要使用来自耳软骨的复合移植物。人们需要区分"退缩的鼻孔"和"挛缩鼻/退缩的鼻孔"。这两项的区别非常重要。

退缩的鼻孔缘： 复合耳软骨移植物对于降低孤立的鼻孔收缩是有效的（图 11.12b）。在手术中，外科医师将鼻翼软骨加强或者转位，使鼻翼软骨稳定并正确定位。此时，鼻孔缺损的真正缺陷变得明显，必须要用复合移植物填充缺陷。

回缩鼻： 当这个问题涉及整个鼻子时，则意味着要做鼻子的延长并下拉鼻孔缘（图11.12c）。如果外侧腿与上外侧软骨之间存在严重的瘢痕，则可能需要切开该区域并插入复合移植物以迫使鼻翼向下。一旦最大限度地降低了鼻翼，则用 ARS 或复合移植物治疗持续的鼻孔收缩。

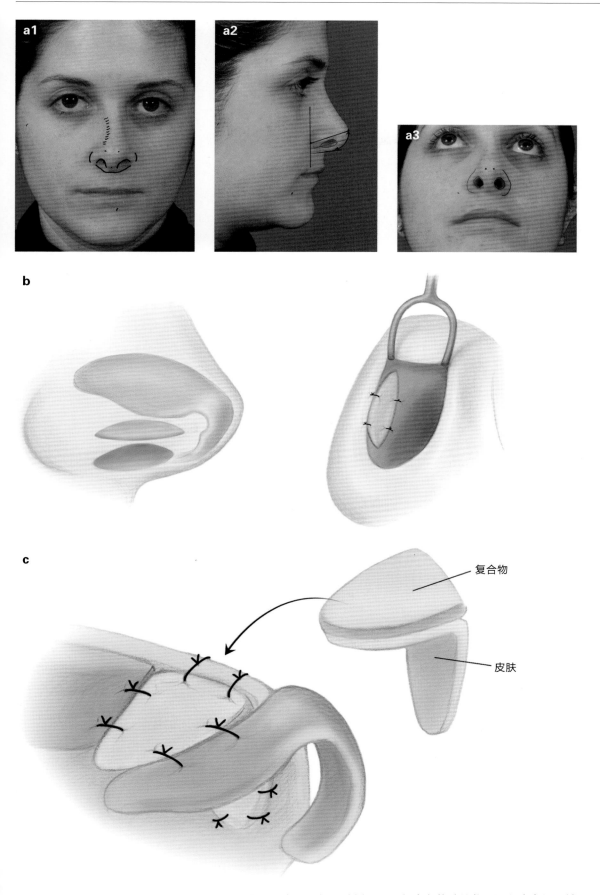

图 11.12　二次修复性鼻基底手术。（a）以下案例研究的分析和计划。（b）复合条状移植物。（c）内鼻阀区域复合移植物

案例研究：二次修复性鼻基底和鼻孔手术

分析

一名 26 岁的患者在先前两次开放性鼻整形术后寻求改善鼻部外观（图 11.13）。她不喜欢她的鼻小柱下垂或正位图上显示的偏曲。鼻孔缘收缩和斜位图上长长的下小叶使我怀疑她鼻子里有大量的"中线"缝合线，这种缝合线会将鼻翼边缘向上拉。这个案例说明了为什么我认为鼻翼软骨之间的多次中线缝合对于大多数外科医师来说是一种可怕的技术。二次矫正需要去除缝合线和限制性瘢痕组织。复合移植物通常是降低鼻孔边缘的必要条件。这些是"薄片样"移植物，首先缝合到尾侧边缘，然后在适当位置进行轮廓修剪，并进行头侧缝合。鼻孔夹板在晚上佩戴至少要 2 周。

手术技术要点

（1）先采集筋膜，然后显露鼻中隔，发现之前没有做鼻中隔手术。
（2）开放式入路显示出原来的广泛缝合的鼻尖和先前的穹隆分区。
（3）鼻背平滑化，然后切除 3mm 尾侧鼻中隔和前鼻棘（ANS）轮廓。
（4）采集鼻中隔，插入不对称的撑开移植物（右侧：2.5mm；左侧：1mm）。
（5）去除所有先前的鼻尖缝合线并移动鼻翼软骨。
（6）插入鼻小柱支撑移植物并修复穹隆。做一孤立的鼻尖移植物。
（7）植入一个横铺的鼻背筋膜移植物和一个在鼻尖的筋膜球。
（8）关闭所有切口。鼻槛切除（右侧：2mm；左侧：2.5mm）。
（9）将小长薄片的复合材料移植物缝合到鼻孔边缘。

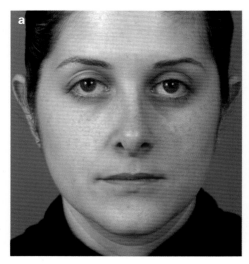
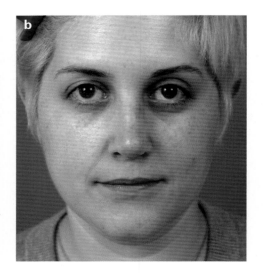
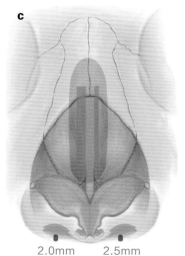

图 11.13 （a~j）术前、术后对比

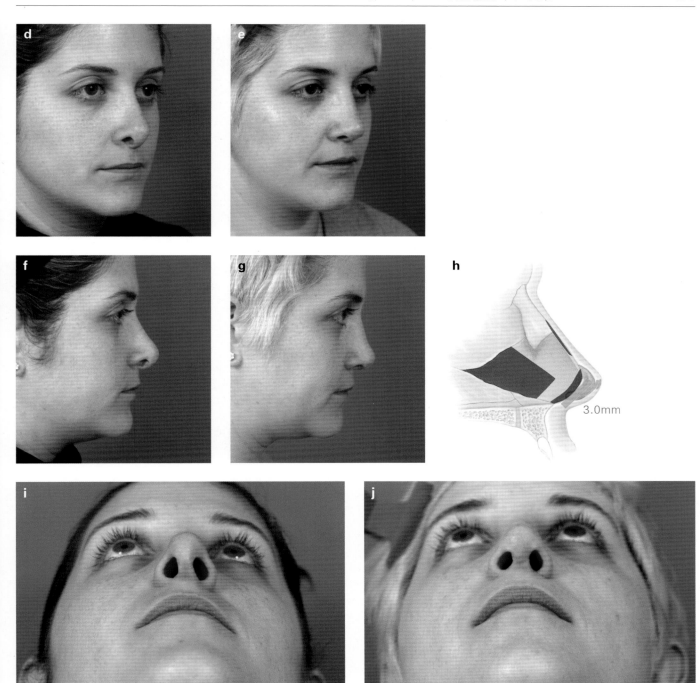

图 11.13（续）

参考文献

[1] Aiach O. Atlas of Rhinoplasty. St. Louis, MO: Quality Medical Publishing, 1996 (2nd ed. in press).

[2] Boccieri A, Marco C. Septal considerations in revision rhinoplasty. Facial Plast Surg Clin 14: 357, 2006.

[3] Constantian MB. Distant effect of dorsal and tip grafting in rhinoplasty. Plast Reconstr Surg 90(3): 405, 1992.

[4] Daniel RK. (ed) Aesthetic Plastic Surgery: Rhinoplasty. Boston, MA: Little, Brown, 1993.

[5] Daniel RK. Rhinoplasty: An Atlas of Surgical Techniques. Berlin: Springer-Verlag, 2002.

[6] Daniel RK. Tip refinement grafts: the designer dorsum. Aesth Surg J 29: 528, 2009.

[7] DeRosa J, Toriumi DM. Role of septal extension grafts in tip contouring. In: Gunter JP, Rohrich RJ, Adams WP (eds) Dallas Rhinoplasty, 2nd ed. St. Louis, MO: Quality Medical Publishing, 2007.

[8] Fry HJH, Interlocked stresses in human septal cartilage. Br J Plast Surg 19: 276, 1966.

[9] Gibson T, Davis WB. The distortion of autogenous cartilage grafts; its cause and prevention. Br J Plast Surg 10: 257, 1958.

[10] Gruber RP. Lengthening the short nose. Plast Reconstr Surg 91: 1252, 1993.

[11] Gunter JP, Clark CP, Friedman RM. Internal stabilization of autogenous rib cartilage grafts in rhinoplasty: A barrier to cartilage warping. Plast Reconstr Surg 100: 161, 1997.

[12] Gunter JP, Rohrich RJ, Adams WP (eds). Dallas Rhinoplasty: Nasal Surgery by the Masters, 2nd ed. St. Louis, MO: Quality Medical Publishing, 2007.

[13] Johnson CM Jr., Toriumi DM. Open Structure Rhinoplasty. Philadelphia, PA: W.B. Saunders, 1990. Additional information in Johnson CM, Wyatt CT. A Case Approach to Open Structure Rhinoplasty, 2nd ed. New York: Elsevier, 2006.

[14] Juri J, Juri C, Grilli DA, et al Correction of the secondary nasal tip and of alar and /or columellar collapse. Plast Reconstr Surg 82: 160, 1988.

[15] Kridel RWH, Soliermanzadeh P. Tip grafts in revision rhinoplasty. Facial Plast Surg 14: 331, 2006.

[16] Maring VP, Landecker A, Gunter JP. Harvesting rib cartilage grafts for secondary rhinoplasty. In: Gunter JP, Rohrich RJ, Adams WP (eds) Dallas Rhinoplasty, 2nd ed. St. Louis, MO: Quality Medical Publishing, 2007, 705.

[17] Menick FJ. Anatomic reconstruction of the nasal tip cartilages in secondary and reconstructive rhinoplasty. Plast Reconstr Surg 104: 2187, 1999.

[18] Meyer R. Secondary Rhinoplasty. Berlin: Springer, 2002.

[19] Millard DR. The alar cinch in the flat, flaring nose. Plast Reconstr Surg 40: 669, 1980.

[20] Sheen JH. Secondary rhinoplasty. Plast Reconstr Surg 56: 137, 1975.

[21] Sheen, JH. Secondary rhinoplasty surgery. In: Millard DR Jr (ed) Symposium on Corrective Rhinoplasty. St. Louis, MO: Mosby, 1976.

[22] Sheen JH, Sheen AP. Aesthetic Rhinoplasty, 2nd ed. St. Louis, MO: Mosby, 1987.

[23] Suzuki S, Muneuchi G, Kawai K, et al Correction of atrophic nasal ala by sandwiching an auricular cartilage graft between para-alar and nasal floor retrogressive flaps. Ann Plast Surg 51; 513, 2003.

[24] Tardy ME. Rhinoplasty: The Art and the Science. Philadelphia, PA: W.B. Saunders, 1997.

[25] Toriumi DM. Structural approach to rhinoplasty. Facial Plast Surg Clin North Am 13: 93, 2005.

第 12 章　美学重建鼻整形术

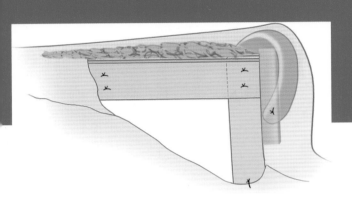

引言

在过去的 10 年里，有一种新的复杂水平的鼻外科手术已经出现——美学重建鼻整形术。它有两个来源。第一个是 Burget（1994）和 Menick（1999）在鼻重建中取得的令人难以置信的美学成果。这些鼻重建术的进展如同 Tessier 在面部重建术中的贡献一样伟大。第二个是二次鼻成形术的效果有了显著的改善，首先是采用 Sheen 的平衡方式，然后采用开放式入路矫正鼻底。关键因素是结构移植物的植入和达到真正的美学自然效果，而不仅仅是"改善"。然而，随着必要的外科技术（包括肋骨移植术）的提高，美学重建鼻整形术得到了同样显著的提高。人们只需想到 3 个"C"——唇裂（Clefts）、可卡因（Cocaine）和事故（Catastrophes），就可以意识到当下我们面临的问题和矫正的难度。在许多情况下，解决方案将是"复合重建"的新概念，其中首先插入深结构基础层，然后用美学轮廓层覆盖。这种技术的优点是可以最大限度地提高回报率，同时最大限度地降低风险。对于那些在鼻整形手术中寻求最大挑战的有经验的外科医师来说，这些病例代表了在二次鼻整形术中完善的技术的延伸，而不是一个具有很长学习曲线的全新手术。然而，仍然必须要谨慎。不能因为预期的改善很小而认为这些是没有希望的病例，当然也不是一个刚出道的外科医师拿来练手的理由。这些患者已经经受了许多痛苦，他们值得得到最好的结果。

概述

了解二次鼻成形术和美学重建鼻整形术之间相互关系的最好方法是了解它们的演变。也许我个人对这一进展的看法可能比干巴巴地重述日期和文件更有趣。做整形外科住院医师的第一年，我有权做所有的二次鼻整形术，而总住院医师才有权做初次鼻整形术。原因很简单——当时的二次鼻整形术结果很糟糕，无论是由科主任做还是由初出茅庐的外科医师做几乎没什么分别。事实上，对于成熟的鼻整形医师来说，拒绝来做二次手术的患者是很常见的，他们会不屑一顾地说："如果你不是来找我做初次的手术，我为什么要给你做修复手术呢？"所有这些都被一个外科医师改变了。

Sheen：1978 年，Jack Sheen 出版了《美容鼻整形术》，它永久改变了鼻整形手术。在此书中，第一次明确了美学分析和目标，阐述了一些必要的技术，使用了大量术前术后的对比照片来展示了结果。如果对一期手术的影响是渐进的，那么对二期鼻整形术的影响则是革命性的。几乎突然之间，鼻整形手术的卓越性与外科医师在复杂的二次修复性病例中获得卓越美学效果的能力被画上了等号。

在 Sheen 之前，二次修复性手术包括重复的切除技术、导致薄皮患者饱受磨难的鼻尖手术、厚皮患者的瘢痕组织导致的持续性鸟嘴样畸形手术。通过采取一种平衡的入路和战略性地使用移植物，Sheen 能够实现在形式和功能上的显著改善。从本质上讲，他的技术依赖于在小口袋里放置的大量移植物，这些移植物可以拉伸皮肤罩，形成一个漂亮且有功能的鼻子。然而，这项技术对于经验不足的人来说是困难的，而且依赖于大量的移植增加了出错的风险。此外，美学掩饰而非结构性矫正的内在原理为下一个重大突破指明了道路。

开放式入路：鼻整形手术的开放式方法始于 20 世纪 20 年代，但由于 Goodman（1973）的努力，它在 20 世纪 70 年代和 20 世纪 80 年代才开始流行。虽然最初是为了初鼻和唇裂鼻而设计的，但它对二次鼻整术的初期效果最好。掀起皮肤罩后，可以直接看到鼻翼软骨，从而进行分析、利用，使用更少的移植物和使用新的外科技术。双向进入鼻中隔，使矫正最偏斜的鼻背成为可能。然而，最大的进步是能够为鼻子建立一个结构和功能的基础，而这一点在闭合式手术中几乎是不可能的。人们只需要想想全鼻中隔成形术的容易程度，或者通过开放式的方法来评估鼻小柱支撑移植物的作用，就能体会到其中的差异了。随着外科医师开始使用更多的移植物，并在鼻整形手术中变得更加激进的时候，一个新的问题出现了——当鼻中隔和鼻甲用完时，从哪里获得移植物材料？

肋骨移植物：在此之前，我回顾了肋骨移植在全鼻再造和鼻整形手术中的作用。实质上，肋骨代替了髂骨用于移植，因为后者会因外伤而断裂，而颅骨移植的话，骨容易被吸收。肋软骨的另一个优点是，它为现代二次鼻整形术中使用的大量移植物提供了大量的软骨。因此，无论是术前计划的还是术中必要的，没有肋骨移植就不能进行二次鼻整形术已成为事实。

重建手段：在过去的 10 年里，美学重建鼻整形术已经成为一种结合鼻重建手术和鼻美容手术信条的"极为专业化的"鼻外科手术。鼻整形术美学的 3 个"流派"已经出现。尽管每一项技术都会在其创始者手中产生惊人的成果，但如果由经验不足的人来完成，技术挑战难度可能会非常大。

结构主义学派：其基本概念是，通过插入 1 根克氏针来防止实心肋软骨的鼻背移植物翘曲，1 根用克氏针固定在前鼻棘（ANS）上的鼻小柱主要支撑移植物。大体来讲，是用鼻小柱支撑移植物取代了鼻翼软骨残存的部分，既提供鼻尖的支撑也确定了穹隆形态。然而这种方法存在的问题包括：①鼻背移植物的塑形在技术上要求很高，并且依赖于异物（假体）的作用。②由于移植物提供了结构和美学上的"全部或无"矫正，所以容错边界比较小。③矫正或二次矫正的可能性极高。

移植主义者：Sheen 是最初的"移植者"，因为他经常在鼻子里植入 10~12 个移植物，但这些都是通过闭合式入路来扩张皮肤罩的。随着开放式入路的出现，移植物常被缝合到位以组成结构。最近，新一代的移植者们采用了开放式方法，因为肋软骨来源充足，每个鼻子可以放置 16~18 个软骨移植物。先放置肋软骨来源的延伸型撑开移植物和鼻中隔延长移植物，再放置鼻背盖板移植物，然后逐层添加更多移植物。和 Sheen 的病例一样，对比照片很好看。然而，结果却得到一个僵硬的"再造鼻子"，女性患者可能会发现它太大、太宽、太阳刚。再次手术以达到患者最初想要的美观鼻子简直就是一项技术挑战，那通常需要再做一个肋骨移植手术。

唯美主义者：每一个做过鼻整形手术的患者都想要有一个更吸引人的鼻子。因为没有达到最初的目标，他们就成了修复性案例。因此，唯美主义者的目标是首先做一个深层结构基础，然后再覆盖一个美学的形状，达到患者的最初目标。利用复合重建技术，通过 L 形鼻中隔支撑移植物实现最根本的支撑。接下来做美学层，包括做鼻小柱的支撑和鼻尖的轮廓。鼻尖缝合是首选，经常需要加个鼻头移植物。然后插入一个包裹着颗粒软骨的筋膜囊的鼻背轮廓层。任何修改都是很小的，只涉及修改技术，而不是真正的重建。在这 3 种类型中，它最接近于二次鼻整形术的延伸，也是最容易掌握、风险最小、最容易修改的。

复合重建技术

复合重建技术包括两大组分（图 12.1）。第一，深基础层通过使用撑开移植物和真正的鼻中隔支撑恢复原先由 L 形鼻中隔提供的结构支撑。第二，增加一个覆盖的美学层，以达到鼻头的精细化塑形，使用带鼻翼推进的鼻小柱支撑移植物或鼻尖移植物，然后使用 DC-F 移植物来做鼻背部轮廓。在大多数情况下，需要应用自体肋骨，因为所需的软骨数量超过了可用的鼻中隔材料，而所需的软骨硬度也排除了耳甲软骨的可能。双层重建可以最大限度地精细美化效果，同时可尽量减少肋软骨变形和翘曲的发生。

手术方法：循序渐进

首先也是最重要的，要记住这些都是极为困难的病例，因为他们往往有一个困难的初鼻加上失败的二次鼻整形术。通常，鼻中隔支持阙如或鼻中隔穿孔十分常见。

步骤 1：术前准备和计划必须周密。我尽量争取得到既往的手术记录。CT 扫描对于评估骨性穹隆至关重要。摄影分析和规划对于决定什么是理想的和现实的非常有价值。制订一个循序渐进的行动计划可以鞭策你提前决定该怎么做。

步骤 2：当确定使用肋骨方案时，我首先取肋骨。虽然 1 根肋骨移植就足够了，但我通常也会切取第 9 肋骨和第 8 肋骨的软骨部分。第 9 肋骨可以在软骨膜上逆行切取。而第 8 肋骨要剥离肋骨前方的软骨膜，然后在软骨下切取。切口只是暂时部分闭合，因为多余软骨可能会放回供区。

步骤 3：采用开放式入路显露鼻头和鼻背。解剖平面由皮肤罩的厚薄来决定——如果薄，就深一点儿；如果厚，就浅一点儿。通常，"鼻尖劈开"的方法提供了直接进入鼻中隔和前鼻棘的途径。令人惊讶的是，取掉鼻尖移植物常可以显示出对称的鼻翼缘带，最终可能需要缝合矫正，从而减少对移植物的需要。这期间，需要叫个"中场暂停"来重新评估操作计划。

步骤 4：如果我明确需要应用移植物，那么需要在术中进行移植物雕刻。通常，鼻小柱支撑移植物是从第 9 肋骨的弯曲顶端获得的。然后再雕出一个直的鼻中隔移植物（20mm×10mm×3mm）。在外侧刨削可以缩窄支持移植物，从而获得一理想的鼻翼板条移植物。因为我不使用大块的鼻背移植物，所以只有撑开移植物可能导致弯曲。撑开移植物（30mm×3mm×3mm）是从大块软骨上切下的。移植物放在生理盐水中静置30min，还要让巡视护士将切下的小块切成颗粒放入皮试注射器中。

步骤 5：在开始重建前矫正骨软骨穹隆和鼻中隔存在的畸形。做鼻背部矫正，包括缩窄，并矫正鼻中隔偏斜。施行截骨术，截骨经常是不对称的。

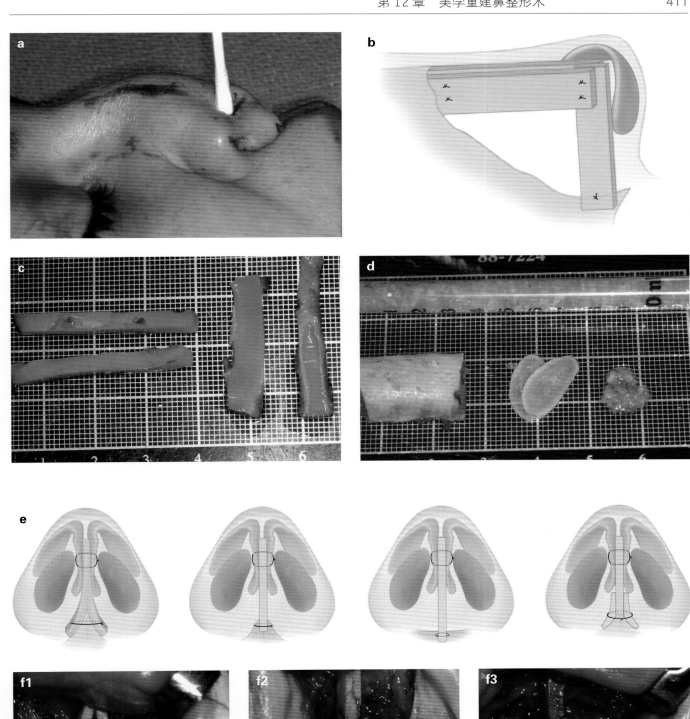

图 12.1　复合重建。（a）鼻中隔支撑缺失。（b）基础层。　视频 ⊙　（c）撑开移植物，鼻中隔支撑，鼻小柱支撑。　视频 ⊙　（d）颗粒软骨用于鼻背垫高。　视频 ⊙　（e、f）鼻中隔支撑至前鼻棘　视频 ⊙

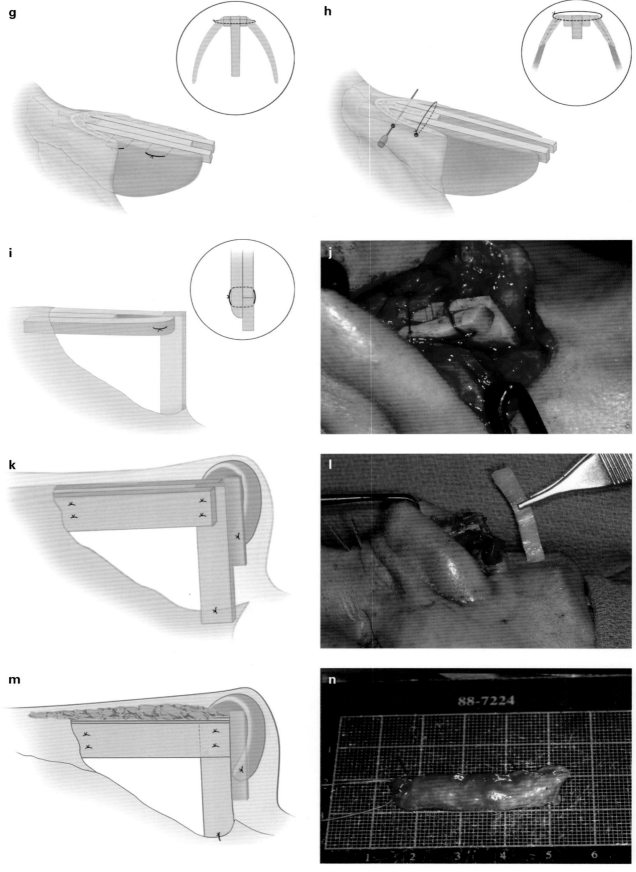

图 12.1（续）（g）软骨拱。（h）骨拱。（i，j）鼻中隔支撑使用阶梯式固定的扩展移植物。 视频 ◉ （k，l）插入鼻小柱支撑杆支撑鼻尖。 视频 ◉ （m，n）鼻背抬高使用筋膜包裹颗粒软骨（DC-F）移植物 视频 ◉

步骤 6：下一步是深基础层，需要复制出 L 形鼻中隔支撑。撑开移植物取代鼻背部分，真正的鼻中隔支撑移植物取代垂直部分。我通过上齿龈沟切口暴露前鼻棘，并在前鼻棘上钻一个孔。如果前鼻棘已经被切除，我用一个磨锥在中线上做一个中心凹槽，然后在梨状孔的两侧唇上钻一个孔。再将 4-0 PDS 缝合线穿过钻孔以固定移植物。

步骤 7：我把撑开移植物高位移植到骨性穹隆的下方。注意评估宽度，以避免鼻子太宽。一旦满意了，就用 25# 针头将移植物固定到位，然后用 4-0 PDS 缝合线进行多重 5 层软骨的缝合。有时，可能有必要在骨性穹隆上钻孔，以固定撑开移植物。接下来，将鼻翼软骨上下分离，预先切好的鼻中隔支撑移植物从鼻背部向下穿到前鼻棘。鼻中隔撑杆要么在其下部 10mm 处垂直分裂，跨在前鼻棘上，要么放置在凹槽中。鼻中隔支撑移植物固定完毕后使用预先放置的 4-0 PDS 缝合线将移植物牢固地固定在前鼻棘上。重要的是要认识到这是鼻中隔支撑移植物，而不是设计用于影响鼻小柱的鼻中隔延伸型移植物——它们是不一样的！

步骤 8：在双侧的撑开移植物与支撑移植物的连接上要避免使用经典的卯榫重叠，因为这种结构太厚了，可能阻塞内鼻阀的角度。更确切地说，我们使用"阶梯叠瓦式"结构。一个撑开移植物作为一个重叠的支撑被保持得足够长，而另一个被修短一截，作为支顶鼻小柱支撑的中线基座。将它们用 4-0 PDS 缝合线缝合在一起。至此我们有了一个刚性的 L 形鼻中隔替代物，成为鼻子的基础。

步骤 9：美学层由鼻尖支撑和鼻背轮廓组成。在鼻翼软骨之间插入标准鼻小柱支撑移植物（25mm × 3mm）。像往常一样，鼻翼向上推进，用 25# 针头固定，用 5-0 PDS 缝合线缝合。通常情况下，鼻翼可能已经受损，需要附加性（Add-on）或结构性（Structure）的移植。基本上，这些策略在修复鼻整形案例中十分常见。

步骤 10：一旦鼻头完成，就在鼻背上构建个性化的"定制测量出"的 DC-F 鼻背移植物。长度、宽度和厚度的变化是可以控制的。在头侧用经皮缝合线引导移植物就位，然后下面与鼻中隔角缝合。

步骤 11：通常患者的梨状孔周围会出现挛缩，需要使用软骨块支撑。通过上齿龈沟切口在双侧鼻翼基底上颌骨表面剥离腔隙。腔隙中填入颗粒软骨，切口用 4-0 铬肠线缝合。

步骤 12：对于皮肤较薄的患者，我常用筋膜和肋骨软骨膜移植。肋软骨膜用作覆盖物非常好，但因为切取量有限，不会在整个鼻子中使用。而筋膜则是首选的填充物。

案例研究：
复合重建

分析

一位 32 岁的女性完全性鼻阻塞，尽管之前做过两次鼻中隔成形术，包括一次开放性手术（图 12.2）。CT 表现为严重的鼻中隔偏斜和严重的骨穹隆畸形 / 成角。她也有鼻中隔穿孔，结构支撑缺失。肋骨移植是唯一的选择。

手术技术要点

（1）CT 检查显示为严重的骨性和鼻中隔偏曲。

（2）采集第 9 肋软骨、第 8 肋软骨。

（3）沿皮下层剥离。探查到鼻翼软骨完好。

（4）将撑开移植物、鼻中隔和鼻小柱移植物切片成形。剩下的软骨切碎。

（5）取出变形的鼻中隔残余物，发现失去了对鼻中隔的支撑力。做了内侧斜向截骨和横向截骨。

（6）撑开移植物通过钻孔缝合固定在骨性穹隆上。

（7）鼻中隔撑开移植物底部劈开骑跨并缝合固定在前鼻棘上。

（8）将鼻中隔支撑移植物与撑开移植物叠瓦式缝合固定。

（9）鼻小柱支撑移植物与鼻头缝合：鼻小柱支撑移植物缝合（CS），穹隆成形缝合（DC），穹隆间缝合（ID）。

（10）将均匀的 3mm 厚筋膜包裹颗粒软骨（DC-F）移植物（0.5mL）插入鼻背部。

（11）鼻槛切除术（右侧 2.5mm，左侧 3.0mm）。

注意：用于恢复稳定性的鼻中隔支撑移植物与将鼻头抬高超出鼻背线上的鼻小柱支撑移植物之间有一个明显的区别（图 12.2b）。

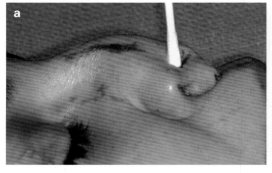
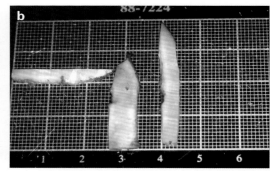
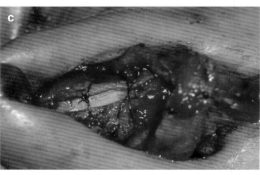
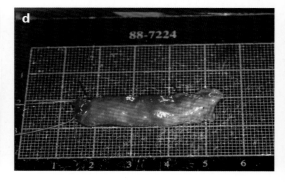

图 12.2 （a~l）术中及术前、术后对比

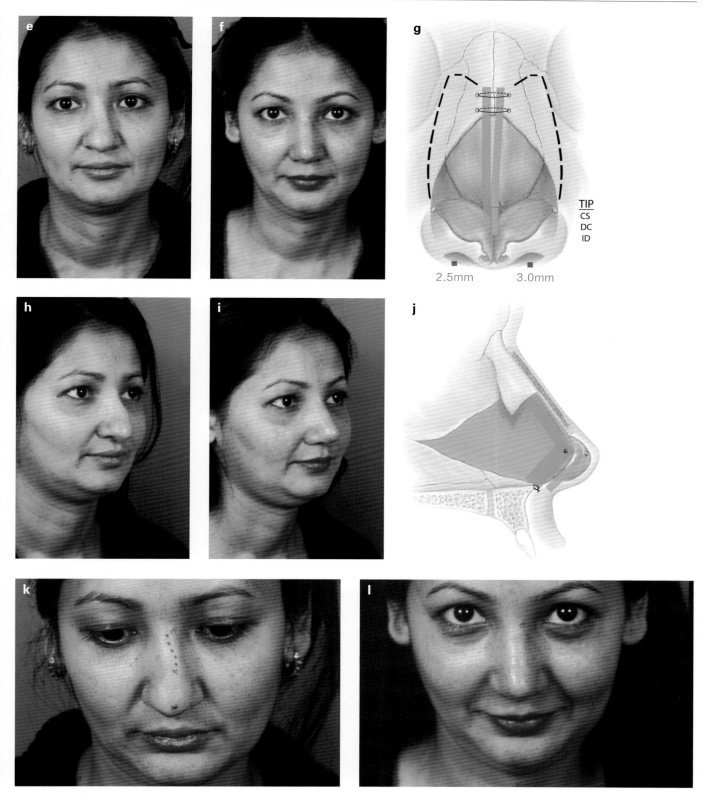

图 12.2（续）

案例研究：过度切除的鼻子

分析

这位 50 岁的患者在十几岁的时候曾接受过一次鼻整形术。她终于决定，是时候摆脱她的"猪鼻子小姐姐外观"了（图 12.3）。由于之前的过度切除和结构上的需要，肋软骨是必不可少的。鼻尖需要强力向下，鼻背部也需要隆起。幸运的是，鼻腔内衬没有受到限制，因此可以活动，向下旋转，并固定在鼻中隔鼻小柱支撑移植物上。使用筋膜包裹颗粒软骨（DC-F）移植物的鼻背垫高增大为中穹隆提供了一个顶石结构，该顶石已被撑开移植物加宽。尽管患者的皮肤很薄，但在术后 5 年，DC-F 移植物仍然没有显形。

手术技术要点

（1）取材于第 9 肋软骨，切取部分筋膜。

（2）采用开放式方法，暴露先前的"通用型"鼻头。

（3）暴露和切除部分鼻中隔。

（4）插入 3mm 宽的延长型撑开移植物。

（5）插入"战斧"形的鼻中隔鼻小柱支撑移植物，将鼻头向下推 8mm。

（6）修整鼻翼软骨穹隆的分离部分，然后用一个掩饰性的移植物覆盖。

（7）用 DC-F 移植物（1.0mL）进行鼻背抬高。

（8）切除部分鼻槛，植入鼻翼缘结构移植物（ARS）。

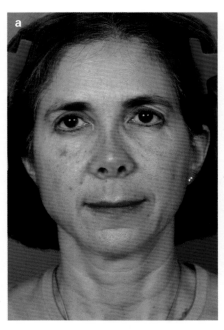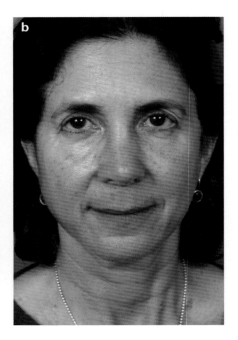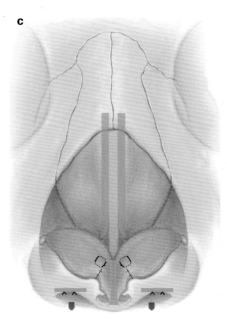

图 12.3 （a~j）术前、术后对比

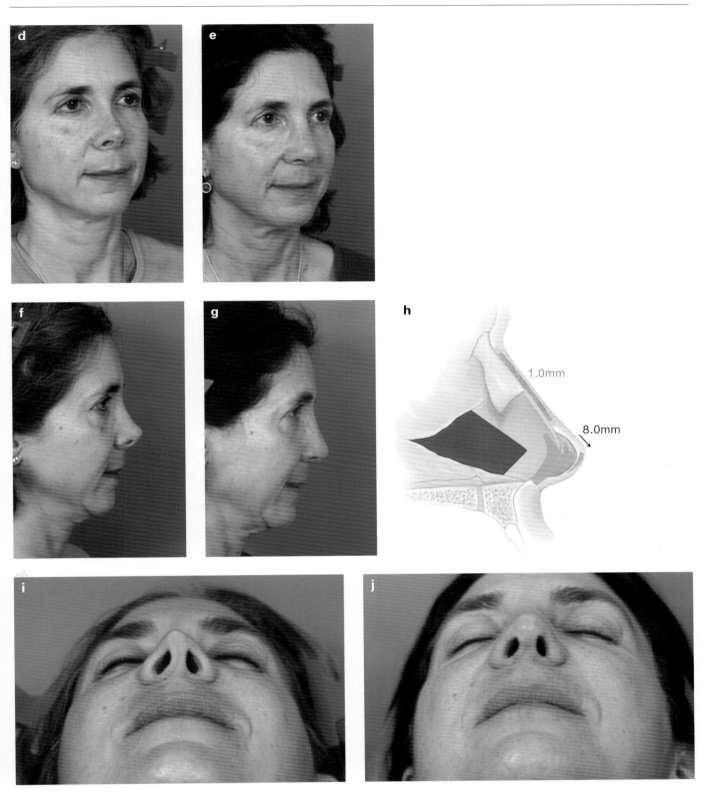

图 12.3（续）

鞍鼻

鞍鼻畸形是由于软骨和（或）骨穹隆通常提供的鼻背支持丧失所致。按压鼻尖很容易做出诊断（图 12.4）。如果鼻头很容易就被压在上颌骨上，那么测试为阳性，因为缺乏鼻中隔支持。其最常见的病史就是鼻部外伤，这需要进行正规的鼻中隔成形术，以改善功能和外观，而不是简单的鼻部骨折复位。因此，需要进行强有力的鼻中隔重建是一个主要难点，往往需要进行肋骨移植。

找出问题所在：通常，在确定问题并找出缺陷所在及所需的移植物之前，必须暴露整个鼻子。纵隔完整性通常受过破坏，但这是因为创伤、过度手术、内在弱点还是以上所有原因均有？这时很少有足够的坚实软骨来重建鼻子。鼻尖软骨可能是完整的，也可以是以前切除过的，但我们只有到打开鼻子了才能知道。

手术顺序：一旦手术计划被完善，就要先获取移植物并雕刻成形（鼻中隔、筋膜、肋骨，可能还有耳甲软骨）。首先进行鼻背修饰，然后进行截骨术，使侧壁正确定位（向内或向外）。

稳定鼻中隔基础：鼻中隔重建通常需要将延长的撑开移植物阶梯式缝合到一个真正的鼻中隔支撑移植物上（图 12.5）。鼻中隔支撑杆还通过牙龈切口固定在前鼻棘上。撑开移植物沿着鼻中隔向上一直顶到骨性穹隆处。如果软骨穹隆完好无损，那么用标准的 4-0 PDS 缝合线 5 层缝合来支撑鼻背。如果软骨穹隆或鼻中隔软骨受损，则可以穿透鼻骨、撑开移植物和鼻中隔（5 层）。有时我们可以在开放的"屋顶"区域内只缝合撑开移植物和鼻中隔即可。鼻中隔支撑移植物的阶梯式缝合与卯榫技术相比，减少了内鼻阀区移植物的宽度。

美化的鼻头和鼻背：一旦基础层稳定，我就会做鼻尖成形。鼻尖通常需要一个大的鼻小柱支撑移植物来支撑残余的鼻翼软骨，同时也需要配合应用鼻尖移植物。试图用同一个支撑移植物来支撑鼻尖和鼻中隔，往往会导致鼻尖与鼻背融合，而没有足够的鼻尖上转折。鼻背一般被"设计"成相对于鼻尖的理想侧面轮廓线。通常还用筋膜移植或修边的 DC-F 移植物以确保鼻背光滑。这些移植物是在手术边台上"构建"出来的，可以精确地填补缺少的长度、宽度和厚度。移植物通过经皮穿入的导引线引导进入，然后其远端则缝合到软骨穹隆。然后按需进行鼻基底和鼻孔的操作。

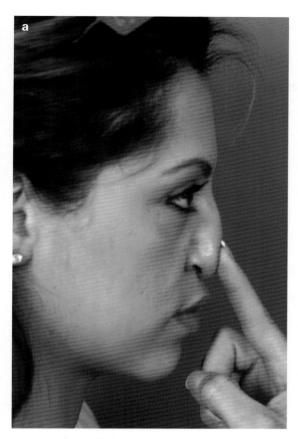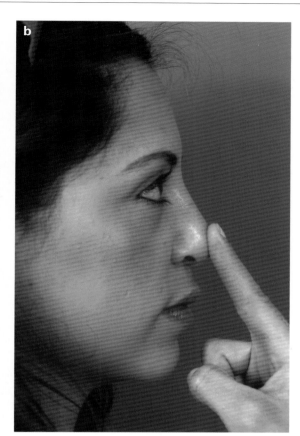

图 12.4　鼻中隔鞍鼻试验。(a) 术前塌陷。(b) 术后的支撑

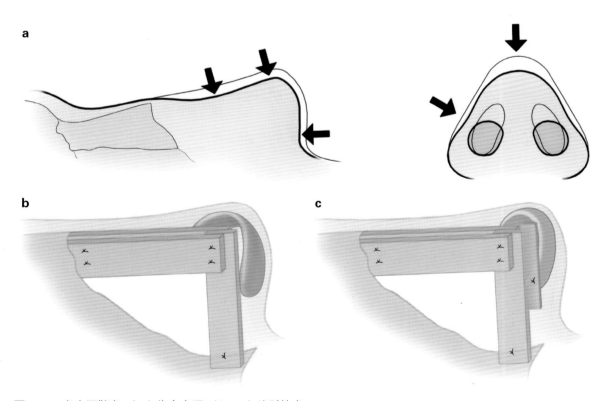

图 12.5　鼻中隔鞍鼻。(a) 临床病理。(b、c) 外科技术

案例研究：鞍鼻畸形

分析

我 22 岁时对这个患者做了一次鼻整形术。当时采用闭合式入路，没有动鼻中隔。4 年后，她再次来找我，她出现了明显的鼻中隔鞍状塌陷（图 12.6）。我很伤心，这确实是有可能出现的情况。然而，鼻内检查显示有一个 4cm 的鼻中隔穿孔，患者承认滥用了药物。我用"双支撑移植物"的方法来解决这个问题——用一个鼻中隔支撑移植物来恢复 L 形的鼻中隔支撑，用一个鼻小柱支撑移植物将鼻尖抬高到伸出鼻背延长线上方。而 DC 通常被放置在梨状孔周围区域，以防止挛缩，见侧视图（图 12.6f、g）。

手术技术要点

（1）切取部分第 9 肋软骨和第 8 肋软骨。

（2）采用开放式入路，从中间切开暴露薄弱的鼻中隔。

（3）右侧从低到高截骨术。

（4）将 20mm×10mm 鼻中隔支撑移植物固定在前鼻棘的凹槽中。

（5）将延长的撑开移植物固定到软骨拱顶，然后用"叠瓦式"固定到鼻中隔支撑移植物上。

（6）插入鼻小柱支撑移植物，并将鼻翼推进到支撑移植物上。

（7）用带软骨膜覆盖的肋软骨做穿隆盖板鼻尖移植。

（8）将筋膜移植至鼻背部使之平滑。

（9）将 4.0mL 的 DC 注入梨状孔周围区域。

（10）鼻槛切除术。插入薄片肋软骨制成的鼻翼缘支撑移植物。

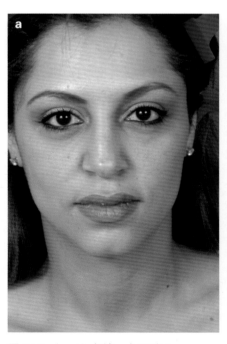 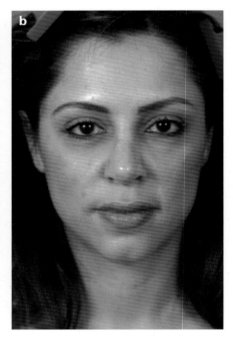 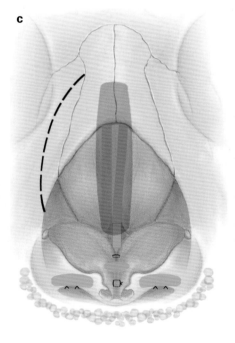

图 12.6 （a~j）术前、术后对比

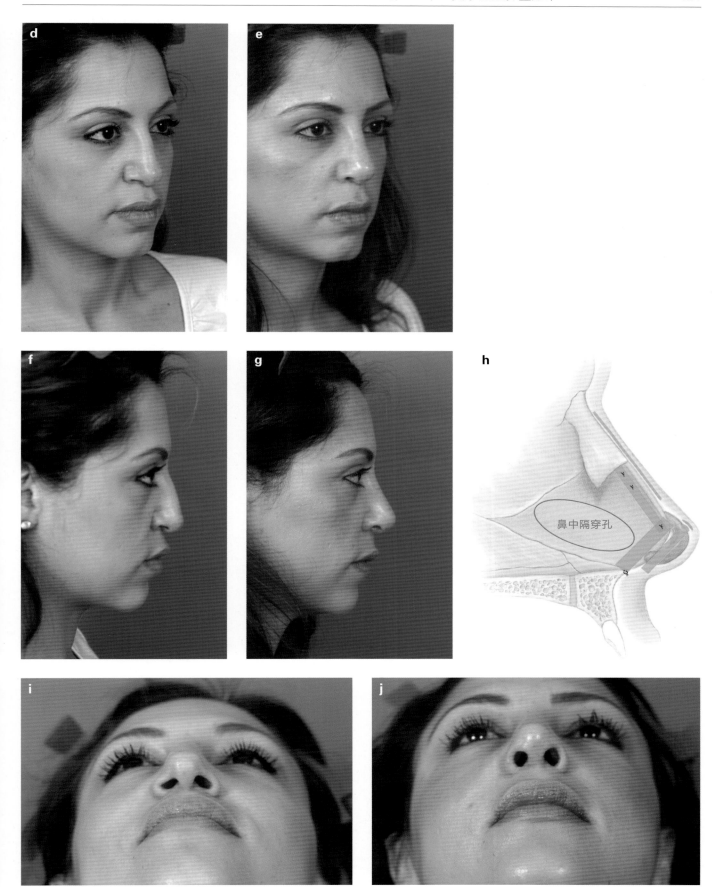

鼻中隔穿孔

图 12.6（续）

可卡因鼻

可卡因会蚀穿鼻中隔，侵蚀鼻衬里，穿透上颌窦，甚至可以侵蚀掉上外侧软骨。这个过程是从鼻中隔穿孔到鼻中隔支持丧失，再到黏膜衬里挛缩，最后到皮肤罩本身受损。简单地说，所有的可卡因鼻子手术都很难。范围包括可通过复合重建矫正鼻背塌陷到需要用骨软骨鼻背移植物来矫正严重中骨拱塌陷，以及最终需要用口腔黏膜瓣矫正的严重鼻内衬里挛缩。

手术矫正： 手术矫正的时机要求患者至少 1 年内不吸可卡因。当衬里收缩时，结构支撑至关重要。但不要轻易试图关闭鼻中隔穿孔。

（1）鼻部衬里松解：使用 Meyer（2002）的"脱套"技术可以释放鼻腔衬里，其中衬里在骨性穹隆下向上游离，然后向下松脱离开供区，而供区另行修复。可能有必要切除上外侧区域瘢痕严重的黏膜，以允许鼻尖下旋。所有的黏膜撕裂必须修复到水流不进，以尽量减少感染的发生概率。

（2）鼻背支撑：我更喜欢用肋骨的骨软骨移植物增强鼻背，用软骨移植物来支撑鼻小柱（图 12.7），二者以卯榫的方式连接在一起，以迫使鼻尖向下。由于大多数可卡因鼻患者没有做过鼻整形手术，可以抬高鼻翼软骨以超过支撑移植物。由于皮肤罩的收缩，我们应该设计通过一个支撑移植物将鼻尖抬高到鼻背线以上。我经常使用由肋骨制成的非常薄的鼻尖移植物。关闭鼻小柱切口可能很困难。它可能需要 V–Y 技术，甚至在内部切口上植皮。

（3）鼻孔支撑：前庭挛缩和鼻孔塌陷这两个问题需要用大量移植物来解决。鼻翼板条移植物会延伸到鼻翼基底部，为收缩的黏膜提供支持（图 12.8）。一个用于严重挛缩的组合（图 12.9）举例如下：①沿着骨性穹隆的尾侧边缘的侧壁移植物（20mm 高 × 15mm 宽）。②帮助释放挛缩前庭的复合移植物（15mm 高 ×8mm 宽）。③鼻孔边缘的鼻翼板条移植物（15mm 高 ×10mm 宽），用薄片肋软骨制成。将鼻孔夹板插入鼻腔深处并缝合，尽可能保留 3~4 周。

（4）梨状孔周围移植：由于在可卡因鼻中鼻衬里会挛缩，鼻底部分向梨状孔内下沉。有些外科医师建议用鼻唇沟皮瓣来重建鼻衬里。这种手术是不必要的，而且会造成无法修复的面部瘢痕——不要这样做。我们可以通过广泛游离梨状孔周围和上颌区，就可以很容易地移动鼻底向前，然后再注入颗粒软骨（3~5mL）就好。

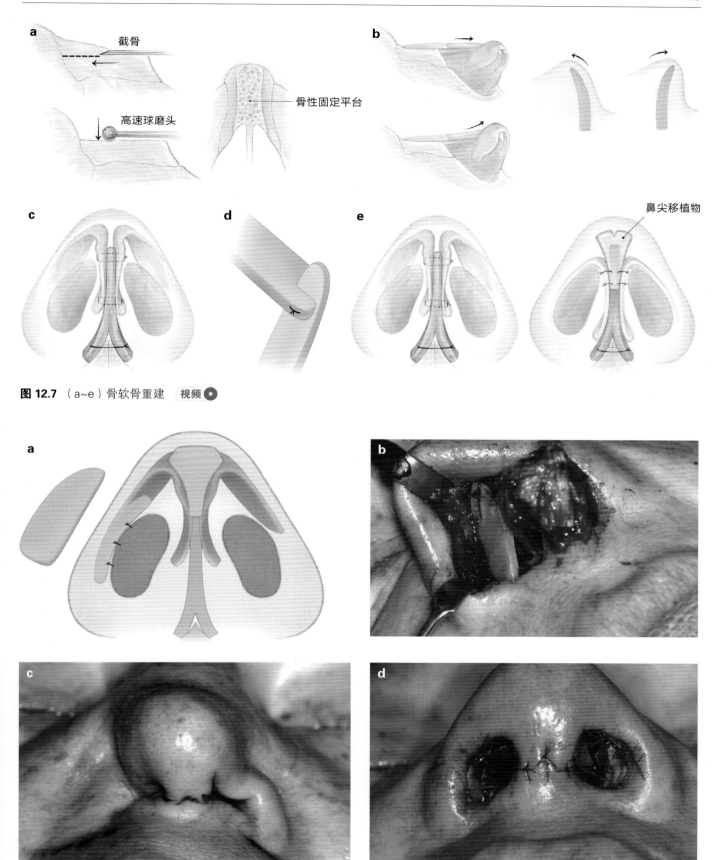

a
截骨
高速球磨头
骨性固定平台

b

c

d

e
鼻尖移植物

图 12.7 （a~e）骨软骨重建　视频 ⦿

a

b

c

d

图 12.8 （a~d）鼻孔 / 鼻翼基底支撑　视频 ⦿

案例研究：可卡因鼻

分析

一名 48 岁的女性有可卡因滥用史，并"不碰毒品"已有 5 年（图 12.9）。她觉得自己的鼻子还在继续塌陷。因为整个鼻气道完全阻塞，所以觉得必须要进行手术。检查发现她的鼻中隔有一个 4~5cm 的穿孔。对鼻小柱的牵拉试验证实有严重的挛缩。由于鼻腔衬里有限，所以进行了"黏膜套推进术"。一旦周边黏膜可以剥离活动后，建立由两个撑开移植物和一个鼻中隔支撑移植物组成的深基础层以提供支撑。美学外形的实现则是通过将鼻翼软骨抬高到鼻小柱支撑移植物的上方，然后用 DC–F 移植物形成一个美观的鼻背。我还在前庭放置了巨大（15mm×9mm）的复合移植物，实现鼻底区域的支撑。

手术技术要点

（1）取材于第 9 肋骨和第 8 肋骨的软骨部分。

（2）采用开放式入路，中间切开显露出塌陷的鼻中隔尾端。

（3）包括上外侧软骨在内的黏膜内膜全部剥离至可活动。

（4）将撑开移植物与鼻中隔支撑移植物做叠瓦状缝合固定。

（5）插入鼻小柱支撑移植物并将鼻翼软骨抬高超过该移植物。加上结构鼻尖移植物并用软骨膜覆盖。

（6）用 0.3mL 的 DC–F 移植物隆鼻背。

（7）用复合移植物来修复前庭衬里释放的缺损。

（8）双侧梨状孔周围各注入 1mL 切碎的软骨。

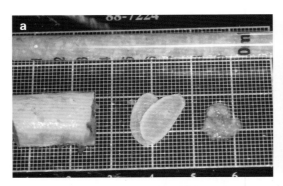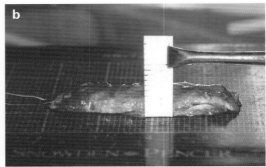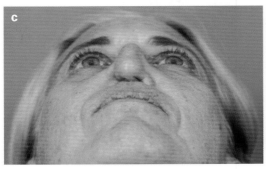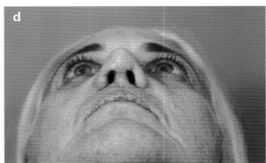

图 12.9 （a~l）术前、术后对比

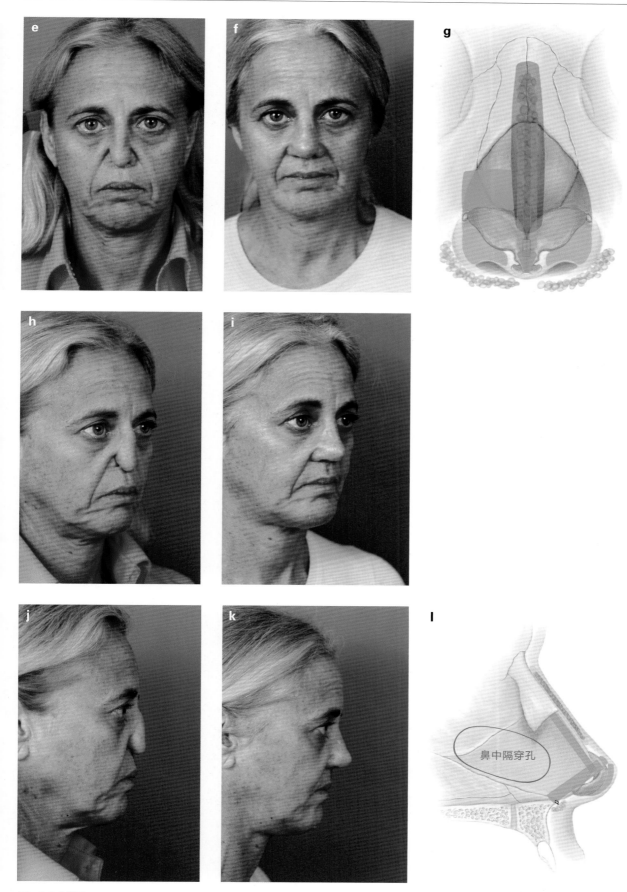

图 12.9（续）

假体导致的灾难

局部发红通常预示着鼻腔植入物张力过大，随后就可能出现溃疡和移植物露出。如果感染逐渐减轻，患者可能会忽略这个问题。如果症状急剧加重，患者则要立即寻求进行手术治疗。

分期重建：在大多数情况下，假体是通过鼻内移除的，任何外部皮肤切口要等到二期处理来进行治疗。那些有感染的 Porex 移植物的情况，我强烈建议采用分期重建，因为要明确组织活力，而且去除所有的移植物是有难度的。我会植入一块真皮移植物以保持大体的轮廓并恢复受损的皮肤。

早期重建：延迟重建经常会导致患者皮肤挛缩和严重畸形（图 12.10）。此外还有一种选择是取出移植物，让患者服用适当的抗生素。在 7~10 天内，如果切口干净，进行早期重建的风险不大。这种情况我们可以根据感染程度选择继续或延迟治疗。对于患者来说，可以尽早恢复到接近正常的状态。

立即重建：移除植入物并立即进行重建是一个高风险的选择。只有那些做了单纯硅胶假体植入和愿意赌一下的情况下才可能发生，但持续的感染可能导致重建完全失败（图 12.11）。我建议不要对有感染的 Porex 移植物的患者进行手术。总之，反复磋商和详细的知情同意是必不可少的。

（1）开放式入路：取下包括包膜在内的假体，再次进行切口的细菌培养，切口用抗生素溶液大量冲洗，重新评估手术计划的可行性。

（2）采取移植物：通常的移植物是肋骨、筋膜和真皮，后者在任何皮肤溃疡的情况下都是必需的。

（3）鼻小柱和鼻尖：将一个大的结构鼻小柱支撑移植物插入并固定在前鼻棘上，然后将鼻翼软骨在支撑移植物上向上推进并在两点固定。将一个全长的鼻尖移植物放置在突出的位置，并添加一个帽状移植物。

（4）鼻背：全长 DC-F 移植物与有时候追加的筋膜鼻根移植物一起植入，以建立眉间区。如果有可能，要在鼻背 SMAS 层与鼻背之间重新形成一个新的插入平面。

（5）真皮移植：如果鼻尖皮肤受损或移植物暴露，则将尽量去除脂肪的真皮移植物植入溃疡下方，真皮面朝上。溃疡可以通过二期处理而治愈。该鼻尖缺损可期在 6 周内愈合。瘢痕将比原缺损小 50%，可能比切除闭合小 75%。如果患者要求，可以在第 6 个月进行一个简单的瘢痕修复手术。

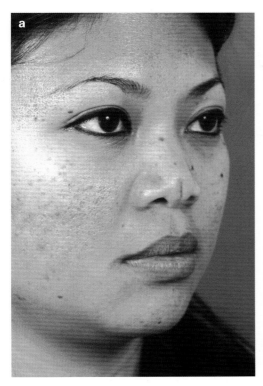
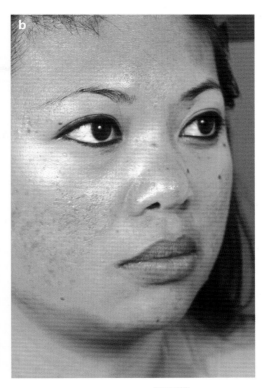

图 12.10　（a、b）在第 8 周的早期重建，运用了复合重建和真皮移植物植入　　视频 ◉

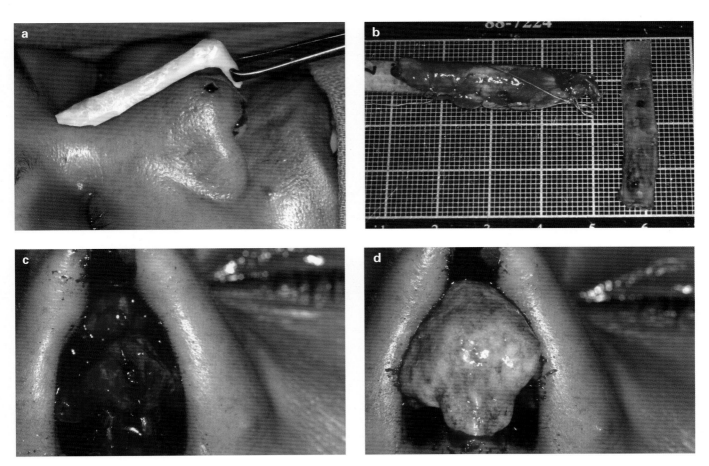

图 12.11　（a~d）即刻重建，结果见图 12.12

案例研究：假体感染

分析

一位 50 岁的菲律宾裔女性，在植入假体后 23 年出现了感染。假体已暴露 2 个月（图 12.12），所有细菌培养都呈阴性。患者可以选择 3 种重建方法：分期重建、早期重建或立即重建。考虑到她的工作日程，尽管有很大的感染风险，她还是选择了立即重建。由于鼻尖皮肤广泛受损，我没有即刻关闭创面。术后 9 个月，皮下真皮移植物使皮肤收缩，但避免了凹陷的鼻尖瘢痕（术中照片见图 12.11）。患者避免了 6 ～ 12 个月的异常外观，我们也省得再次修复一个严重挛缩的皮肤罩。

手术技术要点

（1）采集第 9 肋软骨和第 8 肋骨软骨部分。

（2）通过开放式入路取出植入物及其包膜。

（3）用抗生素溶液充分冲洗切口。

（4）插入鼻小柱支撑移植物并将其固定在前鼻棘上。

（5）单纯抬高鼻翼软骨以超过支撑移植物上方。

（6）用筋膜包裹颗粒软骨（DC–F）移植物（0.9mL）进行鼻背增高。

（7）用耻骨上区真皮移植覆盖鼻小叶。

（8）鼻尖切口先不做闭合。

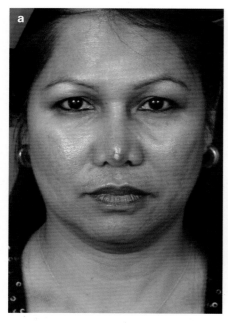 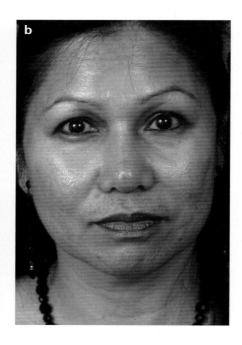 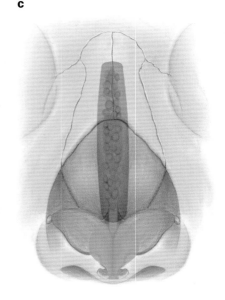

图 12.12 （a~j）术前、术后对比

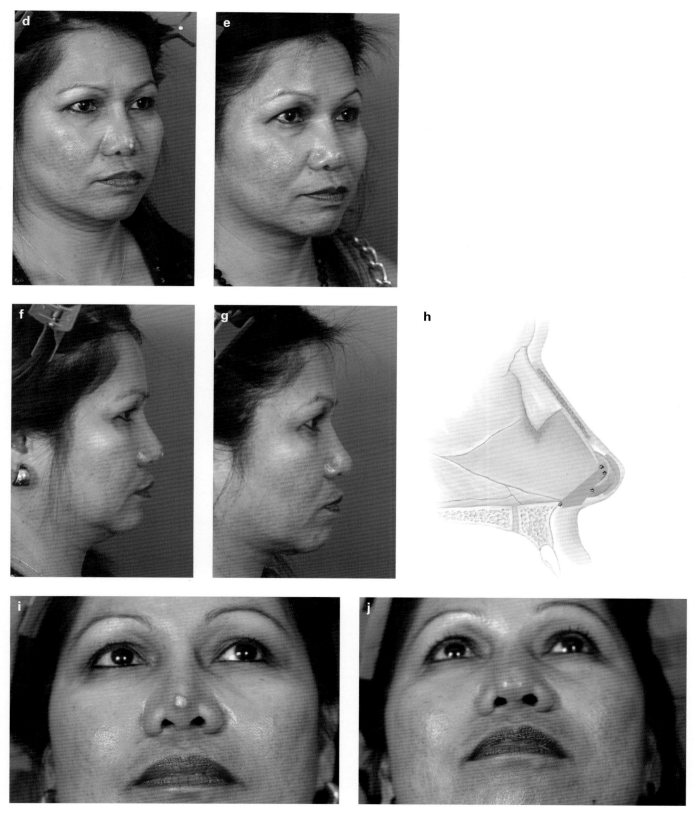

图 12.12（续）

单侧唇裂鼻

为什么单侧唇裂鼻畸形的矫正比双侧困难？答案是显而易见的——缺乏对称性。更糟糕的是，我们尝试的手术结构与正常鼻侧形成明显对比。我们的最终限制因素仍然是基底位观的鼻孔不对称。

解剖学局限： 单侧唇裂鼻是一个真正的整个患侧脸的畸形。在青少年中，鼻畸形与最初的严重程度、青春期发育和术前干预有关（图 12.13）。病理学上至少有 9 个问题：①患侧穹隆较低。②外侧腿卷曲。③外侧腿尾侧倾斜。④鼻尖裂。⑤鼻小柱鼻孔角圆钝。⑥骨性鼻底板塌陷。⑦鼻孔角水平。⑧鼻槛缺失。⑨尾侧鼻中隔偏向健侧。越来越多的人还必须加上之前手术的改变、扭曲和瘢痕。

外科技术： 由于畸形的复杂多样性，这里只能大概说一下总体的技术（图 12.14）。

（1）切口：在鼻孔顶端放置拉钩，在鼻小柱上做一个患侧略低的阶梯式的切口。永远不要使用鼻小柱底部的切口，因为它会破坏鼻小柱上唇段的正常过渡。

（2）暴露：鼻部皮肤剥离后通过鼻背到鼻尖纵向剖开暴露鼻中隔。仔细观察评估鼻翼软骨的形态。如果需要做鼻背缩小，应在此时进行。

（3）鼻中隔：所有的鼻中隔都是在中段部分偏向患侧而尾侧部分偏向健侧。常常需要做全鼻中隔切除术和置换术。留下 5~10mm 的头侧背侧软骨用于缝合固定。将取下来的尾侧部分雕成一个巨大的鼻中隔 / 鼻小柱 "战斧" 状支撑移植物来抬高鼻尖。一部分留下做鼻头移植物。

（4）鼻头成形：将下外侧软骨的中间腿沿鼻中隔鼻小柱支撑移植物推进。通常有必要将外侧腿从附着的附件软骨上释放出来，做穹隆上缝合。加入一个构造好的鼻尖移植物来达到理想的突出度和表现点，再增加一个结构鼻尖移植物。通常情况下，患侧的外侧腿仍然扭曲，需要一个大的外侧腿支撑移植物和鼻翼缘的复合移植物。

（5）基底部 / 鼻孔：鼻孔变量实际上是无限的，我们必须考虑大小、形状、轴线和位置。术前基底位视图通常显示双侧鼻孔大小相同，但包括轴线区域的 4 个亚单位其实是不同的。同样，你可以在鼻孔内侧壁和底面上发现难以置信的厚的前庭瘢痕，这些瘢痕可以通过切除后进行大块的耳廓复合组织移植来矫正。

（6）细节：还有许多小的步骤包括：应用一个鼻小柱的双层堆叠 "软骨腿的踏板移植物"；在患侧的鼻翼底部下面用羟基磷灰石颗粒填充；夜间使用鼻孔撑开器 3 个月，以减少鼻孔挛缩等。

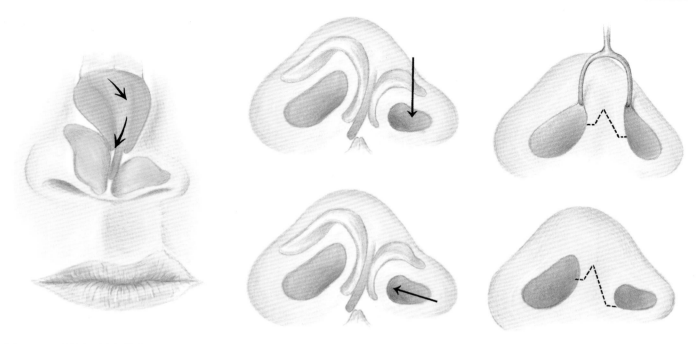

图 12.13　单侧唇裂鼻的病理学

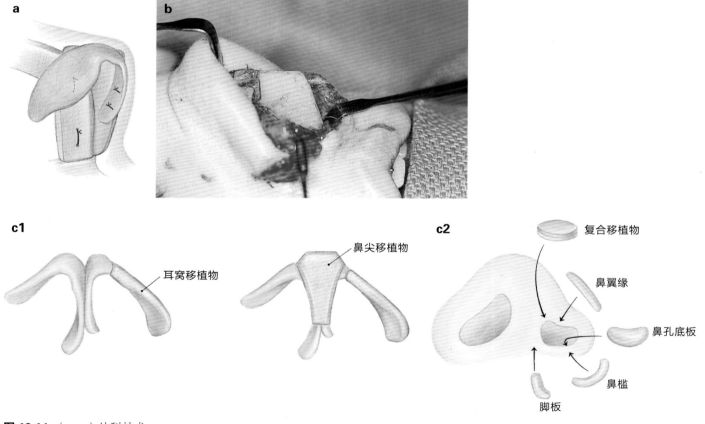

图 12.14　（a~c）外科技术

案例研究：
单侧鼻裂畸形

分析

一位 14 岁的女性要求修复左侧唇裂鼻畸形（图 12.15）。其鼻中隔体严重向左偏曲，完全阻断左气道，而鼻中隔尾侧端向右偏曲。矫正需要切除整个复合畸形部分，用 L 形支撑移植物来提供结构支撑。小的操作是没用的。由于她的皮肤厚度正常，附加移植物的效果会不错。我尝试了很多方法来调整她的鼻孔大小但并没什么效果。唉……鼻孔就是这样难。我总是这样告诉患者："我们的目标是给你一个迷人的、自然的、看不出唇裂的鼻子。鼻子的整体轮廓比鼻孔更重要。"

手术技术要点

（1）通过交错锯齿形的鼻小柱切口进行开放式入路，见到鼻翼软骨正常。

（2）渐进性鼻背降低（骨：0.5mm；软骨：1.0mm）。

（3）暴露鼻中隔，可见严重偏曲，需要"临时 L 形支撑移植物"。

（4）鼻中隔体切除，制成"战斧"状的鼻中隔鼻小柱支撑移植物。

（5）插入支撑移植物，固定在前鼻棘和鼻中隔上。切除严重偏斜的鼻中隔尾侧鼻中隔部分。增加撑开移植物并进行 5 层背侧缝合固定。

（6）横向截骨和从低到低截骨。

（7）将鼻翼软骨推进到支撑移植物上方，然后加帽状和盾牌形的鼻尖附加移植物。

（8）左侧鼻翼缘支撑移植物（ARG），右侧为复合移植物和多块软骨移植。

（9）左侧下鼻甲部分切除术。

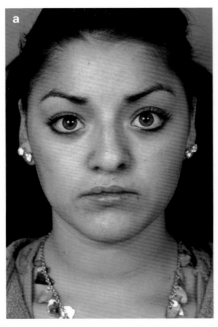 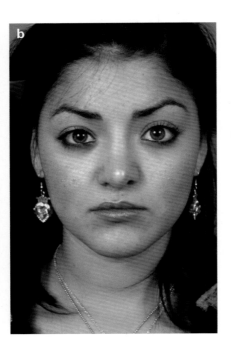 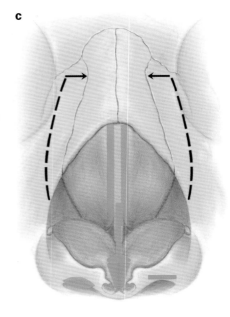

图 12.15　（a~j）术前、术后对比

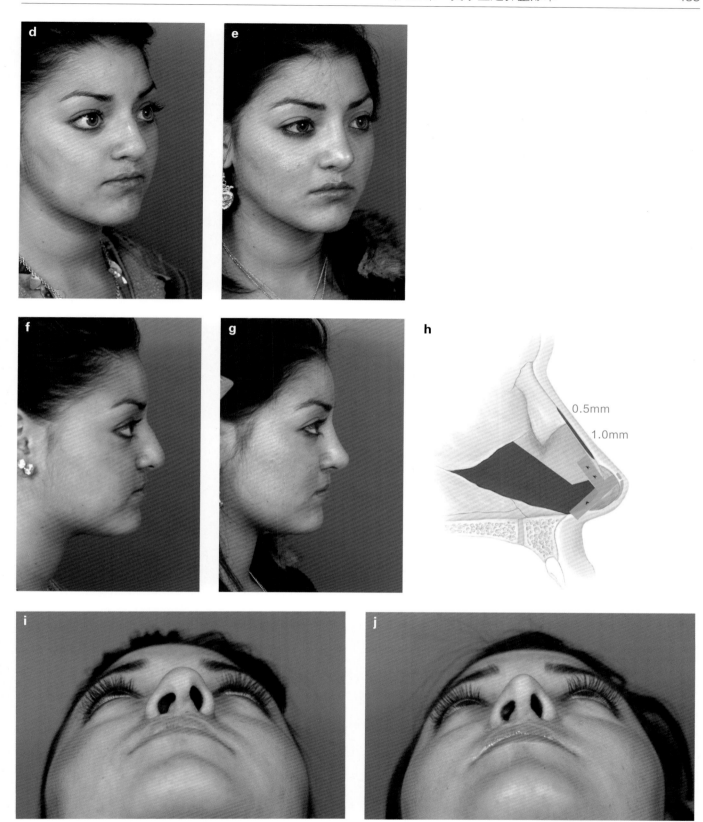

图 12.15（续）

双侧唇裂鼻

双侧裂鼻畸形与单侧唇裂鼻畸形的病理不同（图 12.16）。这些病例的矫正非常困难，同样需要各种各样的软骨移植。瘢痕挛缩的皮肤罩和主要的功能问题增加了对外科水平的需求。与文献报道的见解不同，我没有发现鼻小柱过短在大多数双侧唇裂患者中是一个严重局限。没必要在鼻小柱上做复合移植物移植或者做旋转叉形推进皮瓣（Banked Forked Flaps）以松解。

外科技术： 与所有的唇裂鼻畸形一样，鼻腔结构在提供支撑和达到美观效果方面至关重要（图 12.16、图 12.17）。只要有可能，我就用标准的倒 V 形切口和软骨下缘切口，其位于鼻小柱上偏低的位置，但不要在鼻小柱上唇角这个位置做切口。当然了，以前的瘢痕可能会迫使我修改切口位置。

鼻中隔手术： 在大多数双侧唇裂的病例中，鼻中隔远端 1/3 缺失，但没有严重偏曲。鼻中隔可以通过"纵向劈开"暴露，从而保持膜性鼻中隔的完整性。这种方法可以更好地控制鼻中隔鼻小柱支撑移植物。取下大块的鼻中隔体。用来支撑连接鼻中隔和鼻小柱的鼻中隔鼻小柱移植物能够提供支撑并防止二次变形。这些移植物通常是巨大的（25mm × 20mm），既能延长（10~15mm）又能抬高（5~8mm）。这种移植物像单侧撑开移植物一样，与鼻中隔尾端重叠，用经皮穿刺针将这种移植物作为单侧撑开移植物置入鼻中隔尾侧端，然后用 4-0 PDS 缝合线缝合固定在前鼻棘处，再于多点与鼻中隔缝合固定。因为明显的宽阔扁平的鼻甲导致了典型宽鼻的外观，需要根据指征进行谨慎、适当地削减。

鼻尖形成： 用双齿皮钩牵拉鼻孔顶端，将鼻翼软骨沿鼻中隔鼻小柱移植物向上推进。用力牵引来决定是否有必要松解鼻小柱基底，并从上唇中调动更多的皮肤。鼻翼软骨在支撑物上向前推进，从脚板开始，然后是鼻小柱转折点，最后是中间腿。接下来，对鼻翼软骨施以穹隆成形缝合，使之接近超过支撑移植物顶端的程度。在大多数情况下，皮肤很厚，需要用坚硬的移植物来获得理想的鼻尖表现点。

缝合切口 / 鼻翼基底： 关闭所有的切口。因为已经提前将鼻小柱基底向上推进，张力并不大。在几乎所有的双侧唇裂鼻的病例中，鼻翼基底变窄是一个必要步骤。鼻槛 / 鼻翼楔形联合切除术是常见的解决方法。在不对称病例中，重要的是先做较严重的一侧，来确定切除量。对于鼻孔小或鼻槛宽度有限的罕见病例，我会对鼻翼扣带（Alar Cinch）的突出度进行保守处理。

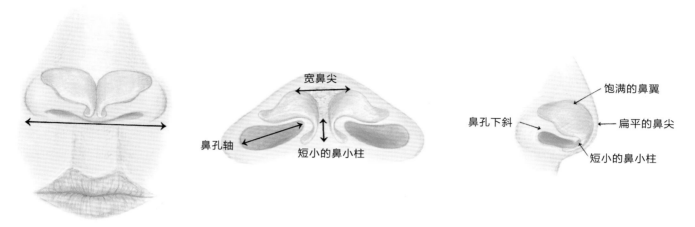

图 12.16 双侧唇裂鼻畸形病例

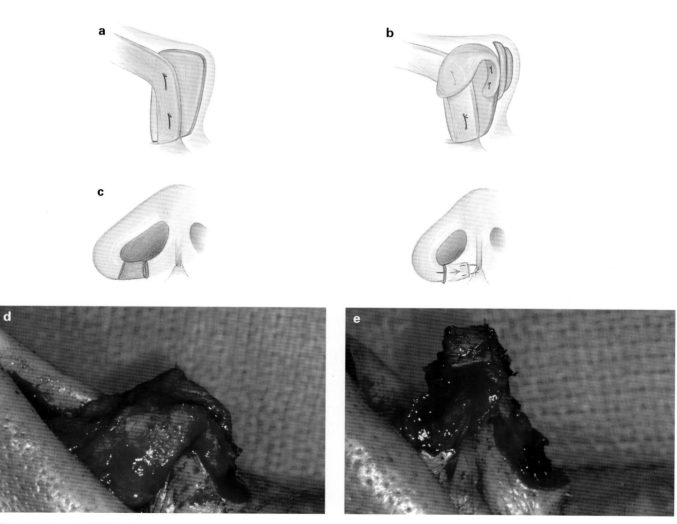

图 12.17 （a~e）外科技术

案例研究：
双侧鼻裂畸形

分析

　　一位 34 岁的患者因双侧唇裂畸形接受了多次手术（>20 次），其中 3 次是鼻子手术（图 12.18）。患者说他鼻子是个"团块"，如果能够改善，他会很感激的。他的鼻部皮肤罩超级厚而且顺应性很差。术后 2 年，严重畸形的鼻子有了显著的改善。鼻小柱支撑移植物和顶部盖板移植物形成了帐篷效应，鼻尖变高、变尖（术中照片，图 12.17d、e）。我偶尔会在这种鼻子里留置 1 个引流管，以减少术后的积血。一旦负压吸引球被压缩，整个鼻部皮肤就明显地"收缩包裹"在鼻尖上。

手术技术要点

（1）切取第 9 肋软骨部分。

（2）采用开放式入路，层次在真皮下平面。

（3）切除 9mm 厚的鼻尖上的球状瘢痕。

（4）鼻根部降低（4mm），测量鼻背宽度为 17mm。

（5）将鼻背从 17mm 缩小到 7mm，使用旁正中切口，进行横向和从低到低截骨。

（6）插入大的鼻小柱撑杆。

（7）切除鼻翼缘残余物，用鼻翼板条移植物替换。

（8）植入肋软骨来源的双层厚的穹隆加盖移植物。

（9）插入鼻引流管（7fr），对皮肤有收缩包裹作用。

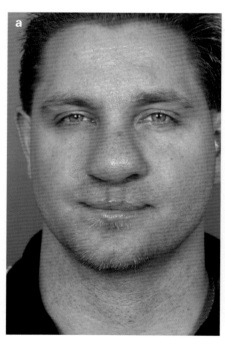 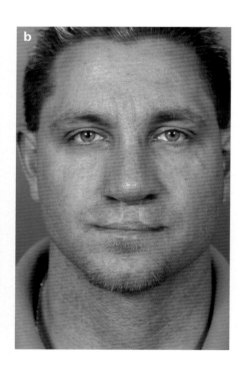 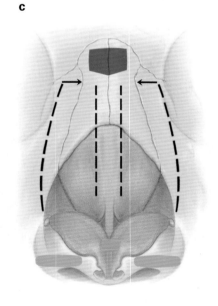

图 12.18 （a~j）术前、术后对比

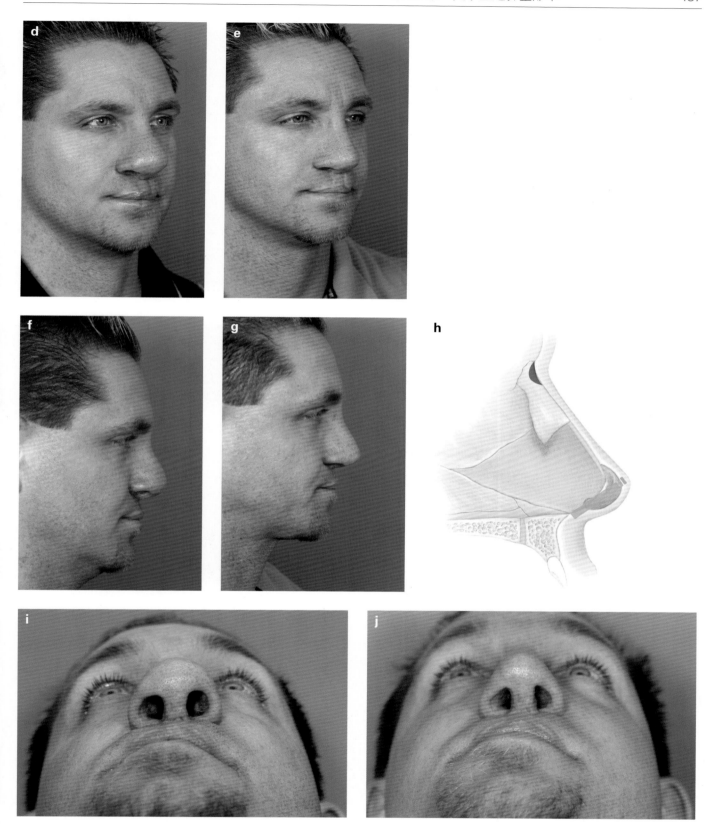

图 12.18（续）

鼻整形术的实践总结

我经常被来访的外科医师问到我是否一直只做鼻整形手术？我微笑着告诉他们"是的"，我还会谈及我的父亲，他是重建显微外科的先驱，也是皮肤血液供应、电烧伤和手移植的研究者。似乎在那个特定时刻，只做鼻整形手术所吸引到的强烈关注掩盖了我30年来从重建显微外科到鼻整形外科的历程。在经历了5000例隆鼻手术之后，我能对那些想成为鼻整形手术医师的年轻外科医师们有些建议。

步骤1：没有人能够在他们的实习期或住院医师期间就脱颖而出，你们缺乏必要的专业知识，没有与各种患者打交道的经验，也不了解手术的因果关系。你所学到的和你在实践中所兑现的承诺才能决定你能否成为一名优秀的鼻整形外科医师。你们的"小黑板"现在还是空白的，承诺和坚持才是最重要的。

步骤2：如果学鼻整形手术这么难，何苦费力呢？答案很简单——外科医师的创造力和挑战对患者来说是一个深刻改变生活的大事情，而在你的整个外科生涯中，没有其他的外科手术会让你如此着迷。

步骤3：从哪里开始？第一步是评估你的核心能力和对隆鼻术的信心，你的实习和住院医师培训过程将使你接触到某些技巧。你首先要掌握基本鼻整形手术大纲（第2章）中的技术。在第一年或第二年的实践中，能辨识出1级案例并在你的鼻整形技能舒适区内操作是至关重要的。你的目标是要适应鼻整形手术的整个围术期，从咨询到长期随访。同时，这也建立了你在"圈子"中的能力和声誉。尽管你很谨慎，但你还是会误判某些案例，最终会做几个2级案例，从而在不经意间扩大你的手术舒适区。

步骤4：你做的每一次鼻整形手术都是一次学习，所以要将其成效最大化！对每个鼻子案例认真拍照咨询，并进行3步分析写一份治疗计划。如果他们再次来诊，他们会对你的准备印象颇为深刻，你可以检查你的初步评估以完善你的手术计划——记录术中哪些改变是必要的。结束之前拍些鼻尖照片，写下你的"3个问题"。经常在手术后与患者见面，并且是要经常翻看你的手术绘图，试试经常重读第1章里"如何提高自己对手术逻辑思辨关系的理解能力"的那一部分。

步骤5：尽可能多地阅读关于鼻整形手术的资料，尽可能多地参加本地和国际会议。你不仅会从演讲者那里学到很多，也会从与其他与会者的交谈中学到很多。不要犹豫，多参加跨专业或不同专业的会议。我发现视频对于理解特定技术的细节是非常有价值的。如果有可能，还得多找找进行尸体解剖的机会。

步骤6：要么找一位导师，要么拜访几位做过很多鼻整形手术的外科医师。外科医师越老经验越丰富，他们越有可能帮助你。曾经有那么一年，我每个周四早上都和 Paule Regnault 医师一起待在手术室里，然后每个周四下午做我自己的病例。那些经历极为宝贵。还有一年，我常和一个同事在手术室待 2~3 天。我总是能学到很多东西。

步骤 **7**：找出你的弱点并改正。由于我的整形外科背景，我认为需要加强我的鼻阻塞知识。在临床实践早期，我做了以下努力：①参加了为期 3 天的科特尔鼻科课程。②参加了梅奥门诊的鼻科门诊课程，并与 Eugene Kern 医师共度了 1 周的临床时间。③与耳鼻喉科同事做了为期 6 个月的手术。④还让一位住院医师花了 1 年的时间开发了"局部鼻测量"系统。

步骤 **8**：当你建立了更大的信心，继续把你的鼻整形技能舒适区扩大到 2 级病例，最终到 3 级病例。预先给你们 1 个警告——你们一定会遇到有问题和不开心的患者的。怎么办？尽量表现得客观一点儿。想想修改手术会有改善吗？你应该安排一位同事为患者会诊吗？你可能要从修改手术中得以继续学习。早些时候，我对自己的修改调整手术感到兴奋，就像我对初次患者感到兴奋一样，我也能看到自己做错了什么。虽然我不喜欢修改手术，但真正理解究竟出了什么问题令我感到最有趣。

步骤 **9**：决策时间。你要意识到当你需要重新评估对隆鼻手术的坚持和承诺以及你希望保持的水平时，你就会达到那个水准。如果你对你的初次外科专业有着广泛的兴趣，你可能希望保持在 1 级水平，并享受修直弯曲的男性鼻子的过程，对削掉可爱少女的驼峰这样的手术很感兴趣。这些手术很有趣，而你要承受的压力也有限。也有些人想接受 2 级病例的挑战，这包括了更困难的初次手术和种族人群的鼻整形，那需要大量使用移植物的能力。实际上，只有 10% 的外科医师会很享受运用肋骨移植物来做 3 级病例，进行无比困难的二次鼻整形手术。在你的鼻整形技能舒适区内操作是很必要的，没有必要放弃做隆鼻手术，只要在你的鼻整形技能舒适区内进行就可以。

步骤 **10**：鼻整形手术是一个职业旅程，而不是目的地。我相信，很少有外科医师愿意或能够在 10 年以上的时间里坚持钻研鼻整形手术。虽然大多数患者对他们的治疗结果表示赞赏和高兴，但也有少数患者的不快和痛苦侵蚀他们的灵魂。正如有人说的"要认真对待你的许愿，说不定会实现呢。"毕竟，我仍然受着"鼻子的诱惑"，对如何矫正具有挑战性的鼻畸形保持着好奇心。在过去的 25 年里，我受到了抱怨也收获过祝福，总归是快乐的。

参考文献

[1] Burget GC, Definitive Rhinoplasty for Adult Cleft lip nasal deformity. In Losee, JE, Kirschner RE Eds Comprehensive Cleft Care, New York: McGraw Hill, 499-523, 2008.

[2] Burget GC, and Menick IJ. Aesthetic Reconstruction of the Nose. St. Louis: Mosby, 1994.

[3] Byrd HS, Van der Werff JF, Stevens HP, et al Primary correction of the unilateral cleft nasal deformity. Plast Reconstr Surg 106: 1276, 2000.

[4] Byrd HS, El-Musa KA, Yazdani A. Rhinoplasty in the cleft lip nasal deformity. In Gunter JP, Rohrich RJ, Adams WP eds Dallas Rhinoplasty. 2nd ed, St. Louis: QMP, 1261, 2007b.

[5] Calvert JC, Brenner KB, DaCosta-Iyer M, Evans GRD, and Daniel RK. Histological analysis of human diced cartilage grafts. Plast Reconstr Surg 118: 230, 2006.

[6] Daniel RK. Rhinoplasty and rib grafts: Evolving a flexible operative technique. Plast Reconstr Surg. 94: 597, 1994.

[7] Daniel RK. Composite Reconstruction (Video). Alexandria, VA: American Academy of Facial Plastic and Reconstructive Surgery, 2003.

[8] Daniel RK. Discussion. Velidedeoglu H, Demir Z, Sahin U, et al Block and Surgical-wrapped diced solvent-preserved costal cartilage cartilage homograft application for nasal augmentation. Plast Reconstr Surg 115: 2081, 2005.

[9] Daniel RK. Rhinoplasty: Septal saddle nose deformity and composite reconstruction. Plast Reconstr Surg 119: 1029, 2007.

[10] Daniel RK. Diced cartilage grafts in rhinoplasty surgery: current techniques and applications. Plast Reconstr Surg 122: 1883, 2008.

[11] Daniel RK, Calvert JC. Diced cartilage in rhinoplasty surgery. Plant Reconstr Surg 113: 2156, 2004.

[12] Daniel RK, Brenner KA. Saddle nose deformity: a new classification and treatment, Facial Plast Surg Clinics 14: 301, 2006.

[13] Daniel RK. Rhinoplasty: dorsal grafts and the designer dorsum. Plast Surg Clin 2010.

[14] DeRosa J, Toriumi DM. Role of septal extension grafts in tip contouring. In Gunter JP, Rohrich RJ, Adams WP eds Dallas Rhinoplasty 2nd ed, St. Louis: QMP, 597, 2007.

[15] Goodman, WS External approach Rhinoplasty. Can J Otolayrgol. 2: 207, 1993.

[16] Guerrerosantos J, Travanino C, Guerrerosantos F. Multifragmented cartilage wrapped with fascia in augmented rhinoplasty.117; 804, 2006.

[17] Gunter, JP, Clark, CP, Friedman RM. Internal stabilization of autogenous rib cartilage grafts in rhinoplasty: a barrier to cartilage warping. Plast Reconstr Surg 100: 162, 1997.

[18] Gunter JP, Clark CP, Friedman RM, Hackney FL Internal stabilization of large autologous rib cartilage grafts to avoid warping in rhinoplasty. In Gunter JP, Rohrich RJ, Adams WP eds Dallas Rhinoplasty. 2nd ed, St. Louis: QMP, 705, 2007.

[19] Guyuron B, Varghai, A. Lengthening the nose with a tongue-and-groove technique. Plast Reconstr Surg 111: 1533, 2003.

[20] Guyuron B, Afrooz PN. Correction of cocaine –related nasal defects. Plast Reconstr Surg 121: 1015, 2008.

[21] Heller JB, Gabbay JS, Trussler A, et al Repair of large nasal septal perforations using facial artery musculomucosal (FAMM) flap. Ann Plast Surg 55: 456, 2005.

[22] Kelly MH, Bulstrode NW, and Waterhouse N. Versatility of diced cartilage-fascia grafts in dorsal augmentation. Plast Reconstr Surg 120: 1654, 2007.

[23] Kim DW, Shah AR, Toriumi DM. Concentric and eccentric carved costal cartilage: a comparison of warping. Arch Facial Plast Surg 8: 42, 2006.

[24] Menick, FJ. Anatomic reconstruction of the nasal tip cartilages in secondary and reconstructive rhinoplasty. Plast Reconstr Surg 104: 2187, 1999.

[25] Meyer R. Secondary Rhinoplasty. Berlin: Springer, 2002.

[26] Pribaz JJ, Weiss DD, Mulliken JB, et al Prelaminated free flap reconstruction of complex central facial defects. Plast Reconstr Surg 104: 357, 1999.

[27] Raghavan U, Jones NS, Romo R III. Immediate autogenous cartilage graft in rhinoplasty alter alloplastic implant rejection. Arch Facial Plast Surg 16: 192, 2004.

[28] Sheen JH. Aesthetic Rhinoplasty. St. Louis: Mosby, 1978.